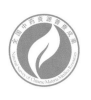

广西科学技术出版社

广西中药资源大典

GUANGXI ZHONGYAO ZIYUAN DADIAN

广西中药资源普查专家委员会 = 编 著

缪剑华 余丽莹 刘演 = 总主编

○ 罗城卷

蒙涛 黄俞淞 许为斌 刘演 主编

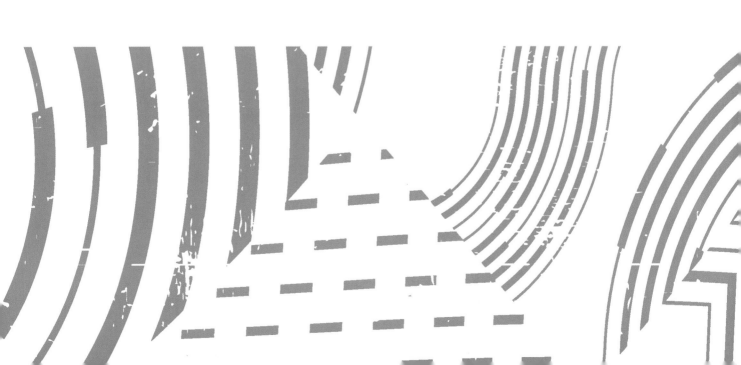

图书在版编目（CIP）数据

广西中药资源大典.罗城卷/广西中药资源普查专
家委员会编著. —南宁：广西科学技术出版社，2021.1
　　ISBN 978-7-5551-1209-9

　　Ⅰ.①广… Ⅱ.①广… Ⅲ.①中药资源—中药志—罗
城仫佬族自治县 Ⅳ.① R281.467

　　中国版本图书馆 CIP 数据核字（2019）第 180795 号

广西中药资源大典·罗城卷
广西中药资源普查专家委员会　编著

责任编辑：黎志海　张　珂　　　　　　　封面设计：李寒林
责任印制：韦文印　　　　　　　　　　　责任校对：吴书丽

出 版 人：卢培钊
出版发行：广西科学技术出版社　　　　　地　　址：广西南宁市东葛路 66 号
邮政编码：530023　　　　　　　　　　 网　　址：http：//www.gxkjs.com

经　　销：全国各地新华书店
印　　刷：广西民族印刷包装集团有限公司
地　　址：南宁市高新区高新三路 1 号　　 邮政编码：530007

开　　本：890mm×1240mm　　1/16
字　　数：730 千字　　　　　　　　　　印　　张：30.75
版　　次：2021 年 1 月第 1 版　　　　　印　　次：2021 年 1 月第 1 次印刷
书　　号：ISBN 978-7-5551-1209-9
定　　价：248.00 元

凡 例

一、《广西中药资源大典》是第四次全国中药资源普查广西普查成果著作，分为综合卷、县卷、专题卷和山脉卷。

二、综合卷为广西中药资源普查的总体情况总结分析及规划。

三、县卷按县（区、市）行政区划划分，共108卷；专题卷为广西新增普查的壮药卷、瑶药卷、海洋药卷，共3卷；山脉卷为十万大山卷、大明山卷、九万山卷、大瑶山卷、岑王老山卷，共5卷。

四、县卷总论内容为各县（区、市）自然地理概况、自然资源概况、药用资源多样性、药用资源应用、药用资源保护与管理等。

五、县卷各论中的植物药各科的排列，蕨类植物按秦仁昌1978年系统编排，裸子植物按郑万钧、傅立国1977年《中国植物志》系统编排，被子植物按哈钦松1926年、1934年系统编排。

六、县卷各论中药材条目内容包括药材名、基原、别名、形态特征、分布、性能主治、采收加工、附注等，依次著述，资料不全者项目从略，并附有药材基原植物的彩色照片。

1. 药材名为药用部位的名称，优先选择《中国药典》收载药物的药材名称，如无收载则依次参考《中华本草》《广西中药志》等权威本草著作及地方药志收录的药材名称。

2. 基原为该药材的原植物学名，附拉丁名，并注明药用部位。学名首选《中国药典》收载的学名，其次参考《中国植物志》中文版和英文版（FOC）。

3. 形态特征描述基原植物的主要特征。

4. 性能主治描述该药材的性味、作用及主治功能，参考《中国药典》《中华本草》《广西中药志》等权威典籍、本草著作、药志、标准等。

5. 采收加工主要描述该药材的采收时间、季节以及初加工的方法。

6. 附注根据资料整理情况而定，可以是标准收录情况、药材流通、民间使用及利用情况等。

7. 基原植物的彩色照片包含植株、花、果实、种子和药用部位等。

七、县卷总名录包括药用植物名录、药用动物名录、药用矿物名录。药用植物名录，按照门、科、属、种进行排序，种的内容包括中文名、别名、学名、凭证标本、功效、功效来源等。名录以第四次全国中药资源普查的结果为基础，同时通过搜索国家标本平台

（NSII）和中国数字植物标本馆（CVH）中收载的全国各标本馆的馆藏标本，筛选分布地在县域内的凭证标本进行比对和补充。

1. 一般植物不写药材名。

2. 学名按照《中国药典》、地方标准、《中国植物志》、FOC的优先顺序进行排列。如FOC有修订，且确为行业热议的类群或物种，如苦苣苔科、新发表的物种按照旧的分类方法进行排序。

3. 凭证标本格式为采集人、采集号和馆藏标本馆缩写。

4. 功效记录用药部位及其作用特征。

八、药用动物名录，属于广西新增普查范围涉及的县域的，则以第四次全国中药资源普查结果为准，如不涉及则整理第三次全国中药资源普查的结果。按门、纲、目、种进行排序，内容包括中文名、学名、功效来源。

九、药用矿物名录，内容包括药材名（按拼音首字母排序）、主含成分、功效、功效来源等。

十、通用参考书籍未列入参考文献，通用参考书籍为《中国药典》（2020年版）、《中华本草》、《广西中药志》、《中国植物志》中文版和英文版。参考文献格式按照《信息与文献　参考文献著录规则》（GB/T 7714—2015）的要求著录。

前　言

　　中药资源是中药产业和中医药事业发展的重要物质基础，也是关系国计民生的战略资源。20世纪60年代、70年代、80年代，我国先后开展了3次全国性的中药资源普查。除矿物药外，中药资源作为可再生性资源，具有周期长、分布地域广、动态性很强的特点，易受人为因素及自然力的影响，蕴藏量易发生变化，为此，国家中医药管理局于2011年组织开展第四次全国中药资源普查，旨在通过新一轮的普查，摸清中药材资源家底，形成中药资源调查、研究、监测和服务体系。

　　中医药的传承与发展全靠丰富的中药资源支撑。广西地跨北热带、南亚热带和中亚热带，地形地貌复杂，水热条件优越，土壤类型多样，为各类生物的生存繁衍提供了有利因素，蕴含着丰富的中药资源，中药产业发展潜力巨大。根据第三次全国中药资源普查结果统计，广西中药物种已记载到4623种，其中药用植物4064种，中药物种不仅数量位居我国第二，道地药材也十分丰富，民族特色突出鲜明。广西2012年启动第四次中药资源普查，先后分6批对全域108个县（市、区）组织开展了普查，并对普查成果全面总结基础上，组织编写《中国中药资源大典》系列重要著作《中国中药资源大典·广西卷》同时，还组织编写《广西中药资源大典》的县域卷。

　　罗城仫佬族自治县（以下简称"罗城县"）是广西启动中药资源普查的第一批试点县域，自2012年实施至2017年通过国家验收，在历时5年时间里完成了全县中药资源文献整理、药用物种种类调查、重点物种资源量调查、栽培药用植物调查、药材市场及传统知识调查、中药发展规划编制、数据汇总上传、标本提交等工作。罗城县中药资源调查取得了丰硕的成果，记载到中药资源1859种，药用资源总数比第三次中药资源普查增加590种，全面摸清了罗城县中药资源的家底，在此基础上，罗城县中药资源普查队组织编写了《广西中药资源大典·罗城卷》（以下简称《罗城卷》）。

　　《罗城卷》包含总论、各论与总名录三部分。总论介绍罗城县的自然地理、人文资源、社会经济、药用资源等情况；各论收录318种区域内重要的药用植物的药材名、基原、形态特征、分布、性能主治及采收加工等，并附有彩色照片；总名录共收录罗城县中药资源2415种，其中药用植物2036种、药用动物371种、药用矿物8种。《罗城卷》是一部首次全面反映罗城县中药资源现状的学术专著，可作为了解罗城中药资源的工具书。《罗城卷》的编研出版，对于推广中药资源普查成果，传承和发展民族医药传统文化，深入开展中药资源研究、保护与利用，服务本地区中药产业高质量发展具重要意义。

罗城县中药资源普查工作的开展以及《罗城卷》的编写，是由国家中医药管理局、广西壮族自治区中医药管理局立项，广西壮族自治区中国科学院广西植物研究所作为技术依托单位，联合罗城仫佬族自治县卫生健康局、罗城仫佬族自治县中医医院等单位共同完成的；在实施过程中还得到了中国科学院植物研究所、中国科学院华南植物园、中国科学院昆明植物研究所、上海辰山植物园、广西大学、广西师范大学、广西药用植物园、广西中医药研究院、罗城仫佬族自治县林业局等单位及人员的大力支持，在此谨致以衷心的感谢！在野外考察和编研资料整理过程中，还得到国家自然科学基金项目（31560088、41661012）、广西植物功能物质与资源持续利用重点实验室项目（ZRJJ2015-6）、桂林市科技重大专项项目（20180102-4）等的资助。

中药资源涉及种类多，内容广泛，鉴于编者的知识水平有限，书中错误和遗漏之处在所难免，敬请读者批评指正。

编著者

2020年12月

目 录

总名录

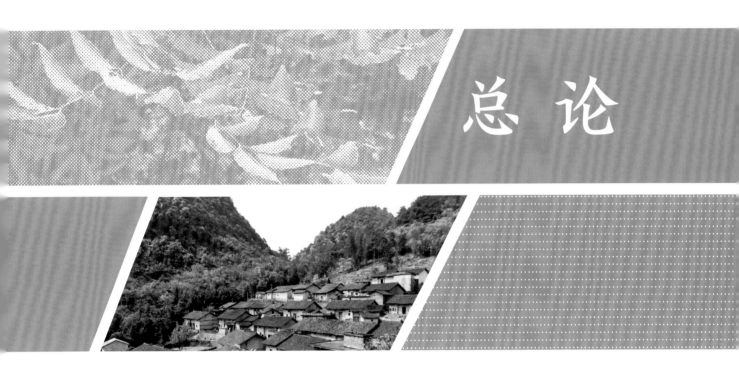

总 论

第一章 自然地理概况

一、地理位置

罗城县位于广西北部，河池市东部，云贵高原苗岭山脉九万大山南缘地带，东北与融水苗族自治县交界，东南与柳城县交界，西南连宜州市区，西北与环江毛南族自治县接壤，地跨东经108°29′~109°10′，北纬24°38′~25°12′，包括东门镇、龙岸镇、黄金镇、小长安镇、四把镇、天河镇、怀群镇、宝坛乡、乔善乡、纳翁乡和兼爱乡等11个乡（镇），县域面积2651 km²。全县东西最大横距68.2 km，南北最大纵距64.8 km。县治东门镇距河池市政府驻地金城江区127 km，距自治区首府南宁市317 km，距柳州市111 km。

二、地质地貌

罗城县地处江南古陆南缘，按地质力学属南岭纬向构造带西部，广西山字型构造脊柱和地质部分，历经多次构造运动，地质多样，构造复杂，褶皱和断裂发育丰富。

罗城县地层分布宽广，占全县总面积的90.7%，主要有中上元古界、下古生界、上古生界、中生界、新生界5种地层类型。县境内岩浆活动频繁，岩性复杂，岩类多样，集中分布于县境北部和中部，主要有火山喷出岩和侵入岩两大类。而侵入岩又可根据化学成分分为基性岩（超基性岩）、中性岩和酸性岩（花岗岩）三大类。

罗城县境内地势西北高，东南低，倾斜的过渡中又呈现一段鲤脊状拱起。全县共有侵蚀构造中山、侵蚀构造低山、侵蚀构造低山丘陵、构造岩溶峰林谷地、剥蚀堆积丘陵等5种地貌类型。其中侵蚀构造中山分布于九万大山支脉的纸厂山、雨平山、黄峰山、红岗山、七十二坡、猴子顶、龙家山、青明山及高邦山等地，占全县总面积的18.21%；海拔1000~1468 m，山脊窄，山顶较尖，山坡陡，局部出现悬崖峭壁，植被发育，森林覆盖面广，是全县木材主要产区。侵蚀构造低山分布于东北部、中部及西部，大部分围绕中山地貌，西南自求一带也有小面积分布，占全县总面积的25.05%，海拔500~1000 m，河谷为"V"形，水系较发育，森林覆盖面积比中山地貌少，木材产量次之。侵蚀构造低山丘陵分布于东南部岩溶区间，自三等岭往佑峒至金城，呈弧形带状展布，南部地门、三家之东南部也有小面积分布，海拔250~500 m，山坡较缓，山脊不明显，占全县总面积的10.18%。构造岩溶峰林谷地分布于南部、东南部及西南部，总体呈现向南凸的弧形，占全县总面积的36.14%，该区域峰林密集；石灰岩特性较强，植物物种分布区域性较高，特别是岩洞洞穴中的植物。剥蚀堆积丘陵分布于黄金镇、龙岸镇及小长安镇以东地区，占全县面积的10.53%，地势低平，表层土质好，水系发育，是全县粮食主要产区。

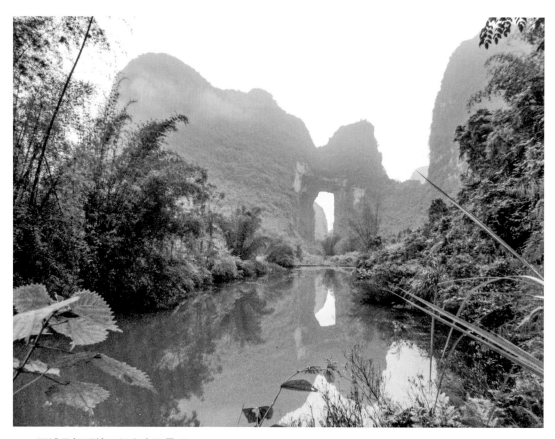

罗城县怀群镇天门山穿洞景观

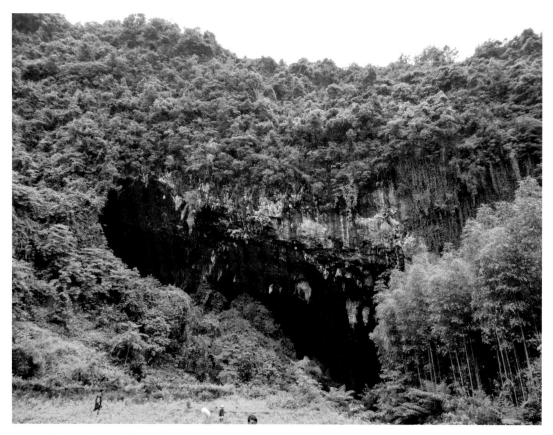

罗城县兼爱乡甘逢落水洞景观

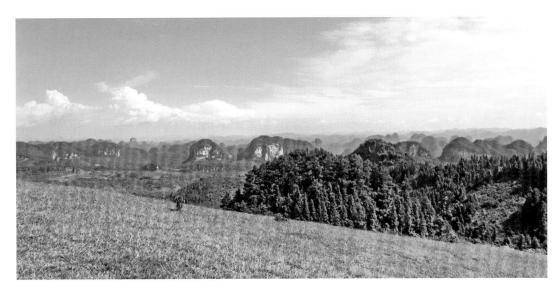

罗城县岩溶低山丘陵地貌景观

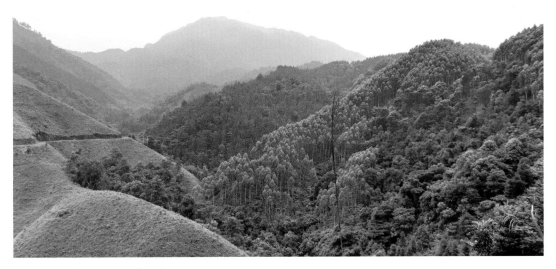

罗城县青明山中山地貌景观

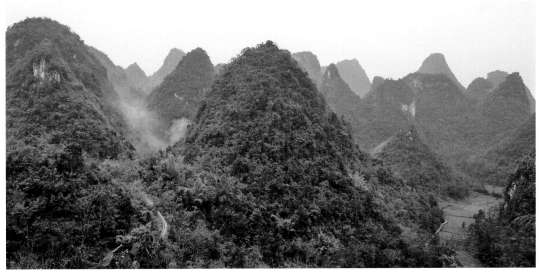

罗城县峰丛谷地地貌景观

三、气候

罗城县属于中亚热带季风气候区，冬无严寒，夏少酷暑，气候温和，雨量充沛，光照充足，夏长冬短，四季分明。降水量总趋势是自东北向西南渐次递减，东北部龙岸镇降水量最多，历年平均降水量1771.4 mm，其次为小长安镇较多，天河镇、乔善乡降水最少；全县气温大致是东北部的龙岸镇、黄金镇和西部的天河镇、乔善乡、怀群镇较高，东南部的东门镇、小长安镇次之，西北部的兼爱乡、纳翁乡最低，年平均气温为18~20℃。

根据罗城县气象站1957~2009 年共计52年的气象资料统计，罗城县年平均气温19 ℃，极端最高气温38 ℃；年平均降水量1565 mm，月平均降水量310.4 mm，最少降水月份为12月，降水量仅36.9 mm；年平均相对湿度为78%；秋季和夏季日照较多，冬季和春季日照偏少；全年盛行风向为东北风。根据2016年气象数据统计，罗城县平均气温19.2 ℃，最冷月（1月）平均气温9 ℃，最热月（8月）平均气温27.3 ℃，年极端最高气温38.5 ℃，极端最低气温2.2 ℃；年总降水量1566.6 mm，其中4~9月降水量1212.8 mm，占全年降水量的77.5%；年平均相对湿度78%，最小相对湿度10%；无霜期长，年无霜期358 d；年日照时数1270 h，占可照时数的29%；年平均风速1.4 m/s；年蒸发量为1342.1 mm；年雷暴日数59 d。

四、土壤类型

罗城县成土母质有洪积冲积物、河流冲积物、红土母质、沙质岩母质、碳酸盐类母质、岩浆岩母质和硅质岩母质。全县土壤有5个土类、14个亚类、39个土属和72个土种，分为水稻土、旱作土和自然土等。

水稻土是罗城县主要耕作土壤之一，可分为6个亚类、19个土属、47个土种。山区、丘陵、平原均有分布，但主要分布于有水源的坡麓、盆地、槽谷、谷地及沿河两岸，以龙岸镇占的比例最大，黄金镇次之。旱作土可分为3个土类、5个亚类、9个土属、15个土种，大部分分布于峰丛洼地、谷地边缘、山区坡地及水源缺乏的槽谷上，多分布于东门镇、四把镇、天河镇和怀群镇等地。自然土为除去水面及裸露岩石外，未经人为耕种的林、牧、草地、荒山及石山缝隙的土壤，包括居民点的地面，都属自然土范围，其可分为3个土类、6个亚类、12个土属、10个土种，在县域各地均有分布。

五、水文

罗城县多年平均地表水径流总量为2.929×10^9 m³，多年平均水资源可利用量为9.78×10^8 m³，地表水主要分布于龙岸镇、黄金镇、小长安镇、天河镇、乔善乡、怀群镇、宝坛乡、纳翁乡等地，主要河流有东小江和武阳江。地下水年径流总量多年平均值为1.01×10^8 m³，多年平均可利用量为0.303×10^8 m³，地下水主要分布于桥头镇、天河镇、小长安镇、东门镇、四把镇等地，县境内有泉水等水点203处，地下河11条。

罗城县主要河流有武阳江、东小江2条。武阳江流域在县境内东北部，发源于九万大山的黄蜂山山脉，自北向西北流向东南，汇入融江，境内流域面积1309 km²，约占全县总面积的49.4%，水源充足。东小江，又叫小龙江，流域在县境内西部、西北部及中部，发源于九万大山山脉的长老山西麓，自北流向南，干流自环江毛南族自治县东兴乡平安村的马曹流入罗城县，经纳翁乡、乔善乡、天河镇、金城江区入宜州市，汇入龙江，其主要支流有宝坛河、怀群河等，呈侧向树枝状，境内流域面积873 km^2，占全县总面积的32.9%，水源较充沛，河床落差大。

此外，县境内西部有小环江的支流，发源于兼爱乡纸厂山，向西流经大竹、大勉、庆安等村，入环江毛南族自治县长关村，汇入中洲河，境内流域面积87 km^2，占全县总面积的3.3%。县境内中南部分布有地表河与地下河交错的地带，一些地表河流有的河段在地表，有的河段又潜入地下，汇入东小江，流入宜山县，有的直接汇入龙江，这一地带流域面积共349 km^2，占全县总面积的13.2%。

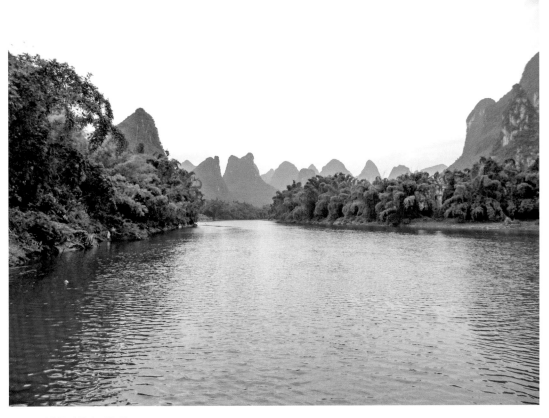

罗城县武阳江景观

第二章　自然资源概况

一、植被资源

罗城县位于云贵高原苗岭山脉九万大山南麓，属中亚热带季风气候区，日照充足，雨量充沛，夏无酷暑，冬无严寒，土壤类型多种多样，既有地带性土壤，又有地域性土壤，地带性植被为中亚热带常绿阔叶林植被，森林植被以天然阔叶林为主。根据2009年罗城县森林资源规划设计调查统计，全县森林覆盖率由1999年的43.86%提高到了65.82%；林地资源丰富，林地面积占全县土地总面积的73.9%。

罗城县的乔木林以用材林为主，面积约为$7.8×10^4$ km^2，占全县乔木林面积的78.8%；其次是防护林，占全县乔木林面积的13.4%；经济林面积较少，约为350 km^2，占全县乔木林面积的0.4%，且经营的树种少，树种结构单一，主要以杉木为主，其次是一般阔叶树，还有少部分的马尾松和速生桉。

植被常受地形气候的制约和人为活动的影响，从植被树种方面来看，罗城县所有森林群落中的植物，基本可分为木本植物、草本植物两大类，其中木本植物中常见的乔木层树种主要有杉木、马尾松、桉树、红锥、白锥、大叶栎、水青冈、南酸枣、拟赤杨、木莲、山乌桕、重阳木、枳椇、青檀、蓝果树、泡桐、阿丁枫、翻白叶树、楝、大头茶、荷木、厚皮香、山杜英、猴欢喜、萸叶五加等，灌木层树种主要有盐肤木、山漆树、桃金娘、黄荆、红背山麻秆、毛桐、檵木、白背枫、羊耳菊、金樱子、红紫珠、大青等，草本层植物常见的种类为纤毛鸭嘴草、硬骨草、茅草、扭黄茅、金茅、牛虱草、五节芒、芒、细柄草、马唐、刺子莞、麻雀草、画眉草、莐草、牛筋草、金色狗尾草、艾等。

二、植物资源

一切有用植物的总和，统称为植物资源，它们是最重要的自然资源，是人类赖以生存的物质基础，具有自然和生产资料双重属性。然而，在经济生活中，人类往往过多关注的是其经济属性，为了贸易和商业盈利的目的对植物资源进行过度的开发和利用，导致许多物种丧失了自然属性。

罗城县已知有野生维管植物2735种（含种下等级），占广西已知野生植物物种数量的32.4%，包括木本植物1386种，占广西已知植物总种数的50.7%；草本植物1349种，占广西已知植物总种数的49.03%。根据它们的用途，可分为材用植物、纤维植物、鞣料植物、芳香植物、淀粉植物、染料植物、油脂植物、蜜源植物、食用植物、观赏植物、药用植物、珍稀植物等。

材用树种通常是指能向人们提供木材的乔木树种。罗城县主要材用植物有马尾松、杉木、福建柏、南方红豆杉、木莲、樟、润楠属*Machilus* spp.、木荷、小叶红豆、马蹄荷、桦木属*Betula* spp.、锥属*Castanopsis* spp.、青冈属*Cyclobalanopsis* spp.、泡桐、黄杞、马尾树、伞花木和伯乐树等。

植物纤维具有价廉质轻、比强度高以及可再生利用等优良特性，广泛应用于纺织、造纸、工艺、编织等方面，甚至还扩大应用到国防、电气、化学、建筑等工业上。罗城县纤维植物主要有小叶买麻藤、买麻藤、了哥王、甜麻、扁担杆、破布叶、刺蒴麻、昂天莲、山黄麻、构树、柘树、刺果藤、山芝麻、翻白叶树、假苹婆、地桃花、紫麻、葎草、红背山麻杆、藤黄檀、葛、牛筋藤等。

鞣料植物是指在树皮、果实、根皮、叶或木材等植物组织中富含植物单宁的一类资源植物。罗城县主要鞣料植物有岗柃、青冈属Cyclobalanopsis spp.、毛果算盘子、黑面神、围涎树、龙须藤、云实、藤黄檀、金樱子、杨梅、薯莨等。

芳香植物是指含有香精油、挥发油或难挥发树胶的一类香料植物，兼有香料植物、药用植物和观赏植物的多重属性，可用于盆栽观赏、绿化、香化环境、提炼天然香精、医药和食品等。罗城县主要芳香植物有马尾松、樟、川桂、香叶树、山鸡椒、竹叶花椒、两面针、蚬壳花椒、黄花蒿、牡蒿、广西九里香、千里香、小黄皮、香椿、滇白珠、灵香草、石荠苎、石菖蒲、山姜等。

淀粉植物是指能食用或工业用的富含淀粉及其他糖类的植物。罗城县主要淀粉植物有福建观音座莲、槲蕨、葛、天门冬、菝葜、土茯苓、石蒜、黄独、薯莨、日本薯蓣等。

染料植物是指可提取色素，使纤维和其他材料着色的植物。罗城县主要染料植物有金樱子、有枫香、板蓝、密蒙花、乌桕、长叶冻绿等。

油脂植物广泛存在于植物中，植物油脂在植物的果实、种子、茎、叶、根等器官均可找到，一般多集中于种子、种仁，除可食用外还是重要的工业原料。罗城县主要油脂植物有买麻藤、樟、香叶树、秋枫、粗糠柴、山乌桕、乌桕、油桐、木油桐、楝叶吴萸、竹叶花椒、花椒簕、香椿、无患子等。

蜜源植物是能为蜜蜂提供花蜜、蜜露和花粉的植物。罗城县主要蜜源植物有深山含笑、岗柃、山乌桕、乌桕、构树、苏木科Caesalpiniaceae spp.、含羞草科Mimosaceae spp.、蝶形花科Fabaceae spp.、五加科Araliaceae spp.、木犀科Oleaceae spp.和忍冬科Caprifoliaceae spp.等。

食用植物是指能直接或间接为人类食用的植物资源。罗城县主要食用植物有黑老虎、三叶木通、南酸枣、野柿、余甘子、猕猴桃属Actinidia spp.、香港四照花以及悬钩子属Rubus spp.、蕨、鱼腥草、白簕、积雪草、革命菜、狗肝菜、香椿、鸭儿芹、水芹、牛尾菜、绞股蓝、草珊瑚、薜荔以及冬青属Ilex spp.等。

观赏植物是指可培植来供观赏的植物资源。罗城县主要观赏植物有鹅掌楸、木莲属Manglietia spp.、含笑属Michelia spp.、假苹婆、秋枫、马蹄荷、马尾树、凤仙花属Impatiens spp.、秋海棠属Begonia spp.、报春苣苔属Primulina spp.、蜘蛛抱蛋属Aspidistra spp.、仙茅属Curculigo spp.、素馨属 Jasminum spp.、云实属 Caesalpinia spp.、猕猴桃属Actinidia spp.、羊蹄甲属Bauhinia spp.、葡萄属Vitis spp.、络石属 Trachelospermum spp.、忍冬属 Lonicera spp.、薯蓣属 Dioscorea spp.等。

　　药用植物是指植物某一部分或全株可以作治病之用的植物，它是整个植物资源中最重要的组成部分。罗城县主要药用植物有蛇足石杉、藤石松、卷柏属 Selaginella spp.、笔管草、桫椤、井栏凤尾蕨、野雉尾金粉蕨、肾蕨、槲蕨、南方红豆杉、买麻藤、黑老虎、山鸡椒、三叶木通、青牛胆、蕺菜、草珊瑚、瓜子金、何首乌、扛板归、虎杖、绞股蓝、桃金娘、地耳草、飞扬草、通奶草、余甘子、常山、金樱子、樜藤、龙须藤、决明、枫香、薜荔、扶芳藤、定心藤、扁担藤、三桠苦、飞龙掌血、楝、南酸枣、盐肤木、滇白珠、白背枫、密蒙花、钩吻、毛杜仲藤、多花娃儿藤、钩藤、川续断、羊耳菊、桂党参、半边莲、爵床、板蓝、马鞭草、黄荆、金疮小草、广防风、益母草、天门冬、石菖蒲、大百部、仙茅、裂果薯、见血青、薏苡、类芦、棕叶芦等。

　　珍稀植物包括数量极少、分布范围极窄的濒危种，具有重要的经济、科研、文化价值的濒危种和稀有种，重要作物的野生种群和有遗传价值的近缘种，以及有重要的

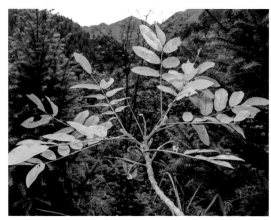

广西重点保护野生植物——
小叶红豆 *Ormosia microphylla*

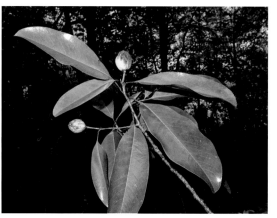

国家一级重点保护野生植物——
单性木兰 *Woonyoungia septentrionalis*

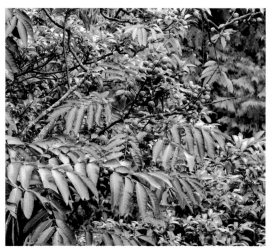

国家一级重点保护野生植物——
伯乐树 *Bretschneidera sinensis*

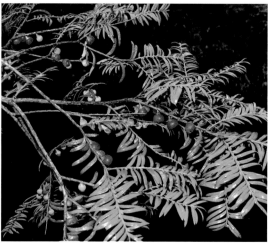

国家一级重点保护野生植物——
南方红豆杉 *Taxus wallichiana* var. *mairei*

经济价值，因过度开发利用，资源急剧减少的物种等。罗城县主要珍稀植物有小叶红豆、单性木兰、银鹊树、红椿、伯乐树、南方红豆杉、白辛树、桫椤等。

三、动物资源

罗城县位于云贵高原苗岭山脉九万大山南麓，属中亚热带季风气候区，日照充足，雨量充沛，地带性植被为中亚热带常绿阔叶林植被，森林植被以天然阔叶林为主。因此，动物资源也较为丰富。据现有资料不完全统计，已知的野生动物约有600种，其中陆生野生脊椎动物401种，包括国家一级重点保护野生动物鼋、穿山甲、金钱豹和林麝等，国家二级重点保护野生动物熊猴、猕猴、藏酋猴、蟒蛇等，主要分布于纳翁原始林区。

根据第三、第四次全国中药资源普查的结果统计，罗城县有药用动物229种，隶属108科175属。

第三章 人文资源概况

一、历史文化

罗城县历史悠久,南北朝时期,梁置黄水县为建县之始,隋开皇十一年(591年)增设临牂县,唐武德四年(621年)又置安修县,天宝元年(742年)并黄水、临牂为武阳县,宋开宝五年(972年)置罗城县,始得现名。历经元、明、清3个时期,县名有更改又复其名,至清咸丰十一年(1861年)后,罗城县县名沿用至中华人民共和国成立后。天河县始置于唐贞观四年(630年),历代隶属的州、府、道虽有更改,而县名被沿用至中华人民共和国成立初期不变。1952年7月,原罗城、天河两县合并为罗城县,1953年8月30日,经国务院批准,正式成立罗城仫佬族自治县。

罗城县是少数民族地区,也是中国唯一的仫佬族自治县。全县除了仫佬族外,还聚居壮、苗、侗、瑶等少数民族,各民族传统节日和风俗丰富有趣,尤以仫佬族的"依饭节""走坡节"和其他民族的"坐夜歌""打老庚"等最为独特。清初顺治年间,"一代廉吏"于成龙初仕罗城知县时,曾题"山似剑排,水如汤沸"来形容罗城大气磅礴的山水风光。2016年,罗城县旅游产业大力发展乡村体验式农耕文化旅游、休闲度假旅游、生态观光旅游、民俗体验旅游等旅游项目,力求形成以成龙湖、龙潭水库为中心,剑江、武阳江为两翼的"两江两湖"特色养生旅游带。现较成熟的旅游景区(点)有石围古村、大勒洞古寨(电视剧《于成龙》拍摄地)、于成龙古道、仫佬族博物馆、于成龙廉政文化展示馆、成龙湖公园、青明山庄园、剑江风景区、天门山景区、睡美人、武阳江风景区、水上相思林景区、米椎林度假村和宝坛原始森林自然保护区等。其中,成龙湖公园被评为国家AAA级景区,青明山庄园与米椎林度假村被评为广西四星级乡村旅游区,水上相思林景区被评为广西三星级乡村旅游区,那冷情人湾山庄、铜钟洞山庄被评为河池市旅游开发扶贫示范点。

二、民俗文化

1. 主要民族

（1）仫佬族

仫佬族是我国人口较少的山地民族之一,他们自称为"伶""谨",壮族称之为"布谨",汉族称之为"姆佬",中华人民共和国成立后统称为仫佬族。"仫佬"一词在民族语言中,就是"母亲"的意思。目前学术界一般认为,仫佬族是从"僚""伶"中分化出来形成的,大约在宋代才形成单一民族,但历史上并未把仫佬族当成一个民族看待,直到1953年经过民族识别,仫佬族才真正成为中华民族大家庭的一员。仫佬族绝大部分聚居于罗城县,其他散居在柳城、宜州、忻城、都安、环江、金城江、融水、融安等县(市)。

（2）壮族

从起源来看，壮族是五万年前"柳江人"的后代，最早见于汉文史籍的壮族称谓西瓯、骆越，常合称为瓯骆人。他们人口众多，分布范围很广，而分布于广东西部和广西境内的西瓯、骆越等支系，则同壮族有着极为密切的关系，今天的壮族人便是他们的后裔。从壮族和仫佬族的族源比较，他们都是"柳江人"的后裔，是同一族群的2个分支，有着血脉相连的关系。县域内壮族由江西省、福建省、湖南省、山东省以及邻近的东兰县、环江县迁来，主要分布于县内的乔善乡古今村和板晒村、宝坛乡宝坛村、天河镇北华村、黄金镇黄金村和义和村、兼爱乡兼爱村、怀群镇怀群村。

2. 民族习俗

罗城县是全国唯一的仫佬族自治县，有仫佬、壮、汉、苗、瑶、侗等12个民族聚居，仫佬族人民在长期的生产生活和历史发展过程中，不断积淀形成了丰富而独特的民族习俗。

仫佬族主食大米、玉米和薯类，以前除少数地主、富农外，广大仫佬族人民每天都是"两稀一干"，甚至三餐都是稀粥。仫佬族人喜爱酸辣，家家腌有酸藠头、酸豆角、酸芋蓬、酸刀豆、酸蒜头等作为佐食。蔬菜种类主要有白菜、空心菜、苋菜、豆角、南瓜、芥菜和萝卜等。肉类主要猪肉、鸡肉、鸭肉和鱼肉，忌吃猫肉、蛇肉。

仫佬族的衣服，一般尚深青色，过去大都是自纺、自织、自染、自缝，近代以来都已改装，与当地汉族、壮族的衣服没有多大差别。男子穿对襟上衣、长裤，年老的穿琵琶襟上衣。过去姑娘梳辫，出嫁后结髻，现在多已剪发，饰物有银质的耳环、手镯、戒指等。

仫佬族有着十分丰富的节日文化，几乎每个月都有一个节日，除春节、元宵、清明、端午、中秋、重阳等当地壮族、汉族共同的节日外，还有不少带有民族特色的节日，如依饭节、花婆节、走坡节、仫佬年等。即便是与各民族共同的节日，也别具仫佬族的民族特色。

（1）依饭节

依饭节也叫"喜乐愿""依饭公爷"，有祈神驱邪、保安集福、贺五谷丰登之意，是广西罗城仫佬族最隆重的节日之一，带有强烈的感恩和祝愿色彩，每隔3~5年立冬后举行一次。各地仫佬族过节的时间略有不同，为期1~3天，活动分为请圣、占牲、劝圣、唱神、合兵、送圣六部分。依饭节为仫佬族独有的节日，是仫佬族文化的重要象征。

中华人民共和国成立后，依饭节经过改革，成了仫佬族人民庆丰收和继承发扬民族文化艺术的节日，节间的祭神仪式已逐渐简化，摒弃了封建宗法性的东西，增加了演新戏、唱新歌、进行体育比赛和经贸活动的内容。依饭节是仫佬族习俗长期积淀的结晶，它体现出仫佬族文化的精髓，进而成为仫佬族文化的重要象征。随着仫佬族的许多传统民俗日益淡化，依饭节传承的文化空间也逐渐缩小，传承后继乏人，亟待抢救、保护。

（2）花婆节

花婆节又称"婆王诞"，俗称为"小儿节"，在农历三月三举行。俗信"花婆"是掌管生育的神灵，她花园种的花都可以变成人，她送花给谁家，谁家就生小孩。人去世后又还原为她花园里的花。过花婆节时，各村要抬猪牵牛到花婆庙前宰杀献祭。祭时，由"冬头"（宗族下的分支头领）向花婆报告各户情况，感谢她送花赐子的恩德，并祈求她保佑小孩健康成长，祭毕共同进餐。新婚夫妇结婚时要向花婆许愿，如果将来生儿育女，就会报答她的恩德，希望她早日送子。生育后要在花婆节还愿，带上煮熟染红的鸡蛋和酒肉来祭祀花婆，完毕还要将红蛋分给各家，让大家分享福分。

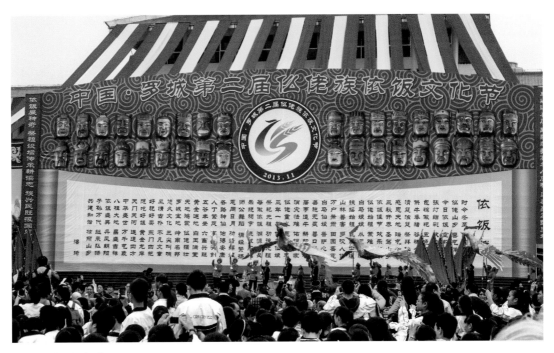

罗城县依饭节

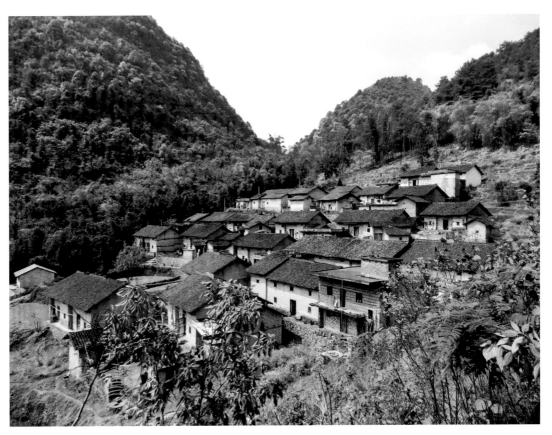

仫佬族村寨景观

第四章　社会经济条件

一、经济发展

罗城县全面落实上级党委、政府和县委的工作部署，坚持稳中求进、稳中快进的工作基调，认真落实"三大定位"新使命和"五个扎实"新要求，扎实做好"六稳"工作，全面落实"六保"任务，深入实施县委"133"工作新思路，推动全县经济社会持续健康发展。过去5年，罗城县地区生产总值年均增长5.4%；财政收入比"十二五"期末翻一番，年均增长11.3%；固定资产投资年均增长14.7%；农村居民人均可支配收入增加到9789元，年均增长9.8%。

2017年，罗城县完成地区生产总值46.48亿元，同比增长6.4%；固定资产投资28.37亿元，同比增长24.8%；财政收入3.44亿元，同比增长20.7%；规模以上工业总产值14.85亿元，同比增长10.2%；规模以上工业增加值3.84亿元，同比增长7.2%；社会消费品零售总额19.11亿元，同比增长11.1%；实现全体居民人均可支配收入11583元，同比增长10%。

2018年，罗城县实现地区生产总值52.54亿元，同比增长10.4%；规模以上工业总产值增长28.4%，增加值增长20.9%；固定资产投资增长40.8%；财政收入4.66亿元，增长35.4%；社会消费品零售总额21.21亿元，同比增长10%；全体居民人均可支配收入12607元，增长9.3%；居民消费价格涨幅控制在3.5%目标任务内。固定资产投资、财政收入增速排广西及河池市前列，罗城县进入历史最好发展时期。

2019~2020年，尽管受到新冠肺炎疫情的影响，但罗城县的经济运行总体平稳，经济结构也得到进一步优化。以2020年为例，全县完成地区生产总值62.43亿元，同比增长2.5%；财政收入5.59亿元，同比增长4.2%；固定资产投资增长20.5%；全体居民人均可支配收入14510元，增长4.8%。

二、产业结构

近年来，罗城县注重产业结构调整，突出培育产品"高品质"，围绕农业示范区建设"经营组织化、装备设施化、生产标准化、要素集成化、特色产业化"的要求，做好猕猴桃品种结构调整，以红心猕猴桃优质品种为主要种植品种。大力推广应用水肥一体化、"三避"、测土配方施肥、绿色植保、间套种等集成技术，大力发展设施农业，推广农机农艺结合技术，不断提升生产机械化程度。全面推广无公害标准化生产，质量安全关键技术到位率达92%。建立农产品质量安全追溯制度，加强猕猴桃产品质量安全监管，采摘前送至检定中心进行农药残留检测。抓好毛葡萄品种结构调整，逐步推广两性花毛葡萄种植，也保留部分单性花老品种，产量和质量兼顾，提高主导产业的效益。培育扶持新型农业经营主体，建立和完善生产经营、组织管理等方面的制度，充分发挥专业合作社产前、产中、产后的服务功能，实行标准化生产、组织化经营，产品统一采收、统一销售。

此外，深入实施环境倒逼机制，扎实推进传统优势产业转型升级，抓住处置"僵尸企业"这个牛鼻子，通过市场淘汰依靠政府"输血"勉强维生的"僵尸企业"。有色金属产业、煤炭产业等资源型产业占全县工业产业比重稳定下滑，农林产品加工等循环经济产业所占比重略有上升，新兴产业实现新突破，酒水行业发展态势良好。抓住"窗口期"推进改革，以"托底+改革"，有效释放风险，实现新旧动能转换，化解"市场失灵"类过剩矛盾，加快转型升级步伐。继续发挥水资源优势，推动山泉水及特色酒业发展，品牌优势不断提升。

罗城县是农业大县，全县拥有糖料蔗、毛葡萄、桑蚕、核桃等特色产业。然而，由于供给侧结构性失衡，发展方式粗放，有的产品早已供大于求，农业产业效益较差，增收乏力。为此，罗城县转变农业发展方式，大力推进农业现代化，具体如下。

1. 以发展工业理念发展现代农林业

转变农业的发展方式，用工业的方式发展农业，打通农业全产业链的各个环节。推进水稻全程机械化项目；加快"双高"糖料蔗示范基地建设，引导糖料蔗产业向良种化、机械化、水利化、规模化方向发展；积极探索和推行"公司+合作社+基地+农户""公司+基地+标准化农场"等模式，全面推进现代农业产业化进程。

2. 着力培育生态农、林业优势产业

抓好毛葡萄、核桃管护工作，积极壮大桑蚕、高淀粉红薯等优势特色产业。大力发展特色水果、烤烟等经济作物，推广果园养殖、林下养殖等生态型养殖业。积极应对甘蔗产业滑坡给农民增收带来的不利影响，力争种蔗面积巩固在12.5万亩以上。加快创建自治区级毛葡萄现代特色农业（核心）示范区。

此外，罗城县重生态，聚焦"乡村游"。结合发展休闲观光农业，着力加强和完善示范区内旅游基础设施建设，进一步将民族文化与旅游结合起来，促进文化旅游融合发展。

三、人口概况

根据2020年第七次全国人口普查结果，罗城县有常住人口272672人，与2010年第六次全国人口普查的298261人相比，10年共减少25589人，下降8.58%，年平均下降0.89%。罗城县是仫佬族自治县，其中仫佬族人口为95852人，占全县常住人口的35.15%，壮族人口为102145人，占全县常住人口的37.46%。与2010年第六次全国人口普查相比，各少数民族人口总计减少16120人，下降7.23%，其中仫佬族人口减少5229人，下降5.17%，壮族人口减少11680人，下降10.26%。

四、城镇化建设

近年来，罗城县坚持以项目建设推动城镇化进程、促进经济发展的理念，积极主动地将建设工作放到全县的发展大局中去思考、部署、落实。因此，城镇体系布局得到进一步优化，城乡二元结构得到改善，城乡基础设施建设步伐加快，主要工作如下。

1. 加快中心城区建设，全面提升城区综合承载能力

罗城县以规划引领、项目推进、功能提升、民生改善和精细管理为重点，科学性规划，高质量建设，高要求管理，全力推进城区基础设施建设和旧城区改造进程，城市基础配套设施不断完善。其中，旧城区完成仫佬族风情街建设，完成朝阳路、解放路提升改造建设；城东南新区建设已开展新区总平面规划及新区内市政道路前期准备工作；城西新区完成成龙湖公园、于成龙廉政文化展示馆、新仫佬族博物馆、走坡广场等基础设施建设；凤凰大道建成通车；完成城区农贸市场改造升级；加快推进管道天然气工程、城站路改造工程等一批项目。

2. 城乡风貌改造效果逐步显现，有力推进城乡统筹

罗城县规划建设的"一线一圈"城乡风貌改造工程取得成效。全县完成了20个自然屯的房屋外立面装修任务，累计完成改造面积80多万米³；传统村落保护性建设成绩显著，全面完工东门镇石围屯特色古民居村落建设；建设完成了卫生室、图书室、球场等基础设施，还特别注重古村落、古居民保护利用与生态经济、生态旅游的全面发展。至2018年，仫佬家园、老乡家园易地扶贫搬迁安置新区的基础设施不断完善，积极推进小长安镇大勒洞屯传统村落建设，投资300万元完成2.4 km水泥路建设、生态型停车场、古民居群及古石板路等项目。

3. 城镇生活污水、垃圾处理设施建设有序推进

罗城县抓好水污染防治，深入推行"河长制"，加强重点流域环境治理，确保城区集中式饮用水水源地水质达标。同时，推动城乡污水设施达标运营，污水处理厂实现稳定正常运行，污水处理率达到91%以上。此外，深化街道保洁网格化管理，稳步推进城市垃圾分类，建成罗城县生活垃圾卫生填埋场。

4. 深化城镇化健康发展体制改革

罗城县继续推进乡村规划建设管理，抓好自治区级乡村规划建设管理制度改革试点工作，出台《罗城仫佬族自治县深化乡村规划建设管理制度改革试点实施方案》，遵循试点先行、逐步推进原则，针对不同条件、不同区域在11个乡镇确定了13个自然屯作为乡村规划建设管理制度改革的试点，并向全县其他区域逐步推进。

5. 以促进城乡统筹发展为重点，推进新型城镇化建设

罗城县实施大县城发展战略，将牛毕片区纳入县城总体规划，以县城区扶贫移民搬迁工程（仫佬家园）、凤凰寨、仫佬族进城大道等为抓手，着力打造城西城北新区，有序开展旧城区的更新改造。重点推进创业大道、罗柳二级路城区路段、县城区长春路延长线道路等路网项目，有序推进城区天燃气管道项目。加大日出东方、龙湖画卷等房地产开发项目和一批保障性住房建设项目。继续推进龙岸百镇建设，加快怀群镇百镇建设项目前期工作。加快完善中心镇镇区污水垃圾处理设施。全力推进"美丽罗城·生态乡村"活动，巩固扩大新农村建设成果。

五、环境保护

罗城县坚持绿色发展理念，注重生态环境保护工作，多措并举助推环保工作迈上新台阶，环境保护工作取得了积极进展，为全县经济社会发展提供了一个良好的生态环境，具体工作如下。

（1）抓好大气污染防治，严控城市建筑施工扬尘、城市道路扬尘、城市餐饮油烟、农村秸秆焚烧等污染，城区空气质量不断得到改善。

（2）抓好水污染防治，严格做好入河排污口设置登记管理，认真排查全县入河排污口设置情况，对重点排污企业的排污口进行登记备案，定期开展入河排污口等巡查工作，县水利局、环保局、工信局等部门通过联动做好污水监控管理工作。

（3）抓好林木保护工作，抓好退耕还林工程，使坡耕地的水土流失得到遏制，落实和兑现补偿政策；加大造林地管理、管护投入，建立健全管护队伍，调整结构和开发特色产业，解决退耕农民的长远生计问题。与此同时，抓好天然林保护工程，重视集体林的管护，通过公益林建设、封山育林、飞播造林等措施，进一步保护、恢复和发展天然林资源。

2018年以来，罗城县环境保护局采取有效措施强力推进环境监测工作的顺利开展。一是开展国控重点污染源监督性监测；二是开展主要河流地表水监测；三是开展县级集中式生活饮用水源地水质监测；四是开展农村环境质量试点监测，分别在龙岸镇下雅林屯、天河镇向阳屯、乔善乡古金岙村开展农村环境质量试点监测，主要监测环境空气质量、土壤环境质量和饮用水水质情况等。

第五章　药用资源多样性

一、药用植物资源

药用植物资源是自然资源的重要组成部分，随着人类社会的发展，人们对身体健康状况的重视日益提高，医药行业对中药材的需求量也不断增长，在不同程度上增大了对药用植物资源的需求。因此，某区域丰富的药用植物资源对该区域的中医药发展具有显著的资源优势。

罗城县自然地理环境优越，蕴含着丰富的药用植物资源。据统计，罗城县共有药用植物1859种（包括种下等级，下同），其中药用非维管植物23种，包括药用菌类15种，隶属10科14属；药用苔藓植物8种，隶属8科8属；药用维管植物1836种，包括药用蕨类植物130种，隶属41科66属；药用裸子植物21种，隶属9科14属；药用被子植物1685种，隶属177科838属（表5-1）。罗城县药用植物资源包括野生和栽培两种类型，其中野生药用植物1639种，栽培药用植物220种。

表5-1　罗城县药用植物种数统计

类别	科	属	种
罗城县药用植物	245	940	1859
广西药用植物	324	1512	4064
罗城县药用植物占广西总数比例（%）	75.62	62.17	45.74

罗城县药用植物主要以药用维管植物为主，占药用植物总种数的98.76%，而药用非维管植物仅占药用植物总种数的1.24%。通过对罗城县药用维管植物科、属、种数量与广西药用维管植物科、属、种数量的比较（表5-2）表明，罗城县药用维管植物资源在科、属、种方面所占比例均较大，种类丰富，各类群在科属水平上所占比例均达到61%以上，特别是广西分布的药用裸子植物在科水平上，罗城县均有分布，而在药用蕨类植物的科、属水平上，75%以上的广西药用蕨类植物科、属在罗城县有分布，而在种水平上，超半数的广西药用蕨类植物和药用裸子植物种类在罗城县有分布，45.79%的药用被子植物种类在罗城县有分布，充分说明罗城县药用植物资源种类丰富。

表5-2　罗城县药用维管植物分类群统计

分类群		罗城县	广西	占广西总数比例（%）
药用蕨类植物	科	41	46	89.13
	属	66	88	75.00
	种	130	225	57.78
药用裸子植物	科	9	9	100.00
	属	14	17	82.35
	种	21	34	61.76

续表

分类群		罗城县	广西	占广西总数比例（%）
药用被子植物	科	177	212	83.49
	属	838	1326	63.20
	种	1685	3680	45.79

　　根据药用维管植物科含种数的多少及其所占的比例，把罗城县药用维管植物227科分成4个等级，其中一级为多种科，含20种及以上，二级为中等种科，含11~20种，三级为寡种科，含2~10种，四级为单种科，仅含1种。通过统计（表5-3），处于三级的科数最多，占药用维管植物总科数的56.39%，但所含的种数次于一级所含的种数，而处于一级的科数最少，仅占药用维管植物总科数的10.13%，但所含的种数在4个等级中最多，占药用维管植物总科数的48.31%，说明罗城县药用维管植物具有明显的优势科现象。

表5-3　罗城县药用维管植物科内种的数量结构统计

类型	科数	占药用维管植物总科数比例（%）	含种数	占药用维管植物总种数比例（%）	代表科
单种科（1种）	53	23.35	53	2.89	阴地蕨科、肾蕨科、列当科、马桑科、蛇菰科
寡种科（2~10种）	128	56.39	545	29.68	旋花科、铁角蕨科、桃金娘科、薯蓣科
中等种科（11~20种）	23	10.13	351	19.12	莎草科、伞形科、苏木科、鼠李科、忍冬科
多种科（≥20种）	23	10.13	887	48.31	菊科、蝶形花科、茜草科、蔷薇科、大戟科
合计	227	100.00	1836	100.00	

（一）野生药用植物

1. 分布特点

　　罗城县地势为西北高，东南低，地形地貌复杂，有着丰富的药用植物资源。在非岩溶区，有着黄峰山、雨平山和青明山三大山脉，其中北部为黄峰山山脉，西北部为雨平山山脉，中部为青明山山脉。该三大山脉有着茂密的原始林区，水热条件充足，药用植物主要集中分布于该三大山脉及其周边区域。而岩溶区分布于罗城县的南部、东南部及西南部，岩溶峰林谷地发育，但人为活动干扰较大，主要以次生灌木丛为主，仅在村寨附近有少量原始的"风水林"，因此，岩溶区的药用植物分布较均匀，在原始的"风水林"及其周边区域，药用植物的分布较集中。

2. 种类组成

　　通过对罗城县药用植物资源类型统计，罗城县野生药用植物共1639种，隶属228科819属，分别占罗城县药用植物总种数的88.17%，总科数的93.06%和总属数的87.13%。野生药用植物的科、属、种数均占罗城县药用植物总科、属、种数的87%以上，充分说明了野生药用植物在罗城县药用植物中占主导地位。其中野生药用非维管植物16种，隶属15科16属；野生药用维管植物1623种，占罗城县域内野生药用植物所含种数的99.02％。在野生药用维管植物中，蕨类植物有130种，隶属41科66属；裸子植物11种，隶属6科7属，被子植物1482种，隶属166科730属（表5-4）。

表5-4　罗城县野生药用维管植物种数统计

分类群	科	属	种
野生药用蕨类植物	41	66	130
野生药用裸子植物	6	7	11
野生药用被子植物	166	730	1482
总和	213	803	1623

根据野生药用植物各科所含种数的多少及其所占的比例，把罗城县野生药用维管植物213科分成4个等级，其中一级为多种科，含20种及以上，二级为中等种科，含11~20种，三级为寡种科，含2~10种，四级为单种科，仅含1种。据统计，处于一级的科有19个，包括菊科、茜草科、蝶形花科等，处于二级的科有23个，包括玄参科、忍冬科、莎草科等，处于三级的科有120个，包括报春花科、冬青科、堇菜科等，处于四级的科有51个，包括百部科、肾蕨科、大血藤科等（表5-5）。从统计结果看，处于三级的科数最多，但所含的种数次于一级所含的种数。而处于一级的科数最少，仅占野生药用维管植物总科数的8.92％，但所含的种数在4个等级中最多，占野生药用维管植物总种数的44.55％，说明罗城县野生药用维管植物的优势科现象非常明显。

表5-5　罗城县野生药用维管植物科内种的数量结构统计

类型	科数	占野生药用维管植物总科数比例（％）	含种数	占野生药用维管植物总种数比例（％）	代表科
单种科（1种）	51	23.94	51	3.14	百部科、肾蕨科、大血藤科、列当科、古柯科
寡种科（2~10种）	120	56.34	502	30.93	报春花科、冬青科、堇菜科、铁角蕨科、苋科
中等种科（11~20种）	23	10.80	347	21.38	玄参科、忍冬科、莎草科、鼠李科、樟科
多种科（≥20种）	19	8.92	723	44.55	菊科、茜草科、蝶形花科、兰科、大戟科
合计	213	100.00	1623	100.00	

3. 资源分析

罗城县药用植物资源丰富，占主要地位的野生药用维管植物有1623种。通过对罗城县常见的1437种野生药用维管植物进行资源统计，在性状、药用部位和药用功效类型等方面各具特色。

（1）药用植物性状分析

通过对罗城县常见野生药用维管植物性状的统计，其中草本类共有707种，占罗城县常见野生药用维管植物总数的49.20%；灌木类共有330种，占罗城县常见野生药用维管植物总数的22.96%；藤本类共有248种，占罗城县常见野生药用维管植物总数的17.26%；乔木类共有152种，占罗城县常见野生药用维管植物总数的10.58%。可见罗城县野生药用维管植物主要以草本类为主，灌木类次之，而乔木类偏少。

（2）药用植物药用部位分析

药用植物的功效与药用部位具有密切的联系，同一植物入药部位不同，功效可能不同，同一药用部位也有不同的功效。药用部位的选择对药用植物的可持续利用具有重要的意义。通过对罗城县常见野生药用维管植物药用部位使用频次的统计，全株或全草使用频次最高，其次依次是根（块根、根状茎）、叶、果（干果、果实）、茎（藤茎、藤）、皮类（根皮、茎皮、枝皮）、枝叶（茎叶）、种子、地上部分、假鳞茎、鳞茎、髓及心材。此外，还有少量使用频次较少的药用部位，如紫萁*Osmunda japonica*的幼叶柄上的绵毛具有清热解毒、祛瘀止血、杀虫的功效，金毛狗*Cibotium barometz*的鳞片具有止血的功效等。

罗城县常见野生药用维管植物的药用部位绝大部分以全株（全草）和根（块根、根状茎）为主，这些药用部位的使用对植物体来说是毁灭性的，过度采挖这些药用植物会造成资源枯竭以及生态被破坏。因此，对于此类药用植物要科学、合理地采挖与利用。对于大量使用的药用植物，应加大人工种植的投入力度；对于珍稀濒危的药用植物，应该选取同效的替代物种。

（3）药用植物药用功效类型分析

通过对罗城县常见野生药用维管植物药用功效类型的统计，主要包括清热解毒类、跌打外伤类、疮疱止痒类、风湿类、利尿类、跌打内伤类、止咳类和补药类。其中，清热解毒类主要包括清热、解毒、清热利湿、祛风清热等功效类型，此类药用植物共有661种，占罗城县常见野生药用维管植物总种数的46.00%；跌打外伤类主要包括治疗跌打损伤、止血、刀伤、外伤出血等功效类型，此类药用植物共有645种，占罗城县常见野生药用维管植物总种数的44.89%；疮疱止痒类包括治疗皮肤感染、疔疮、瘰疬、疮疱、皮肤炎症、皮肤瘙痒、长癣、炎症等功效类型，共有566种，占罗城县常见野生药用维管植物总种数的39.39%；风湿类主要包括治疗风湿骨痛、风湿关节痛、风湿肿痛、祛风湿、祛风除湿等功效类型，共有419种，占罗城县常见野生药用维管植物总种数的29.16%；利尿类主要包括利尿、利湿等，共有270种，占罗城县常见野生药用维管植物总种数的18.79%；跌打内伤类主要包括舒筋活络、舒筋骨、强筋骨、舒筋活血、活血等功效类型，共有246种，占罗城县常见野生药用维管植物总种数的17.12%；止咳类主要包括止咳、止咳平喘、化痰止咳等功效类型，共108种，占罗城县常见野生药用维管植物总数的7.52%；补药类主要包括补血、补肾、补五脏、健胃、健脾、强筋骨等功效类型，共有123种，占罗城县常见野生药用维管植物总种数的8.56%。

综上所述，罗城县的药用植物资源丰富、药用功效类型多样，绝大多数药用植物都具有"一药多效"的特点。药用植物的功效类型主要以清热解毒类、跌打外伤类及疮疡止痒类为主，此类主治的疾病类型也是生活中常发生的，对治疗居民常见疾病具有重大作用。

（二）栽培药用植物

罗城县有栽培药用植物213种，隶属66科157属，占药用植物总种数的11.46%。从科的水平统计，罗城县栽培药用植物以葫芦科、蝶形花科、茄科、菊科和十字花科等的种类为主；从属的水平统计，罗城县栽培药用植物以芸苔属、柑橘属、葱属、豇豆属和木槿属等的种类为主。栽培药用植物除了具有药用价值外，许多种类还具有观赏、材用、食用等用途。

罗城县栽培药用植物主要以庭院少量种植家用为主，大规模种植较少。通过调查发现，罗城县种植规模较大的有青蒿*Artemisia caruifolia*，在东门镇、四把镇、天河镇、小长安镇等7个乡镇都有种植，全县种植面积约3 000亩，年产量近450 t；栀子*Gardenia jasminoides*种植面积约350亩，年产量近175 t；佛手*Citrus medica* var. *sarcodactylis*在宝坛乡拉朗村有种植，种植面积约200亩。

（三）珍稀濒危及特有药用植物

（1）珍稀濒危药用植物组成

珍稀濒危植物主要包括数量极少、分布范围极窄的濒危物种，具有重要经济、科研、文化价值的濒危物种和稀有物种，重要作物的野生种群和有遗传价值的近缘物种，以及有重要的经济价值，因过度开发利用，资源急剧减少的物种。

依据《国家重点保护野生植物名录（第一批）》《广西壮族自治区重点保护野生植物名录（第一批）》以及《中国物种红色名录（第一卷）》，对罗城县野生珍稀濒危药用植物种类进行统计。罗城县内珍稀濒危野生药用植物共计64种，隶属16科44属，占罗城县药用植物总数的3.44%，包括药用蕨类植物2种，药用裸子植物3种，药用被子植物59种。其中被列为国家一级重点保护野生植物2种，被列为国家二级重点保护野生植物8种，被列为广西重点保护植物54种，包括兰科植物48种。在《世界自然保护联盟物种红色名录》（以下简称IUCN红色名录）濒危等级和标准3.1版中，划分了9个评估等级，它们分别为灭绝（EX）、野生灭绝（EW）、极危（CR）、濒危（EN）、易危（VU）、近危（NT）、无危（LC）、数据缺乏（DD）、未评估（NE）。而在地域性的实际应用中，还需结合IUCN红色名录标准在地区水平的应用指南所规定的具体标准和操作。据此，对罗城县64种珍稀濒危野生药用植物进行了初步的IUCN评估（表5-8）。在此基础上分别对各种类的保护价值、药用功效、资源现状等方面进行简要介绍。

表5-8　罗城县重点保护野生药用植物统计

序号	科名	中文名	拉丁学名	保护等级	濒危程度
1	红豆杉科	南方红豆杉	*Taxus wallichiana* var. *mairei*	国家一级	VU
2	七叶树科	掌叶木	*Citrus limonia*	国家一级	VU
3	蚌壳蕨科	金毛狗	*Cibotium baronetz*	国家二级	LC
4	水蕨科	水蕨	*Ceratopteris thalictroides*	国家二级	DD
5	松科	华南五针松	*Pinus kwangtungensis*	国家二级	NT
6	樟科	樟	*Cinnamomum camphora*	国家二级	DD
7	蓼科	金荞麦	*Fagopyrum dibotrys*	国家二级	LC
8	金缕梅科	半枫荷	*Semiliquidambar cathayensis*	国家二级	VU
9	马尾树科	马尾树	*Rhoiptelea chiliantha*	国家二级	NT
10	珙桐科	喜树	*Camptotheca acuminata*	国家二级	LC
11	罗汉松科	百日青	*Podocarpus neriifolius*	广西重点	VU
12	樟科	沉水樟	*Cinnamomum micranthum*	广西重点	VU
13	小檗科	八角莲	*Dysosma versipellis*	广西重点	VU
14	紫堇科	岩黄连	*Corydalis saxicola*	广西重点	VU
15	藤黄科	金丝李	*Garcinia paucinervis*	广西重点	EN
16	榆科	青檀	*Pteroceltis tatarinowii*	广西重点	NT
17	兰科	多花脆兰	*Acampe rigida*	广西重点	NT
18	兰科	花叶开唇兰	*Anoectochilus roxburghii*	广西重点	DD
19	兰科	竹叶兰	*Arundina graminifolia*	广西重点	NT
20	兰科	小白及	*Bletilla formosana*	广西重点	EN
21	兰科	黄花白及	*Bletilla ochracea*	广西重点	EN
22	兰科	白及	*Bletilla striata*	广西重点	EN
23	兰科	短距苞叶兰	*Brachycorythis galeandra*	广西重点	NT
24	兰科	梳帽卷瓣兰	*Bulbophyllum andersonii*	广西重点	VU
25	兰科	广东石豆兰	*Bulbophyllum kwangtungense*	广西重点	NT
26	兰科	密花石豆兰	*Bulbophyllum odoratissimum*	广西重点	NT
27	兰科	长距虾脊兰	*Calanthe sylvatica*	广西重点	NT
28	兰科	三棱虾脊兰	*Calanthe tricarinata*	广西重点	NT
29	兰科	黄兰	*Cephalantheropsis gracilis*	广西重点	VU
30	兰科	云南叉柱兰	*Cheirostylis yunnanensis*	广西重点	NT
31	兰科	红花隔距兰	*Cleisostoma williamsonii*	广西重点	NT
32	兰科	建兰	*Cymbidium ensifolium*	广西重点	VU
33	兰科	多花兰	*Cymbidium floribundum*	广西重点	VU
34	兰科	寒兰	*Cymbidium kanran*	广西重点	VU
35	兰科	兔耳兰	*Cymbidium lancifolium*	广西重点	VU
36	兰科	疏花石斛	*Dendrobium henryi*	广西重点	EN
37	兰科	美花石斛	*Dendrobium loddigesii*	广西重点	EN
38	兰科	蛇舌兰	*Diploprora championii*	广西重点	NT
39	兰科	半柱毛兰	*Eria corneri*	广西重点	NT
40	兰科	毛萼山珊瑚	*Galeola lindleyana*	广西重点	NT
41	兰科	天麻	*Gastrodia elata*	广西重点	VU
42	兰科	高斑叶兰	*Goodyera procera*	广西重点	LC
43	兰科	毛葶玉凤花	*Habenaria ciliolaris*	广西重点	NT
44	兰科	线瓣玉凤花	*Habenaria fordii*	广西重点	NT
45	兰科	坡参	*Habenaria linguella*	广西重点	NT
46	兰科	橙黄玉凤花	*Habenaria rhodocheila*	广西重点	NT
47	兰科	叉唇角盘兰	*Herminium lanceum*	广西重点	LC
48	兰科	镰翅羊耳蒜	*Liparis bootanensis*	广西重点	NT
49	兰科	丛生羊耳蒜	*Liparis cespitosa*	广西重点	NT
50	兰科	大花羊耳蒜	*Liparis distans*	广西重点	VU

续表

序号	科名	中文名	拉丁学名	保护等级	濒危程度
51	兰科	福建羊耳蒜	*Liparis dunnii*	广西重点	DD
52	兰科	见血青	*Liparis nervosa*	广西重点	NT
53	兰科	扇唇羊耳蒜	*Liparis stricklandiana*	广西重点	NT
54	兰科	长茎羊耳蒜	*Liparis viridiflora*	广西重点	VU
55	兰科	毛唇芋兰	*Nervilia fordii*	广西重点	NT
56	兰科	龙头兰	*Pecteilis susannae*	广西重点	NT
57	兰科	狭穗阔蕊兰	*Peristylus densus*	广西重点	NT
58	兰科	阔蕊兰	*Peristylus goodyeroides*	广西重点	NT
59	兰科	鹤顶兰	*Phaius tankervilliae*	广西重点	VU
60	兰科	石仙桃	*Pholidota chinensis*	广西重点	NT
61	兰科	毛唇独蒜兰	*Pleione hookeriana*	广西重点	VU
62	兰科	绶草	*Spiranthes sinensis*	广西重点	DD
63	兰科	琴唇万代兰	*Vanda concolor*	广西重点	VU
64	兰科	越南香荚兰	*Vanilla annamica*	广西重点	DD

南方红豆杉：国家一级重点保护野生植物，为常绿乔木，其树皮和枝叶可提取防癌抗癌的紫杉醇，其枝叶还用于治疗白血病、肾炎、糖尿病及多囊性肾病。因其树形优美，终年常绿，还可应用于园艺观赏。罗城县域内有零星分布，因其药用价值极高，常被栽培种植，但滥伐现象仍然非常严重，野生植株不断减少，在此被评估为易危种（VU）。

掌叶木：国家一级重点保护野生植物，为落叶乔木，中国特有树种，是残遗于中国的稀有单种属植物之一，其系统位置介于无患子科与七叶树科之间，对于阐明两科的亲缘关系和研究无患子科的系统发育均有重要科研价值。其树皮煎剂口服可治腹泻、热病。本种在罗城县仅分布于岩溶区域的山坡或山谷，因人为破坏、生境特殊及自身特性的影响，资源不断减少，在此被评估为易危种（VU）。

金毛狗：国家二级重点保护野生植物，为草本植物，是蕨类植物中较原始的类群，对研究热带植物系统演化及植物区系有重要科研价值。根状茎具有补肝肾、强腰脊、祛风湿的功效；根状茎表面金黄色的茸毛是良好的止血药。主要分布于构造中山、构造低山地区，分布面积较广，在此被评估为无危种（LC）。

水蕨：国家二级重点保护野生植物，为水生草本蕨类植物，曾经在广西极为常见，但目前分布极少。水蕨全株入药，具有消积、散瘀、解毒、止血的功效，可用于治疗腹中痞块、痢疾、小儿胎毒、疮疖、跌打损伤、外伤出血。由于受环境影响严重以及受人类和家禽的重度干扰，水蕨在罗城县的分布较少，但野生资源情况不清，在此被评估为数据缺乏（DD）。

华南五针松：国家二级重点保护野生植物，为常绿乔木，其根和分枝节具有祛风除湿的功效，用于治疗风湿骨痛、关节不利等症。因其树形苍劲，终年常绿，还可应用于园艺观赏。其树干端直，材质坚实优良，为中亚热带至北热带中山地区的优良造林树种，多生长在海拔800~1400 m的中山中部至山顶地带，在县域内有零星分布，数量较少，再加上其天然更新困难，在此被评估为近危种（NT）。

樟：国家二级重点保护野生植物，为常绿乔木，树形高大优美，在南方多作行道树或景观植物；根、果实可作药用，具有清热解毒、理气活血的功效。本种在罗城县各乡镇均有零星栽培，黄金镇、宝坛乡等有少量野生分布，但野生资源情况不清，在此被评估为数据缺乏（DD）。

金荞麦：国家二级重点保护野生植物，为多年生草本植物，金荞麦是我国重要的传统中药材，其块根活性提取物具有明显的抗癌、抑制肿瘤细胞侵袭和转移、以及消炎抗菌等重要作用；茎叶可用于治疗肺痈、咽喉肿痛、肝炎腹胀、消化不良、痢疾、痛疽肿毒、瘰疬、蛇虫咬伤、风湿痹痛、头风痛等症。此外，其籽粒蛋白质的必需氨基酸含量高，富含维生素和微量元素，使其成为一种较理想的保健食品选用成分。金荞麦在罗城县普遍分布于林缘路边或阳性沟谷，在此被评估为无危种（LC）。

半枫荷：国家二级重点保护野生植物，为常绿乔木，中国特有种，具有枫香属 *Liquidambar* 和蕈树属 *Altingia* 两属间的综合性状，对研究金缕梅科系统发育有重要科学价值。根、茎皮、枝叶均可药用，主治风湿痹痛、风瘫、跌打损伤等疾病。宝坛乡有少量零星分布，因当地常用茎皮、根皮药用，对本种造成的危害极大，在此被评估为易危种（VU）。

马尾树：国家二级重点保护野生植物，为落叶乔木，为第三纪残遗种，对研究被子植物系统发育、植物区系以及古植物学等方面有重要的科学价值。茎皮可做药，具有收敛止血的功效。在罗城县主要分布于宝坛乡九万大山自然保护区及其外围部分区域，主要受当地居民砍伐用于种植香菇的威胁，在此被评估为近危种（NT）。

喜树：国家二级重点保护野生植物，为落叶乔木，其果实、根、树皮、树枝、叶均可入药，具有抗癌、清热杀虫的功效。在罗城县主要分布于宝坛乡九万大山自然保护区及其外围部分区域，该种常被人工栽种于路旁用做行道树，生长迅速，在此被评估为无危种（LC）。

百日青：广西重点保护野生植物，为常绿乔木，全株均可作药用，根可治水肿；根皮可治癣疥、痢疾；枝、叶可治骨质增生、关节肿痛。主要分布于宝坛乡九万大山自然保护区，数量稀少，主要受人为盗采及生境破坏的威胁，在此被评估为易危种（VU）。

八角莲：广西重点保护野生植物，为多年生草本植物，其根状茎可入药，具有化痰散结、祛瘀止痛、清热解毒的功效。在罗城县分布较少，仅在兼爱乡、东门镇、宝坛乡等地有零星分布。因在治毒蛇咬伤、抑制肿瘤方面具有奇特的疗效，深为广大群众的重视和喜爱，常被采挖，野生资源不断减少，在此被评估为易危种（VU）。

岩黄连：广西重点保护野生植物，为多年生草本植物，全草均可入药，主治急性黄疸肝炎、肝区痛、肠炎、痢疾、跌打损伤、痈疮肿毒等。在罗城县分布偶见，常生于石灰岩崖壁上，由于野生资源通常较难获得，人们常进行人工扩繁及栽培，这在很大程度上缓解了野生资源的压力，但栽培规模有限，野生资源被滥挖的现象普遍，在此被评估为易危种（VU）。

金丝李：广西重点保护野生植物，为常绿乔木，产于石灰岩山地的珍贵用材树种，木材坚重、耐腐、耐水性特强且不受虫蛀，为机械、军事、造船、建筑工业和高级家具等用材；枝叶、树皮可入药，具有清热解毒、消肿的功效。在罗城县内仅在怀群镇有分布，资源稀少，在此被评估为濒危种（EN）。

青檀：广西重点保护野生植物，为落叶乔木，我国特有的单属种。其枝叶具有祛风、止血止痛的功效。在罗城县种群数量少，常被人为砍伐，在此被评估为易危种（VU）。

兰科Orchidaceae：兰科植物形态变异多样，花部结构高度特化，在植物系统演化上属最进化、最高级的类群，是生物学研究的热点类群之一，对研究植物多样性演化和区系地理具有重要的科学价值。此外，许多兰科植物具有极高的观赏价值和药用价值，因此对兰科植物的研究，在产业化可持续发展方面也有重要意义。

兰科植物对生境要求十分严格，一旦原有生境遭受破坏，其种群数量就会急剧下降乃至消失。兰科植物极高的观赏和药用价值，使得它们极易遭受过度采挖而处于濒危状态或消失。因此，兰科植物所有的野生种均被列入《濒危野生动植物物种国际贸易公约》的保护范围，占该公约保护植物种类的90%以上，成为植物保护中的"旗舰"类群。在《全国野生动植物保护及自然保护区建设工程总体规划》（2001—2010年）中，我国分布的全部兰科植物作为重点保护物种列入规划中；《2004年IUCN濒危物种红色名录》（世界自然保护大会第三次会议公布）中，中国兰科植物有1210个物种列入名录之中。可见，兰科植物的保护日渐得到国内外的高度重视。

兰科所有物种都为珍稀濒危物种，广西区级重点保护野生植物。据统计，罗城县共有药用兰科植物48种。从药用部位来看，主要以全草为主，其次是块根及假鳞茎；从药用功效来看，主要以清热解毒类及补药类为主。从濒危程度来看，罗城县48种药用兰科植物中，被评估为濒危种（EN）的有5种，主要是白及属（*Bletilla*）及石斛属（*Dendrobium*）的种类；被评估为为近危种（NT）的有25种；被评估为易危种（VU）的有12种；被评估为无危种（LC）的有2种；花叶开唇兰、福建羊耳蒜、绶草、越南香荚兰等4种野生资源状况还不清，被评估为数据缺乏（DD）。

（2）特有药用植物

特有现象的研究是生物地理学研究的核心内容，对认识一个地区植物区系的特点、发生、发展和演变都具有十分重要的意义。目前，特有现象已成为生物多样性研究的重要内容，在时间、资金、人力和可利用的资源极为有限的情况下，特有植物成为生物多样性优先保护区确定的重要依据之一。据统计，罗城县药用植物资源中，中国特有药用植物有356种，占全县药用植物总种数的19.15%，其中广西特有药用植物有16种，野生种有332种，隶属98科211属，栽培种有24种，隶属15科22属。

表5-9 罗城县特有野生药用植物统计

序号	科名	中文名	拉丁学名	特有程度
1	松科	马尾松	*Pinus massoniana*	中国特有
2	八角科	假地枫皮	*Illicium jiadifengpi*	中国特有
3	八角科	短梗八角	*Illicium pachyphyllum*	广西特有
4	八角科	八角	*Illicium verum*	中国特有
5	五味子科	绿叶五味子	*Schisandra arisanensis* subsp. *viridis*	中国特有
6	五味子科	翼梗五味子	*Schisandra henryi*	中国特有

续表

序号	科名	中文名	拉丁学名	特有程度
7	番荔枝科	瓜馥木	*Fissistigma oldhamii*	中国特有
8	番荔枝科	凹叶瓜馥木	*Fissistigma retusum*	中国特有
9	樟科	毛桂	*Cinnamomum appelianum*	中国特有
10	樟科	华南桂	*Cinnamomum austrosinense*	中国特有
11	樟科	川桂	*Cinnamomum wilsonii*	中国特有
12	樟科	毛豹皮樟	*Litsea coreana* var. *lanuginosa*	中国特有
13	樟科	木姜子	*Litsea pungens*	中国特有
14	樟科	闽楠	*Phoebe bournei*	中国特有
15	樟科	石山楠	*Phoebe calcarea*	中国特有
16	樟科	檫木	*Sassafras tzumu*	中国特有
17	毛茛科	打破碗花花	*Anemone hupehensis*	中国特有
18	毛茛科	钝齿铁线莲	*Clematis apiifolia* var. *argentilucida*	中国特有
19	毛茛科	粗柄铁线莲	*Clematis crassipes*	中国特有
20	毛茛科	山木通	*Clematis finetiana*	中国特有
21	毛茛科	裂叶铁线莲	*Clematis parviloba*	中国特有
22	毛茛科	扬子铁线莲	*Clematis puberula* var. *ganpiniana*	中国特有
23	毛茛科	还亮草	*Delphinium anthriscifolium*	中国特有
24	毛茛科	尖叶唐松草	*Thalictrum acutifolium*	中国特有
25	毛茛科	盾叶唐松草	*Thalictrum ichangense*	中国特有
26	小檗科	林地小檗	*Berberis nemorosa*	广西特有
27	小檗科	六角莲	*Dysosma pleiantha*	中国特有
28	小檗科	八角莲	*Dysosma versipellis*	中国特有
29	小檗科	三枝九叶草	*Epimedium sagittatum*	中国特有
30	小檗科	阔叶十大功劳	*Mahonia bealei*	中国特有
31	小檗科	短序十大功劳	*Mahonia breviracema*	广西特有
32	木通科	白木通	*Akebia trifoliata* subsp. *australis*	中国特有
33	木通科	尾叶那藤	*Stauntonia obovatifoliola* subsp. *urophylla*	中国特有
34	防己科	秤钩风	*Diploclisia affinis*	中国特有
35	防己科	金线吊乌龟	*Stephania cephalantha*	中国特有
36	防己科	血散薯	*Stephania dielsiana*	中国特有
37	防己科	马山地不容	*Stephania mashanica*	广西特有
38	马兜铃科	地花细辛	*Asarum geophilum*	中国特有
39	马兜铃科	金耳环	*Asarum insigne*	中国特有
40	马兜铃科	慈姑叶细辛	*Asarum sagittarioides*	广西特有
41	胡椒科	硬毛草胡椒	*Peperomia cavaleriei*	中国特有
42	胡椒科	山蒟	*Piper hancei*	中国特有
43	胡椒科	小叶爬崖香	*Piper sintenense*	中国特有
44	金粟兰科	多穗金粟兰	*Chloranthus multistachys*	中国特有
45	金粟兰科	四川金粟兰	*Chloranthus sessilifolius*	中国特有
46	紫堇科	岩黄连	*Corydalis saxicola*	中国特有
47	堇菜科	深圆齿堇菜	*Viola davidii*	中国特有
48	堇菜科	柔毛堇菜	*Viola fargesii*	中国特有
49	堇菜科	庐山堇菜	*Viola stewardiana*	中国特有
50	堇菜科	三角叶堇菜	*Viola triangulifolia*	中国特有
51	远志科	黄花倒水莲	*Polygala fallax*	中国特有
52	景天科	凹叶景天	*Sedum emarginatum*	中国特有
53	景天科	火焰草	*Sedum stellariifolium*	中国特有

续表

序号	科名	中文名	拉丁学名	特有程度
54	蓼科	愉悦蓼	*Polygonum jucundum*	中国特有
55	蓼科	赤胫散	*Polygonum runcinatum* var. *sinense*	中国特有
56	凤仙花科	大叶凤仙花	*Impatiens apalophylla*	中国特有
57	凤仙花科	睫毛萼凤仙花	*Impatiens blepharosepala*	中国特有
58	凤仙花科	黄金凤	*Impatiens siculifer*	中国特有
59	瑞香科	长柱瑞香	*Daphne championii*	中国特有
60	瑞香科	北江荛花	*Wikstroemia monnula*	中国特有
61	山龙眼科	网脉山龙眼	*Helicia reticulata*	中国特有
62	海桐花科	狭叶海桐	*Pittosporum glabratum* var. *neriifolium*	中国特有
63	海桐花科	卵果海桐	*Pittosporum lenticellatum*	中国特有
64	海桐花科	薄萼海桐	*Pittosporum leptosepalum*	中国特有
65	海桐花科	缝线海桐	*Pittosporum perryanum*	中国特有
66	西番莲科	蝴蝶藤	*Passiflora papilio*	广西特有
67	葫芦科	翼蛇莲	*Hemsleya dipterygia*	广西特有
68	葫芦科	多卷须栝楼	*Trichosanthes rosthornii* var. *multicirrata*	中国特有
69	葫芦科	中华栝楼	*Trichosanthes rosthornii*	中国特有
70	秋海棠科	紫背天葵	*Begonia fimbristipula*	中国特有
71	山茶科	亮叶杨桐	*Adinandra nitida*	中国特有
72	山茶科	短柱柃	*Eurya brevistyla*	中国特有
73	山茶科	微毛柃	*Eurya hebeclados*	中国特有
74	山茶科	细枝柃	*Eurya loquaiana*	中国特有
75	山茶科	黑柃	*Eurya macartneyi*	中国特有
76	山茶科	窄叶柃	*Eurya stenophylla*	中国特有
77	山茶科	四角柃	*Eurya tetragonoclada*	中国特有
78	山茶科	尖萼厚皮香	*Ternstroemia luteoflora*	中国特有
79	猕猴桃科	柱果猕猴桃	*Actinidia cylindrica*	广西特有
80	猕猴桃科	毛花猕猴桃	*Actinidia eriantha*	中国特有
81	猕猴桃科	条叶猕猴桃	*Actinidia fortunatii*	中国特有
82	猕猴桃科	糙毛猕猴桃	*Actinidia fulvicoma* var. *hirsuta*	中国特有
83	猕猴桃科	蒙自猕猴桃	*Actinidia henryi*	中国特有
84	猕猴桃科	聚锥水东哥	*Saurauia thyrsiflora*	中国特有
85	金莲木科	合柱金莲木	*Sinia rhodoleuca*	中国特有
86	桃金娘科	华南蒲桃	*Syzygium austrosinense*	中国特有
87	桃金娘科	轮叶蒲桃	*Syzygium buxifolium* var. *verticillatum*	中国特有
88	野牡丹科	叶底红	*Bredia fordii*	中国特有
89	野牡丹科	细叶野牡丹	*Melastoma intermedium*	中国特有
90	野牡丹科	谷木	*Memecylon ligustrifolium*	中国特有
91	野牡丹科	锦香草	*Phyllagathis cavaleriei*	中国特有
92	使君子科	风车子	*Combretum alfredii*	中国特有
93	红树科	旁杞木	*Carallia pectinifolia*	中国特有
94	藤黄科	金丝李	*Garcinia paucinervis*	中国特有
95	杜英科	薄果猴欢喜	*Sloanea leptocarpa*	中国特有
96	梧桐科	翻白叶树	*Pterospermum heterophyllum*	中国特有
97	梧桐科	粉苹婆	*Sterculia euosma*	中国特有
98	大戟科	绿背山麻杆	*Alchornea trewioides* var. *sinica*	中国特有
99	大戟科	崖豆藤野桐	*Mallotus millietii*	中国特有
100	大戟科	珠子木	*Phyllanthodendron anthopotamicum*	中国特有

续表

序号	科名	中文名	拉丁学名	特有程度
101	大戟科	枝翅珠子木	*Phyllanthodendron dunnianum*	中国特有
102	大戟科	广东地构叶	*Speranskia cantonensis*	中国特有
103	鼠刺科	毛脉鼠刺	*Itea indochinensis* var. *pubinervia*	中国特有
104	绣球花科	粤西绣球	*Hydrangea kwangsiensis*	中国特有
105	绣球花科	蜡莲绣球	*Hydrangea strigosa*	中国特有
106	蔷薇科	柔毛路边青	*Geum japonicum* var. *chinense*	中国特有
107	蔷薇科	小叶石楠	*Photinia parvifolia*	中国特有
108	蔷薇科	光萼石楠	*Photinia villosa* var. *glabricalycina*	中国特有
109	蔷薇科	庐山石楠	*Photinia villosa* var. *sinica*	中国特有
110	蔷薇科	全缘火棘	*Pyracantha atalantioides*	中国特有
111	蔷薇科	石斑木	*Rhaphiolepis indica*	中国特有
112	蔷薇科	悬钩子蔷薇	*Rosa rubus*	中国特有
113	蔷薇科	华南悬钩子	*Rubus hanceanus*	中国特有
114	蔷薇科	拟覆盆子	*Rubus idaeopsis*	中国特有
115	蔷薇科	灰毛泡	*Rubus irenaeus*	中国特有
116	蔷薇科	棠叶悬钩子	*Rubus malifolius*	中国特有
117	蔷薇科	深裂悬钩子	*Rubus reflexus* var. *lanceolobus*	中国特有
118	蔷薇科	渐尖绣线菊	*Spiraea japonica* var. *acuminata*	中国特有
119	蔷薇科	野珠兰	*Stephanandra chinensis*	中国特有
120	苏木科	大叶云实	*Caesalpinia magnifoliolata*	中国特有
121	苏木科	皂荚	*Gleditsia sinensis*	中国特有
122	蝶形花科	绿花崖豆藤	*Callerya championii*	中国特有
123	蝶形花科	亮叶崖豆藤	*Callerya nitida*	中国特有
124	蝶形花科	线叶崖豆藤	*Callerya reticulata* var. *stenophylla*	中国特有
125	蝶形花科	藤黄檀	*Dalbergia hancei*	中国特有
126	蝶形花科	中南鱼藤	*Derris fordii*	中国特有
127	蝶形花科	亮叶中南鱼藤	*Derris fordii* var. *lucida*	中国特有
128	蝶形花科	宜昌木蓝	*Indigofera decora* var. *ichangensis*	中国特有
129	蝶形花科	美丽胡枝子	*Lespedeza formosa*	中国特有
130	蝶形花科	白花油麻藤	*Mucuna birdwoodiana*	中国特有
131	金缕梅科	瑞木	*Corylopsis multiflora*	中国特有
132	金缕梅科	蜡瓣花	*Corylopsis sinensis*	中国特有
133	金缕梅科	杨梅叶蚊母树	*Distylium myricoides*	中国特有
134	金缕梅科	半枫荷	*Semiliquidambar cathayensis*	中国特有
135	黄杨科	匙叶黄杨	*Buxus harlandii*	中国特有
136	壳斗科	栲	*Castanopsis fargesii*	中国特有
137	榆科	青檀	*Pteroceltis tatarinowii*	中国特有
138	桑科	藤构	*Broussonetia kaempferi* var. *australis*	中国特有
139	桑科	乳源榕	*Ficus ruyuanensis*	中国特有
140	桑科	珍珠榕	*Ficus sarmentosa* var. *henryi*	中国特有
141	荨麻科	宜昌楼梯草	*Elatostema ichangense*	中国特有
142	荨麻科	广西紫麻	*Oreocnide kwangsiensis*	中国特有
143	荨麻科	基心叶冷水花	*Pilea basicordata*	广西特有
144	荨麻科	盾叶冷水花	*Pilea peltata*	中国特有
145	冬青科	满树星	*Ilex aculeolata*	中国特有
146	冬青科	海南冬青	*Ilex hainanensis*	中国特有
147	冬青科	长梗冬青	*Ilex macrocarpa* var. *longipedunculata*	中国特有

续表

序号	科名	中文名	拉丁学名	特有程度
148	冬青科	大果冬青	*Ilex macrocarpa*	中国特有
149	冬青科	毛冬青	*Ilex pubescens*	中国特有
150	卫矛科	窄叶南蛇藤	*Celastrus oblanceifolius*	中国特有
151	卫矛科	宽叶短梗南蛇藤	*Celastrus rosthornianus* var. *loeseneri*	中国特有
152	卫矛科	短梗南蛇藤	*Celastrus rosthornianus*	中国特有
153	卫矛科	皱叶南蛇藤	*Celastrus rugosus*	中国特有
154	卫矛科	裂果卫矛	*Euonymus dielsianus*	中国特有
155	卫矛科	大果卫矛	*Euonymus myrianthus*	中国特有
156	茶茱萸科	瘤枝微花藤	*Iodes seguinii*	中国特有
157	铁青树科	华南青皮木	*Schoepfia chinensis*	中国特有
158	桑寄生科	锈毛钝果寄生	*Taxillus levinei*	中国特有
159	桑寄生科	毛叶钝果寄生	*Taxillus nigrans*	中国特有
160	桑寄生科	大苞寄生	*Tolypanthus maclurei*	中国特有
161	桑寄生科	棱枝槲寄生	*Viscum diospyrosicola*	中国特有
162	鼠李科	牯岭勾儿茶	*Berchemia kulingensis*	中国特有
163	鼠李科	光枝勾儿茶	*Berchemia polyphylla* var. *leioclada*	中国特有
164	鼠李科	铜钱树	*Paliurus hemsleyanus*	中国特有
165	鼠李科	山绿柴	*Rhamnus brachypoda*	中国特有
166	鼠李科	黄鼠李	*Rhamnus fulvotincta*	中国特有
167	鼠李科	薄叶鼠李	*Rhamnus leptophylla*	中国特有
168	鼠李科	小冻绿树	*Rhamnus rosthornii*	中国特有
169	鼠李科	毛叶翼核果	*Ventilago leiocarpa* var. *pubescens*	中国特有
170	鼠李科	无刺枣	*Ziziphus jujuba* var. *inermis*	中国特有
171	胡颓子科	攀缘胡颓子	*Elaeagnus sarmentosa*	中国特有
172	葡萄科	羽叶蛇葡萄	*Ampelopsis chaffanjonii*	中国特有
173	葡萄科	三裂蛇葡萄	*Ampelopsis delavayana*	中国特有
174	葡萄科	掌裂蛇葡萄	*Ampelopsis delavayana* var. *glabra*	中国特有
175	葡萄科	毛三裂蛇葡萄	*Ampelopsis delavayana* var. *setulosa*	中国特有
176	葡萄科	栓翅地锦	*Parthenocissus suberosa*	中国特有
177	芸香科	蜜茱萸	*Melicope pteleifolia*	中国特有
178	芸香科	豆叶九里香	*Murraya euchrestifolia*	中国特有
179	芸香科	九里香	*Murraya exotica*	中国特有
180	芸香科	秃叶黄檗	*Phellodendron chinense* var. *glabriusculum*	中国特有
181	芸香科	岭南花椒	*Zanthoxylum austrosinense*	中国特有
182	芸香科	刺壳花椒	*Zanthoxylum echinocarpum*	中国特有
183	芸香科	毛刺壳花椒	*Zanthoxylum echinocarpum* var. *tomentosum*	中国特有
184	无患子科	黄梨木	*Boniodendron minius*	中国特有
185	无患子科	复羽叶栾树	*Koelreuteria bipinnata*	中国特有
186	七叶树科	掌叶木	*Citrus limonia*	中国特有
187	槭树科	紫果槭	*Acer cordatum*	中国特有
188	槭树科	五裂槭	*Acer oliverianum*	中国特有
189	槭树科	中华槭	*Acer sinense*	中国特有
190	槭树科	角叶槭	*Acer sycopseoides*	中国特有
191	省沽油科	锐尖山香圆	*Turpinia arguta*	中国特有
192	省沽油科	茸毛锐尖山香圆	*Turpinia arguta* var. *pubescens*	中国特有
193	漆树科	黄连木	*Pistacia chinensis*	中国特有
194	漆树科	滨盐肤木	*Rhus chinensis* var. *roxburghii*	中国特有

续表

序号	科名	中文名	拉丁学名	特有程度
195	山茱萸科	倒心叶珊瑚	*Aucuba obcordata*	中国特有
196	山茱萸科	毛梾	*Cornus walteri*	中国特有
197	山茱萸科	角叶鞘柄木	*Toricellia angulata*	中国特有
198	八角枫科	小花八角枫	*Alangium faberi*	中国特有
199	八角枫科	阔叶八角枫	*Alangium faberi* var. *platyphyllum*	中国特有
200	珙桐科	喜树	*Camptotheca acuminata*	中国特有
201	五加科	黄毛楤木	*Aralia chinensis*	中国特有
202	五加科	细柱五加	*Eleutherococcus nodiflorus*	中国特有
203	桤叶树科	单毛桤叶树	*Clethra bodinieri*	中国特有
204	杜鹃花科	毛滇白珠	*Gaultheria leucocarpa* var. *crenulata*	中国特有
205	杜鹃花科	毛果珍珠花	*Lyonia ovalifolia* var. *hebecarpa*	中国特有
206	杜鹃花科	多花杜鹃	*Rhododendron cavaleriei*	中国特有
207	杜鹃花科	岭南杜鹃	*Rhododendron mariae*	中国特有
208	杜鹃花科	羊踯躅	*Rhododendron molle*	中国特有
209	乌饭树科	黄背越橘	*Vaccinium iteophyllum*	中国特有
210	乌饭树科	刺毛越橘	*Vaccinium trichocladum*	中国特有
211	柿科	油柿	*Diospyros oleifera*	中国特有
212	紫金牛科	少年红	*Ardisia alyxiaefolia*	中国特有
213	紫金牛科	九管血	*Ardisia brevicaulis*	中国特有
214	紫金牛科	剑叶紫金牛	*Ardisia ensifolia*	中国特有
215	紫金牛科	月月红	*Ardisia faberi*	中国特有
216	紫金牛科	灰色紫金牛	*Ardisia fordii*	中国特有
217	紫金牛科	心叶紫金牛	*Ardisia maclurei*	中国特有
218	安息香科	陀螺果	*Melliodendron xylocarpum*	中国特有
219	安息香科	赛山梅	*Styrax confusus*	中国特有
220	安息香科	白花龙	*Styrax faberi*	中国特有
221	山矾科	黄牛奶树	*Symplocos cochinchinensis* var. *laurina*	中国特有
222	马钱科	醉鱼草	*Buddleja lindleyana*	中国特有
223	木犀科	白萼素馨	*Jasminum albicalyx*	广西特有
224	木犀科	华素馨	*Jasminum sinense*	中国特有
225	木犀科	女贞	*Ligustrum lucidum*	中国特有
226	木犀科	光萼小蜡	*Ligustrum sinense* var. *myrianthum*	中国特有
227	夹竹桃科	筋藤	*Alyxia levinei*	中国特有
228	夹竹桃科	链珠藤	*Alyxia sinensis*	中国特有
229	夹竹桃科	尖山橙	*Melodinus fusiformis*	中国特有
230	夹竹桃科	广西同心结	*Parsonsia goniostemon*	广西特有
231	夹竹桃科	大花帘子藤	*Pottsia grandiflora*	中国特有
232	夹竹桃科	紫花络石	*Trachelospermum axillare*	中国特有
233	夹竹桃科	短柱络石	*Trachelospermum brevistylum*	中国特有
234	夹竹桃科	毛杜仲藤	*Urceola huaitingii*	中国特有
235	萝藦科	青羊参	*Cynanchum otophyllum*	中国特有
236	萝藦科	尖叶眼树莲	*Dischidia australis*	中国特有
237	萝藦科	台湾醉魂藤	*Heterostemma brownii*	中国特有
238	萝藦科	催吐鲫鱼藤	*Secamone minutiflora*	中国特有
239	萝藦科	吊山桃	*Secamone sinica*	中国特有
240	茜草科	云桂虎刺	*Damnacanthus henryi*	中国特有
241	茜草科	西南粗叶木	*Lasianthus henryi*	中国特有

续表

序号	科名	中文名	拉丁学名	特有程度
242	茜草科	羊角藤	*Morinda umbellata* subsp. *obovata*	中国特有
243	茜草科	粗毛玉叶金花	*Mussaenda hirsutula*	中国特有
244	茜草科	华腺萼木	*Mycetia sinensis*	中国特有
245	茜草科	密脉木	*Myrioneuron faberi*	中国特有
246	茜草科	薄柱草	*Nertera sinensis*	中国特有
247	茜草科	广州蛇根草	*Ophiorrhiza cantoniensis*	中国特有
248	茜草科	中华蛇根草	*Ophiorrhiza chinensis*	中国特有
249	茜草科	白毛鸡矢藤	*Paederia pertomentosa*	中国特有
250	茜草科	狭序鸡矢藤	*Paederia stenobotrya*	中国特有
251	茜草科	毛钩藤	*Uncaria hirsuta*	中国特有
252	茜草科	侯钩藤	*Uncaria rhynchophylloides*	中国特有
253	忍冬科	短序荚蒾	*Viburnum brachybotryum*	中国特有
254	忍冬科	伞房荚蒾	*Viburnum corymbiflorum*	中国特有
255	忍冬科	南方荚蒾	*Viburnum fordiae*	中国特有
256	忍冬科	台东荚蒾	*Viburnum taitoense*	中国特有
257	忍冬科	三脉叶荚蒾	*Viburnum triplinerve*	广西特有
258	菊科	长穗兔儿风	*Ainsliaea henryi*	中国特有
259	菊科	奇蒿	*Artemisia anomala*	中国特有
260	菊科	密毛奇蒿	*Artemisia anomala* var. *tomentella*	中国特有
261	菊科	蒲公英	*Taraxacum mongolicum*	中国特有
262	菊科	广西斑鸠菊	*Vernonia chingiana*	广西特有
263	龙胆科	穿心草	*Canscora lucidissima*	中国特有
264	龙胆科	福建蔓龙胆	*Crawfurdia pricei*	中国特有
265	龙胆科	匙叶草	*Latouchea fokienensis*	中国特有
266	报春花科	广西过路黄	*Lysimachia alfredii*	中国特有
267	报春花科	四川金钱草	*Lysimachia christiniae*	中国特有
268	报春花科	独山香草	*Lysimachia dushanensis*	中国特有
269	报春花科	灵香草	*Lysimachia foenum-graecum*	中国特有
270	报春花科	狭叶落地梅	*Lysimachia paridiformis* var. *stenophylla*	中国特有
271	桔梗科	球果牧根草	*Asyneuma chinense*	中国特有
272	紫草科	西南粗糠树	*Ehretia corylifolia*	中国特有
273	紫草科	上思厚壳树	*Ehretia tsangii*	中国特有
274	玄参科	纤细通泉草	*Mazus gracilis*	中国特有
275	玄参科	台湾泡桐	*Paulownia kawakamii*	中国特有
276	玄参科	长穗腹水草	*Veronicastrum longispicatum*	中国特有
277	苦苣苔科	广西芒毛苣苔	*Aeschynanthus austroyunnanensis* var. *guangxiensis*	中国特有
278	苦苣苔科	蚂蟥七	*Primulina fimbrisepala*	中国特有
279	苦苣苔科	羽裂报春苣苔	*Primulina pinnatifida*	中国特有
280	苦苣苔科	半蒴苣苔	*Hemiboea subcapitata*	中国特有
281	苦苣苔科	滇黔紫花苣苔	*Loxostigma cavaleriei*	中国特有
282	苦苣苔科	长瓣马铃苣苔	*Oreocharis auricula*	中国特有
283	苦苣苔科	石山苣苔	*Petrocodon dealbatus*	中国特有
284	爵床科	广西爵床	*Justicia kwangsiensis*	中国特有
285	马鞭草科	南川紫珠	*Callicarpa bodinieri* var. *rosthornii*	中国特有
286	马鞭草科	尖萼紫珠	*Callicarpa loboapiculata*	中国特有
287	马鞭草科	长柄紫珠	*Callicarpa longipes*	中国特有
288	马鞭草科	三台花	*Clerodendrum serratum* var. *amplexifolium*	中国特有

续表

序号	科名	中文名	拉丁学名	特有程度
289	马鞭草科	滇常山	*Clerodendrum yunnanense*	中国特有
290	马鞭草科	石梓	*Gmelina chinensis*	中国特有
291	马鞭草科	臭黄荆	*Premna ligustroides*	中国特有
292	马鞭草科	狐臭柴	*Premna puberula*	中国特有
293	马鞭草科	四棱草	*Schnabelia oligophylla*	中国特有
294	唇形科	灯笼草	*Clinopodium polycephalum*	中国特有
295	唇形科	肉叶鞘蕊花	*Coleus carnosifolius*	中国特有
296	唇形科	白背香薷	*Elsholtzia rugulosa*	中国特有
297	唇形科	香茶菜	*Isodon amethystoides*	中国特有
298	唇形科	梗花华西龙头草	*Meehania fargesii* var. *pedunculata*	中国特有
299	唇形科	狭叶假糙苏	*Paraphlomis javanica* var. *angustifolia*	广西特有
300	唇形科	膜叶刺蕊草	*Pogostemon esquirolii*	中国特有
301	唇形科	南丹参	*Salvia bowleyana*	中国特有
302	唇形科	地蚕	*Stachys geobombycis*	中国特有
303	唇形科	细柄针筒菜	*Stachys oblongifolia* var. *leptopoda*	中国特有
304	唇形科	大唇血见愁	*Teucrium viscidum* var. *macrostephanum*	中国特有
305	水鳖科	海菜花	*Ottelia acuminata*	中国特有
306	姜科	箭秆风	*Alpinia sichuanensis*	中国特有
307	姜科	草果	*Amomum tsaoko*	中国特有
308	姜科	匙苞姜	*Zingiber cochleariforme*	广西特有
309	百合科	长瓣蜘蛛抱蛋	*Aspidistra longipetala*	广西特有
310	百合科	小花蜘蛛抱蛋	*Aspidistra minutiflora*	中国特有
311	百合科	中国白丝草	*Chionographis chinensis*	中国特有
312	百合科	散斑竹根七	*Disporopsis aspersa*	中国特有
313	百合科	紫萼	*Hosta ventricosa*	中国特有
314	百合科	野百合	*Lilium brownii*	中国特有
315	百合科	百合	*Lilium brownii* var. *viridulum*	中国特有
316	百合科	长茎沿阶草	*Ophiopogon chingii*	中国特有
317	百合科	疏花沿阶草	*Ophiopogon sparsiflorus*	中国特有
318	百合科	多花黄精	*Polygonatum cyrtonema*	中国特有
319	延龄草科	具柄重楼	*Paris fargesii* var. *petiolata*	中国特有
320	菝葜科	华肖菝葜	*Heterosmilax chinensis*	中国特有
321	菝葜科	柔毛菝葜	*Smilax chingii*	中国特有
322	菝葜科	银叶菝葜	*Smilax cocculoides*	中国特有
323	菝葜科	黑果菝葜	*Smilax glaucochina*	中国特有
324	菝葜科	折枝菝葜	*Smilax lanceifolia* var. *elongata*	中国特有
325	菝葜科	凹脉菝葜	*Smilax lanceifolia* var. *impressinervia*	中国特有
326	天南星科	磨芋	*Amorphophallus konjac*	中国特有
327	薯蓣科	七叶薯蓣	*Dioscorea esquirolii*	中国特有
328	薯蓣科	马肠薯蓣	*Dioscorea simulans*	中国特有
329	露兜树科	露兜草	*Pandanus austrosinensis*	中国特有
330	兰科	广东石豆兰	*Bulbophyllum kwangtungense*	中国特有
331	兰科	线瓣玉凤花	*Habenaria fordii*	中国特有
332	兰科	福建羊耳蒜	*Liparis dunnii*	中国特有

（四）仫佬族民族医药特色

仫佬族人民在与自然、疾病的长期斗争中，不断总结、发展、形成了独具特色的仫佬族医药文化。尽管在与其他民族的交往中不断交流融合，但仫佬族仍保持其独特的民族医药特色。

1.诊病

仫佬族医生在诊病时除了遵循中医传统的"望、闻、问、切"4个基本步骤外，还讲究"平稳诊病"，即在观察和询问患者病情前，先让患者休息10~20分钟，待患者心跳、呼吸平稳、心态放开后再诊断其病情。

2.采药、加工与保存

仫佬族医生在长期的实践中总结出，许多药材不但要在秋冬两季采集，而且最好在中午至傍晚露水未下时采集。因为在秋冬两季气候开始逐渐干燥、寒冷，植物生长达到一年的临界点，植物体内营养物质最丰富，在中午或傍晚的时候，植物体内水分少，所含的药用成分最充足，所以在这个时间段采药最好。同时，还流传着仫佬族医生在采药的时候"留一线"的说法，就是对所采集的植物不一次性采完，留下一些让其繁殖。

仫佬族医生十分重视对药材的加工和保存，一般在采集完药材之后就马上将药材切片或切碎晒干，有些药材还会在晒干后将其研成粉末装罐或密封袋保存。他们认为许多药材是有灵性的，在采集完后必须马上用红布包裹，防止"灵气走掉"。同时，他们认为药材是神圣的，保存的时候必须和其他家具、污秽的东西分开，放于高于地面的干燥处。

3.治病与用药

仫佬族医生在长期与疾病的斗争中认识到人易受"地湿""雾露""瘴气""毒气"等侵淫而引发疾病，因此对风、寒、湿、热、毒症有了一定的认识。风症有起病急，变化快的特点，具风热、风寒、风湿、风毒症等表现；寒症以寒邪侵犯、气血不畅、致病以痛为特点，具寒湿症、寒湿痛症等夹杂表现；湿症以湿邪犯病、困倦无力为特点，具湿热症、湿痛症、湿毒症、湿痰症等表现；热症有热邪所伤、发热气粗、热毒肿痛的特点，具热病症、热咳嗽、热泄症、热结症、热痛症、热毒症等表现；毒症有起病急、病情急重的特点，具毒瘟症、毒肿症等表现。每种病症又具有不同的疾病表现，医生再根据不同的疾病类型配制药材，如风热症具有发热、咳嗽、咽痛、口干、舌红、苔薄黄、脉快等表现，治以疏风清热、辛凉透表，可用大青叶、一枝黄花、金银花、枇杷叶等。

仫佬族医生擅用"灵气"的原理，有"样物样色治样病"的说法。如笔筒草（披散木贼、笔管草）、茅坑地（豨莶）、抛球母（益母草）、叮咚梗（薏苡）等茎中空的药物，利用其茎空通气用以治疗水肿；土牛膝、枫香槲寄生的枝节酷似人体关节，用其治疗关节炎；常食黑芝麻、韭菜籽、桑椹、首乌、黑蚂蚁、黑木耳等具有"黑色灵气"，可治疗头发早白；常食有"红色灵气"的药，如猪血与红苋菜汤、红皮花生、红萝卜、枸杞子、红枣等可治疗贫血、面色口唇苍白；黄疸患者是天地间赋予的"黄色灵气"太过，用有黄颜色的田基黄、山栀子、虎杖等药物，清泻其太过的"黄色灵气"。

仫佬族医药的"灵气"原理用在食疗上，还有"吃什么补什么"的说法。因此，仫佬族医生十分注重饮食疗法，即用食物搭配药材一起供患者服用，加快患者对药物的吸收、增强患者身体的抵抗力及补充患者身体所需的营养元素。如头眩晕、头痛，用猪脑或牛脑配天麻、川芎、白芷蒸饮食；心悸、失眠则用猪心配朱砂、红枣、桂圆蒸饮食；肝炎，用鸡肝与密蒙花、千里光、鹅不食草一起煮食；肾虚则用猪肾蒸杜仲、韭菜籽饮食；胃痛用猪肚炖麻风草、田七、木蝴蝶、仙人掌饮食；早泄、阳痿用狗鞭炖锁阳、肉苁蓉饮食。

4. 传统药市

仫佬族主要居住在傍山的峰丛洼地地区，有"人人都是医生"的说法。上至老人，下至小孩，对草药的运用都有一定的了解，如平时患感冒、发烧等常见疾病，他们会在村旁采药煮水喝；上山干活跌打损伤时也会在山里寻找草药进行治疗。由于当地人民生活发展相对滞后，因此村民们防治疾病主要以草药医治为主。村民们对草药知识的了解及运用，加大了对草药的需求，渐渐形成了草药的交易市场。仫佬族人民将草药的知识融入生活，几乎每天都会有人将自己采摘或种植的草药拿到集市交换或售卖，但以每年一度的"端午药市"最负盛名，远近的居民、草医、药农都在端午节当天到集市购置所需的药材，甚至有闻道而来的外地草医、药商等。

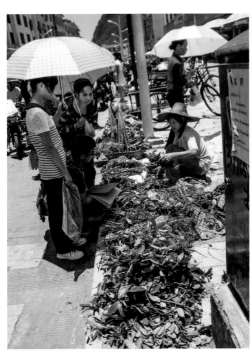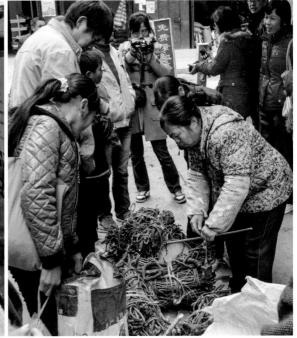

罗城县"端午药市"交易现场

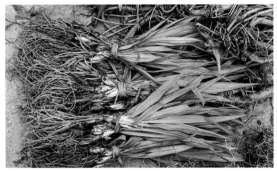

仙茅 *Curculigo orchioides*

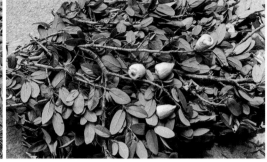

薜荔 *Ficus pumila*

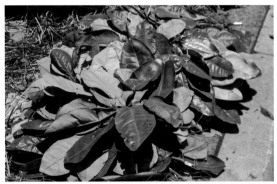

柚 *Citrus maxima*

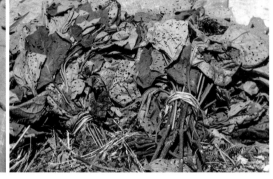

臭牡丹 *Clerodendrum bungei*

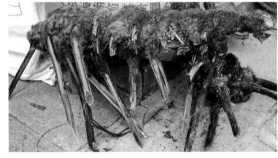

金毛狗 *Cibotium barometz*

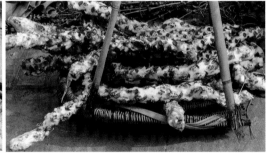

萍蓬草 *Nuphar pumilum*

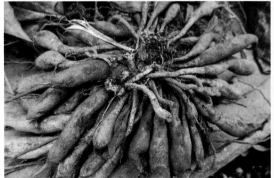

大百部 *Stemona tuberosa*

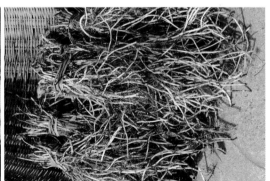

蕺菜 *Houttuynia cordata*

罗城县仫佬族传统药用植物

　　"端午药市"是仫佬族全年规模最大的一次药材集会，药材种类较多。经调查统计，罗城县"端午药市"药用植物有100多种，主要以用于药浴、辟邪类植物为主，其中用于药浴植物共有48种，主要以解表、清热解毒、清热利湿、风湿类药用植物为主，如黄荆 *Vitex negundo*、大叶紫珠 *Callicarpa macrophylla*、八角枫 *Alangium chinense*、鸡矢藤 *Paederia scandens*、柚 *Citrus maxima*、枫香树 *Liquidambar formosana* 等。在药材用途方面，罗城县"端午药市"的药材主要以清热解毒类为主，约有40种，如白花蛇舌草 *Hedyotis diffusa*、千里光 *Senecio scandens*、积雪草 *Centella asiatica*、蕺菜 *Houttuynia cordata*、草珊瑚 *Sarcandra glabra* 等，为当地居民的常用药，常用于居民的生活保健和疾病防治中，如将白花蛇舌草、草珊瑚煮茶喝，将积雪草做成菜肴等；其次为跌打内（外）伤、外伤止血类药材，约有30种，如裂果薯 *Schizocapsa plantaginea*、构棘 *Maclura cochinchinensis*、金毛狗 *Cibotium barometz*、接骨草 *Sambucus chinensis*、杜仲 *Eucommia ulmoides* 等；风湿类药材也较多，约15种，如昆明鸡血藤 *Callerya reticulata*、翼茎白粉藤 *Cissus pteroclada*、鸡矢藤 *Paederia scandens*、钩藤 *Uncaria rhynchophylla* 等。

二、药用动物资源

在我国传统医学中，应用动物药的历史悠久，我国最早的本草著作《神农本草经》就已收录动物药67种，对动物药的应用及疗效均有明确记载。在《本草纲目》中收录了动物药461种，并将其分为虫、鳞、介、禽、兽、人各部。我国最新出版的《中国药用动物志（第二版）》收载了多达2341种动物药，而《中国药典》（2020年版）中收载了药材618种，其中动物药有51种。

罗城县野生脊椎动物种类繁多，已知陆生野生脊椎动物401种，其中国家一级重点保护野生动物有鼋、穿山甲、金钱豹和林麝等，国家二级重点保护野生动物有猕猴、藏酋猴、蟒蛇、熊猴等，主要分布于纳翁、宝坛乡的原始林区。根据第三、第四次全国中药资源普查结果统计，罗城县药用动物有229种，其中野生种有208种，栽培种有21种。

三、药用矿物资源

矿物入药在我国由来已久，《神农本草经》中收录了矿物药46种。《本草纲目》中金石部收录矿物药161种，另附录72种，书中对每种矿物的来源、产地、形态、功效等都做了详细说明。矿物药在我国是药源常备、疗效显著中药材，历代医药业者均非常重视其临床应用，其在医疗、养生和保健等方面发挥着重大的作用，是我国医药宝库中的重要组成部分。

相比药用植物资源和药用动物资源，罗城县药用矿物资源相对较少。根据第三、第四次全国中药资源普查结果统计，罗城县药用矿物有11种，包括钟乳石、钟乳鹅管石、石灰、代赭石、伏龙肝、黄土、寒水石、云母、阳起石、绿青、铜绿等。

第六章　药用资源应用

一、市场流通

罗城县药用资源种类繁多，根据市场调查统计，每年交易量超过1000 kg的大宗药材有近10种，如蒟蒻薯 *Tacca leontopetaloides*、槲蕨 *Drynaria roosii*、金银花、白花蛇舌草 *Hedyotis diffusa*、金毛狗 *Cibotium barometz*等。此外，还有少量珍稀濒危药材，如毛唇芋兰 *Nervilia fordii*、美花石斛 *Dendrobium loddigesii*、疏花石斛*D. henryi*、白及 *Bletilla striata*、天麻*Gastrodia elata*等。此类药材主要以销往药厂及其他大规模的药材市场（如广西玉林中药材市场）为主。当地居民及医生对野生药材的使用也较广泛，通过市场交易的常用药用植物达100多种。

罗城县的栽培药用植物主要以庭院少量种植以家用为主，市场流通的大规模种植种较少，以青蒿*Artemisia caruifolia*、栀子 *Gardenia jasminoides*、佛手 *Citrus medica* var. *sarcodactylis*等为主。

二、传统知识

中医药传统知识源于中华民族世世代代历经数千年的医疗实践活动，形成了具有中国传统文化特色的中医药学体系，是我国传统知识的重要组成部分。中华人民共和国成立后，虽然国家重视中医药发展，但是中医药传统知识仍然面临着"中医西化"、后继无人等严重问题。

罗城县也存在中医药传统知识传承困难的问题，如仫佬族医生有着传男不传女、传内不传外的习惯，一旦家族里人丁单薄，或者后人改行不再从事医生职业就会直接导致本家族的医学失传，同时由于现在年轻人多到外地务工，不愿跟师从医，年轻医生较少，因此仫佬族医生的年龄结构老化，基本进入老龄或高龄人群，有的老医师的医疗经验尚未得到传承，人已故世。由于中医药传统知识传承存在多方面的问题，调查仅记录到中医药传统知识6项，其中有用于治疗鼻炎、痔疮、乙肝、膀胱癌、接骨以及乳腺增生等的传统医药知识。

第七章　药用资源保护与管理

一、保护与管理现状

罗城县有着得天独厚的自然地理优势，其中还包含有"天然药谷"之称的九万大山原始森林。九万大山原始森林区是广西十大水源林区之一，有着充沛的水热条件和复杂的地貌，保存着完好的中亚热带常绿阔叶林生态系统，孕育了丰富的野生中药资源，是罗城县中药资源最集中、保护最完整的区域之一。

近年来，为了着力打造生态宜居仫佬山城，罗城县实施增绿护绿行动，把造林绿化从单一的生态效益向生态、经济、社会多重效益转变。在全面绿化造林的同时，也狠抓森林资源管理工作，仅2017年便新增了2000名生态护林员，职能部门也加强对森林的执法力度。目前罗城县的绿化面积和森林资源总量得到了大幅度的增加，森林质量也得到明显提高，在2018年中国森林旅游节上，罗城县被国家林业和草原局授予"全国森林旅游示范县"称号。森林面积的增加，森林资源质量的提高，明显缓和了野生中药资源的环境压力，对野生中药资源的保护起到了明显的促进作用。目前罗城县中药资源本底的调查，记录到中药资源2099种，其中野生药用植物有1639种，野生药用动物208种。此外，罗城县是我国仫佬族聚居地，仫佬族人民在长期与大自然不断的抗争过程中总结和传承了具有民族特色的仫佬族民族医药，并记录了仫佬族传统药用植物资源464种。

二、存在的主要问题

尽管罗城县的森林资源和环境质量不断提高，但随着中药材的大量被收购以及当地居民、民族医生对野生药用植物的大量使用，极为有限的中药资源还在逐年递减。特别是中药资源开发不合理，利用率低，资源破坏严重，资源开发和利用科技含量低、种植规模小、经营管理缺乏科学性，环境遭到破坏，野生中药资源生境受到威胁等诸多因素，给罗城县药用植物资源的管理带来巨大的压力。

1. 开发不合理，利用率低，资源破坏严重

罗城县中药资源的开发利用主要以销往药材市场、制药厂以及当地居民、民族医生使用为主，对资源开发的随意性很大。就采收而言，至今仍为掠夺式采挖，许多野生药材都有灭绝的危险；对药材的利用也不完全，多数仅选取其中的某些部位，资源浪费巨大，如蒟蒻薯根状茎及叶都可做药，但当地药材收购仅取其根状茎，浪费了大量的叶。同时，对药材的使用仅限于原始状态的直接切片使用，对药物的药效无法充分利用。

2. 资源开发利用科技含量低，种植规模小，经营管理缺乏科学性

罗城县中药资源目前暂无产业开发利用，多以民用、外卖为主。药材种植规模

小，难以形成产业化发展。由于缺乏中药材研究和种植管理方面的专业技术人员，对中药资源的研究及野生药材的人工驯化、种植等投入严重不足，导致中药资源开发利用技术含量低，资源浪费严重。由于缺乏科学的指导以及销路的引导，群众对药材种植的积极性也不高。

3. 环境破坏严重，野生中药资源生境受到威胁

罗城县人口密度较大，随着经济的发展，人民生活不断改善，对自然资源的索取也不断加剧。在中山及低山地带，随着人工经济林面积的增加，天然植被面积正不断减少，特别是杉树林及桉树林等人工植被密度大，成年的林下几乎没有草本植物生长，间接造成了药用植物资源的大量流失；在低山丘陵地区及峰丛洼地带，多以种植甘蔗和水稻为主，种植区很少发现有药用植物分布。近年来，除草剂及农药化肥的使用严重破坏了生态的自然平衡，除草剂的大量使用使得大面积的药用草本植物死亡，而化肥的过度使用造成环境中恶性杂草的快速生长，抑制了药用植物的生长。

4. 中草药加工和制药企业缺失，中草药产业链无法形成

罗城县中药材加工和制药业发展落后，加工简单粗陋，仅依靠药材收购商进行初步的清洗、晒干和切片等，虽然有部分仫佬族医生具有炮制药材的能力，但是也只供给自己配方药使用。除了中药材深加工能力不足，罗城县还缺乏正规的制药企业，没有大型的制药厂或有影响力的中成药品种。中草药产业链无法形成，种植的药材无法加工和开发出高附加值的产品，只能低价卖给收购商。

5. 中草药产业人才队伍缺乏，民族医药发展存在诸多严峻问题

罗城县缺乏中草药产业相关专业人员，产业难以发展壮大。同时，罗城县本土的仫佬族医药发展存在着诸多问题，比如仫佬族医药管理机构尚不完善，无法充分发挥仫佬族医药的潜在价值；仫佬族医药存在严重的传承危机，已经呈现出民族医药后继无人的颓势。

三、发展策略与建议

1. 总体布局

依据罗城县的地理环境、资源分布、产业基础及市场需求，根据罗城县人民政府制定的"一山一城带两江"的旅游发展思路，充分利用以青明山为代表的九万山森林资源旅游区域，以凤凰古街、于成龙廉政文化园为代表的仫佬族文化城，以及以剑江、武阳江为代表的生态观光旅游区域，大力发展罗城县中药材产业，并着力打造罗城县中医药产业园，重点开展仫佬族医药文化的振兴工作。

2. 发展策略与建议

针对罗城县中药资源保护与管理的现状，以及在中药资源开发利用中存在的问题，必须采取有效的发展策略，实现中药资源的科学保护与可持续发展，建议如下。

（1）深入调查中药资源本底，开发与保护并重

组织专家、学者对罗城县域内中药资源进行深层次调查，进一步摸清中药资源种

类、资源量以及分布情况，并根据本底资料的调查情况建立科学合理的中药资源发展规划。

（2）在保护野生中药资源的基础上，维持最高产量的原则

植物资源是可再生资源，能借助植物自身的生长和繁殖而不断得到更新，但是其更新的能力是有限的，并需要一定的周期，当外界的干扰超过其可再生能力和更新周期时，其资源量就会下降，甚至灭绝。因此，这就要求我们必须在保护植物资源再生能力的情况下合理的开发利用，在采挖药材，特别是采挖一些对植物具有毁灭性的部位（如根、髓部）时，严格控制数量和采挖周期，如不允许在春夏季节收购蒟蒻薯的块茎，不允许收购毛唇芋兰的块茎等。

（3）药用植物资源保护与生态环境建设同步

中药资源的保护与其生长的生态环境是息息相关的，在保护药用植物资源的同时要加强对生态环境的建设与保护。必须杜绝对原始森林的滥垦滥伐现象，合理规划土地利用类型，防止土地使用的单一化。

（4）建立药用植物资源库，加强良种繁育，积极开展人工栽培

罗城县中药资源丰富，种类多样。在对中药资源本底调查的同时，收集常用、急用及大宗药材的种子、幼苗或繁殖器官，建立罗城县中药资源库。在此基础上，对一些经济效益高的物种进行良种选育，深入研究繁育管理技术。同时，以提供种子、幼苗等方式鼓励群众小规模种植常用、急用的药用植物，既可以加快当地居民患病时找药的速度，又可以避免对野生植物资源的破坏。对一些当地居民常用的药用植物，如草珊瑚 *Sarcandra glabra*、半枫荷 *Semiliquidambar cathayensis*、八角莲 *Dysosma versipellis*、七叶一枝花 *Paris polyphylla*、白及 *Bletilla striata* 等，政府部门组织人才培育良种幼苗或种子以本金或免费的形式发放给需要的居民种植，即满足群众对此类常用药材的需求，又可以有效的保护野生植物资源。

（5）加强宣传教育，提高群众保护意识

通过宣传讲座、海报等途径让群众认识中药资源，特别是珍稀濒危的药用植物，明确破坏珍稀濒危药用植物是违法的行为。同时，加强群众对自然界的认知，了解破坏环境的危害，增强对环境的保护意识。

（6）增加群众收入，降低对野生自然资源的依赖

政府部门通过多种渠道增加农民收入，如增加就业机会（开设手工作坊，农作物加工厂等）、帮扶引导农业生产、鼓励和引导药材种植、鼓励外出务工等。只有增加了群众的收入及收入途径，降低群众对自然资源的依赖，才能从根本上解决过度采挖的问题。

3. 当前的主要任务

（1）建立药用资源保护及生态种植基地

野生中药资源日渐枯竭，保护工作迫在眉睫，需依托现有自然保护区，开展中药资源就地保护及种群恢复工作。同时，因地制宜，通过人工规模化栽种珍稀、名贵或市场紧缺的药材，如草珊瑚、钩藤、牛大力、金线莲等，扶持和建立生态种植基地，

建立示范区。罗城县也面临石漠化问题，绿化是石漠化生态治理的主要手段，鼓励和扶持种植石山适生中药材，既丰富该区域药材资源的种类，提高原药材的品质，又具有重要的生态、社会和经济效益。

（2）建立罗城县大宗、道地药材规范化种植基地

以《国家基本药物及重大疾病原料药目录》为依据，加大技术投入和创新，重点开展草珊瑚、金樱子、钩藤、山银花等罗城县大宗、道地药材的规范化、规模化种植，形成标准化、规范化的中药材生产基地，一方面为国家中医药民族医药产业提供安全、有效、质量可控的原料药材，另一方面提高罗城县大宗、道地药材的地理标志影响力。

（3）打造罗城县中医药产业园

以罗城工业园区为核心，建设罗城县中药材加工、物流基地，建立和完善中药材的加工技术、工艺和操作规范，以中药材产地初加工、饮片加工和提取加工能力提升为核心，提高药材加工比例和规范化水平，优化和提升提取加工关键技术，通过重点培育罗城县内已有基础的中药材加工企业，引进中药材深加工企业，增加中药材产品附加值，提高经济效益。

（4）打造仫佬族医药传承中心，开展《仫佬族药用植物图志》的编写

充分挖掘仫佬族传统医药资源，利用现代技术手段开展仫佬族医药研究，出台相关优惠政策，任用民间良医，发掘民间方剂，传承民间民族医术，发扬仫佬族医药的民族特色，培育仫佬族医药传承人才，振兴仫佬族医药。同时，整理仫佬族药用植物相关资料，深入调查仫佬族传统药物及特色，开展《仫佬族药用植物图志》的编写，为仫佬族医药的持续发展提供科学依据。

（5）开发罗城县健康旅游产业

依托九万山天然原始森林优势、整合罗城县内优越独特的喀斯特地貌自然风光，建成一个融中医药文化、养生保健、健康旅游为一体的观光、养生旅游区。

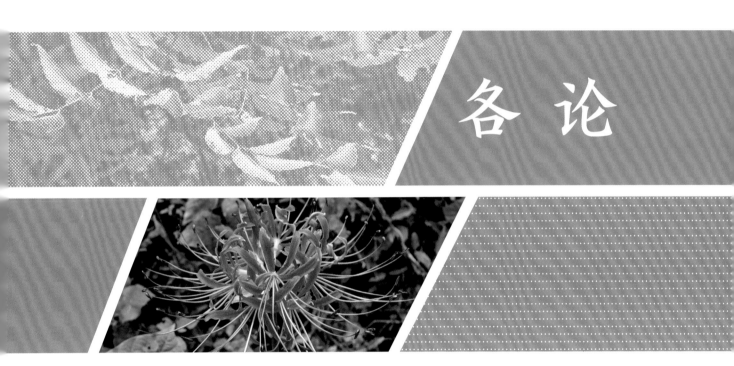

各论

伸筋草

【基原】为石松科垂穗石松*Palhinhaea cernua* (L.) Vasc. et Franco 的全草。

【别名】铺地蜈蚣、灯笼草、小伸筋。

【形态特征】蔓生草本。主茎高20~50 cm，向上叉状分枝，质柔软匍匐于地上。主茎上的叶螺旋状排列，线形，先端尖锐；孢子叶覆瓦状排列，阔卵形。孢子囊穗单生于小枝顶端，短圆柱形，成熟时通常下垂；孢子囊圆肾形，生于小枝顶部，成熟则开裂，放出黄色孢子。

【分布】生于林下、林缘及灌木丛下阴处或岩石上。产于广西、广东、海南、云南、贵州、四川、重庆、湖南、香港、福建等地。

【性能主治】全草味苦、辛，性温。具有祛风散寒、除湿消肿、舒筋活血、止咳、解毒的功效。主治风寒湿痹，关节酸痛，四肢麻木，水肿，跌打损伤，咳嗽，疮疡，疱疹，烫伤。

【采收加工】夏季采收，除去杂质，晒干。

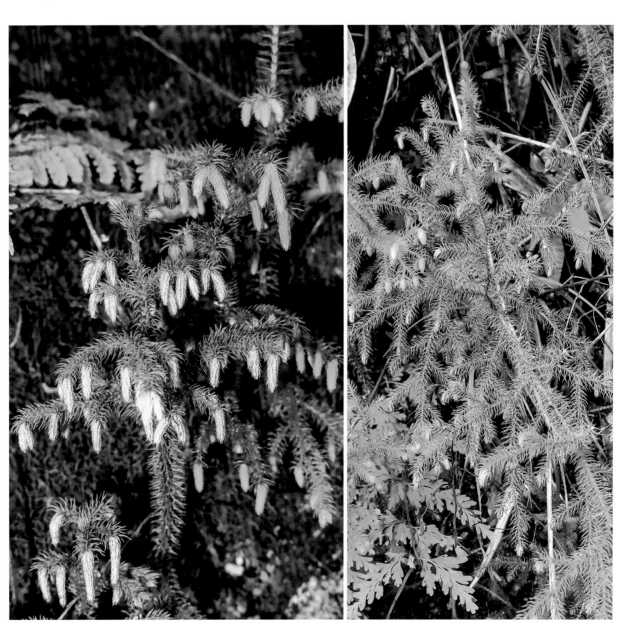

石上柏

【基原】为卷柏科深绿卷柏*Selaginella doederleinii* Hieron. 或江南卷柏*S. moellendorffii* Hieron. 的全草。

【别名】山扁柏、退云草。

【形态特征】多年生草本。近直立，基部横卧，高25~45 cm，多回分枝，分枝处常有根托。叶片交互排列，二型，翠绿色或深绿色；侧叶向两侧平展，长圆形；中叶长卵形，大小约为侧叶的三分之一，先端直指枝顶。孢子囊穗常双生于枝顶，四棱柱形；大孢子白色；小孢子橘黄色。

【分布】生于林下湿处。产于广西、广东、海南、云南、贵州、湖南、香港等地。

【性能主治】全草味甘，性平。具有清热解毒、抗癌、止血的功效。主治癌症，肺炎，急性扁桃体炎，结膜炎，乳腺炎。

【采收加工】全年均可采收，洗净，鲜用或晒干。

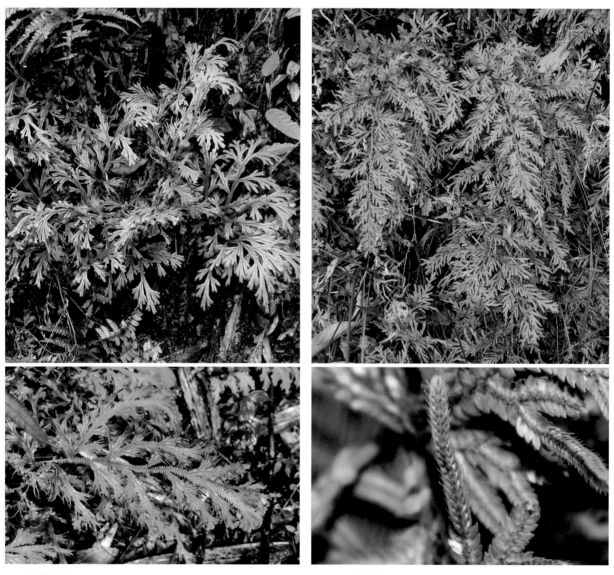

深绿卷柏*S. doederleinii*　　　　江南卷柏*S. moellendorffii*

翠云草

【基原】为卷柏科翠云草 *Selaginella uncinata* (Desv.) Spring 的全草。

【别名】细风藤、金猫草、铁皮青。

【形态特征】草本植物。主茎伏地蔓生，节上生不定根。主茎上的叶较大，卵形或卵状椭圆形；分枝上的叶二型，排成一平面，叶片边缘具白边，全缘。孢子叶穗单生于枝顶，四棱柱形；孢子叶一型，密生，卵状三角形，边缘全缘。大孢子灰白色或暗褐色；小孢子淡黄色。

【分布】生于常绿阔叶林下。产于广西、广东、贵州、重庆、湖南、湖北、安徽等地。

【性能主治】全草味淡、微苦，性凉。具有清热利湿、解毒、止血的功效。主治黄疸，痢疾，泄泻，水肿，淋病，筋骨痹痛，吐血，咳血，便血，外伤出血，痔瘘，烧烫伤，毒蛇咬伤。

【采收加工】全年均可采收，洗净，鲜用或晒干。

【附注】羽叶密似云纹，一般有蓝绿色荧光，且嫩叶翠蓝色，故名翠云草。

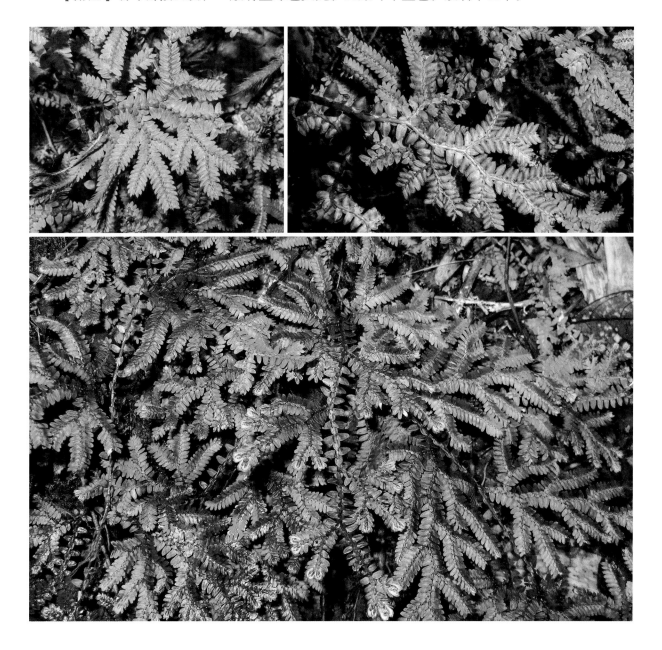

瓶尔小草

【基原】为瓶尔小草科瓶尔小草 *Ophioglossum vulgatum* L. 的全草。

【别名】一枝枪、一枝箭、矛盾草。

【形态特征】植株高10~26 cm。根状茎短而直立，具肉质粗根。营养叶1片，微肉质到草质，卵状长圆形，长4~6 cm，宽1.5~2.4 cm，先端钝尖，基部略下延，无柄，全缘，网脉明显。孢子叶于初夏从营养叶腋间抽出，长9~18 cm；孢子囊穗远高于营养叶之上。

【分布】生于林下、路边、石缝中。产于广西、贵州、云南、四川、湖北、陕西等地。

【性能主治】全草味微甘、酸，性凉。具有清热解毒、消肿止痛的功效。主治小儿肺炎，疔疮肿毒，毒蛇咬伤；外用治急性结膜炎，角膜云翳，眼睑缘炎。

【采收加工】夏、秋季采收，洗净，鲜用或晒干。

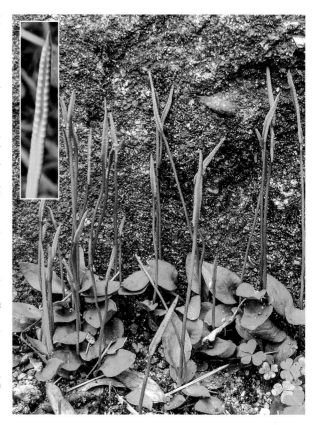

华南紫萁

【基原】为紫萁科华南紫萁 *Osmunda vachellii* Hook. 的根状茎。

【别名】贯众、疯狗药、大凤尾蕨。

【形态特征】多年生草本，植株高达1 m，坚强挺拔。根状茎直立，粗壮，圆柱状主轴。叶簇生主轴顶部，一型，羽片二型，一回羽状；叶柄棕禾秆色；叶片长圆形，一回羽状，厚纸质。下部3~4对羽片能育，羽片紧缩为线形，中肋两侧密生圆形孢子囊穗，穗上着生深棕色孢子囊。

【分布】生于草坡和溪边阴处。产于广西、广东、云南、海南、贵州、福建等地。

【性能主治】根状茎味苦，性凉。具有凉血止血、清热解毒、驱虫的功效。主治风热感冒，吐血，鼻出血，血崩，肠道寄生虫病，带下。

【采收加工】春、秋季采挖，除去叶柄和须根，鲜用或晒干。

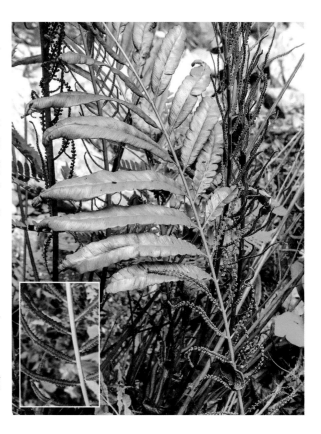

金沙藤

【基原】为海金沙科曲轴海金沙*Lygodium flexuosum* (L.) Sw. 的地上部分。

【别名】海金沙、牛抄蕨、牛抄藤。

【形态特征】多年生攀缘草本，植株高达7 m。叶三回羽状；羽片多数，对生于叶轴上的短距上，向两侧平展，长圆三角形，草质，羽轴多少向左右弯曲；顶生一回小羽片披针形，基部近圆形，钝头；叶缘有细齿。孢子囊穗线形，棕褐色，小羽片顶部常不育。

【分布】生于疏林下。产于广西、广东、贵州、云南等地。

【性能主治】地上部分味甘，性寒。具有清热解毒、利水通淋的功效。主治热淋，砂淋，石淋，血淋，尿道涩痛，湿热黄疸，风热感冒，咳嗽，咽喉肿痛，泄泻，痢疾。

【采收加工】夏、秋季采收，除去杂质，晒干。

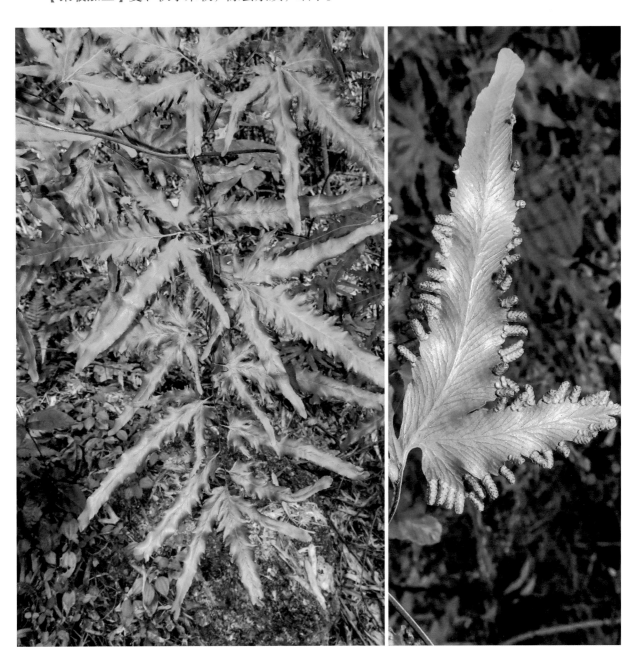

狗脊

【基原】为蚌壳蕨科金毛狗脊*Cibotium barometz* (L.) J. Sm. 的根茎。

【别名】金猫头、金毛狗、黄狗头。

【形态特征】大型草本植物，高可达3 m。根状茎横卧，粗大，顶端生出一丛大叶，柄长达120 cm，基部密被金黄色长毛。叶大型，密生，三回羽状深裂；羽片长披针形，裂片边缘有细齿。孢子囊群生于小脉顶端；囊群盖棕褐色，横长圆形，形如蚌壳。

【分布】生于林中阴处或山沟边。产于广西、广东、云南、海南、湖南、贵州、四川等地。

【性能主治】根茎味苦、甘，性温。具有祛风湿、补肝肾、强腰膝的功效。主治风湿痹痛，腰膝酸软，下肢无力。

【采收加工】秋、冬季采挖，除去泥沙，晒干。或去硬根、叶柄及金黄色茸毛，切厚片，晒干，为生狗脊片；蒸后晒至六七成干，切厚片，晒干，为熟狗脊片。

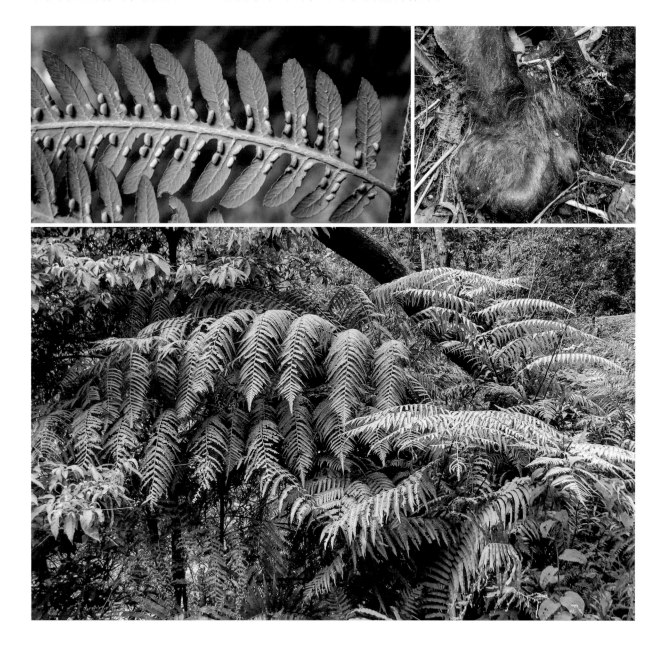

龙骨风

【基原】为桫椤科桫椤*Alsophila spinulosa* (Wall. ex Hook.) R. M. Tryon 的茎干。

【别名】大贯众、树蕨、刺桫椤

【形态特征】树蕨，高3~8 m。茎干上部有残存的叶柄，向下密被交织的不定根。叶簇生于茎顶端；叶柄、叶轴和羽轴鲜时通常绿色，具刺；叶片大，长可达3 m，三回深羽裂；羽片矩圆形，裂片长圆形，边缘有锯齿。孢子囊群生于裂片下面小脉分叉处，囊群盖近圆球形。

【分布】生于山地溪边、林缘或疏林中。产于广西、广东、云南、贵州、四川、福建等地。

【性能主治】茎干味微苦，性平。具有清肺胃热、祛风除湿的功效。主治流感，肺热咳喘，吐血，风火牙痛，风湿关节痛，腰痛。

【采收加工】全年均可采收，去外皮，晒干。

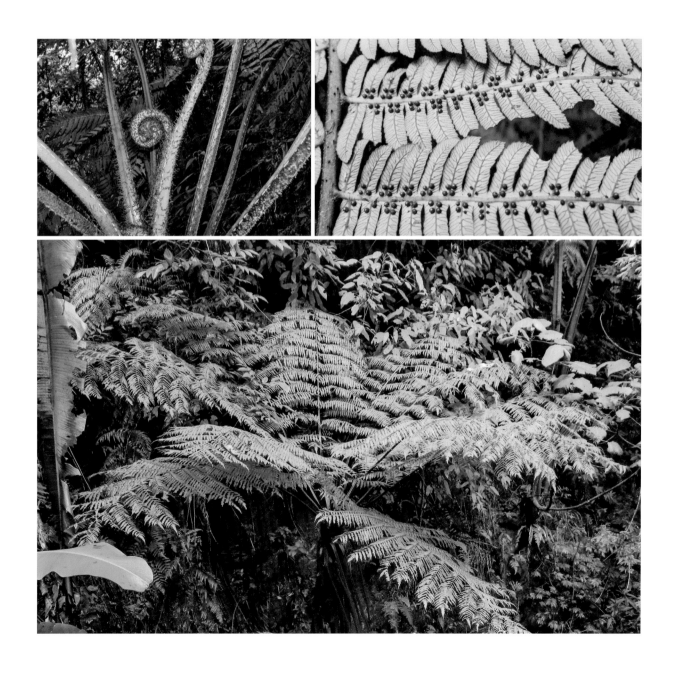

凤尾草

【基原】为凤尾蕨科井栏凤尾蕨 *Pteris multifida* Poir. 的全草。

【别名】井栏边草、井边凤尾、井栏草。

【形态特征】多年生草本。根状茎短而直立，先端被黑褐色鳞片。叶多数，密而簇生，二型；营养叶卵状长圆形，一回羽状，羽片常3对，线状披针形，边缘有不整齐的尖齿。孢子叶狭线形，其上部几对的羽片基部下延，在叶轴两侧形成狭翅。孢子囊群沿叶缘连续分布。

【分布】生于井边、沟边、墙缝及石灰岩缝隙中。产于全国各地。

【性能主治】全草味淡、微苦，性寒。具有清热利湿、凉血止血、解毒止痢的功效。主治痢疾，胃肠炎，泌尿系感染，感冒发烧，咽喉肿痛，农药中毒；外用治外伤出血，烧烫伤。

【采收加工】全年均可采收，洗净，鲜用或晒干。

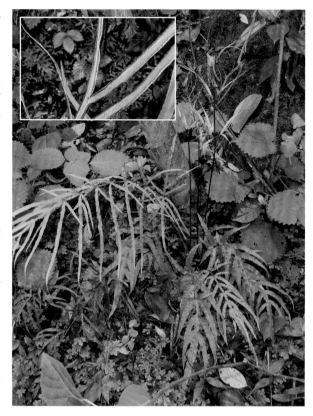

通经草

【基原】为中国蕨科银粉背蕨 *Aleuritopteris argentea* (Gmél.) Fée 的全草。

【别名】金丝草、白背连、印花草。

【形态特征】多年生草本，植株高20~40 cm。根状茎直立，密被鳞片。叶丛生；叶柄褐栗色；叶片五角掌状，长宽几相等，二回至三回羽状分裂，裂片边缘有细齿，背面被白色粉末，中轴褐栗色。孢子囊群较多，生于叶边小脉的顶端，褐色，狭而连续。

【分布】生于石山石缝中。产于我国大部分地区。

【性能主治】全草味辛、甘，性平。具有解毒消肿、活血通经、利湿、祛痰止咳的功效。主治风湿关节痛，跌打损伤，肋间神经痛，月经不调，闭经腹痛，赤白带下，肺痨咳血。

【采收加工】夏、秋季采收，洗净，晒干。

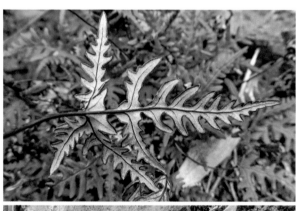

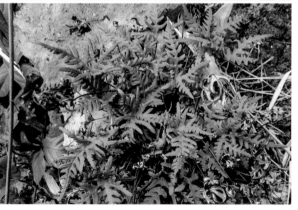

书带蕨

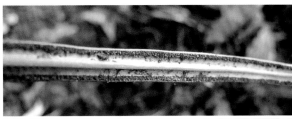

【基原】为书带蕨科书带蕨*Haplopteris flexuosa* (Fée) E. H. Crane 的全草。

【别名】晒不死、柳叶苇、小石韦。

【形态特征】多年生草本。根状茎横走，密被黄褐色鳞片。叶近生，常密集成丛；叶柄短，下部浅褐色，基部被小鳞片；叶片薄草质，线形，边缘反卷，遮盖孢子囊群。孢子囊群线形，生于叶缘内侧；叶片下部和先端不育。孢子长椭圆形，无色透明，单裂缝。

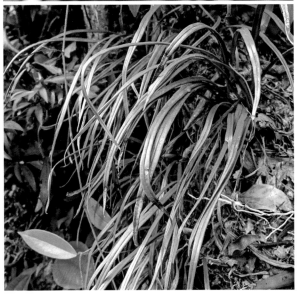

【分布】附生于林中树干或岩石上。产于广西、广东、海南、四川、湖北、江苏等地。

【性能主治】全草味苦、涩，性凉。具有疏风清热、舒筋止痛、健脾消疳、止血的功效。主治小儿急惊风，小儿疳积，风湿痹痛，跌打损伤，妇女血痨，咯血，吐血。

【采收加工】全年或夏、秋季采收，洗净，鲜用或晒干。

单叶双盖蕨

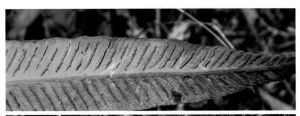

【基原】为蹄盖蕨科单叶双盖蕨*Diplazium subsinuatum* (Wall. ex Hook. et Grev.) Tagawa 的全草。

【别名】手甲草、斩蛇剑、石上剑。

【形态特征】多年生草本。根状茎细长，横走，被黑色或棕褐色鳞片。叶远生；叶柄淡灰色，基部被褐色鳞片；叶片披针形或线状披针形，边缘全缘或稍呈波状；中脉两面均明显，小脉斜展，直达叶边。孢子囊群线形，常多分布于叶片上半部，每组小脉上常有1条；囊群盖成熟时膜质，浅褐色。

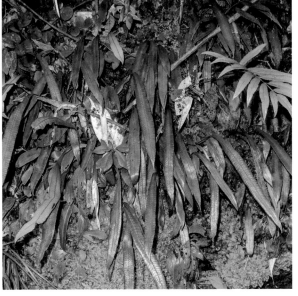

【分布】生于溪旁林下酸性土或岩石上。产于广西、广东、湖南、云南、贵州等地。

【性能主治】全草味微苦、涩，性寒。具有凉血止血、利尿通淋的功效。主治目赤肿痛，尿路结石，热淋尿血。

【采收加工】全年均可采收，晒干。

倒挂草

【基原】为铁角蕨科倒挂铁角蕨*Asplenium normale* D. Don 的全草。

【别名】青背连。

【形态特征】植株高15~40 cm。根状茎直立或斜升，粗壮，黑色，密被黑褐色鳞片。叶簇生；叶柄栗褐色至紫黑色，基部疏被鳞片；叶片草质至薄纸质，两面无毛，披针形，一回羽状；羽片20~44对，互生，平展，无柄，中部羽片同大。孢子囊群椭圆形，棕色，远离主脉伸达叶边，彼此疏离。

【分布】生于密林下、溪边岩石上或路边阴湿地。产于广西、广东、云南、贵州、湖南等地。

【性能主治】全草味微苦，性平。具有清热解毒、止血的功效。主治肝炎，痢疾，外伤出血，蜈蚣咬伤。

【采收加工】全年均可采收，洗净，鲜用或晒干。

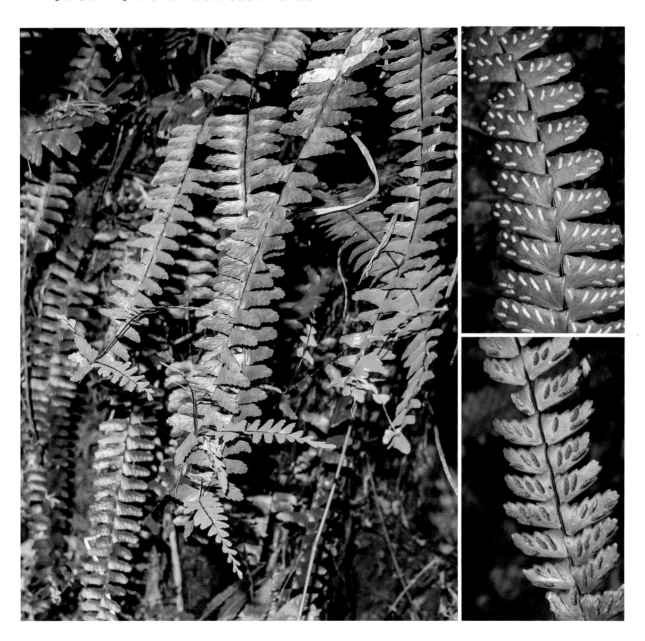

小贯众

【基原】为鳞毛蕨科贯众*Cyrtomium fortunei* J. Sm. 的根状茎、叶柄残基。

【别名】昏鸡头、鸡脑壳、鸡公头。

【形态特征】植株高25~50 cm。根状茎直立，密被棕色鳞片。叶簇生；叶柄禾秆色，密生棕色鳞片；叶片长圆状披针形，一回羽状；侧生羽片7~16对，互生，披针形，多少上弯成镰状，先端渐尖，少数呈尾状；顶生羽片狭卵形。孢子囊群遍布羽片背面；囊群盖圆形。

【分布】生于林下或石灰岩缝中。产于广西、广东、云南、江西、福建、台湾、湖南、江苏、山东、河北、甘肃等地。

【性能主治】根状茎、叶柄残基味苦，性微寒，有小毒。具有清热平肝、解毒杀虫、止血的功效。主治头晕目眩、高血压、痢疾、尿血、便血、崩漏、白带异常、钩虫病。

【采收加工】全年均可采收，以秋季较好，除去须根和部分叶柄，晒干。

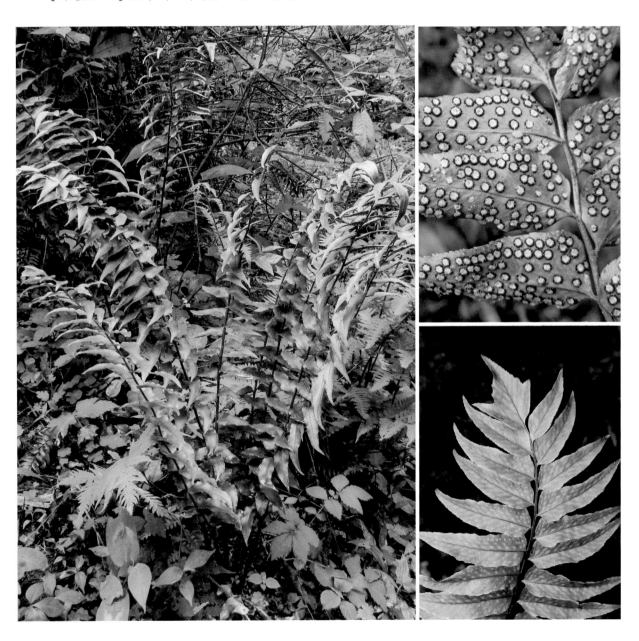

肾蕨

【基原】为肾蕨科肾蕨Nephrolepis cordifolia (L.) C. Presl 的块茎。

【别名】马骝卵、石黄皮、蜈蚣草。

【形态特征】附生或土生植物。根状茎直立，被淡棕色鳞片；根下有球茎，肉质多汁。叶丛生；叶柄暗褐色，密被淡棕色鳞片；叶片披针形，光滑，无毛，一回羽状；羽片多数，无柄，互生，覆瓦状排列，披针形。孢子囊群生于羽片两缘的小脉顶端；囊群盖肾形，褐棕色。

【分布】生于石山溪边、路旁或林下。产于广西、广东、海南、云南、湖南、福建等地。

【性能主治】块茎味甘、淡、微涩，性凉。具有清热利湿、止咳通淋、消肿解毒的功效。主治感冒发热，肺热咳嗽，黄疸，淋浊，小便涩痛，泄泻，痢疾，疝气，乳痈，瘰疬，烫伤，刀伤。

【采收加工】全年均可挖取块茎，去除鳞片，洗净，鲜用或晒干。

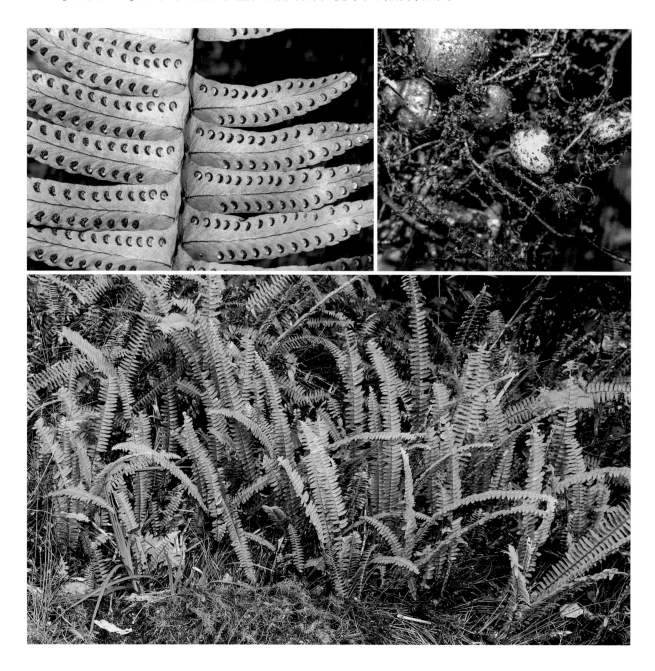

白毛蛇

【基原】为骨碎补科圆盖阴石蕨*Humata tyermannii* T. Moore 的根状茎。

【别名】白伸筋、石上蚂蟥、马骝尾。

【形态特征】植株高达20 cm。根状茎长而横走，密被蓬松的淡棕色鳞片。叶远生；叶柄长6~8 cm，棕色或深禾秆色；叶片长阔卵状三角形，长宽几相等，各10~15 cm，三回至四回羽状深裂；羽片约10对，有短柄，互生，彼此密接。孢子囊群生于小脉顶端；囊群盖近圆形，全缘，浅棕色。

【分布】生于林下树干上或岩石上。产于广西、湖南、贵州、云南、重庆等地。

【性能主治】根状茎味微苦、甘，性凉。具有祛风除湿、止血、利尿的功效。主治风湿性关节炎，慢性腰腿痛，腰肌劳损，跌打损伤，骨折，黄疸性肝炎，吐血，便血，血尿；外用治疮疖。

【采收加工】全年均可采，洗净，晒干。

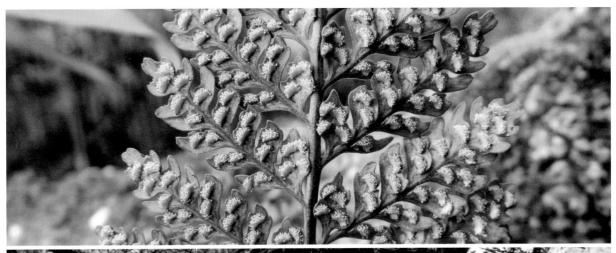

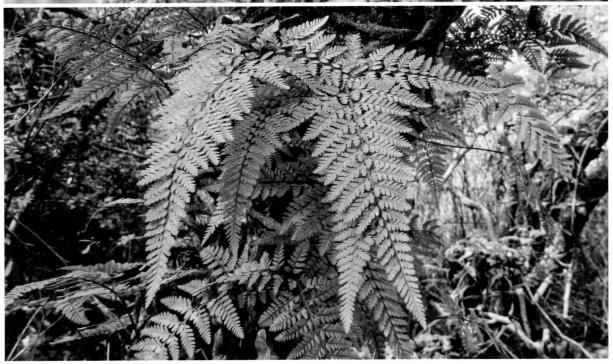

瓦韦

【基原】为水龙骨科瓦韦*Lepisorus thunbergianus* (Kaulf.) Ching 的全草。

【别名】剑丹、金星草、骨牌草。

【形态特征】多年生草本，植株高6~20 cm。根状茎横走，密生黑色鳞片。叶片长条状披针形，革质，基部渐变狭并下延，每片垂直生于根茎上；叶柄有短柄或几无柄；除主脉外，叶脉不明显。孢子囊群圆形或椭圆形，沿着主脉呈2列排列，幼时被圆形褐棕色的隔丝覆盖。

【分布】附生于山坡林下树干或岩石上。产于广西、云南、湖南、湖北、台湾、福建等地。

【性能主治】全草味苦，性平。具有清热解毒、利尿消肿、止血、止咳的功效。主治尿路感染，肾炎，痢疾，肝炎，眼结膜炎，口腔炎，咽炎，肺热咳嗽，百日咳，血尿，发背痈疮。

【采收加工】全年均可采收，洗净，晒干。

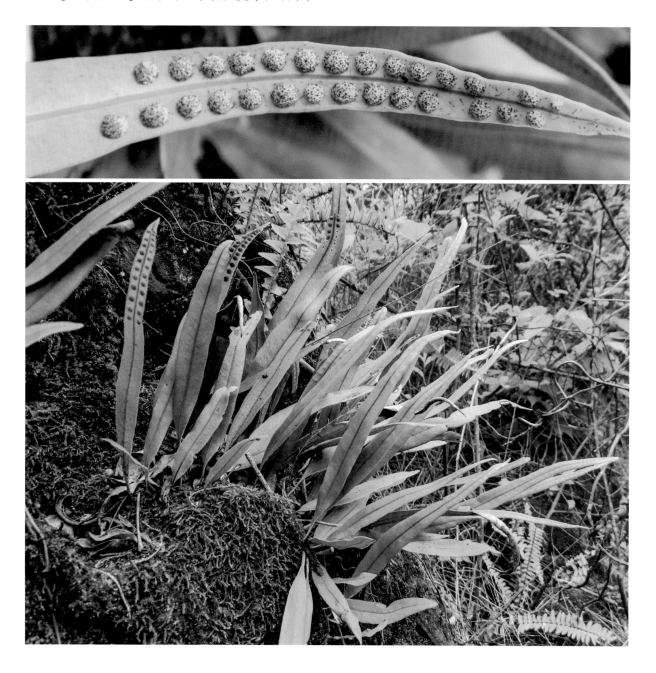

大叶骨牌草

【**基原**】为水龙骨科江南星蕨*Microsorum fortunei* (T. Moore) Ching 的全草。

【**别名**】七星剑、斩蛇剑、一包针。

【**形态特征**】植株高约50 cm。根状茎长而横走，肉质，顶部被棕褐色鳞片。叶远生；叶片厚纸质，带状披针形，顶端长渐尖，基部渐狭，下延于叶柄并形成狭翅，全缘，有软骨质的边；中脉两面明显隆起，侧脉不明显。孢子囊群大，圆形，靠近主脉各成1行或不整齐的2行排列。

【**分布**】生于山坡林下、溪边树干或岩石上。产于广西、湖南、陕西、江苏、安徽等地。

【**性能主治**】全草味苦，性寒。具有清热利湿、凉血解毒的功效。主治热淋，小便不利，痔疮出血，瘰疬结核，痈肿疮毒，毒蛇咬伤，风湿疼痛，跌打骨折。

【**采收加工**】全年均可采收，洗净，鲜用或晒干。

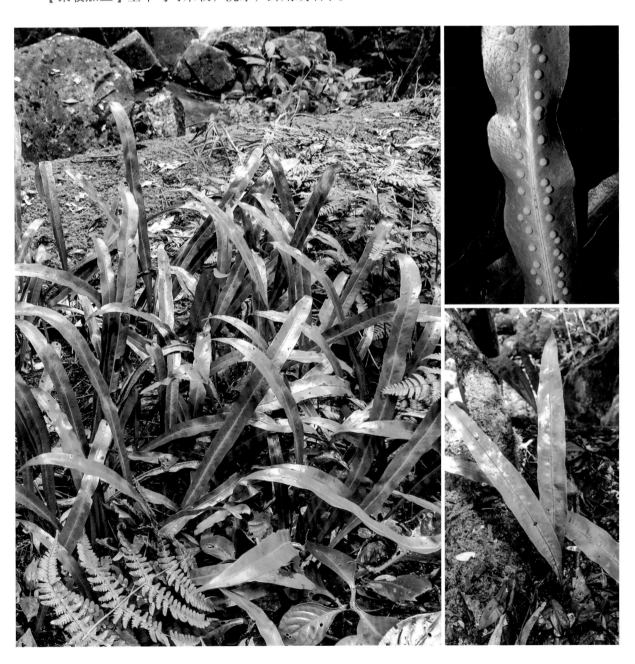

友水龙骨

【基原】为水龙骨科友水龙骨*Polypodiodes amoena* (Wall. ex Mett.) Ching 的根状茎。

【别名】猴子蕨、水龙骨、土碎补。

【形态特征】附生草本。根状茎横走，密被暗棕色鳞片。叶疏生；叶柄禾秆色；叶片厚纸质，卵状披针形，羽状深裂，基部略收缩，顶端羽裂渐尖；裂片20~25片，披针形，边缘有齿。孢子囊群圆形，在裂片中脉两侧各成1行，着生于内藏小脉顶端，位于中脉与叶缘间，无囊群盖。

【分布】附生于石上或树干基部。产于广西、云南、湖南、贵州、四川、西藏、江西等地。

【性能主治】根状茎味甘、苦，性平。具有清热解毒、祛风除湿的功效。主治风湿关节疼痛，咳嗽，小儿高烧；外用治背痈，无名肿毒，骨折。

【采收加工】全年均可采挖，洗净，鲜用或晒干。

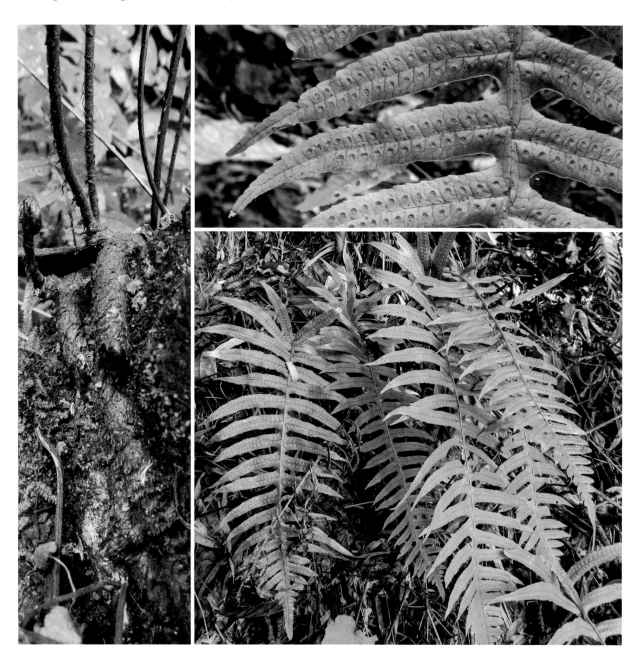

石韦

【基原】为水龙骨科石韦*Pyrrosia lingua* (Thunb.) Farwell 的叶。

【别名】石耳朵、蛇舌风、小叶下红。

【形态特征】植株高10~30 cm。根状茎长而横走，密被淡棕色鳞片。叶远生，近二型；叶有长柄；叶片革质，披针形至矩圆披针形，腹面绿色，并有小凹点，背面密被灰棕色星状毛。孢子叶常远比营养叶高而狭窄；孢子囊群沿着叶背侧脉整齐排列，初为星状毛包被，成熟后开裂外露而呈砖红色。

【分布】附生于林中树干或溪边石上。产于我国华东、中南、西南地区。

【性能主治】叶味苦、甘，性微寒。具有利尿通淋、润肺止咳、凉血止血的功效。主治热淋，血淋，石淋，小便不通，淋漓涩痛，肺热喘咳，吐血，鼻出血，尿血，崩漏。

【采收加工】全年均可采收，除去根状茎和根，晒干或阴干。

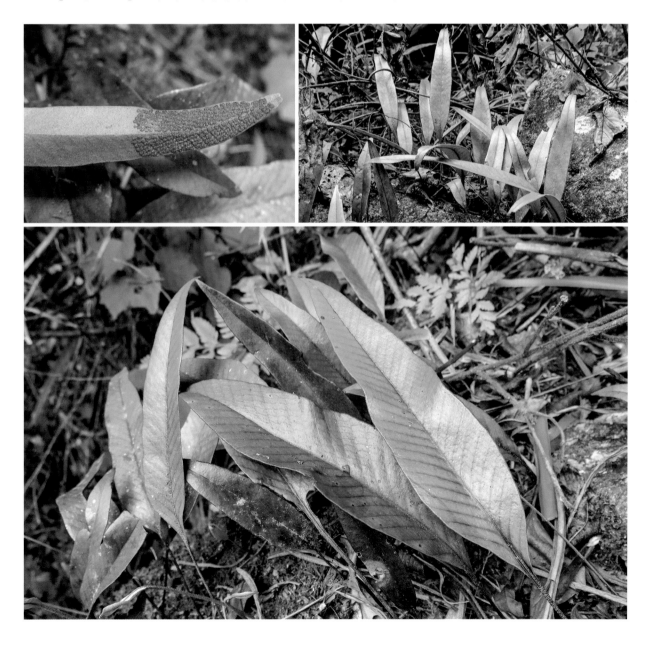

骨碎补

【基原】为槲蕨科槲蕨*Drynaria roosii* Nakaike 的根状茎。

【别名】猴子姜、飞蛾草。

【形态特征】附生草本，植株高25~40 cm。根状茎横走，粗壮肉质，呈扁平的条状或块状，密被鳞片。叶二型；营养叶枯棕色，厚干膜质，覆盖于根状茎上；孢子叶高大而绿色，中部以上深羽裂，裂片7~13对，披针形。孢子囊群生于内藏小脉的交叉处，在主脉两侧各有2~3行。

【分布】附生于树干或岩石上。产于广西、广东、海南、云南、江西、湖北、江苏等地。

【性能主治】根状茎味苦，性温。具有疗伤止痛、补肾强骨、消风祛斑的功效。主治跌扑闪挫，筋骨折伤，肾虚腰痛，筋骨痿软，耳鸣耳聋，牙齿松动；外用治斑秃，白癜风。

【采收加工】全年均可采挖，除去泥沙，干燥，或再燎去鳞片。

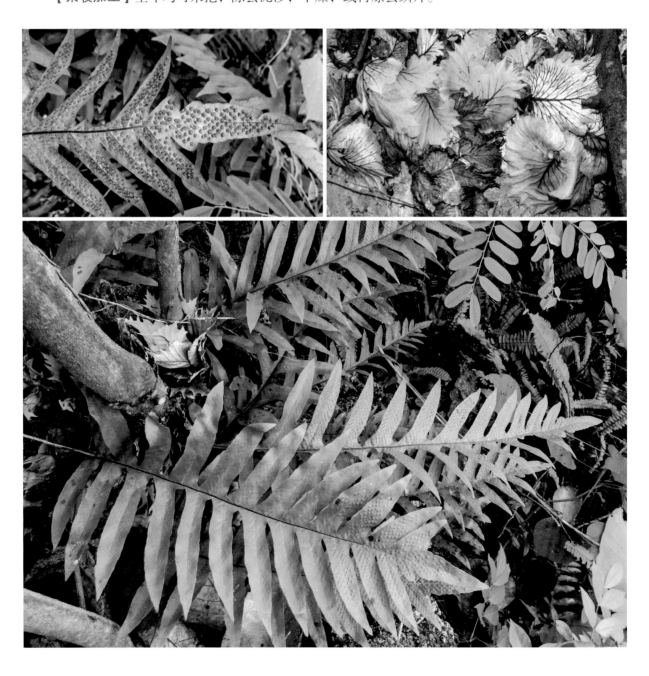

银杏

【基原】为银杏科银杏*Ginkgo biloba* L. 的叶及成熟种子。

【别名】白果树、公孙树。

【形态特征】乔木。一年生长枝淡褐黄色，二年生以上变灰色，短枝密被叶痕。叶片扇形，有长柄，淡绿色，在一年生长枝上螺旋状散生，在短枝上3~8片呈簇生状，秋季落叶前变为黄色。球花雌雄异株，生于短枝顶端的鳞片状叶腋内，呈簇生状。种子椭圆形，倒卵圆形或近球形。花期3~4月，种子9~10月成熟。

【分布】生于天然林中，常见栽培。产于广西、四川、河南、山东、湖北、辽宁等地。

【性能主治】叶味甘、苦、涩，性平。具有活血化瘀、通络止痛、敛肺平喘、化浊降脂的功效。主治瘀血阻络，胸痹心痛，中风偏瘫，肺虚咳喘，高脂血症。种子味甘、苦、涩，性平；有毒。具有敛肺定喘、止带缩尿的功效。主治痰多喘咳，带下白浊，遗尿尿频。

【采收加工】秋季叶尚绿时采收，及时干燥。秋季种子成熟时采收，除去肉质外种皮，洗净，稍蒸或略煮后，烘干。

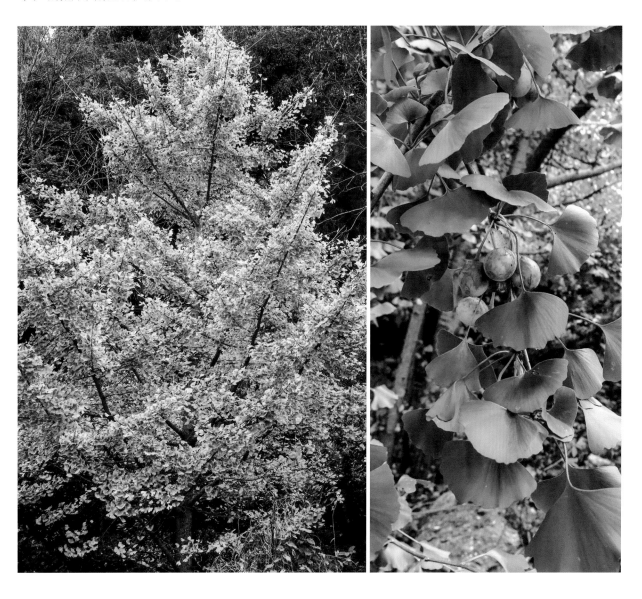

小叶买麻藤

【基原】为买麻藤科小叶买麻藤Gnetum parvifolium (Warb.) C. Y. Cheng ex Chun的藤茎。

【别名】五层风、大节藤、麻骨风。

【形态特征】常绿木质藤本。茎节膨大呈关节状，皮孔明显，横断面有5层黑色圆圈，呈蛛网状花纹。叶片革质，长卵形，先端急尖或渐尖而钝，基部宽楔形或微圆。成熟种子长椭圆形或窄矩圆状倒卵圆形，几无柄；假种皮红色。花期4~6月，种子9~11月成熟。

【分布】生于低海拔林中，常缠绕于其他树上。产于广西、广东、湖南、福建等地。

【性能主治】藤茎味苦，性微温。具有祛风活血、消肿止痛、化痰止咳的功效。主治风湿性关节炎，腰肌劳损，筋骨酸软，跌打损伤，骨折，支气管炎，溃疡病出血，小便不利，蜂窝组织炎。

【采收加工】全年均可采收，切段，鲜用或晒干。

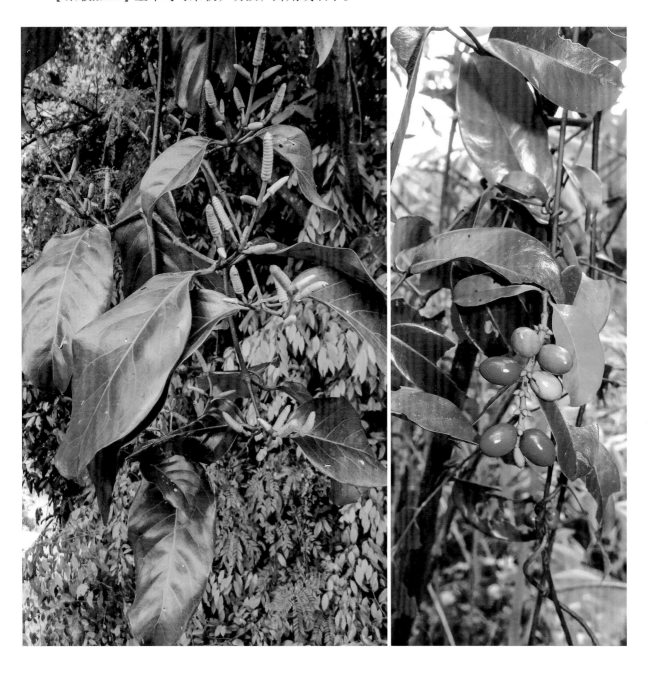

厚朴

【基原】为木兰科厚朴*Magnolia officinalis* Rehd.et Wils. 的干皮、枝皮、根皮及花蕾。

【别名】川朴、紫油厚朴。

【形态特征】落叶乔木。树皮厚，褐色，不开裂。叶片大，近革质，长圆状倒卵形，先端具短急尖或圆钝，基部楔形，全缘而微波状，腹面绿色，无毛，背面灰绿色，被灰色柔毛，有白粉。花白色；花梗粗短，被长柔毛。聚合果长圆状卵圆形。种子三角状倒卵形。花期5~6月，果期8~10月。

【分布】生于山地林间。产于广西北部和东北部、广东北部、湖南、福建、江西等地。

【性能主治】干皮、根皮及枝皮味辛、苦，性温。具有燥湿消痰、下气除满的功效。主治湿滞伤中，脘痞吐泻，食积气滞，腹胀便秘，痰饮喘咳。花蕾味苦，性微温。具有芳香化湿、理气宽中的功效。主治脾胃湿阻气滞，胸脘痞闷胀满，纳谷不香。

【采收加工】4~6月剥取根皮和枝皮，阴干；干皮剥取后置沸水中微煮后，堆置阴湿处，"发汗"至内表面变紫褐色或棕褐色时，蒸软，取出，卷成筒状，干燥。

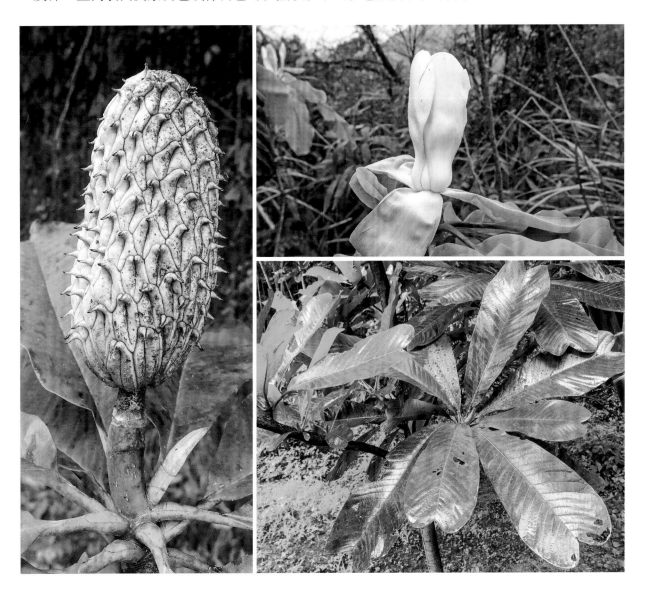

八角茴香

【基原】为八角科八角*Illicium verum* Hook. f. 的果实。

【别名】唛角、大茴香、大料。

【形态特征】乔木。树皮深灰色。叶不整齐互生，近轮生或松散簇生；叶片革质，厚革质，倒卵状椭圆形，倒披针形或椭圆形，在阳光下可见密布透明油点。花粉红色至深红色，常具不明显的半透明腺点。聚合果。正造果3~5月开花，9~10月成熟；春造果8~10月开花，翌年3~4月成熟。

【分布】产于广西西南部和南部、广东西部、云南东南部和南部、福建南部等地。

【性能主治】果实味辛，性温。具有温阳散寒、理气止痛的功效。主治寒疝腹痛，肾虚腰痛，胃寒呕吐，脘腹冷痛。

【采收加工】秋、冬季果实由绿变黄时采摘，置沸水中略烫后干燥或直接干燥。

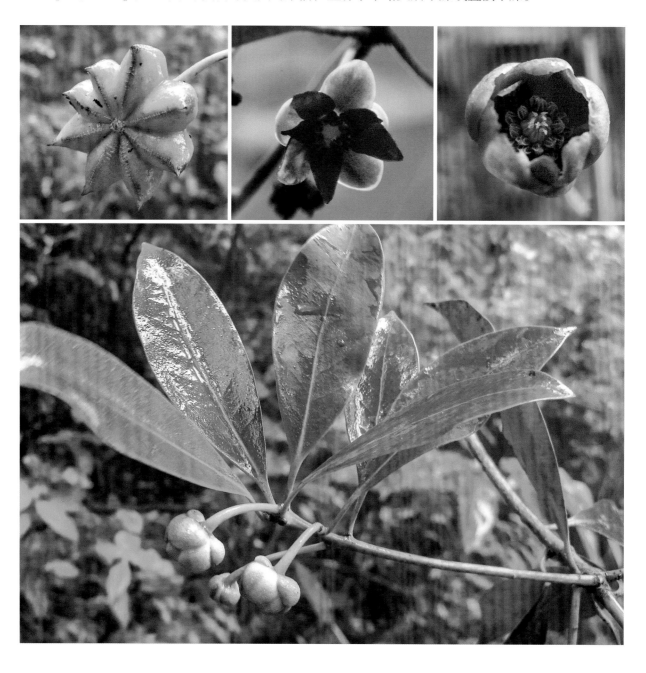

大钻

【基原】为五味子科黑老虎*Kadsura coccinea* (Lem.) A. C. Sm. 的根。

【别名】大叶钻骨风、过山风。

【形态特征】藤本，全株无毛。叶片革质，长圆形至卵状披针形，基部宽楔形或近圆形，全缘。花单生于叶腋，稀成对，雌雄异株。聚合果近球形，红色或暗紫色；小浆果倒卵形，外果皮革质，不显出种子。种子心形或卵状心形。花期4~7月，果期7~11月。

【分布】生于林中。产于广西、广东、香港、云南、贵州、四川、湖南等地。

【性能主治】根味辛、微苦，性温。具有行气活血、祛风止痛的功效。主治胃痛，腹痛，风湿痹痛，跌打损伤，痛经，产后瘀血腹痛，疝气痛。

【采收加工】全年均可采挖，洗净，干燥。

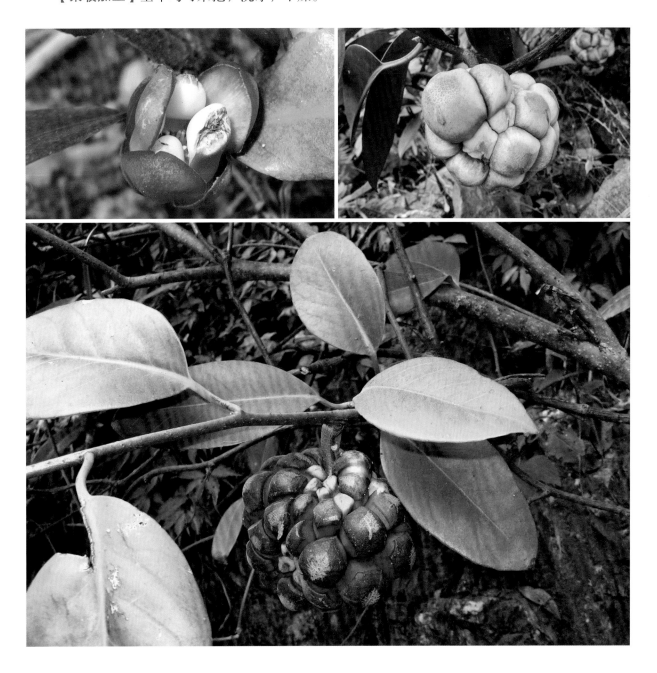

广西海风藤

【基原】为五味子科异形南五味子*Kadsura heteroclita* (Roxb.) Craib 的藤茎。

【别名】梅花钻、海风藤、地血香。

【形态特征】木质大藤本，无毛。小枝褐色，干时黑色，有明显深入的纵条纹，具椭圆形点状皮孔；老茎木栓层厚，块状纵裂。叶片卵状椭圆形至阔椭圆形，全缘或上半部边缘有疏离的小齿。花单生于叶腋，雌雄异株，花被片白色或浅黄色。聚合果近球形。花期5~8月，果期7~10月。

【分布】生于山谷、溪边、密林中。产于广西、广东、海南、云南、贵州、湖北等地。

【性能主治】藤茎味甘、微辛，性温。具有祛风散寒、行气止痛、舒筋活络的功效。主治风湿性痹痛，腰肌劳损，感冒，产后风瘫。

【采收加工】全年均可采收，除去枝叶，切片，干燥。

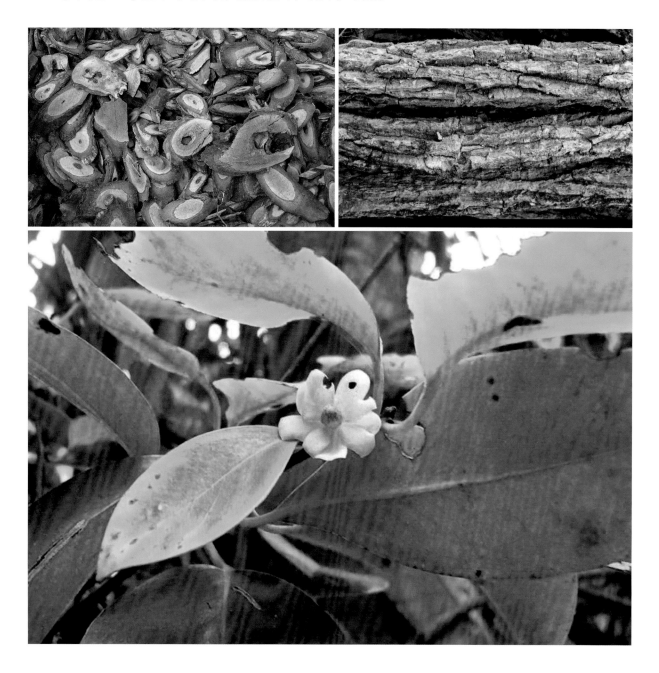

钻山风

【基原】为番荔枝科瓜馥木*Fissistigma oldhamii* (Hemsl.) Merr. 的根及藤茎。

【别名】山龙眼藤、广香藤、小香藤。

【形态特征】攀缘灌木。小枝、叶背和叶柄均被黄褐色柔毛。叶片革质，倒卵状椭圆形或长圆形，先端圆形或急尖，基部近圆形。花大，长约2.5 cm，常1~3朵集成密伞花序。果圆球状，直径约1.8 cm，密被黄棕色茸毛；果梗长不及2.5 cm。花期4~9月，果期7月至翌年2月。

【分布】生于低海拔山地林下或山谷水旁灌木丛中。产于广西、广东、云南、湖南等地。

【性能主治】根及藤茎味微辛，性平。具有祛风镇痛、活血化瘀的功效。主治坐骨神经痛，风湿性关节炎，跌打损伤。

【采收加工】全年均可采收，切段，晒干。

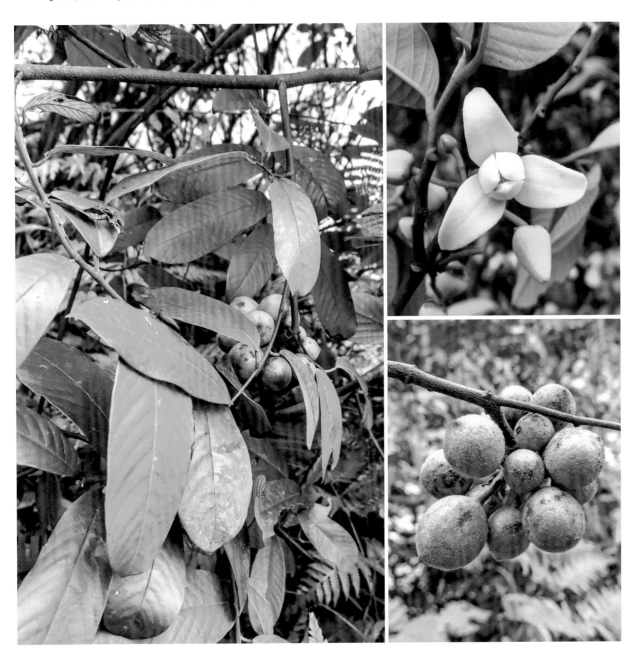

阴香皮

【基原】为樟科阴香*Cinnamomum burmannii* (Nees et T. Nees) Blume 的树皮。

【别名】广东桂皮、小桂皮、山肉桂。

【形态特征】乔木，高达14 m。树皮光滑，灰褐色至黑褐色，内皮红色，味似肉桂。叶互生或近对生；叶片卵圆形至披针形，具离基三出脉。圆锥花序腋生或近顶生，少花，疏散，密被灰白微柔毛，最末分枝为3朵花的聚伞花序。果卵球形，果托具齿裂，齿顶端截平。花期主要在秋冬季，果期主要在冬末至翌年春季。

【分布】生于疏林、密林或灌木丛中，或溪边、路旁等处。产于广西、广东、云南、福建等地。

【性能主治】树皮味辛、微甘，性温。具有温中止痛、祛风散寒、解毒消肿、止血的功效。主治寒性胃痛，腹痛泄泻，食欲不振，风寒湿痹，腰腿疼痛，跌打损伤，创伤出血，疮疖肿毒。

【采收加工】全年均可采剥，晒干。

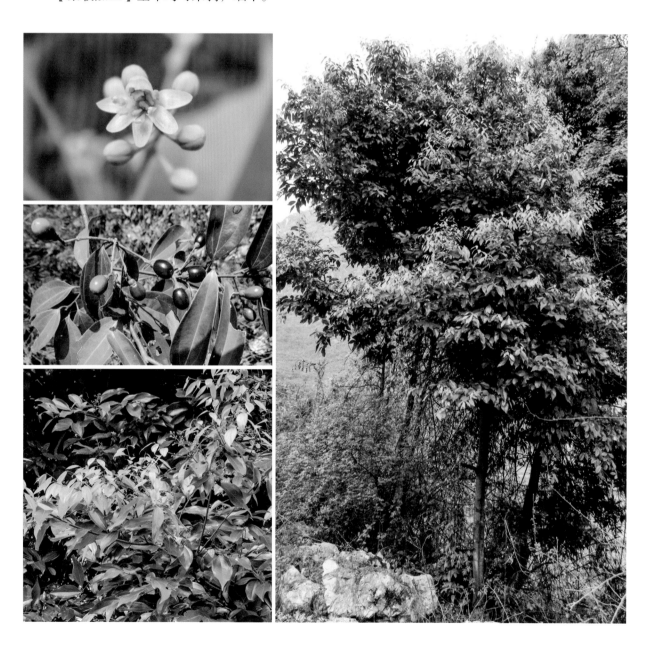

山胡椒

【基原】为樟科山胡椒*Lindera glauca* (Sieb. et Zucc.) Bl. 的果实及根。

【别名】牛筋条、山花椒、牛筋条根。

【形态特征】落叶灌木或小乔木。树皮平滑，灰色或灰白色。叶互生；叶片纸质，宽椭圆形、椭圆形、倒卵形到狭倒卵形，腹面深绿色，背面淡绿色，被白色柔毛。伞形花序腋生；雄花花被片黄色，椭圆形；雌花花被片黄色，椭圆形或倒卵形。果熟时红色。花期3~4月，果期7~8月。

【分布】生于山坡、林缘。产于广西、广东、湖南、湖北、四川、福建等地。

【性能主治】果实味辛，性温。具有温中散寒、行气止痛、平喘的功效。主治脘腹冷痛，哮喘。根味辛，性温。具有祛风通络、理气活血、利湿消肿、化痰止咳的功效。主治风湿痹痛，跌打损伤，胃脘疼痛，脱力劳伤，支气管炎，水肿。

【采收加工】秋季果实成熟时采收，晾干。根秋季采挖，晒干。

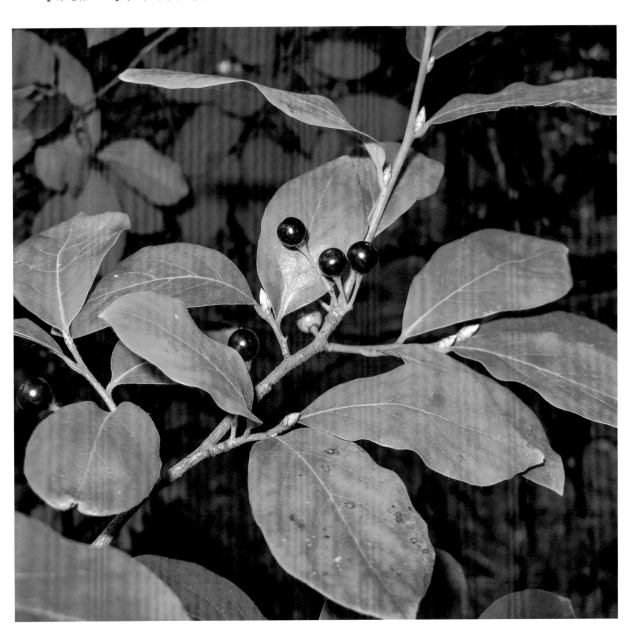

荜澄茄

【基原】为樟科山鸡椒*Litsea cubeba* (Lour.) Pers. 的果实。

【别名】山苍子、山香椒、豆豉姜。

【形态特征】落叶灌木或小乔木。幼树树皮黄绿色，光滑；老树树皮灰褐色。小枝细长，绿色，无毛，枝、叶具芳香味。叶互生；叶片纸质，披针形或长圆形，腹面深绿色，背面粉绿色，两面均无毛。伞形花序单生或簇生。果幼时绿色，成熟时黑色。花期2~3月，果期7~8月。

【分布】生于向阳的山地、灌木丛中、林缘路旁。产于广西、广东、云南、湖南、四川、浙江、福建、台湾等地。

【性能主治】果实味辛，性温。具有温中散寒、行气止痛的功效。主治胃寒呕逆，脘腹冷痛，寒疝腹痛，寒湿郁滞，小便浑浊。

【采收加工】秋季果实成熟时采摘，除去杂质，晒干。

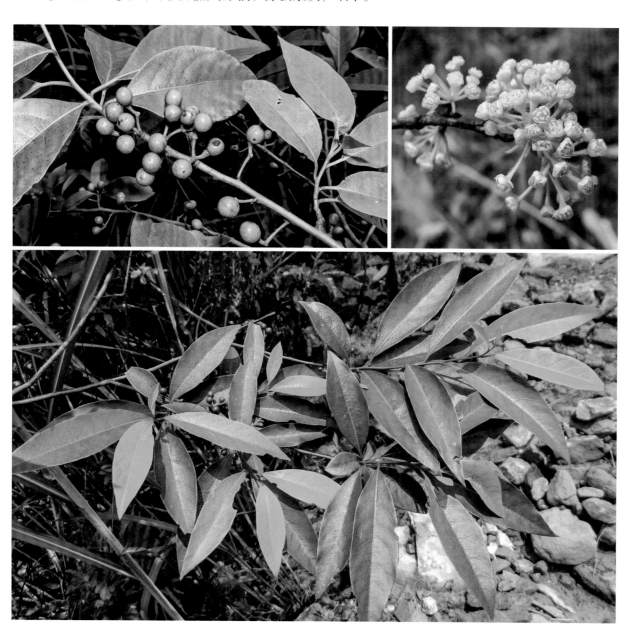

打破碗花花

【基原】为毛茛科打破碗花花*Anemone hupehensis* (Lemoine) Lemoine 的全草。

【别名】野棉花、大头翁、山棉花。

【形态特征】多年生草本。基生叶3~5片，有长柄，通常为三出复叶，有时1~2片或全部为单叶；小叶片卵形或宽卵形，顶端急尖或渐尖，基部圆形或心形。聚伞花序二回至三回分枝，有较多花，花葶直立，疏被柔毛。聚合果球形；瘦果长约3.5 mm，有细柄，密被绵毛。花期7~10月。

【分布】生于低山或丘陵的草坡或沟边。产于广西北部、广东北部、云南东部、贵州、四川、陕西南部等地。

【性能主治】全草味辛、苦，性平；有小毒。具有祛湿、杀虫的功效。主治体癣，脚癣。

【采收加工】夏、秋季茎叶茂盛时采挖，除去泥沙。

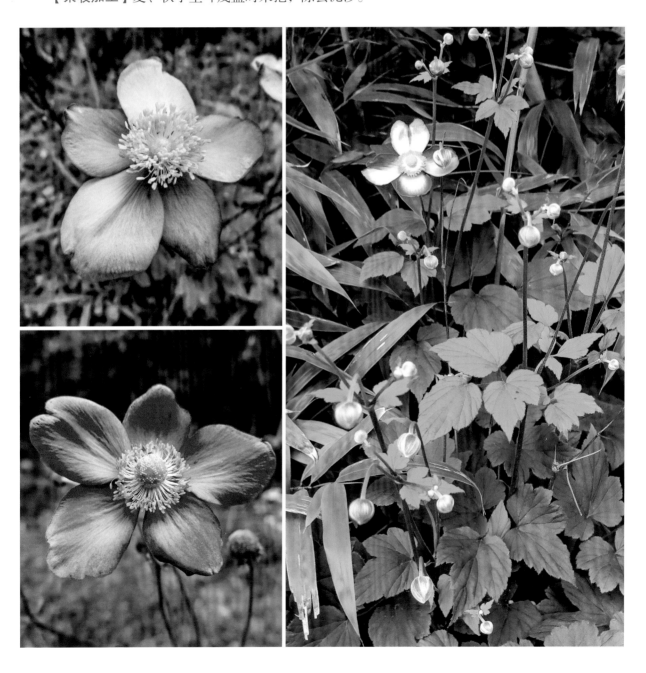

柱果铁线莲

【基原】为毛茛科柱果铁线莲*Clematis uncinata* Champ.的根及叶。

【别名】铁脚威灵仙、黑木通、一把扇。

【形态特征】藤本。干常带黑色；除花柱有羽状毛及萼片外面边缘有短柔毛外，其余光滑。一回至二回羽状复叶；小叶片纸质或薄革质，宽卵形、卵形、长圆状卵形至卵状披针形。圆锥状聚伞花序腋生或顶生，多花；萼片4片，白色。瘦果圆柱状钻形，无毛。花期6~7月，果期7~9月。

【分布】生于山地、山谷、溪边的灌木丛中或林边，或石灰岩灌木丛中。产于广西、广东、云南东南部、贵州、四川、湖南、安徽南部、浙江、江苏宜兴、陕西南部、甘肃南部、江西等地。

【性能主治】根及叶味辛，性温。具有祛风除湿、舒筋活络、镇痛的功效。根主治风湿关节痛，牙痛，骨鲠喉。叶外用治外伤出血。

【采收加工】夏、秋季采收，晒干。

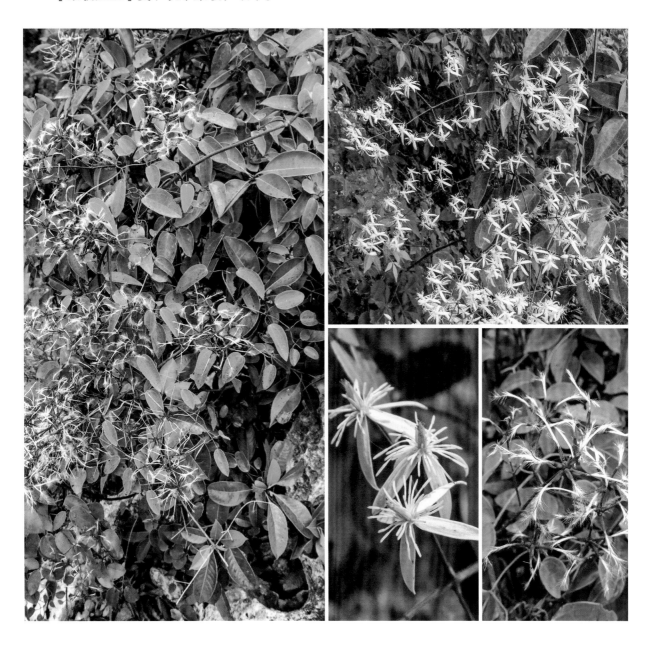

还亮草

【基原】为毛茛科还亮草*Delphinium anthriscifolium* Hance 的全草。

【别名】芫荽七、牛疔草、还魂草。

【形态特征】一年生草本。叶二回至三回近羽状复叶，间或三出复叶，近基部叶在开花时常枯萎；叶片菱状卵形或三角状卵形，羽片2~4对。总状花序具2~15朵花；花瓣紫色，无毛。果长1.1~1.6 cm。种子扁球形，上部有螺旋状生长的横膜翅。花期3~5月，果期4~7月。

【分布】生于丘陵、低山的山坡草丛或溪边草地。产于广西、广东、贵州、湖南、江西、福建、浙江、江苏、安徽、河南、山西南部等地。

【性能主治】全草味辛、苦，性温；有毒。具有祛风除湿、通络止痛、化食、解毒的功效。主治风湿痹痛，半身不遂，食积腹胀，荨麻疹，痈疮癣癞。

【采收加工】夏、秋季采收，洗净，切段，鲜用或晒干。

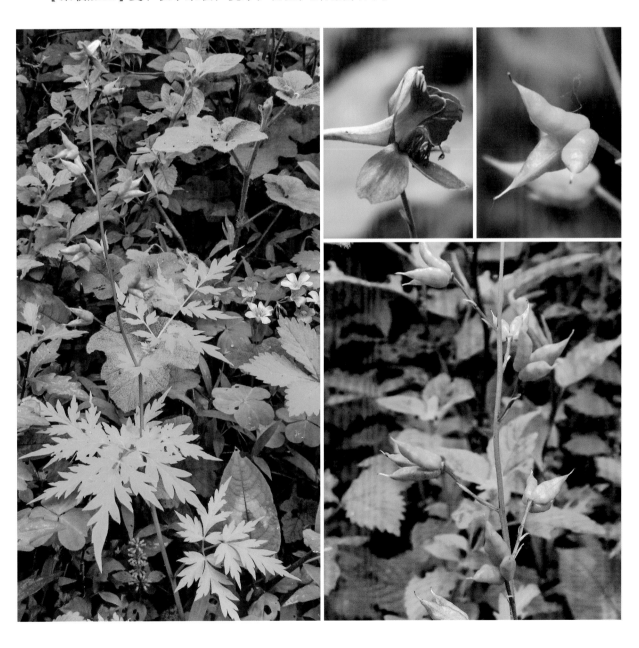

天葵子

【基原】为毛茛科天葵 *Semiaquilegia adoxoides* (DC.) Makino 的块根。

【别名】夏无踪、散血球、金耗子屎。

【形态特征】多年生草本。块根长1~2 cm，粗3~6 mm，外皮棕黑色。茎1~5条，被稀疏的白色柔毛。基生叶多数，为掌状三出复叶；叶片轮廓卵圆形至肾形；小叶扇状菱形或倒卵状菱形，三深裂。茎生叶与基生叶相似，较小。花小，萼片白色，常带淡紫色。蓇葖卵状长椭圆形。花期3~4月，果期4~5月。

【分布】生于疏林、路旁或山谷较阴处。产于广西、贵州、四川、湖南、湖北、安徽等地。

【性能主治】块根味甘、苦，性寒。具有清热解毒、消肿散结的功效。主治痈肿疔疮，乳痈，瘰疬，毒蛇咬伤。

【采收加工】夏初采挖，除去须根，洗净，干燥。

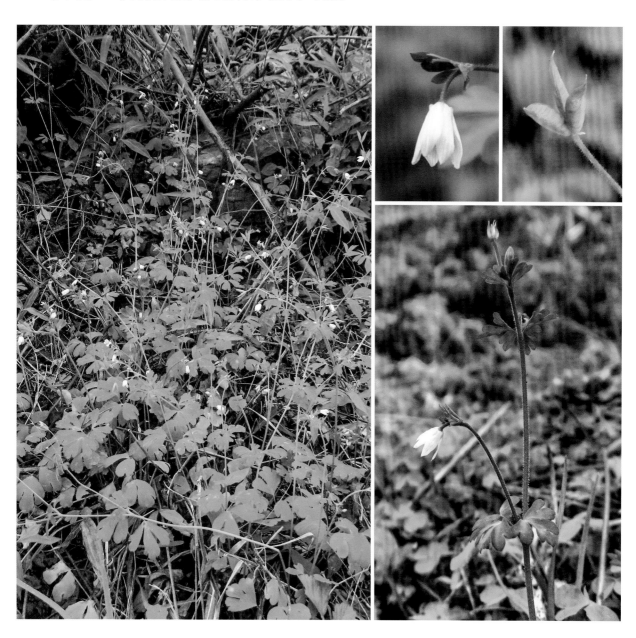

八角莲

【基原】为小檗科八角莲 *Dysosma versipellis* (Hance) M. Cheng ex Ying 的根状茎。

【别名】鬼臼叶、一把伞、独脚莲。

【形态特征】多年生草本。根状茎粗壮，横生。茎直立，不分枝，无毛，淡绿色。茎生叶2片，互生；叶片薄纸质，盾状，近圆形，裂片阔三角形，卵形或卵状长圆形。花深红色，5~8朵簇生于离叶基部不远处，下垂；萼片6片，长圆状椭圆形，先端急尖，外面被短柔毛，内面无毛。浆果椭圆形。花期3~6月，果期5~9月。

【分布】山坡林下、灌木丛中或石灰岩石山常绿阔叶林下。产于广西、广东、云南等地。

【性能主治】根状茎味苦、辛，性平。具有清热解毒、化痰散结、祛瘀消肿的功效。主治痈肿疗疮，瘰疬，咽喉肿痛，跌打损伤。

【采收加工】夏、秋季采收，鲜用或晒干。

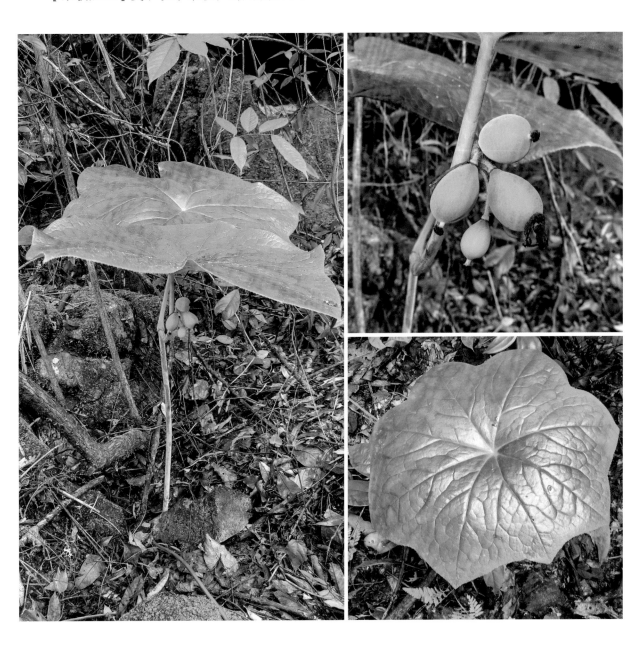

十大功劳

【基原】为小檗科小果十大功劳*Mahonia bodinieri* Gagnep. 的茎。

【形态特征】灌木或小乔木。叶倒卵状长圆形，具小叶8~13对，最下一对小叶生于叶柄基部，网脉微隆起，节间长（2）5~9 cm；侧生小叶无叶柄，顶生小叶具柄，最下一对小叶近圆形，基部偏斜、平截至楔形，叶缘每边具3~10枚粗大刺齿，齿间距通常1~2 cm。花序为5~11个总状花序簇生，长10~20（25）cm；花黄色；花瓣长圆形，先端缺裂或微凹。浆果球形，有时梨形，直径4~6 mm，紫黑色，被白霜。花期6~9月，果期8~12月。

【分布】生于阔叶林和针叶林下、林缘或溪旁。产于贵州、四川、湖南、广东、广西、浙江等地。

【性能主治】茎味苦，性寒。具有清热解毒、泻火解毒的功效。主治湿热泻痢，黄疸，尿赤，目赤肿痛，胃火牙痛，疮疖痈肿。

【采收加工】全年均可采收，切片，干燥。

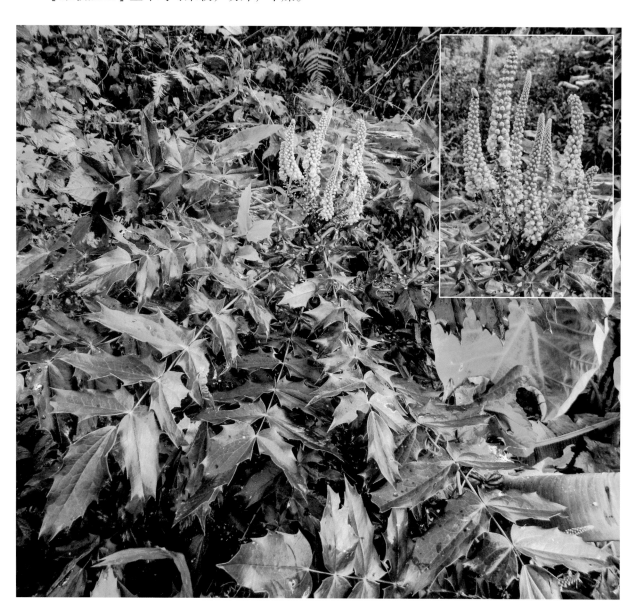

南天竹

【基原】为小檗科南天竹*Nandina domestica* Thunb. 的根、茎及果。

【别名】红杷子、南竹叶、红枸子。

【形态特征】常绿小灌木。茎常丛生而少分枝，光滑无毛，幼枝常为红色，老后呈灰色。叶互生，集生于茎的上部，三回羽状复叶，二回至三回羽片对生；小叶片薄革质，椭圆形或椭圆状披针形，全缘，冬季变红色，背面叶脉隆起，两面无毛。圆锥花序顶生，花白色。浆果熟时红色。花期3~6月，果期5~11月。

【分布】生于山地林下沟旁、路边或灌木丛中。产于广东、广西、云南、贵州、四川等地。

【性能主治】根、茎味苦，性寒。具有清热除湿、通经活络的功效。主治感冒发热，眼结膜炎，湿热黄疸，尿路感染，跌打损伤。果味苦，性平；有小毒。具有止咳平喘的功效。主治咳嗽，哮喘。

【采收加工】根、茎全年均可采收，切片，晒干。果秋、冬季采收，晒干。

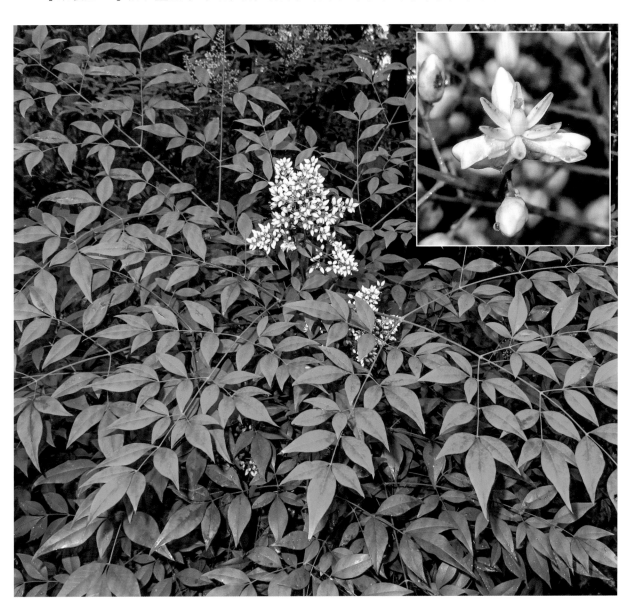

八月炸

【基原】为木通科三叶木通*Akebia trifoliata* (Thunb.) Koidz. 或白木通*A. trifoliata* (Thunb.) Koidz. subsp. *australis* (Diels) T. Shimizu 的果实及根。

【别名】预知子、狗腰藤、八月瓜。

【形态特征】落叶木质藤本。茎皮灰褐色，有稀疏的皮孔及小疣点。掌状复叶互生或在短枝上的簇生；小叶3片，纸质或薄革质，卵形至阔卵形，具小突尖。总状花序自短枝簇生的叶中抽出。果长圆形，成熟时灰白略带淡紫色。种子扁卵形；种皮红褐色或黑褐色，稍有光泽。花期4~5月，果期7~8月。

【分布】生于山地沟谷边疏林或丘陵灌木丛中。产于广西、河北、山西、山东、河南等地。

【性能主治】果实及根味甘，性温。具有疏肝、补肾、止痛的功效。主治胃痛，疝痛，睾丸肿痛，腰痛，遗精，月经不调，白带异常，子宫脱垂。

【采收加工】秋季采果实及根，晒干。

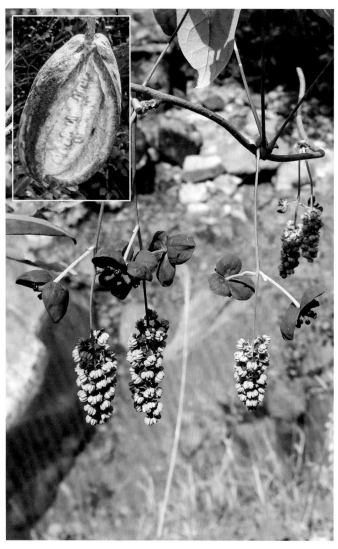

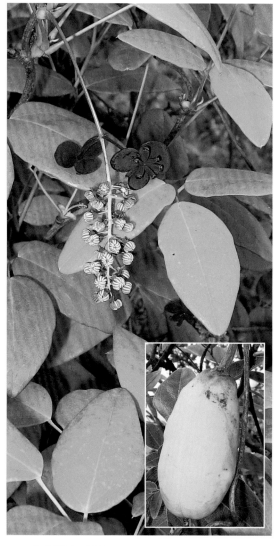

三叶木通*A. trifoliata*　　　　　　白木通*A. trifoliata* subsp. *australis*

衡州乌药

【基原】为防己科樟叶木防己 *Cocculus laurifolius* DC. 的根。

【别名】木防己、山桂枝、牛十八。

【形态特征】直立灌木或小乔木，很少呈藤状。枝有条纹，嫩枝稍有棱角，无毛。叶片薄革质，椭圆形、卵形或长椭圆形至披针状长椭圆形，较少倒披针形。聚伞花序或聚伞圆锥花序，腋生。核果近圆球形，稍扁；果核骨质，背部有不规则的小横肋状皱纹。花期春夏季，果期秋季。

【分布】生于灌木丛或疏林中。产于我国长江以南各省区。

【性能主治】根味辛、甘，性温。具有顺气宽胸、祛风止痛的功效。主治胸膈痞胀，疝气，膀胱冷气，脘腹疼痛，风湿腰腿痛，跌打肿痛，神经痛。

【采收加工】春季或冬季采挖，除须根，洗净，切段，晒干。

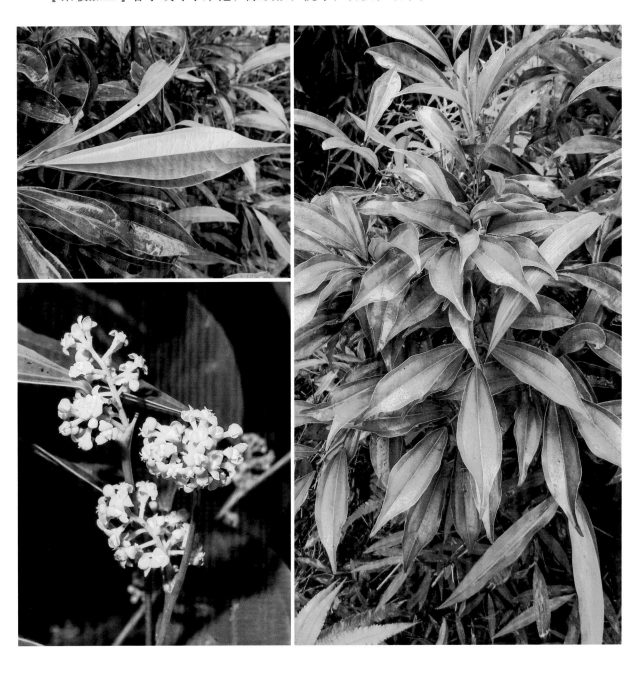

百解藤

【基原】为防己科粉叶轮环藤*Cyclea hypoglauca* (Schauer) Diels 的根。

【别名】金线风、凉粉藤、金锁匙。

【形态特征】藤本。老茎木质，小枝纤细。植物除叶腋有簇毛外无毛。叶片阔卵状三角形至卵形，顶端渐尖，基部截平至圆形，边缘全缘稍反卷，两面无毛或背面面被稀疏而长的白毛。花序腋生，雄花序为间断的穗状花序状，花序轴常不分枝或有时基部有短小分枝，纤细而无毛。核果熟时红色，无毛。花期5~7月，果期7~9月。

【分布】生于林缘和山地灌木丛。产于广西、广东、海南、湖南、江西、福建、云南等地。

【性能主治】根味苦，性寒。具有清热解毒、祛风止痛的功效。主治风热感冒，咽喉肿痛，牙痛，气管炎，痢疾，尿道感染，风湿性关节痛。

【采收加工】全年均可采收，除去须根，洗净，切段，晒干。

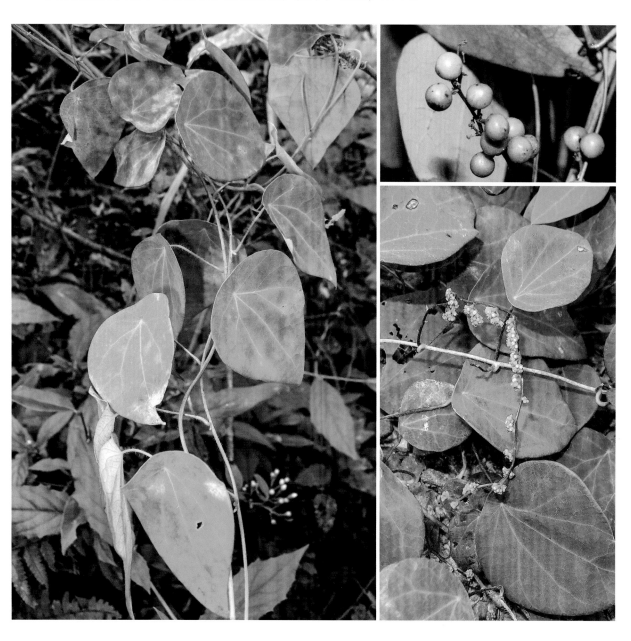

白药子

【基原】为防己科金线吊乌龟*Stephania cephalantha* Hayata 的块根。

【别名】白药、白药根、山乌龟。

【形态特征】草质、落叶、无毛藤本。块根团块状或近圆锥状，有时不规则，褐色，生有许多突起的皮孔。叶片纸质，三角状扁圆形至近圆形，顶端具小突尖，基部圆形或近截平，边缘全缘或多少浅波状。雄花序梗丝状，常于腋生、具小型叶的小枝上呈总状花序式排列。核果熟时红色，倒卵形。花期4~5月，果期6~7月。

【分布】生于村边、旷野、林缘等处土层深厚肥沃的地方。分布地区南至广西和广东，西南至四川东部和东南部、贵州东部和南部，西北至陕西汉中地区，东至浙江、江苏和台湾。

【性能主治】块根味苦、辛，性寒；有小毒。具有清热解毒、祛风止痛、凉血止血的功效。主治咽喉肿痛，热毒痈肿，风湿痹痛，腹痛，泻痢，吐血，鼻出血，外伤出血。

【采收加工】全年或秋末冬初采挖，除去须根、泥土，洗净，切片，晒干。

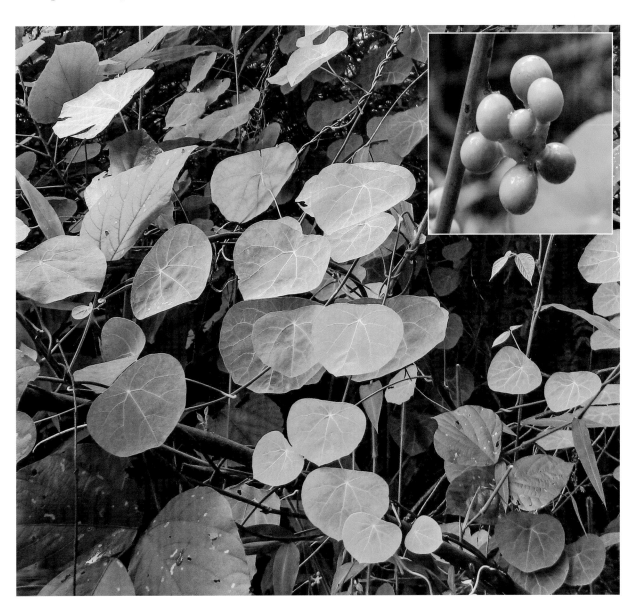

粪箕笃

【基原】为防己科粪箕笃*Stephania longa* Lour. 的茎叶。

【别名】田鸡草、雷林嘴、飞天雷公。

【形态特征】草质藤本。叶片纸质，三角状卵形，顶端钝，有小突尖，基部近截平或微圆形，很少微突；腹面深绿色，背面淡绿色，有时粉绿色；掌状脉10~11条。复伞形聚伞花序腋生，总梗长1~4 cm，花瓣4枚或3枚，绿黄色。核果红色，果核背部有2行小横肋。花期春末夏初，果期秋季。

【分布】生于山地灌木丛中或林缘。产于广西、广东、云南、海南、福建和台湾等地。

【性能主治】茎叶味苦，性寒。具有清热解毒、利湿消肿、祛风活络的功效。主治泻痢，小便淋涩，水肿，黄疸，风湿痹痛，喉痹，聤耳，疮痈肿毒，毒蛇咬伤。

【采收加工】夏、秋季采收，鲜用或晒干。

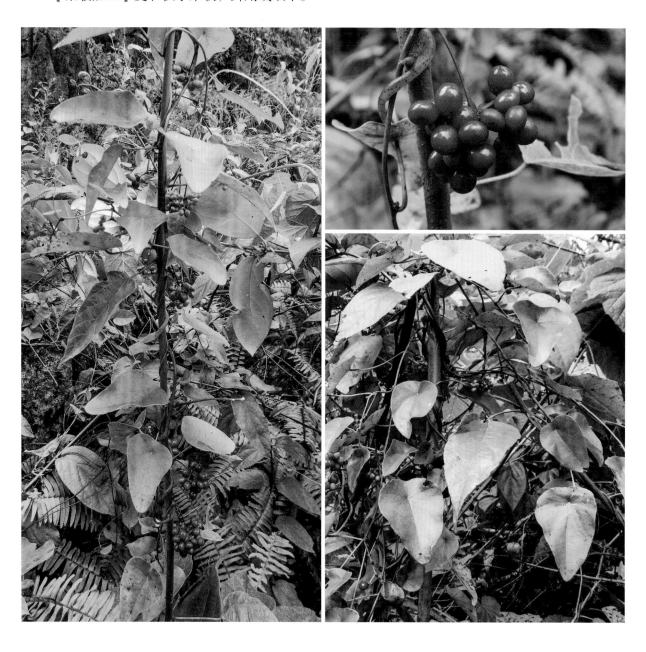

尾花细辛

【基原】为马兜铃科尾花细辛*Asarum caudigerum* Hance 的全草。

【别名】马蹄金、土细辛、金耳环。

【形态特征】多年生草本。全株被散生柔毛。根状茎粗壮，有多条纤维状不定根。叶片阔卵形、三角状卵形或卵状心形，基部耳状或心形。花被绿色，被紫红色圆点状短毛丛；花被裂片上部卵状长圆形，先端骤狭成细长尾尖，尾长可达1.2 cm。果近球状，具宿存花被。花期4~5月，广西可晚至11月。

【分布】生于林下、溪边和路旁阴湿地。产于广西、广东、云南、贵州、四川、湖南等地。

【性能主治】全草味辛、微苦，性温；有小毒。具有温经散寒、消肿止痛、化痰止咳的功效。主治头痛，风寒感冒，咳嗽哮喘，口舌生疮，风湿痹痛，跌打损伤，毒蛇咬伤，疮疡肿毒。

【采收加工】全年均可采收，阴干。

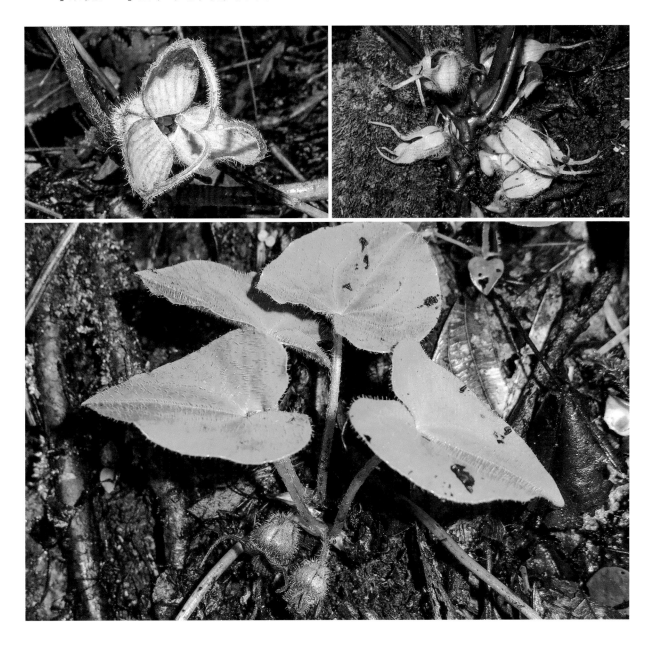

大块瓦

【基原】为马兜铃科地花细辛*Asarum geophilum* Hemsl. 的根、根状茎或全草。

【别名】花叶细辛、摘耳根、矮细辛。

【形态特征】多年生草本。全株散生柔毛。根状茎横走。叶片圆心形或宽卵形，基部心形，腹面散生短毛或无毛，背面初时被密生黄棕色柔毛。花紫色，常向下弯垂，有毛；花被与子房合生部分球状或卵状，表面密生紫色点状毛丛。果卵状，棕黄色，直径约12 mm，具宿存花被。花期4~6月。

【分布】生于密林下或山谷湿地。产于广西、广东、贵州南部等地。

【性能主治】根、根状茎、全草味辛，性温。具有疏风散寒、宣肺止咳、消肿止痛的功效。主治风寒头痛，鼻渊，痰饮咳喘，风寒湿痹，毒蛇咬伤。

【采收加工】4~5月挖取根、根状茎或全草，除去泥土，置通风处阴干。

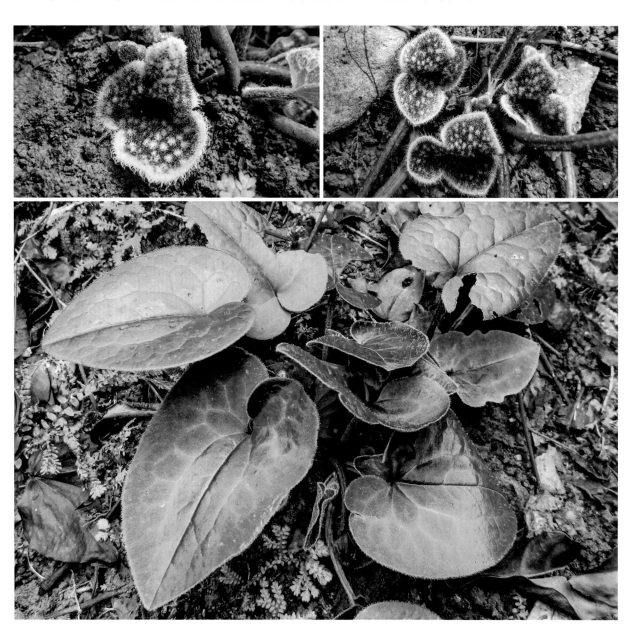

鱼腥草

【基原】为三白草科蕺菜*Houttuynia cordata* Thunb. 的新鲜全草或地上部分。

【别名】侧耳根、猪鼻孔、臭草。

【形态特征】腥臭草本。茎下部伏地，节上轮生小根，无毛或节上被毛，有时带紫红色。叶片薄纸质，有腺点，背面尤甚，卵形或阔卵形，顶端短渐尖，基部心形，两面有时除叶脉被毛外余均无毛，背面常呈紫红色。花序长约2 cm，无毛；总苞片长圆形或倒卵形。蒴果。花期4~7月。

【分布】生于沟边、林下潮湿处。产于我国中部、东南至西南部各省区，东起台湾，西南至云南、西藏，北达陕西、甘肃。

【性能主治】全草或地上部分味辛，性微寒。具有清热解毒、利尿通淋的功效。主治肺痈吐脓，痰热喘咳，热痢，热淋，痈肿疮毒。

【采收加工】夏季茎叶茂盛花穗多时采割，除去杂质，晒干。

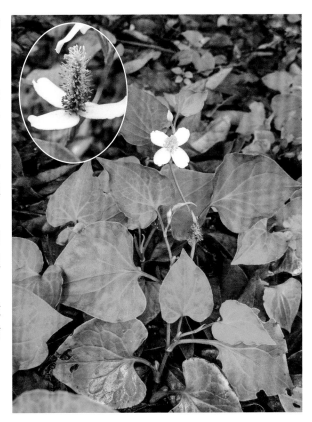

三白草

【基原】为三白草科三白草*Saururus chinensis* (Lour.) Baill. 的地上部分。

【别名】水木通、五路白、三点白。

【形态特征】湿生草本。茎粗壮，有纵长粗棱和沟槽，下部伏地，常带白色，上部直立，绿色。叶片纸质，密生腺点，阔卵形至卵状披针形，顶端短尖或渐尖，基部心形或斜心形，两面均无毛。花序白色，花序梗无毛，但花序轴密被短柔毛；苞片近匙形，无毛或有疏缘毛，被柔毛。花期4~6月。

【分布】生于低湿沟边，塘边或溪旁。产于广西、广东、山东、河南、河北等地。

【性能主治】地上部分味甘、辛，性寒。具有利尿消肿、清热解毒的功效。主治水肿，小便不利，淋沥涩痛，带下；外用治疮疡肿毒，湿疹。

【采收加工】全年均可采收，洗净，晒干。

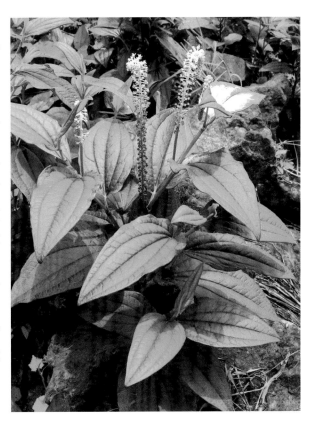

肿节风

【基原】为金粟兰科草珊瑚 *Sarcandra glabra* (Thunb.) Nakai 的全株。

【别名】九节茶、九节风、接骨莲。

【形态特征】常绿小灌木。叶片革质，椭圆形、卵形至卵状披针形，边缘具粗锐齿，齿尖有1个腺体，两面均无毛；叶柄基部合生成鞘状。穗状花序顶生，通常分枝，多少成圆锥花序状；花黄绿色；子房球形或卵形，无花柱。核果球形，直径3~4 mm，熟时亮红色。花期6月，果期8~10月。

【分布】生于山谷林下阴湿处。产于广西、广东、云南、贵州、四川、湖南、江西、福建、台湾、安徽、浙江等地。

【性能主治】全株味苦、辛，性平。具有清热凉血、活血消斑、祛风通络的功效。主治血热紫斑、紫癜，风湿痹痛，跌打损伤。

【采收加工】夏、秋季采收，除去杂质，晒干。

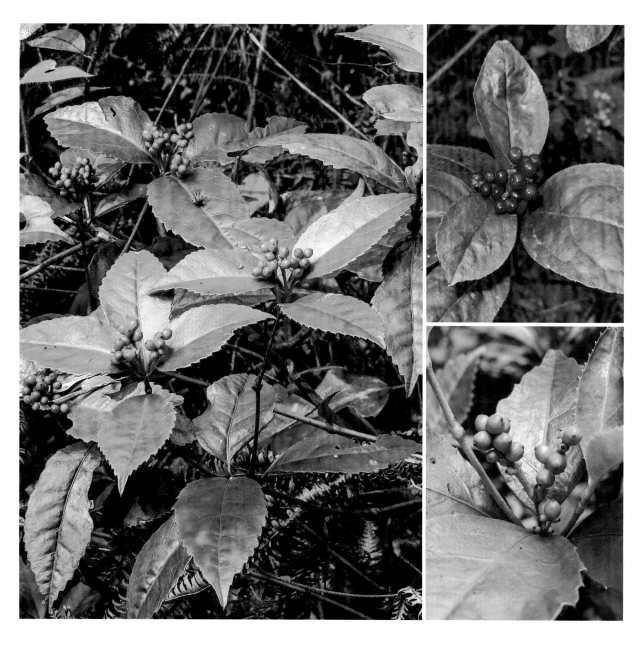

地锦菊

【基原】为罂粟科紫堇属地锦苗*Corydalis shearer*i Hand.-Mazz. 的全草或块茎。

【别名】护心胆、山芹菜、苦心胆。

【形态特征】多年生草本。主根明显，具多数纤维根，棕褐色；根状茎粗壮，干时黑褐色，被以残枯的叶柄基。基生叶数片，具带紫色的长柄，叶片三角形或卵状三角形，二回羽状全裂；茎生叶数片，互生于茎上部，较小。总状花序生于茎及分枝先端，花紫红色。蒴果狭圆柱形。花果期3~6月。

【分布】生于水边或林下潮湿地。产于广西、广东、云南、贵州、四川、江西、福建等地。

【性能主治】全草或块茎味苦、辛，性寒；有小毒。具有活血止痛、清热解毒的功效。主治腹痛泄泻，跌打损伤，痈疮肿毒，目赤肿痛。

【采收加工】春、夏季采集全草，冬、春季采挖块茎，均洗净，鲜用或晒干。

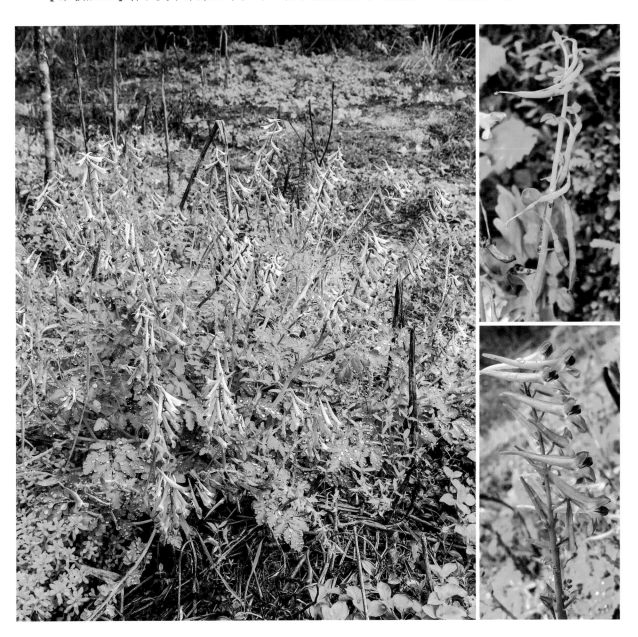

荠

【基原】为十字花科荠*Capsella bursa-pastoris* (L.) Medik. 的全草、花序或种子。

【别名】护生草、荠花、荠实。

【形态特征】一年生或二年生草本。基生叶丛生呈莲座状，大头羽状分裂，顶裂片卵形至长圆形，侧裂片长圆形至卵形；茎生叶窄披针形或披针形，基部箭形，抱茎，边缘有缺刻或齿。总状花序顶生及腋生；花瓣白色，卵形，有短爪。短角果倒三角形或倒心状三角形，扁平，顶端微凹。花果期4~6月。

【分布】生于山坡、田边及路旁。产于我国大部分地区。

【性能主治】全草味甘、淡，性凉。具有凉肝止血、平肝明目、清热利湿的功效。主治鼻出血，咯血，尿血，崩漏，目赤疼痛，眼底出血，高血压病，赤白痢疾，肾炎水肿，乳糜尿。花序味甘，性凉。具有凉血止血、清热利湿的功效。主治痢疾，崩漏，尿血，咯血，鼻出血，小儿乳积，赤白带下。种子味甘，性平。具有祛风明目的功效。主治目痛，青盲翳障。

【采收加工】全草3~5月采收，洗净，晒干。花序4~5月采收，晒干。种子6月果实成熟时采摘果枝，晒干，揉出种子。

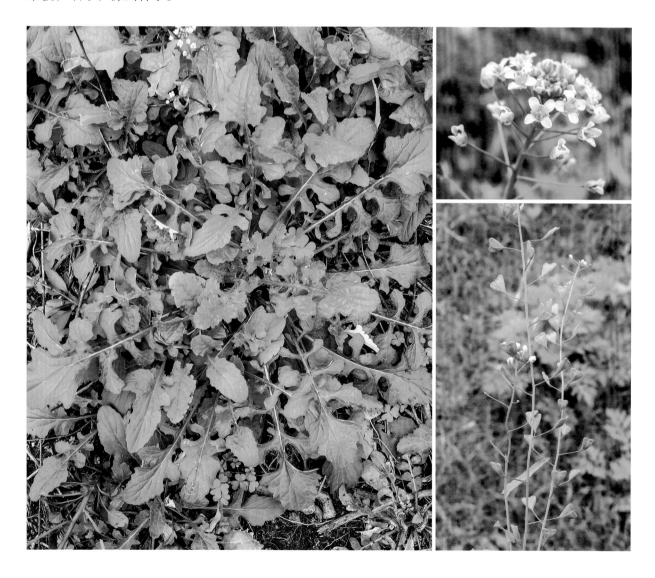

白带草

【**基原**】为十字花科碎米荠*Cardamine hirsuta* L. 的全草。

【**别名**】雀儿菜、野养菜、米花香荠菜。

【**形态特征**】一年生小草本。茎直立或斜升，下部有时淡紫色，被较密柔毛，上部毛渐少。基生叶具叶柄，有小叶2~5对；顶生小叶肾形或肾圆形，边缘有3~5枚圆齿；侧生小叶卵形或圆形；茎生叶具短柄，有小叶3~6对。总状花序生于枝顶，花瓣白色，倒卵形。长角果线形，稍扁。花期2~4月，果期4~6月。

【**分布**】生于山坡、路旁、荒地及耕地的草丛中。产于我国大部分地区。

【**性能主治**】全草味甘、淡，性凉。具有清热利湿、安神、止血的功效。主治湿热泻痢，热淋，白带异常，心悸，失眠，虚火牙痛，小儿疳积，吐血，便血，疔疮。

【**采收加工**】2~5月采集，鲜用或晒干。

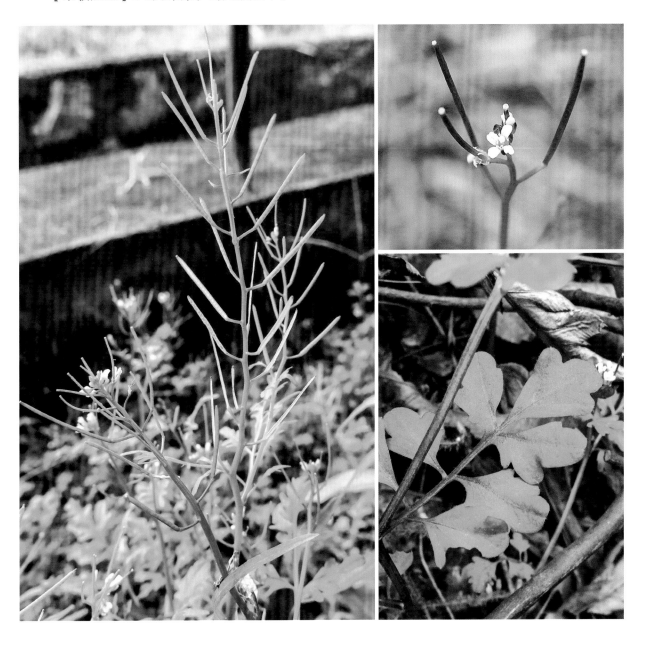

蔊菜

【基原】为十字花科蔊菜 *Rorippa indica* (L.) Hiern. 的全草。

【别名】辣米菜、野油菜、塘葛菜。

【形态特征】一年生或二年生直立草本。植株较粗壮，无毛或具疏毛。叶互生；基生叶及茎下部叶具长柄，叶形多变，通常大头羽状分裂，边缘具不整齐的齿；茎上部叶宽披针形或匙形，具短柄或基部耳状抱茎。总状花序顶生或侧生，花黄色。长角果线状圆柱形。花期4~6月，果期6~8月。

【分布】生于路旁、田边、园圃、河边、屋边墙脚及山坡路旁等较潮湿处。产于广西、广东、云南、四川、湖南、陕西、江西、福建、台湾、浙江、山东、河南、甘肃等地。

【性能主治】全草味辛、苦，性微凉。具有祛痰止咳、解表散寒、活血解毒、利湿退黄的功效。主治咳嗽痰喘，感冒发热，麻疹透发不畅，风湿痹痛，咽喉肿痛，疔疮痈肿，闭经，跌打损伤。

【采收加工】5~7月采收全草，洗净，鲜用或晒干。

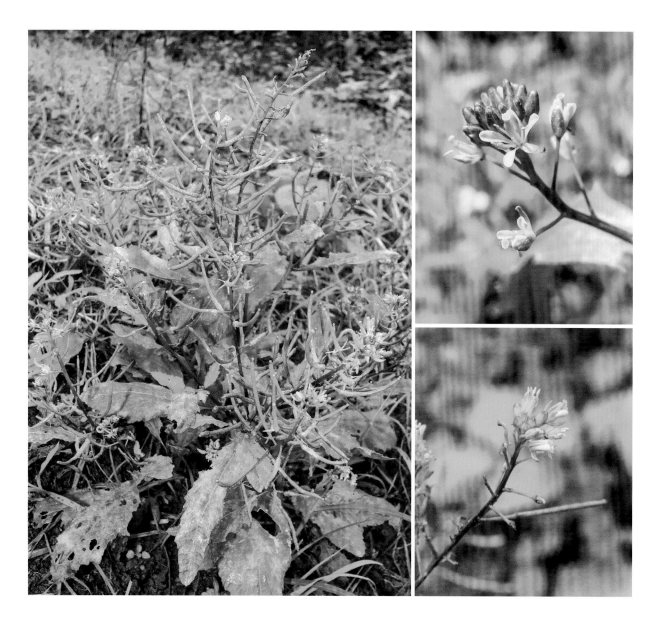

地白草

【基原】为堇菜科七星莲*Viola diffusa* Ging. 的全草。

【别名】白菜仔、狗儿草、黄瓜菜。

【形态特征】一年生草本。全体被糙毛或白色柔毛，或近无毛。花期生出地上匍匐枝，匍匐枝先端具莲座状叶丛，通常生不定根。基生叶丛生，呈莲座状，或于匍匐枝上互生；叶片卵形或卵状长圆形，边缘具钝齿及缘毛。花较小，淡紫色或浅黄色。蒴果长圆形，顶端常具宿存的花柱。花期3~5月，果期5~8月。

【分布】生于山地林下、林缘、草坡、溪谷旁、岩石缝隙中。产于广西、云南、四川等地。

【性能主治】全草味苦、辛，性寒。具有清热解毒、散瘀消肿的功效。主治疮疡肿毒，肺热咳嗽，百日咳，黄疸型肝炎，带状疱疹，水火烫伤，跌打损伤，毒蛇咬伤。

【采收加工】夏、秋季采收，除去杂质，洗净，鲜用或晒干。

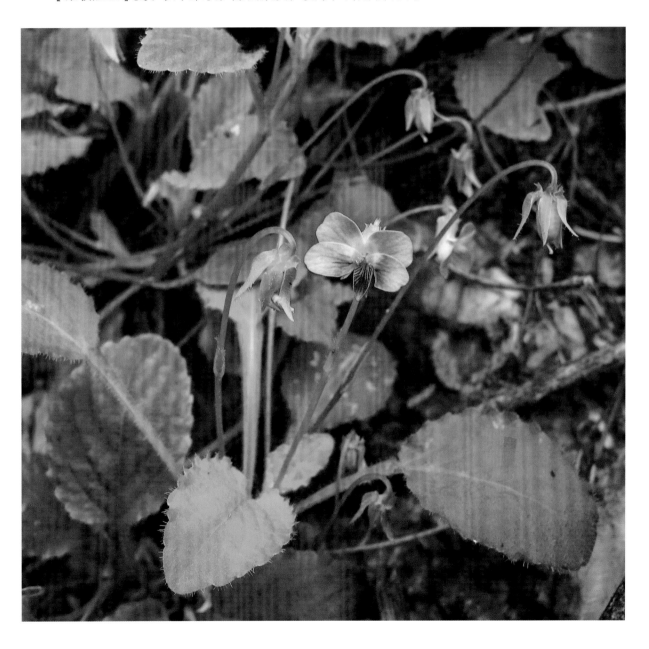

黄花倒水莲

【基原】为远志科黄花倒水莲*Polygala fallax* Hemsl. 的根。

【别名】黄花参、观音串、黄花远志。

【形态特征】灌木或小乔木。根粗壮，多分枝，表皮淡黄色。单叶互生；叶片膜质，披针形至椭圆状披针形，全缘，腹面深绿色，背面淡绿色，两面均被短柔毛。总状花序顶生或腋生；花瓣黄色，侧生花瓣长圆形。蒴果阔倒心形至圆形，绿黄色。种子圆形，密被白色短柔毛。花期5~8月，果期8~10月。

【分布】生于山谷林下水旁阴湿处。产于广西、广东、云南、湖南、江西、福建。

【性能主治】根味甘、微苦，性平。具有补益、强壮、祛湿、散瘀的功效。主治产后或病后体虚，急慢性肝炎，腰腿酸痛，子宫脱垂，脱肛，神经衰弱，月经不调，尿路感染，风湿骨痛。

【采收加工】秋、冬季采挖，切片，晒干。

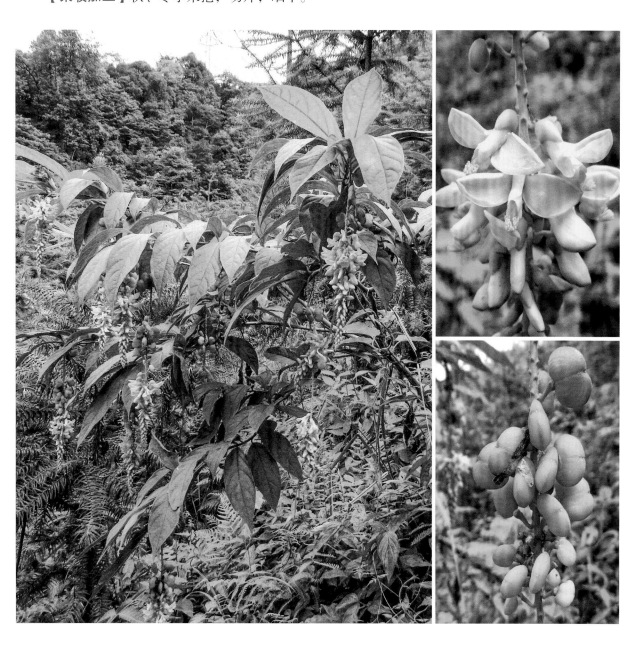

瓜子金

【基原】为远志科瓜子金*Polygala japonica* Houtt. 的全草。

【别名】银不换、小金不换、蓝花草。

【形态特征】多年生草本。单叶互生；叶片厚纸质或亚革质，卵形或卵状披针形，全缘，腹面绿色，背面淡绿色，两面无毛或被短柔毛。总状花序与叶对生，或腋外生；花瓣3片，白色至紫色。蒴果圆形，具喙状突尖，边缘具有横脉的阔翅，无缘毛。种子黑色，密被白色短柔毛。花期4~5月，果期5~8月。

【分布】生于山坡草地或田埂上。产于东北、华北、西北、华东、华中和西南等地区。

【性能主治】全草微辛、苦，性平。具有镇咳、化痰、活血、止血、安神、解毒的功效。主治咳嗽痰多，咽喉肿痛；外用治跌打损伤，疔疮疖肿，蛇虫咬伤。

【采收加工】春末花开时采挖，除去泥沙，洗净，晒干。

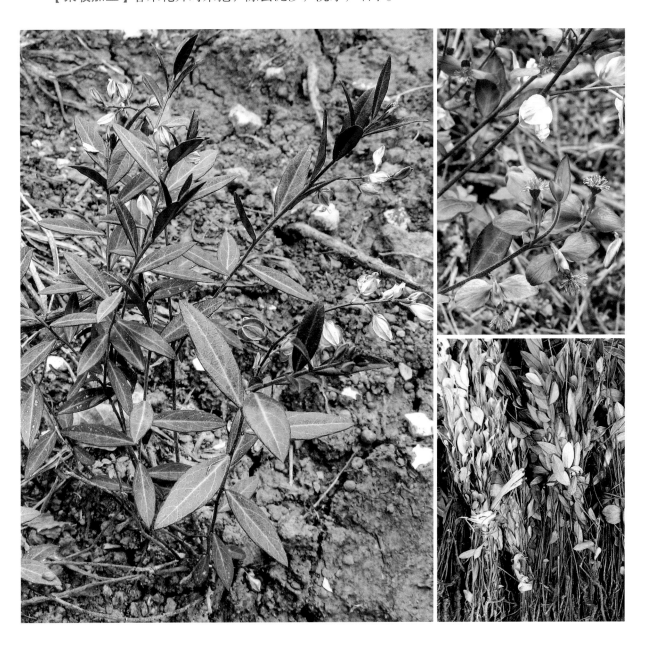

木本远志

【基原】为远志科长毛籽远志*Polygala wattersii* Hance 的根或叶。

【别名】山桂花、华石兰、西南远志。

【形态特征】灌木或小乔木。叶片近革质，椭圆形、椭圆状披针形或倒披针形，全缘，波状，腹面绿色，背面淡绿色，两面无毛。总状花序2~5个簇生于小枝近顶端的数个叶腋内；花瓣黄色，稀白色或紫红色。蒴果倒卵形或楔形，边缘具狭翅。种子卵形，密被长毛。花期4~6月，果期5~7月。

【分布】生于石山阔叶林中或灌木丛中。产于广西、广东、江西、湖南、湖北、四川等地。

【性能主治】根、叶味辛、甘，性温。具有解毒、散瘀的功效。主治无名肿毒，跌打损伤。

【采收加工】叶春、夏季采收，鲜用或晒干；根秋后采挖，鲜用或晒干。

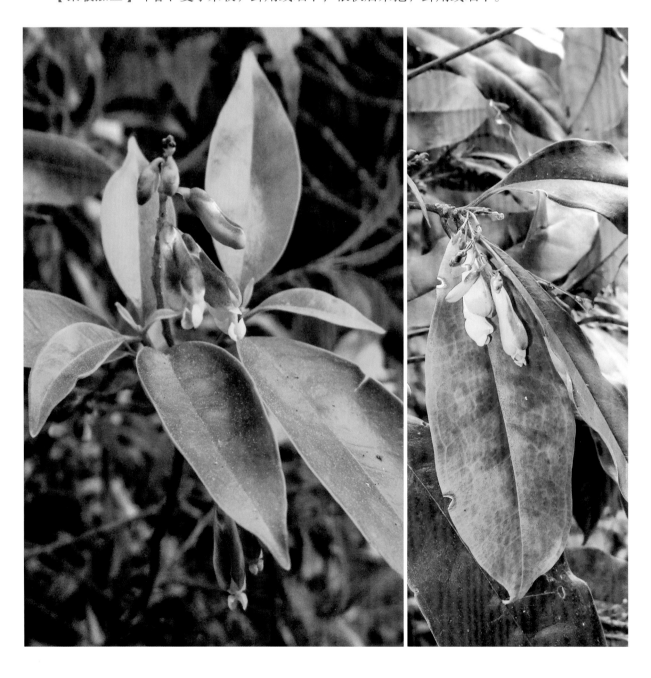

吹云草

【基原】为远志科齿果草*Salomonia cantoniensis* Lour. 的全草。

【别名】一碗泡、斩蛇剑、过山龙。

【形态特征】一年生直立草本。根纤细，芳香。茎细弱，多分枝，具狭翅。单叶互生；叶片膜质，卵状心形或心形，先端钝，具短尖头，基部心形，全缘或微波状，绿色，无毛。穗状花序顶生，花瓣淡红色。蒴果肾形，两侧具2列三角状尖齿。种子2粒，卵形。花期7~8月，果期8~10月。

【分布】生于山坡林下、灌木丛或草地。产于华东、华中、华南和西南地区。

【性能主治】全草味微辛，性平。具有解毒消肿、散瘀止痛的功效。主治痈肿疮疡，无名肿毒，喉痹，毒蛇咬伤，跌打损伤，风湿关节痛。

【采收加工】夏、秋季采收，洗净，鲜用或晒干。

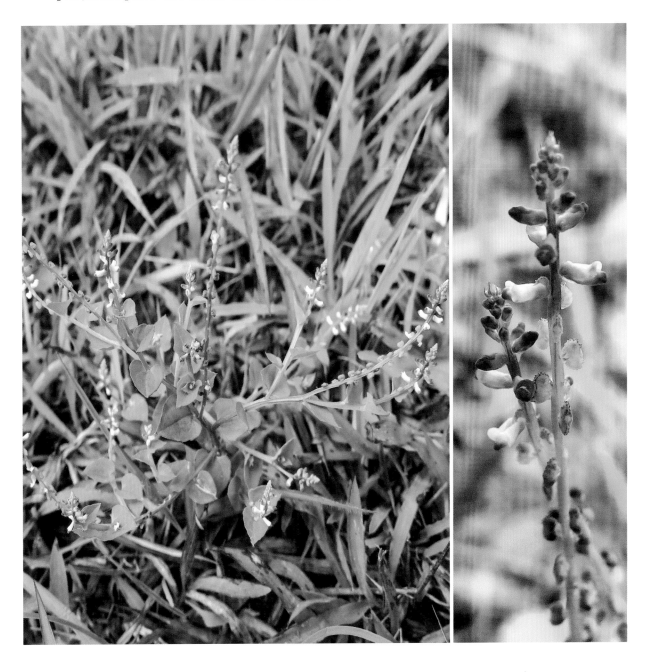

落地生根

【基原】为景天科落地生根*Bryophyllum pinnatum* (L. f.) Oken 的根及全草。

【别名】土三七、叶生根、叶爆芽。

【形态特征】多年生草本。羽状复叶，小叶长圆形至椭圆形，先端钝，边缘有圆齿，圆齿底部容易生芽，芽长大后落地即成一新植物。圆锥花序顶生，花冠高脚碟形，基部稍膨大，向上成管状，裂片卵状披针形，淡红色或紫红色。蓇葖包在花萼及花冠内。种子小，有条纹。花期1~3月。

【分布】生于山坡、沟边路旁湿润的草地上，或栽培作观赏花卉。产于广西、广东、云南、福建、台湾等地。

【性能主治】根及全草味苦、酸，性寒。具有解毒消肿、活血止痛、拔毒的功效。主治痈疮肿毒，乳腺炎，丹毒，外伤出血，跌打损伤，烧烫伤，骨折。

【采收加工】全年均可采收，多鲜用。

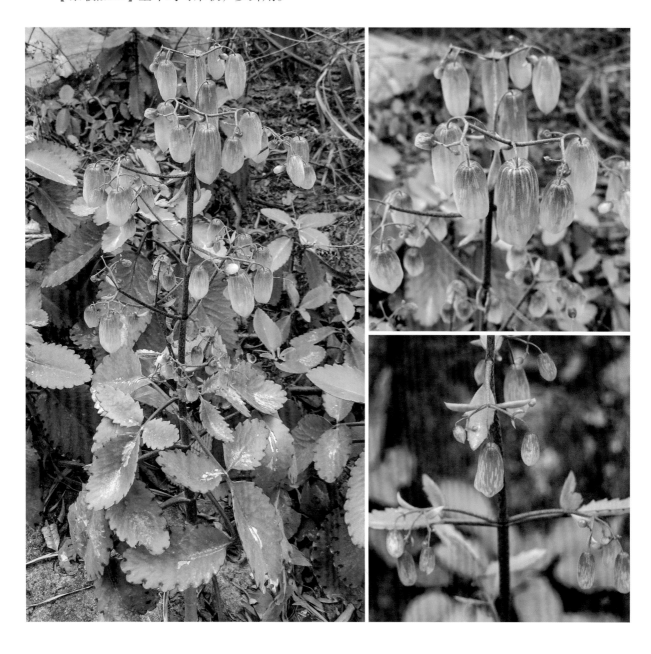

马牙半支

【基原】为景天科凹叶景天*Sedum emarginatum* Migo 的全草。

【别名】旱半支，马牙苋、山半支。

【形态特征】多年生草本。叶对生；叶片匙状倒卵形至宽卵形，先端圆形，有微缺，基部渐狭，有短距。聚伞状花序顶生，常有3个分枝；花无梗；萼片5片，披针形至狭长圆形；花瓣5片，黄色，线状披针形至披针形。蓇葖果略叉开，腹面有浅囊状隆起。种子细小，褐色。花期5~6月，果期6月。

【分布】生于山坡阴湿处。产于广西、云南、四川、湖南、湖北、江西、安徽、浙江、江苏、甘肃、陕西等地。

【性能主治】全草味苦、酸，性凉。具有清热解毒、凉血止血、利湿的功效。主治痈疖，疔疮，带状疱疹，瘰疬，咯血，吐血，鼻出血，便血，痢疾，淋病，黄疸，崩漏，带下。

【采收加工】夏、秋季采收，晒干。

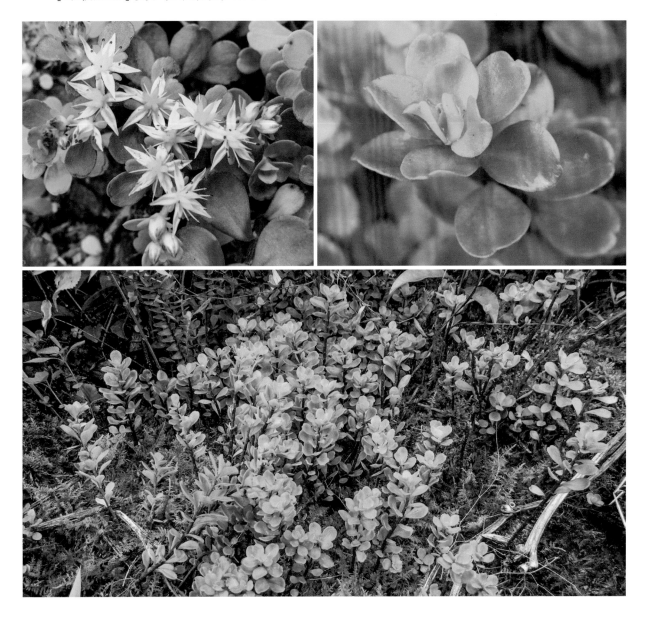

虎耳草

【基原】为虎耳草科虎耳草*Saxifraga stolonifera* Curt. 的全草。

【别名】石荷叶、天荷叶、老虎耳。

【形态特征】多年生草本。鞭匐枝细长，密被卷曲长腺毛，具鳞片状叶。基生叶具长柄；叶片近心形、肾形至扁圆形，裂片边缘具不规则齿和腺睫毛，背面通常红紫色，两面被腺毛，有斑点。聚伞花序圆锥状；花瓣白色，中上部具紫红色斑点，基部具黄色斑点。花期5~8月，果期7~11月。

【分布】生于林下、草丛和阴湿岩隙。产于广西、广东、云南、贵州、四川、江西、福建、台湾、湖南、湖北、安徽、江苏、浙江、河南、河北、陕西、甘肃等地。

【性能主治】全草味辛、苦，性寒；有小毒。具有疏风、清热、凉血解毒的功效。主治风热咳嗽，肺痈，吐血，风火牙痛，风疹瘙痒，痈肿丹毒，痔疮肿痛，毒虫咬伤，外伤出血。

【采收加工】全年均可采收，晒干。

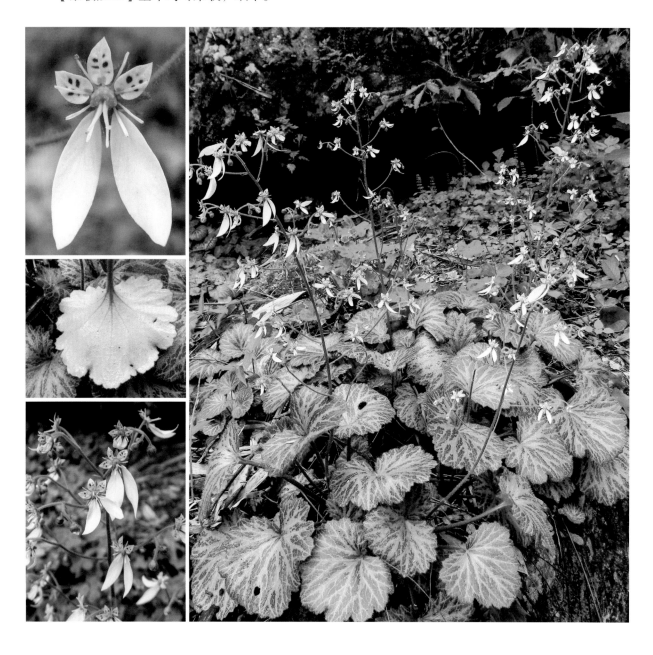

鹅肠草

【基原】为石竹科鹅肠菜*Myosoton aquaticum* (L.) Moench 的全草。

【别名】抽筋草、伸筋藤、伸筋草。

【形态特征】二年生或多年生草本。茎上升，多分枝，上部被腺毛。叶片卵形或宽卵形，有时边缘具毛；上部叶常无柄或具短柄，疏生柔毛。顶生二歧聚伞花序；苞片叶状，边缘具腺毛；花瓣白色，二深裂至基部，裂片线形或披针状线形。蒴果卵圆形。种子近肾形，褐色，具小疣。花期5~8月，果期6~9月。

【分布】生于河流两旁冲积沙地的低湿处或灌木丛林缘和水沟旁。产于我国南北各省区。

【性能主治】全草味甘、酸，性平。具有清热解毒、散瘀消肿的功效。主治肺热喘咳，痢疾，痈疽，痔疮，牙痛，月经不调，小儿疳积。

【采收加工】春季生长旺盛时采收，鲜用或晒干。

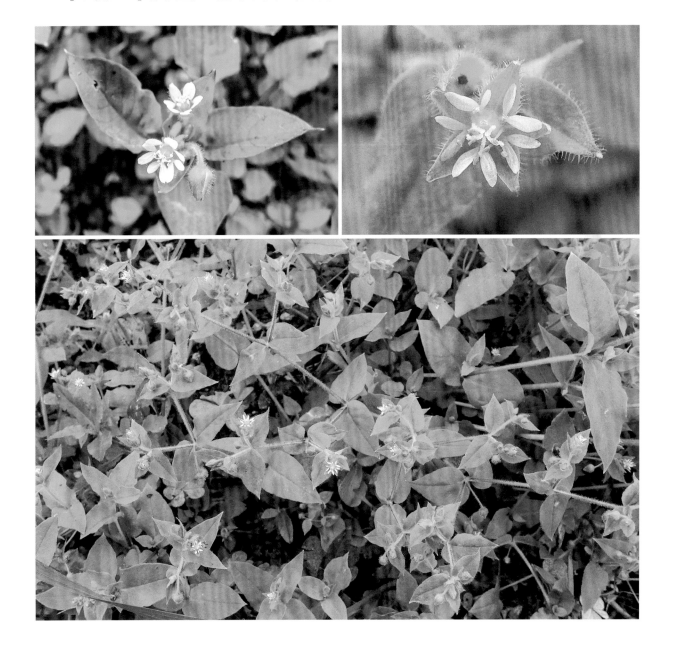

马齿苋

【基原】为马齿苋科马齿苋*Portulaca oleracea* L. 的全草。

【别名】马齿草、马苋、马齿菜。

【形态特征】一年生铺地草本。茎平卧或斜倚，伏地铺散，多分枝，淡绿色或带暗红色。叶互生，有时近对生；叶片扁平，肥厚，倒卵形，似马齿状，全缘，腹面暗绿色，背面淡绿色或带暗红色，中脉微隆起。花无梗，常3~5朵簇生枝端，花瓣黄色。蒴果卵球形，盖裂。花期5~8月，果期6~9月。

【分布】生于菜园、农田、路旁。我国南北各地均产。

【性能主治】全草味酸，性寒。具有清热解毒、凉血止血、止痢的功效。主治热毒血痢，痈肿疔疮，崩漏，痔血，丹毒，瘰疬，蛇虫咬伤，湿疹。

【采收加工】夏、秋季采收，除去杂质，洗净，略蒸或烫后晒干。

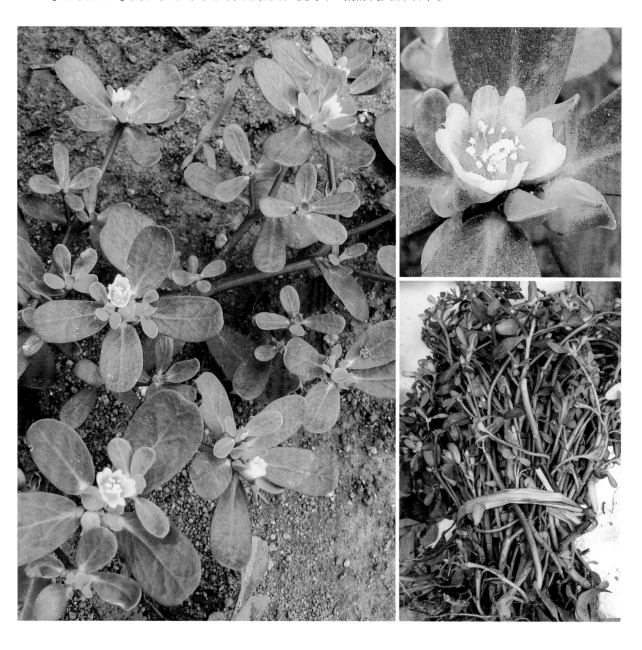

土人参

【基原】为马齿苋科土人参*Talinum paniculatum* (Jacq.) Gaertn. 的根。

【别名】假人参、土洋参、土参。

【形态特征】一年生肉质草本。主根棕褐色，有分枝，外皮黑褐色，断面乳白色。叶互生或近对生；叶片稍肉质，倒卵形或倒卵状长椭圆形。圆锥花序顶生或腋生；花小；花瓣粉红色或淡紫红色，长椭圆形、倒卵形或椭圆形。蒴果近球形。种子黑褐色或黑色。花期6~8月，果期9~11月。

【分布】生于田野、路边、山坡沟边等阴湿处。产于广西、广东、贵州、云南、四川、浙江、安徽等地。

【性能主治】根味甘、淡，性平。具有补气润肺、止咳、调经的功效。主治气虚乏倦，食少，泄泻，肺痨咳血，眩晕，潮热，盗汗，自汗，月经不调，带下，产妇乳汁不足。

【采收加工】8~9月采挖，洗净，除去细根，晒干或刮去外皮，蒸熟，晒干。

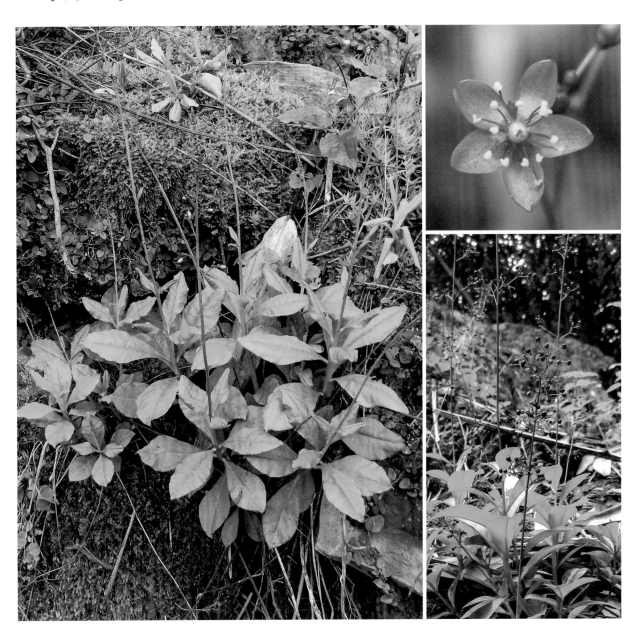

金荞麦

【基原】为蓼科金荞麦*Fagopyrum dibotrys* (D. Don) Hara 的根状茎。

【别名】野荞麦、荞麦三七、金锁银开。

【形态特征】多年生草本。根状茎木质化，黑褐色。叶片三角形，边缘全缘，两面具乳头状突起或被柔毛；托叶鞘筒状，膜质，褐色，无缘毛。伞房状花序，顶生或腋生；苞片卵状披针形，顶端尖，边缘膜质；花被5深裂，白色，花被片长椭圆形。瘦果宽卵形，成熟时黑褐色，无光泽。花期7~9月，果期8~10月。

【分布】生于山谷湿地、山坡灌木丛。产于华东、华中、华南、西南及陕西等地。

【性能主治】根状茎味微辛、涩，性凉。具有清热解毒、排脓祛瘀的功效。主治肺痈吐脓，肺热喘咳，乳蛾肿痛。

【采收加工】冬季采挖，除去茎和须根，洗净，晒干。

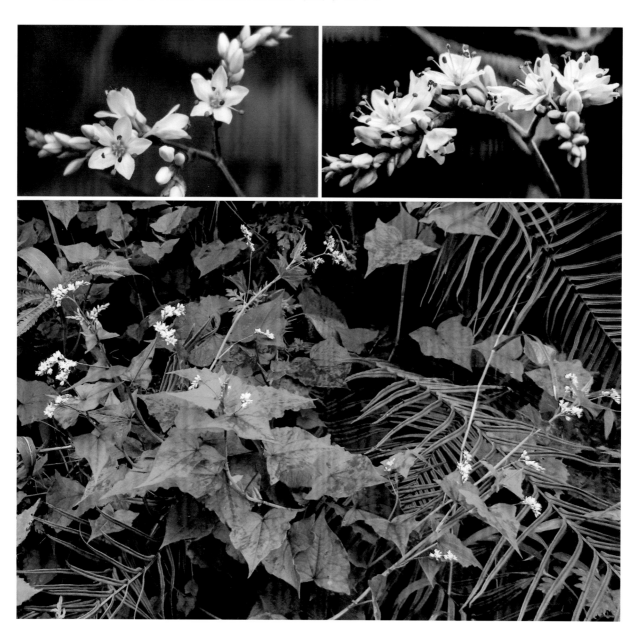

何首乌

【基原】为蓼科何首乌*Fallopia multiflora* (Thunb.) Harald. 的块根。

【别名】首乌、赤首乌、铁秤砣。

【形态特征】多年生草本。块根肥厚，黑褐色。茎缠绕，多分枝，具纵棱，无毛，下部木质化。叶片卵状心形，全缘。花序圆锥状，顶生或腋生，苞片三角状卵形，具小突起，每苞内具2~4朵花；花被5深裂，白色或淡绿色，果时增大，外形近圆形。瘦果卵形，黑褐色。花期8~9月，果期9~10月。

【分布】生于山谷路边、灌木丛、山坡及沟边石隙。产于广西、贵州、四川、河南等地。

【性能主治】块根味苦、甘、涩，性微温。具有解毒、消痈、截疟、润肠通便的功效。主治疮痈，瘰疬，风疹瘙痒，久疟体虚，肠燥便秘。

【采收加工】秋、冬季叶枯萎时采挖，削去两端，洗净，个大的切块，干燥。

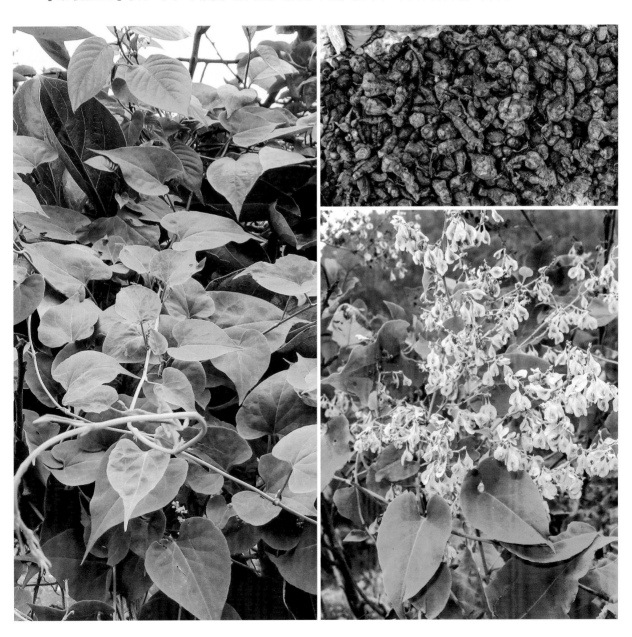

石莽草

【基原】为蓼科头花蓼*Polygonum capitatum* Buch.-Ham. ex D. Don 的全草。

【别名】省订草、雷公须、火眼丹。

【形态特征】多年生草本。茎匍匐状，丛生，多分枝，疏生腺毛或近无毛。一年生枝近直立，疏生腺毛。叶片卵形或椭圆形，全缘，边缘具腺毛，两面疏生腺毛，腹面有时具黑褐色新月形斑点。花序头状；花被5深裂，淡红色。瘦果长卵形，熟时黑褐色，外表密生小点，微有光泽。花期6~9月，果期8~10月。

【分布】生于山坡、山谷湿地。产于广西、广东、云南、贵州、四川、湖南、湖北等地。

【性能主治】全草味苦、辛，性凉。具有清热利湿、活血止痛的功效。主治痢疾，肾盂肾炎，膀胱炎，尿路结石，风湿痛，跌打损伤，疖腮，疮疡，湿疹。

【采收加工】全年均可采，鲜用或晒干。

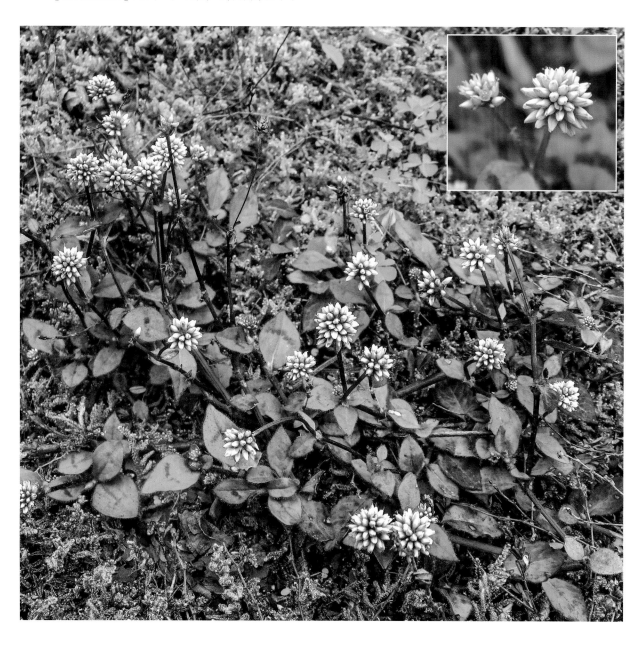

火炭母

【基原】为蓼科火炭母*Polygonum chinense* L. 的全草。

【别名】火炭毛、乌炭子、运药。

【形态特征】多年生草本。茎直立，通常无毛。叶片卵形或长卵形，边缘全缘，两面无毛，有时背面沿叶脉疏生短柔毛。花序头状，通常数个排成圆锥状，顶生或腋生；花序梗具腺毛；花被5深裂，白色或淡红色，裂片卵形，果时增大呈肉质，果熟时蓝黑色。瘦果宽卵形，黑色。花期7~9月，果期8~10月。

【分布】生于山谷湿地、山坡草地。产于陕西南部、甘肃南部，华东、华中、华南和西南等地。

【性能主治】全草味酸、涩，性凉；有毒。具有清热解毒、利湿止痒、明目退翳的功效。主治痢疾，肠炎，扁桃体炎，咽喉炎；外用治角膜云翳，子宫颈炎，霉菌性阴道炎，湿疹。

【采收加工】夏、秋季采挖，除去泥沙，晒干。

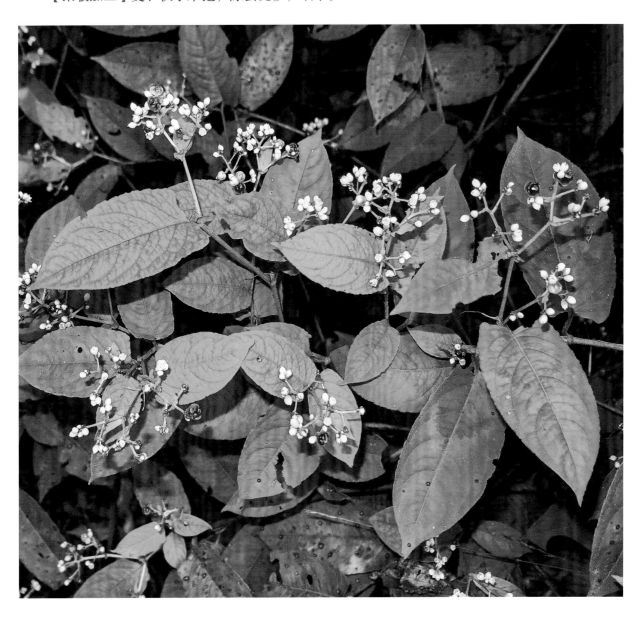

水蓼

【基原】为蓼科水蓼*Polygonum hydropiper* L. 的全草。

【别名】蓼子、水蓼子。

【形态特征】一年生草本。茎直立，多分枝，节部膨大。叶片披针形或椭圆状披针形，具缘毛，两面无毛，被褐色小点，具辛辣味；叶腋具闭花受精花；通常托叶鞘内藏有花簇。总状花序呈穗状，花被5深裂，绿色，上部白色或淡红色，被黄褐色透明腺点。瘦果卵形，熟时黑褐色。花期5~9月，果期6~10月。

【分布】生于河滩、水沟边、山谷湿地。产于我国南北各地。

【性能主治】全草味辛，性温；具有小毒。有除湿、化滞的功效。主治痢疾，肠炎，食滞；外用治皮肤瘙痒。

【采收加工】夏、秋季开花时采收，除去杂质，晒干。

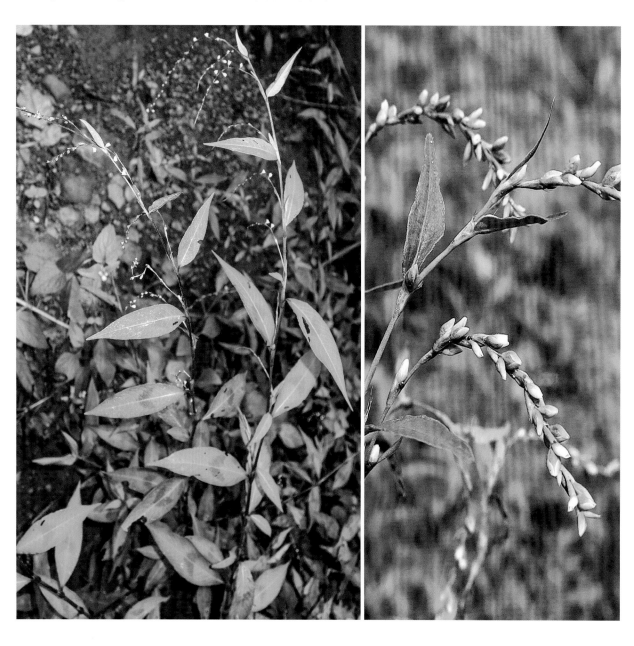

杠板归

【基原】为蓼科杠板归*Polygonum perfoliatum* L. 的地上部分。

【别名】方胜板、刺犁头、蛇不过。

【形态特征】一年生草本。茎攀缘，沿棱具稀疏的倒生皮刺。叶片三角形，薄纸质，腹面无毛，背面沿叶脉疏生皮刺。总状花序呈短穗状，不分枝顶生或腋生，花被5深裂，白色或淡红色，果时增大呈肉质，成熟时深蓝色。瘦果球形，熟时黑色，包于宿存花被内。花期6~8月，果期7~10月。

【分布】生于田边、路旁、山谷湿地。产于广西、广东、云南、贵州、四川、海南、江西、福建、台湾、湖南、湖北、安徽、浙江、江苏、山东、河南、河北、陕西、甘肃、黑龙江等地。

【性能主治】地上部分味酸，性微寒。具有利水消肿、清解热毒、止咳的功效。主治肾炎水肿，上呼吸道感染，百日咳，泻痢，湿疹，疖肿，毒蛇咬伤。

【采收加工】夏、秋季采收，割取地上部分，鲜用或晾干。

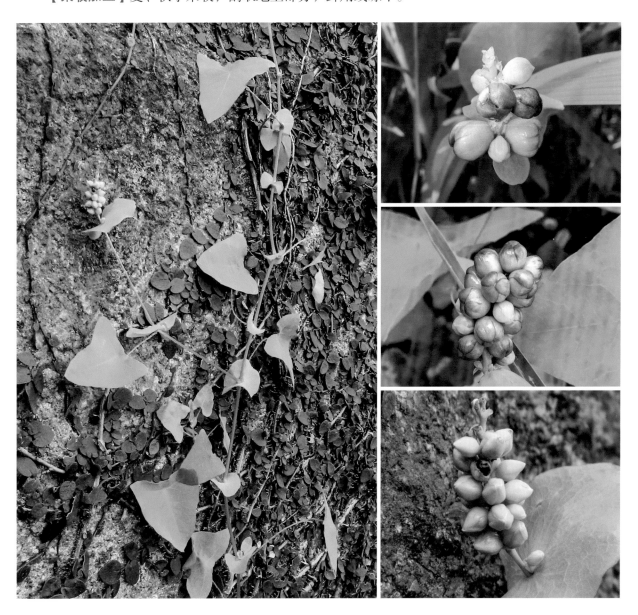

小萹蓄

【基原】为蓼科习见蓼*Polygonum plebeium* R. Br. 的全草。

【别名】姑巴草、扁竹、水米草。

【形态特征】一年生草本。茎平卧，自基部分枝，通常小枝的节间比叶片短。叶片窄椭圆形或倒披针形，两面无毛，侧脉不明显；托叶鞘膜质，白色，透明，顶端撕裂。花3~6朵簇生叶腋，花被5深裂，绿色，边缘白色或淡红色。瘦果宽卵形，熟时黑褐色，包于宿存花被内。花期5~8月，果期6月~9月。

【分布】生于田边、路旁、水边湿地。除西藏外，分布于我国各地。

【性能主治】全草味苦，性凉。具有清热解毒、通淋利尿、化湿杀虫的功效。主治热淋，石淋，黄疸，痢疾，恶疮疥癣，蛔虫病。

【采收加工】开花时采收，晒干。

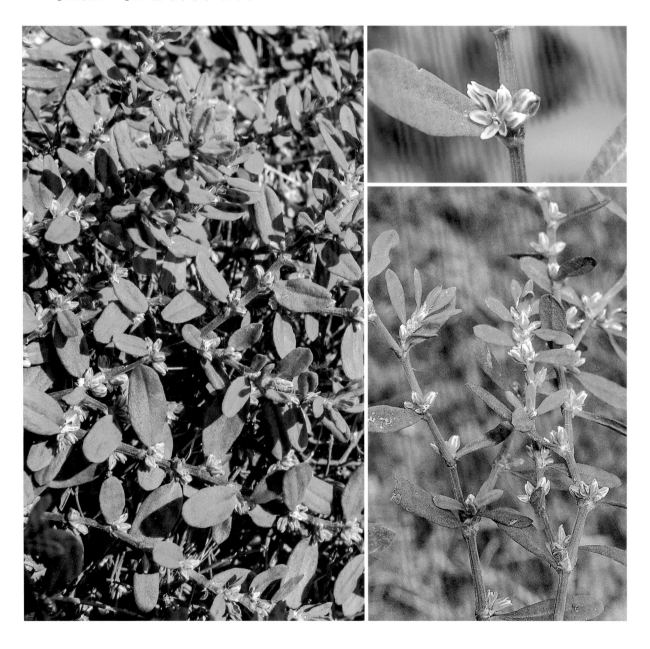

虎杖

【基原】为蓼科虎杖*Reynoutria japonica* Houtt. 的根状茎和根。

【别名】花斑竹、酸筒杆、酸汤梗。

【形态特征】多年草本。根状茎粗壮，横走；茎具小突起，无毛，散生红色或紫红斑点。叶宽卵形或卵状椭圆形，近革质，两面无毛，沿叶脉具小突起。花单性，雌雄异株，花序圆锥状；花被5深裂，淡绿色，雄花花被片具绿色中脉，无翅。瘦果卵形，熟时黑褐色。花期8~9月，果期9~10月。

【分布】生于山坡灌木丛、山谷、路旁、田边湿地。产于四川、云南、贵州、陕西南部、甘肃南部及华东、华中、华南。

【性能主治】根状茎和根味咸，性寒。具有消痰、软坚散结、利水消肿的功效。主治瘿瘤、瘰疬，睾丸肿痛，痰饮水肿。

【采收加工】夏、秋季采挖，洗净，晒干。

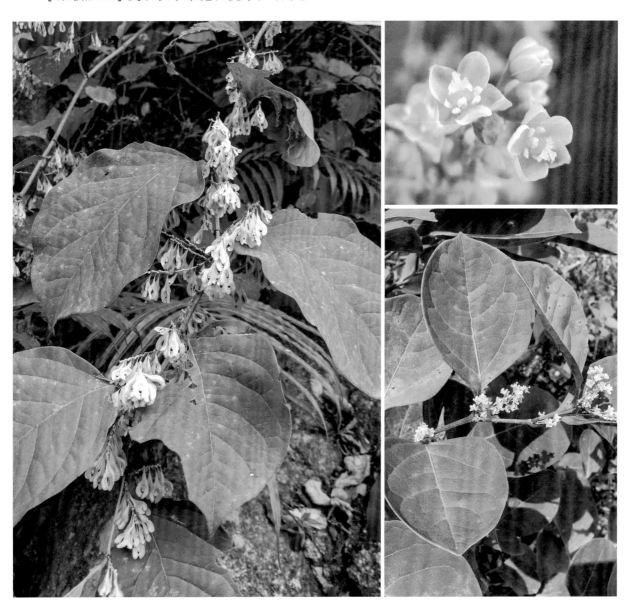

商陆

【基原】为商陆科商陆*Phytolacca acinosa* Roxb. 或垂序商陆*P. americana* L.的根。

【别名】土冬瓜、抱母鸡、土母鸡。

【形态特征】多年生草本。根肥大，肉质，倒圆锥形，外皮淡黄色或灰褐色，内面黄白色。茎直立，肉质，绿色或红紫色。叶片薄纸质，椭圆形、长椭圆形或披针状椭圆形。总状花序顶生或与叶对生，密生多花；花白色后渐变为淡红色。浆果扁球形，熟时深红紫色或黑色。花期5~8月，果期6~10月。

【分布】生于沟谷、山坡林下、林缘路旁。除东北、内蒙古、青海、新疆外，分布几遍全国。

【性能主治】根味苦，性寒；有毒。具有逐水消肿、通利二便的功效；外用解毒散结。主治水肿胀满，二便不通；外用治痈肿疮毒。

【采收加工】秋季至翌年春季采挖，除去须根和泥沙，切块或切片，晒干或阴干。

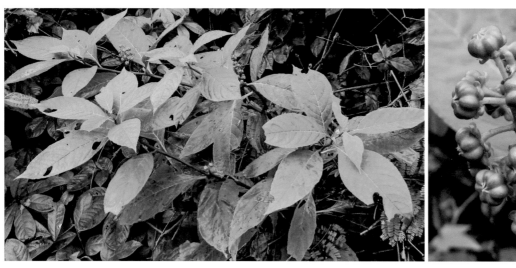
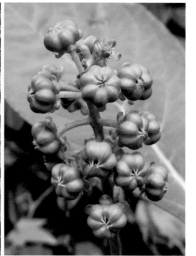

商陆*P. acinosa.*

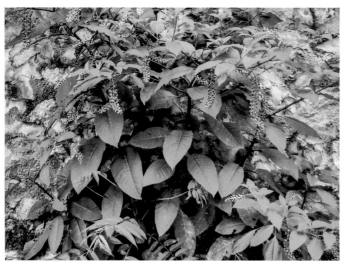
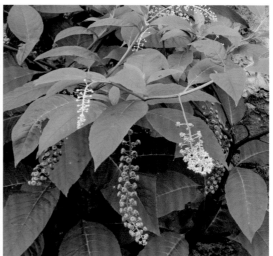

垂序商陆*P. americana*

倒扣草

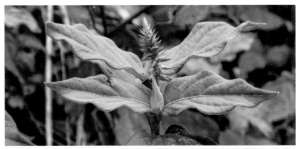

【基原】为苋科土牛膝*Achyranthes aspera* L. 的全草。

【别名】杜牛膝、倒钩草、倒扣筋。

【形态特征】多年生草本，高20~120 cm。茎四棱形，有柔毛，节部稍膨大，分枝对生。叶片纸质，宽卵状倒卵形或椭圆状矩圆形，顶端圆钝，具突尖，两面密生柔毛，或近无毛。穗状花序顶生，花序梗具棱角，粗壮，坚硬，密生白色伏贴或开展柔毛。胞果卵形，种子卵形。花期6~8月，果期10月。

【分布】生于山坡疏林或村庄附近空旷地。产于广西、广东、云南、贵州、湖南等地。

【性能主治】全草味甘、淡、微酸，性凉。具有解表清热、利湿的功效。主治外感发热，咽喉肿痛，烦渴，风湿性关节痛。

【采收加工】夏、秋季花果期采收，除去杂质，干燥。

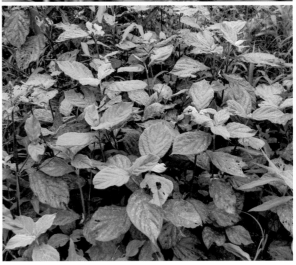

青葙子

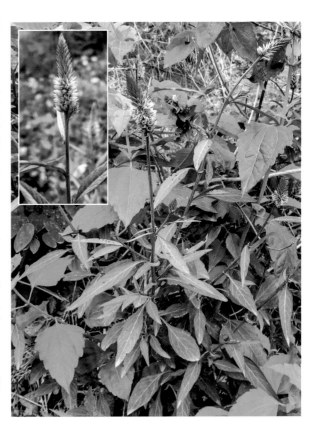

【基原】为苋科青葙*Celosia argentea* L. 的成熟种子。

【别名】野鸡冠花、狗尾花、狗尾苋。

【形态特征】一年生草本。全体无毛。茎直立，有分枝，绿色或红色，具明显条纹。叶片矩圆披针形、披针形或披针状条形，少数卵状矩圆形，绿色常带红色。花密生，在茎端或枝端成单一、无分枝的塔状或圆柱状穗状花序。胞果小，包裹在宿存花被片内。花期5~8月，果期6~10月。

【分布】生于平原、田边、丘陵、山坡。分布几遍全国。

【性能主治】种子味苦、辛，性寒。具有清虚热、除骨蒸、解暑热、截疟、退黄的功效。主治温邪伤阴，夜热早凉，阴虚发热，骨蒸劳热，暑邪发热，疟疾寒热，湿热黄疸。

【采收加工】秋季果实成熟时采割植株或摘取果穗，晒干，除去杂质，收集种子。

米念芭

【基原】为亚麻科米念芭*Tirpitzia ovoidea* Chun et How ex Sha 的枝、茎、叶。

【别名】米念巴、白花树、翠容叶。

【形态特征】灌木。叶片革质或厚纸质，全缘，表面绿色，背面浅绿色，干后表面灰绿色，背面淡黄色，表面中脉微凹或平坦，背面凸起。聚伞花序在茎和分枝上部腋生；花瓣5片，白色，旋转排列成管状。蒴果卵状椭圆形，子褐色，具膜质翅，翅倒披针形，稍短于蒴果。花期5~10月，果期10~11月。

【分布】生于山谷、疏林中，岩石上、石灰岩山顶、山坡阳处灌木丛中、密林石上。产于广西。

【性能主治】枝、茎、叶味微甘，性平。具有活血散瘀、舒筋活络的功效。主治跌打损伤，骨折，外伤出血，疮疖。

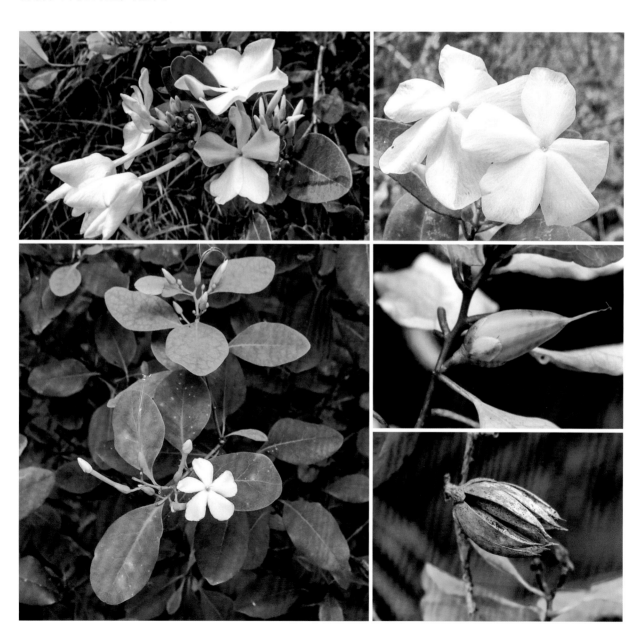

老鹳草

【基原】为牻牛儿苗科野老鹳草*Geranium carolinianum* L. 的地上部分。

【别名】鹳嘴、老鸦嘴、贯筋。

【形态特征】一年生草本。茎直立或仰卧，密被倒向短柔毛。基生叶早枯，茎生叶互生或最上部对生；托叶披针形或三角状披针形；叶片圆肾形，掌状5~7裂近基部，裂片楔状倒卵形或菱形。花序腋生和顶生，每花序梗具2朵花；花瓣淡紫红色，倒卵形。蒴果被短糙毛。花期4~7月，果期5~9月。

【分布】生于平原和低山荒坡杂草丛中。产于广西、云南、四川、江西、湖南、湖北、安徽、江苏、浙江、山东等地。

【性能主治】地上部分味辛、苦，性平。具有祛风湿、通经络、止泄利的功效。主治风湿痹痛，筋骨酸痛，麻木拘挛，泄泻痢疾。

【采收加工】夏、秋季果实近成熟时采割，捆成把，晒干。

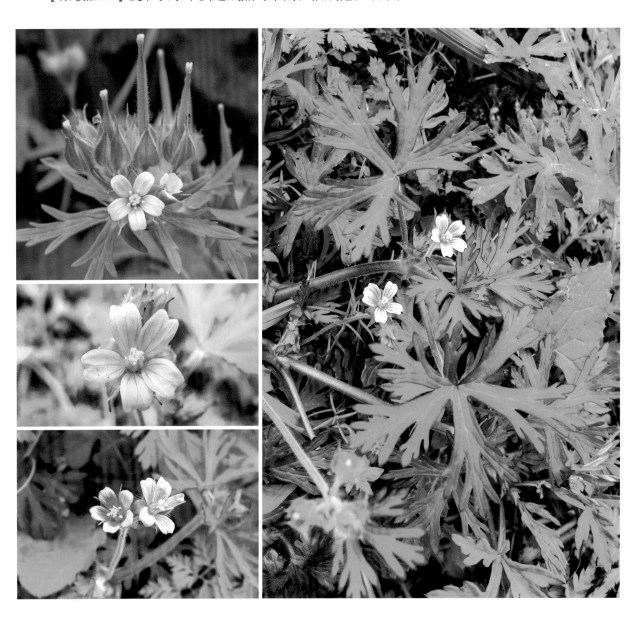

铜锤草

【基原】为酢浆草科红花酢浆草 *Oxalis corymbosa* DC. 的全草。

【别名】大酸味草、大老鸦酸、地麦子。

【形态特征】多年生直立草本。地下部分有球状鳞茎；外层鳞片膜质，褐色，被长缘毛；内层鳞片呈三角形。叶基生，被毛或近无毛；叶片通常两面或有时仅边缘有干后呈棕黑色的小腺体，背面尤甚并被疏毛。花序梗基生，二歧聚伞花序，通常排列成伞形花序式，花瓣淡紫色至紫红色。花果期3~12月。

【分布】生于低海拔的山地、路旁、田野、菜地的潮湿处。产于广西、云南及华东、华中、华南等地。

【性能主治】全草味酸，性寒。具有散瘀消肿、清热利湿、解毒的功效。主治跌打损伤，月经不调，咽喉肿痛，水泻，痢疾，水肿，白带异常，淋浊，痔疮，痈肿，疮疖，烧烫伤。

【采收加工】3~6月采收全草，洗净，鲜用或晒干。

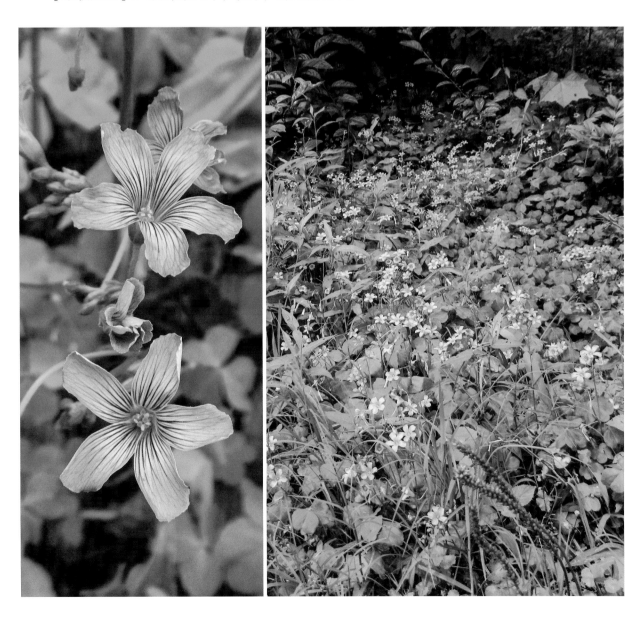

凤仙花

【基原】为凤仙花科凤仙花*Impatiens balsamina* L. 的花。

【别名】指甲花、金凤花、灯盏花。

【形态特征】一年生或多年生草本。茎粗壮，肉质，直立，下部节常膨大，具多数纤维状根。叶互生，最下部叶有时对生；叶片披针形、狭椭圆形或倒披针形。花单生或2~3朵簇生于叶腋，无花序梗；花白色、粉红色或紫色，单瓣或重瓣。蒴果宽纺锤形，两端尖，密被柔毛。种子多数，圆球形，黑褐色。花期7~10月。

【分布】生于山坡草池、路边、田边。产于全国大部分地区。

【性能主治】花味甘、苦，性微温。具有祛风除湿、活血止痛、解毒杀虫的功效。主治风湿肢体痿废，腰胁疼痛，妇女闭经腹痛，产后瘀血未尽，跌打损伤，骨折，痈疽疮毒，毒蛇咬伤，白带异常，鹅掌风，灰指甲。

【采收加工】夏、秋季开花时采收，鲜用或阴干、烘干。

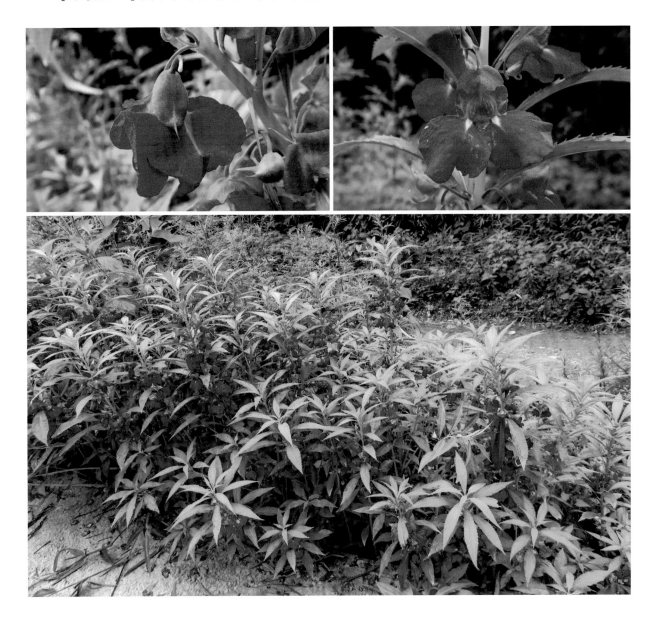

了哥王

【基原】为瑞香科了哥王 *Wikstroemia indica* (L.) C. A. Mey. 的根或根皮。

【别名】九信菜、九信药、鸡仔麻。

【形态特征】灌木。小枝红褐色，无毛。叶对生；叶片纸质至近革质，倒卵形、椭圆状长圆形或披针形，干时棕红色，无毛，侧脉细密。花黄绿色，数朵组成顶生头状总状花序；花序梗长5~10 mm，无毛；花梗长1~2 mm；花近无毛，裂片4片，宽卵形至长圆形。果椭圆形，熟时红色至暗紫色。花果期夏秋季。

【分布】生于开阔的林下或石山上。产于广西、广东、四川、湖南、浙江、江西、福建、台湾等地。

【性能主治】根或根皮味苦、辛，性微寒；有毒。具有清热解毒、散瘀逐水的功效。主治支气管炎，肺炎，疟腮，淋巴结炎，风湿痛，晚期血吸虫病腹水，疮疖痈疽。

【采收加工】全年均可采挖，洗净，晒干；或剥取根皮，晒干。

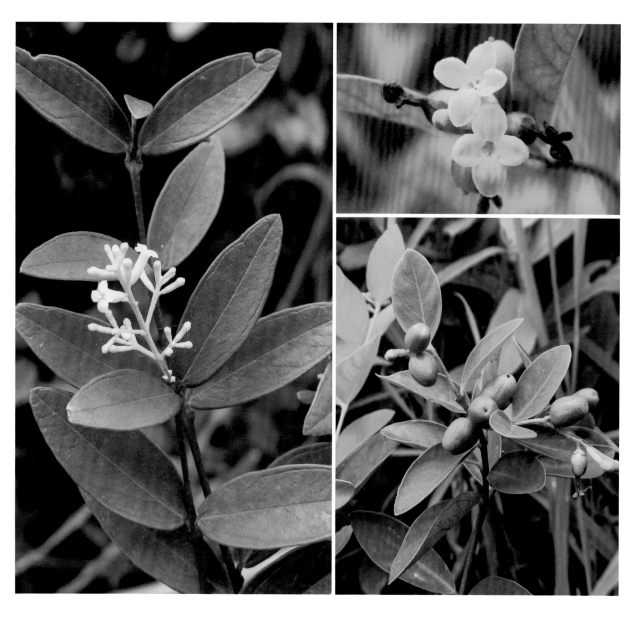

紫茉莉

【基原】为紫茉莉科紫茉莉 *Mirabilis jalapa* L. 的叶、果实。

【别名】胭脂花、胭粉豆、白粉果。

【形态特征】一年生草本。茎直立，无毛或疏生细柔毛，节稍膨大。叶片卵形或卵状三角形，全缘，两面均无毛。花常数朵簇生枝端；花紫红色、黄色、白色或杂色；花被筒高脚碟状。瘦果球形，熟时黑色。花期6~10月，果期8~11月。

【分布】我国南北各地常栽培，为观赏花卉，有时逸为野生。

【性能主治】叶味甘、淡，性微寒。具有清热解毒、祛风渗湿、活血的功效。主治痈肿疮毒，跌打损伤。果实味甘，性微寒。具有清热化斑、利湿解毒的功效。主治生斑痣，脓疱疮。

【采收加工】叶生长茂盛花未开时采摘，洗净，鲜用。9~10月果实成熟时采收，除去杂质，晒干。

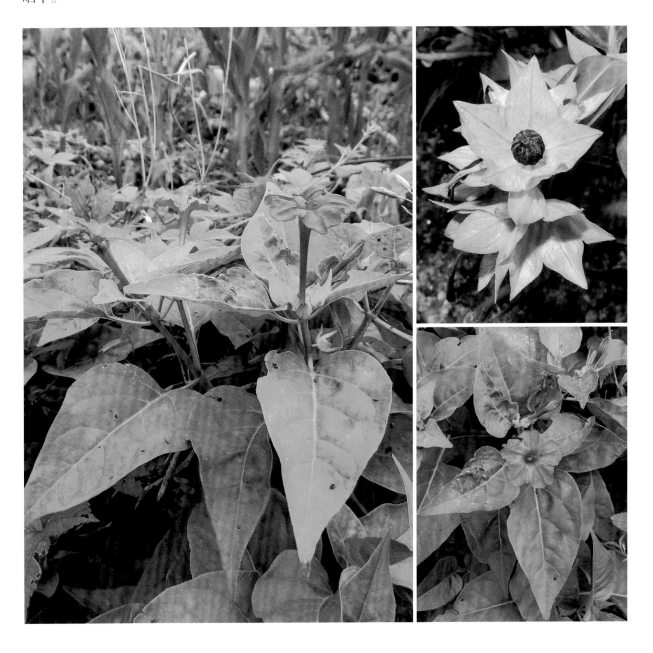

马桑

【基原】为马桑科马桑 *Coriaria nepalensis* Wall. 的根。

【别名】乌龙须、黑龙须。

【形态特征】灌木。叶对生；叶片纸质至薄革质，椭圆形或阔椭圆形，全缘，两面无毛或沿脉上疏被毛。总状花序生于二年生的枝条上；雄花序先叶开放，多花密集，花序轴被腺状微柔毛；不育雌蕊存在；雌花序与叶同出。果球形，果期花瓣肉质增大包于果外，熟时由红色变紫黑色。花期 3~4 月，果期 5~6 月。

【分布】生于山地灌木丛中。产于广西、云南、贵州、四川、湖北、陕西、甘肃、西藏等地。

【性能主治】根味苦，性凉；有毒。具有祛风除湿、镇痛、杀虫的功效。主治风湿麻木，痈疮肿毒，风火牙痛，痰饮，痞块，瘰疬，跌打损伤，急性结膜炎，烧烫伤，狂犬咬伤。

【采收加工】冬季采挖，除净泥土，晒干。

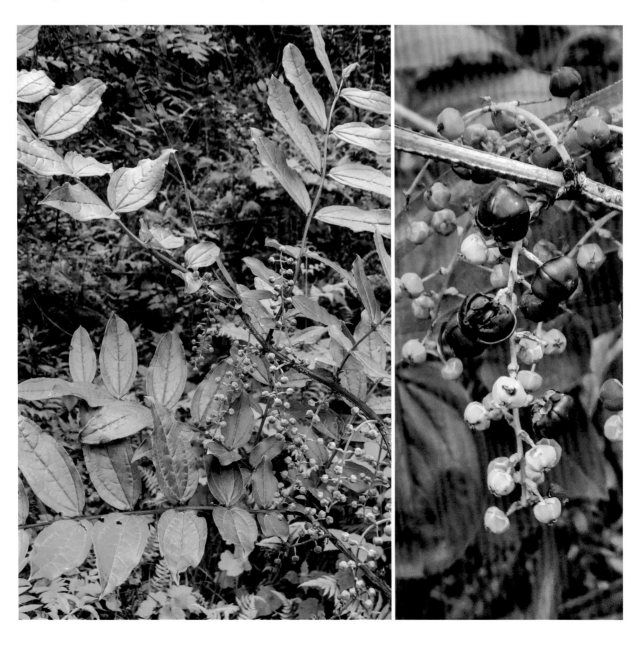

绞股蓝

【基原】为葫芦科绞股蓝*Gynostemma pentaphyllum* (Thunb.) Makino 的全草。

【别名】盘王茶、五叶参。

【形态特征】常绿草质藤本。茎细弱，具纵棱及槽。鸟足状复叶具5~7片小叶；小叶膜质或纸质。卷须纤细，二歧，稀单一。花雌雄异株；雄花圆锥花序，花绿白色；雌花圆锥花序远较雄花序短小，花萼及花冠似雄花。果肉质不裂，球形，熟后黑色。种子卵状心形。花期3~11月，果期4~12月。

【分布】生于沟谷林下、山坡或灌木丛中。产于我国南部。

【性能主治】全草味苦、微甘，性寒。具有清热解毒、止咳祛痰、益气养阴、延缓衰老的功效。主治胸膈痞闷，痰阻血瘀，心悸气短，眩晕头痛，健忘耳鸣，高脂血症，单纯性肥胖。

【采收加工】夏、秋季采收，洗净，晒干。

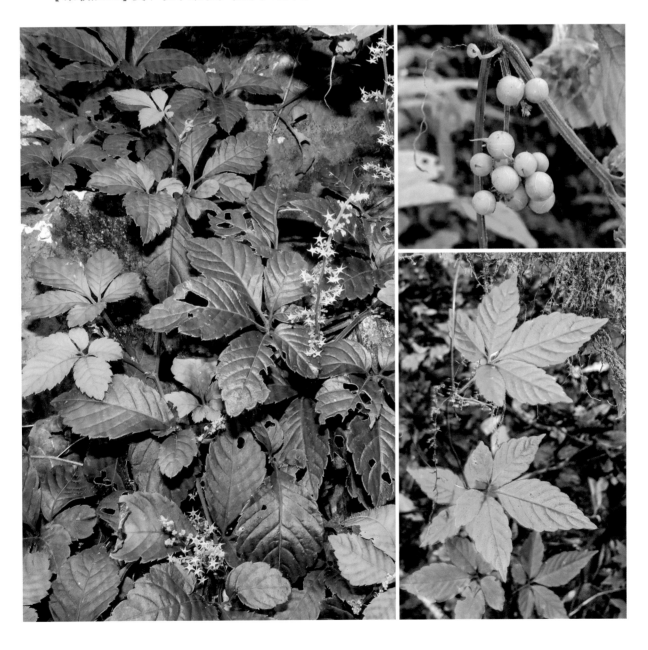

王瓜

【基原】为葫芦科王瓜*Trichosanthes cucumeroides* (Ser.) Maxim. 的种子、果实。

【别名】赤雹子、野黄瓜、鸭屎瓜。

【形态特征】攀缘藤本。块根纺锤形，肥大。茎具纵棱及槽。叶片纸质，阔卵形或圆形，常3~5浅裂至深裂，或有时不分裂，叶基深心形。雌雄异株；花冠白色；花萼筒喇叭形，裂片具极长的丝状流苏。果实卵圆形、卵状椭圆形或球形。种子横长圆形。花期5~8月，果期8~11月。

【分布】生于山谷林中、山坡林下或灌木丛中。产于华东、华中、华南和西南等地。

【性能主治】种子味酸、苦，性平。具有清热利湿、凉血止血的功效。主治肺痿吐血，痢疾，肠风下血。果实味苦，性寒。具有清热、化瘀、通乳的功效。主治黄疸，噎膈反胃，闭经，乳汁滞少，痈肿，慢性咽喉炎。

【采收加工】秋季采摘成熟的果实；或取出种子，洗净，晒干。

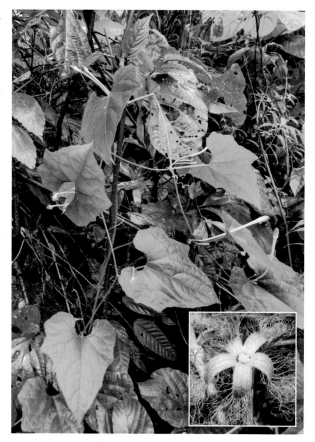

石蟾蜍

【基原】为葫芦科趾叶栝楼*Trichosanthes pedata* Merr. et Chun 的带根全草。

【别名】入地老鼠、瓜蒌。

【形态特征】草质攀缘藤本。指状复叶具小叶3~5片；小叶片膜质或近纸质，中央小叶常披针形或长圆状倒披针形。卷须长而细弱，具条纹，二歧。花冠白色，裂片倒卵形，先端具流苏。果实球形，熟时橙黄色。种子卵形，灰褐色，种脐压扁，三角形，无边棱及线。花期6~8月，果期7~12月。

【分布】生于山谷、疏林或灌木丛中。产于广西、广东、云南、湖南、江西等地。

【性能主治】全草味苦，性寒。具有清热解毒的功效。主治咽喉肿痛，胸闷，便秘，毒蛇咬伤。

【采收加工】全年均可采，洗净，鲜用或切片晒干。

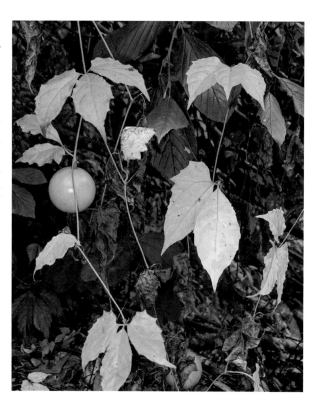

钮子瓜

【基原】为葫芦科钮子瓜*Zehneria maysorensis* (Wight et Arn.) Arn. 的全草或根。

【别名】野苦瓜、三角枫。

【形态特征】草质藤本。叶片宽卵形或稀三角状卵形，长、宽均为3~10 cm。雌雄同株；雄花常3~9朵生于花序梗顶端呈近头状或伞房状花序，花白色；雌花单生，稀几朵生于总梗顶端或极稀雌雄同序。果球状或卵状，浆果状。种子卵状长圆形，压扁状。花期4~8月，果期8~11月。

【分布】生于村边、林边或山坡潮湿处。产于广西、广东、云南、四川、贵州、福建等地。

【性能主治】全草或根味甘，性平。具有清热解毒、通淋的功效。主治发热，惊厥，头痛，咽喉肿痛，疮疡肿毒，淋病。

【采收加工】夏、秋季采收，洗净，鲜用或晒干。

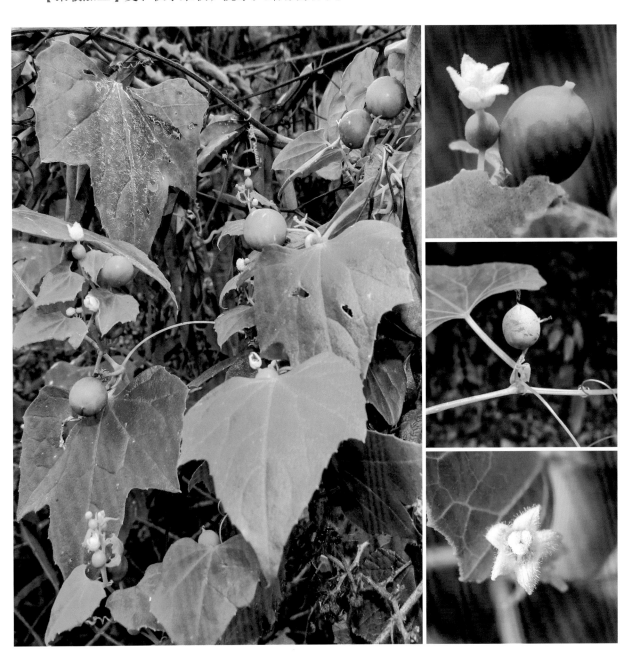

肉半边莲

【基原】为秋海棠科粗喙秋海棠*Begonia longifolia* Blume 的根状茎。

【别名】大半边莲、大叶半边莲、红半边莲。

【形态特征】多年生草本。球茎膨大，呈不规则块状。叶互生，叶片两侧极不相等，先端渐尖至尾状渐尖，基部极偏斜，呈微心形，外侧有1片大耳片。聚伞花序生叶腋间，白色，雄花被片4片，雌花被片4片。蒴果近球形，顶端具粗厚长喙，无翅。种子极多数。花期4月~5月，果期7月。

【分布】生于沟谷密林下的潮湿地或石头上。产于广西、广东、海南、云南、贵州等地。

【性能主治】根状茎味酸、涩，性凉。具有清热解毒、消肿止痛的功效。主治咽喉肿痛，牙痛，跌打肿痛，风湿骨痛，毒蛇咬伤；外用治烧烫伤。

【采收加工】全年均可采挖，洗净切片，鲜用或晒干。

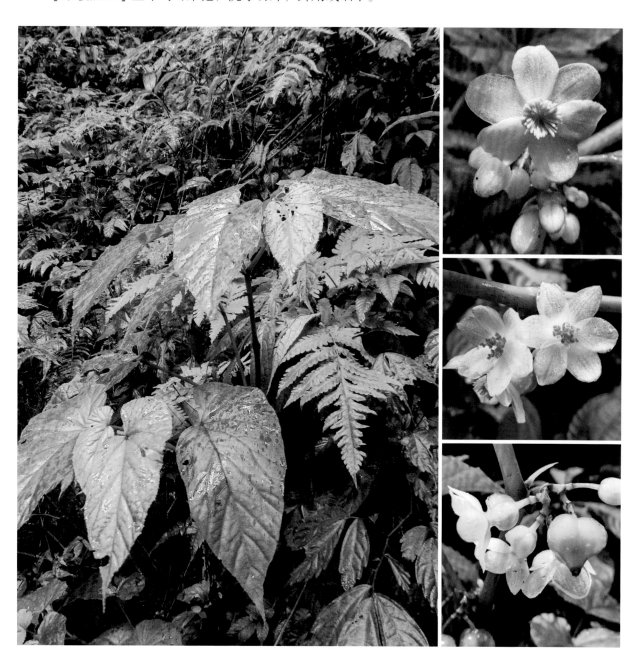

红孩儿

【基原】为秋海棠科裂叶秋海棠*Begonia palmata* D. Don 的根状茎。

【别名】红天葵、鸡爪莲、半边莲、八多酸。

【形态特征】多年生具茎草本植物，高可达50 cm。根状茎匍匐，节膨大；茎直立，有明显沟纹。叶片阔斜卵形，不规则浅裂，边缘具紫红色小齿和缘毛，背面淡绿色或淡紫色；叶柄被褐色长毛。聚伞花序，花粉红色或白色。蒴果具不等的3翅。花期6月开始，果期7月开始。

【分布】生于林下、溪谷边阴湿处。产于我国长江以南各地。

【性能主治】根状茎味酸、涩，性凉。具有清热解毒、消肿止痛的功效。主治咽喉肿痛，风湿骨痛，跌打肿痛，牙痛，毒蛇咬伤，烫火伤。

【采收加工】全年均可采挖，除去须根，洗净，干燥。

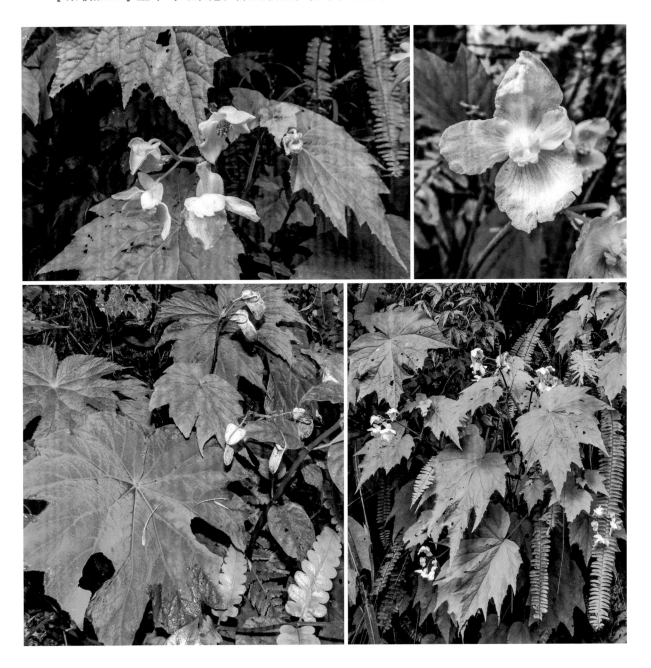

多花猕猴桃茎叶

【基原】为猕猴桃科阔叶猕猴桃Actinidia latifolia (Gardn. et Champ.) Merr 的茎、叶。

【别名】红蒂砣、多果猕猴桃。

【形态特征】大型落叶藤本。髓白色，片层状或中空或实心。叶片坚纸质，边缘具疏生的突尖状硬头小齿。花序为3~4歧多花的大型聚伞花序；萼片5片，瓢状卵形；花瓣5~8片，前半部及边缘部分白色，下半部的中央部分橙黄色。果暗绿色，具斑点。花期5月上旬至6月中旬，果期11月。

【分布】生长于山谷、山沟地带的灌丛中或森林迹地上。产于广西、广东、云南、贵州、四川、安徽、浙江、台湾、福建、江西、湖南等地。

【性能主治】茎、叶味淡、涩，性平。具有清热解毒、消肿止痛、除湿的功效。主治咽喉肿痛，痈肿疔疮，毒蛇咬伤，烧烫伤，泄泻。

【采收加工】春、夏季采集，鲜用或晒干。

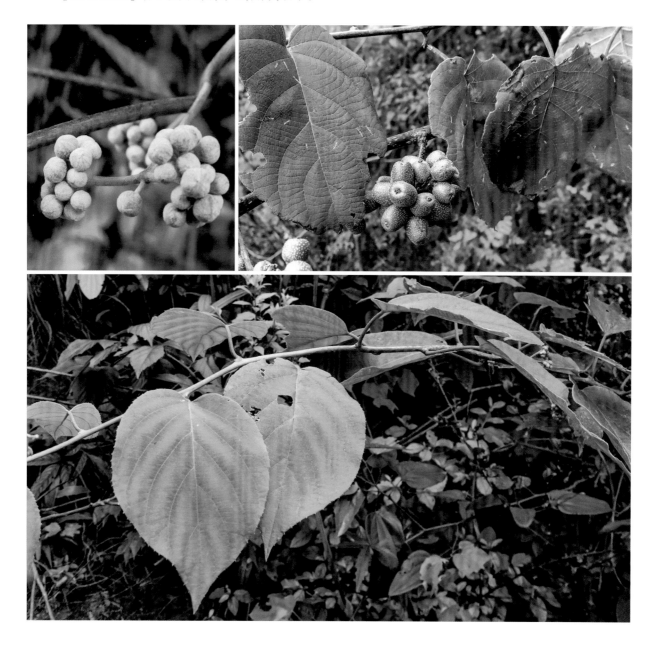

桃金娘

【基原】为桃金娘科桃金娘*Rhodomyrtus tomentosa* (Ait.) Hassk. 的根、果实。

【别名】金丝桃、山稔子、山菍。

【形态特征】灌木，高1~2 m。叶对生；叶片革质，椭圆形或倒卵形，先端圆或钝，常微凹入，有时稍尖，基部阔楔形，离基三出脉，网脉明显。花有长梗，常单生，紫红色；花瓣5片，倒卵形；雄蕊红色；子房下位，3室。浆果卵状壶形，熟时紫黑色；种子每室2列。花期4~5月。

【分布】生于丘陵坡地、灌木丛中。产于广西、广东、海南、云南、贵州、湖南等地。

【性能主治】根味辛、甘，性平。具有理气止痛、利湿止泻、益肾养血的功效。主治脘腹疼痛，呕吐，腹泻，痢疾，湿热黄疸，痞块，崩漏，劳伤出血，跌打损伤，风湿痹痛，尿频，白浊，浮肿，疝气，痈疮，痔疮，烫伤。果实味甘、涩，性平。具有养血止血、涩肠固精的功效。主治病后血虚，神经衰弱，吐血，鼻出血，便血，泄泻，痢疾，脱肛，遗精，血崩，月经不调，白带过多。

【采收加工】根全年均可采收，洗净，切段，鲜用或晒干。果实秋季成熟时采收，晒干。

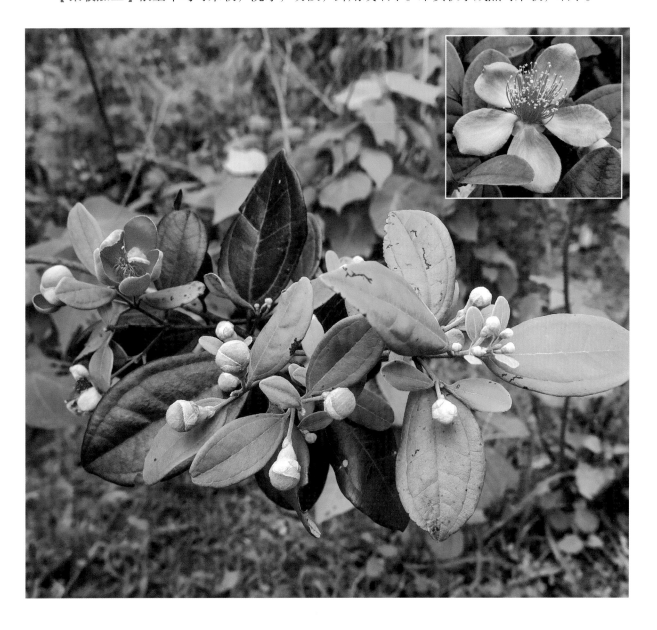

地菍

【基原】为野牡丹科地菍*Melastoma dodecandrum* Lour. 的全草。

【别名】铺地锦、地枇杷、山地菍。

【形态特征】小灌木，高10~30 cm。茎匍匐上升，逐节生根，分枝多，披散。叶片坚纸质，对生，卵形或椭圆形，基出脉3~5。聚伞花序顶生；花瓣淡紫红色，菱状倒卵形，上部略偏斜，顶端有1束刺毛。果坛状球形，平截，近顶端略缢缩，肉质，熟时紫黑色。花期5~7月，果期7~9月。

【分布】生于丘陵山地，为酸性土壤常见的植物。产于广西、广东，贵州、湖南、江西、福建等地。

【性能主治】全草味甘、微涩，性凉。具有清热解毒、活血止血的功效。主治呕血，便血，咽肿，牙痛，黄疸，水肿，痛经，产后腹痛，疔疮痈肿，毒蛇咬伤。

【采收加工】夏、秋季采收，洗净，除去杂质，晒干或烘干。

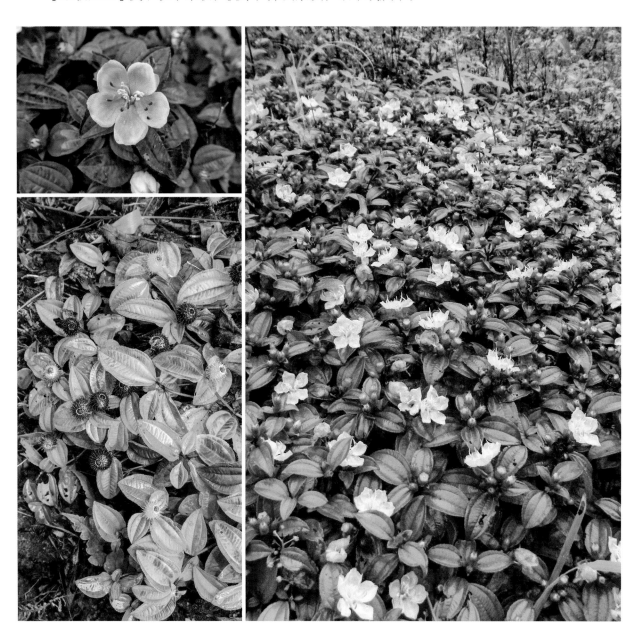

野牡丹

【基原】为野牡丹科野牡丹*Melastoma malabathricum* L. 的根及茎。

【别名】爆牙狼、羊开口。

【形态特征】灌木。茎钝四棱形或近圆柱形，密被紧贴的鳞片状糙伏毛。叶片坚纸质，卵形或广卵形，顶端急尖，基部浅心形或近圆形。伞房花序生于分枝顶端，近头状，有花3~5朵，稀单生；花瓣玫瑰红色或粉红色。蒴果坛状球形，与宿存萼贴生。花期5~7月，果期10~12月。

【分布】生于山坡疏林或路边灌木丛中。产于广西、云南西北部、四川西南部及西藏东南部。

【性能主治】根及茎味甘、酸、涩，性微温。具有收敛止血、消食、清热解毒的功效。主治泻痢，崩漏带下，内外伤出血。

【采收加工】秋、冬季采挖，洗净，切段，干燥。

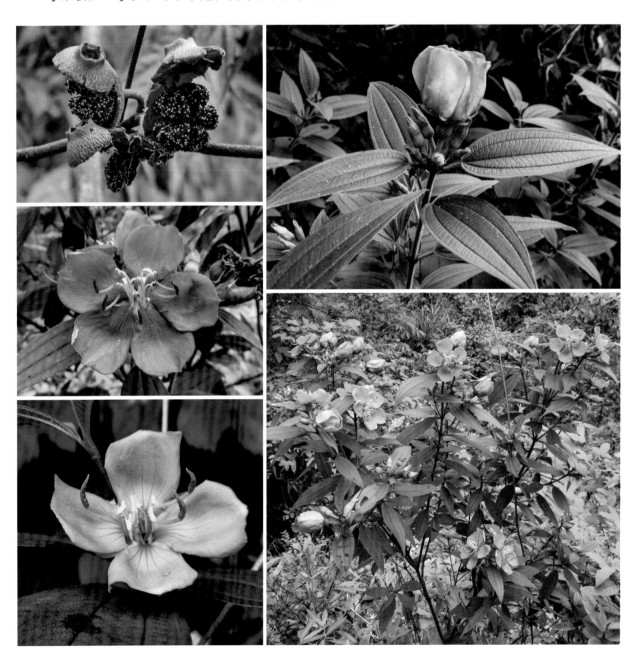

天香炉

【基原】为野牡丹科金锦香*Osbeckia chinensis* L. 的全草或根。

【别名】金香炉、大香炉、天吊香。

【形态特征】直立草本或亚灌木，高20~60 cm。茎四棱形，具紧贴的糙伏毛。叶片坚纸质，线形或线状披针形，全缘，两面被糙伏毛。头状花序顶生，有花2~8（10）朵，无花梗；花瓣4片，淡紫红色或粉红色，倒卵形。蒴果紫红色，卵状球形，4纵裂。花期7~9月，果期9~11月。

【分布】生于草坡、路旁、田埂或疏林向阳处。产于广西以东、长江流域以南各省区。

【性能主治】全草或根味辛、淡，性平。具有化痰利湿、祛瘀止血、解毒消肿的功效。主治咳嗽，哮喘，痢疾，泄泻，吐血，咯血，便血，闭经，风湿骨痛，跌打损伤。

【采收加工】夏、秋季采挖全草，或去掉地上部分，留根，洗净，鲜用或晒干。

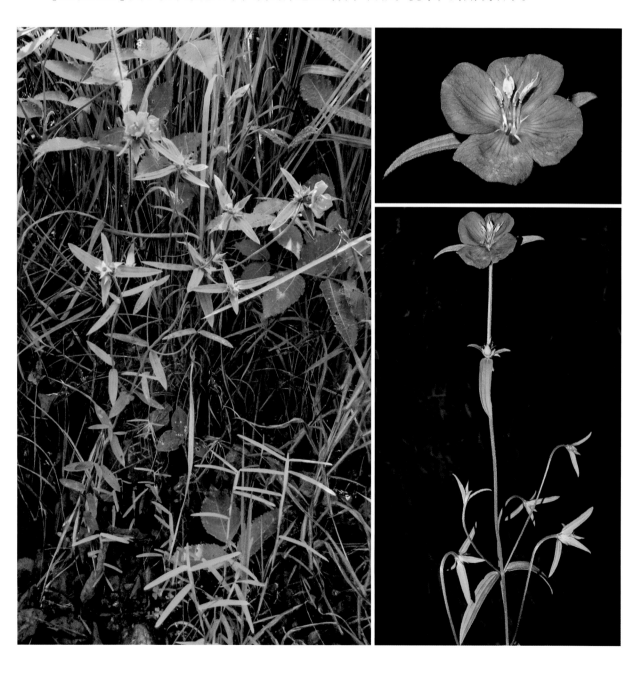

朝天罐

【基原】为野牡丹科朝天罐*Osbeckia opipara* C. Y. Wu et C. Chen 的根。

【别名】抗劳草、公石榴。

【形态特征】灌木。茎四棱形或稀六棱形，被糙伏毛。叶对生或有时3片轮生；叶片卵形至卵状披针形，两面除被糙伏毛外尚密被微柔毛及透明腺点，基出脉5条。圆锥花序顶生；花深红色至紫色。蒴果长卵形，宿存萼长坛状，被刺毛。花果期7~9月。

【分布】生于山坡、山谷、水边、路旁、疏林中或灌木丛中。产于广西、贵州至台湾、长江流域以南各省区。

【性能主治】根味甘，性平。具有止血、解毒的功效。主治咯血，痢疾，咽喉痛。

【采收加工】根秋后采挖，洗净，切片晒干。

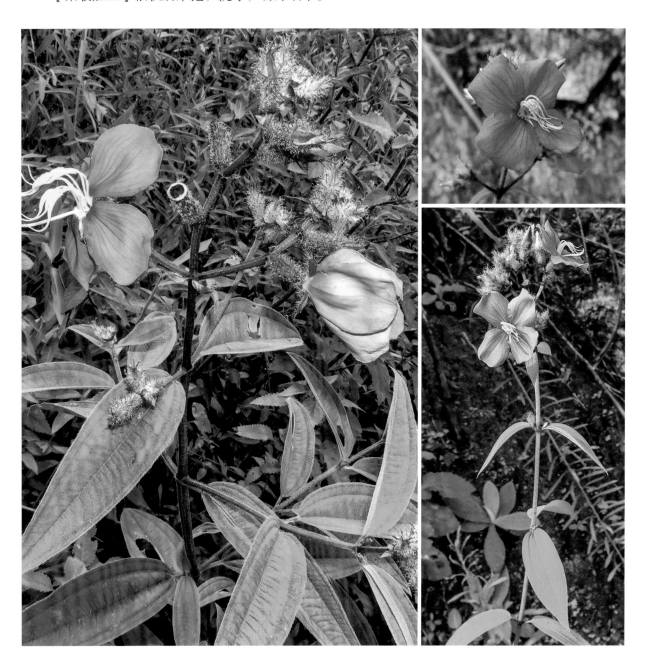

田基黄

【基原】为金丝桃科地耳草*Hypericum japonicum* Thunb. ex Murray的全草。

【别名】雀舌草、蛇查口、合掌草。

【形态特征】一年生小草本。茎常四棱形，直立或外倾或匍地而在基部生根，具4纵线棱，散布淡色腺点。叶小，无柄；叶片卵形或广卵形，有透明腺点。聚伞花序顶生；花瓣白色、淡黄色至橙黄色，无腺点。蒴果长圆形。种子淡黄色，圆柱形。花期3~8月，果期6~10月。

【分布】生于田边、草地、沟边较湿润处。产于长江以南各省区。

【性能主治】全草味苦、辛，性平。具有清利湿热、散瘀消肿的功效。主治肝炎，疮疖痈肿。

【采收加工】春、夏季花开时采挖，除去杂质，晒干。

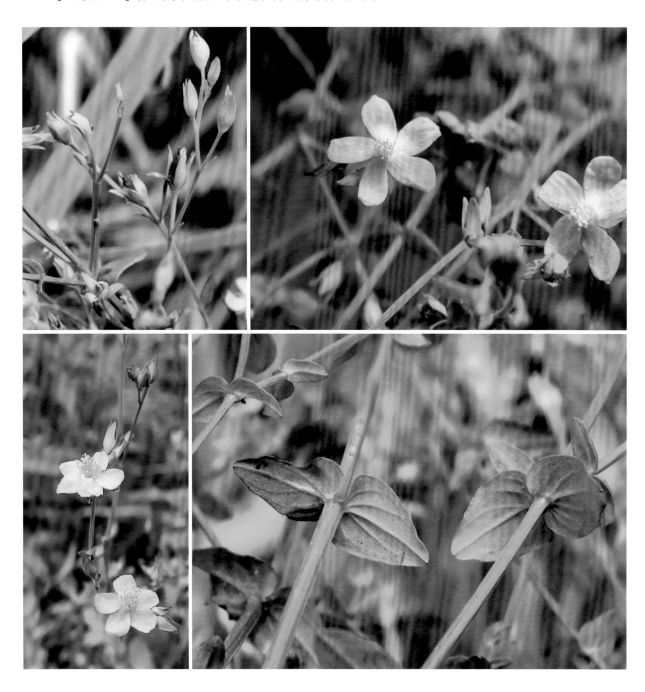

金丝桃

【基原】为金丝桃科金丝桃*Hypericum monogynum* L. 的全株、果实。

【别名】山狗木、土连翘、五心花。

【形态特征】灌木。叶片倒披针形、椭圆形或长圆形，稀披针形或卵状三角形，上部叶有时平截至心形，近无柄。花序近伞房状，具1~30朵花；花金黄色至柠檬黄色；花柱长为子房的3.5~5倍，合生几达顶端。蒴果宽卵球形，稀卵状圆锥形或近球形；种子深红褐色。花期5~8月，果期8~9月。

【分布】生于路边、山坡或灌木丛中。产于广西、广东、湖南、浙江、江西、福建等地。

【性能主治】全株味苦，性凉。具有清热解毒、散瘀止痛的功效。主治肝炎，肝脾肿大，急性咽喉炎，疮疖肿毒，跌打损伤。果实味甘，性凉。具有润肺止咳的功效。主治虚热咳嗽，百日咳。

【采收加工】全株全年均可采收，洗净，晒干。果实秋季熟时采摘，鲜用或晒干。

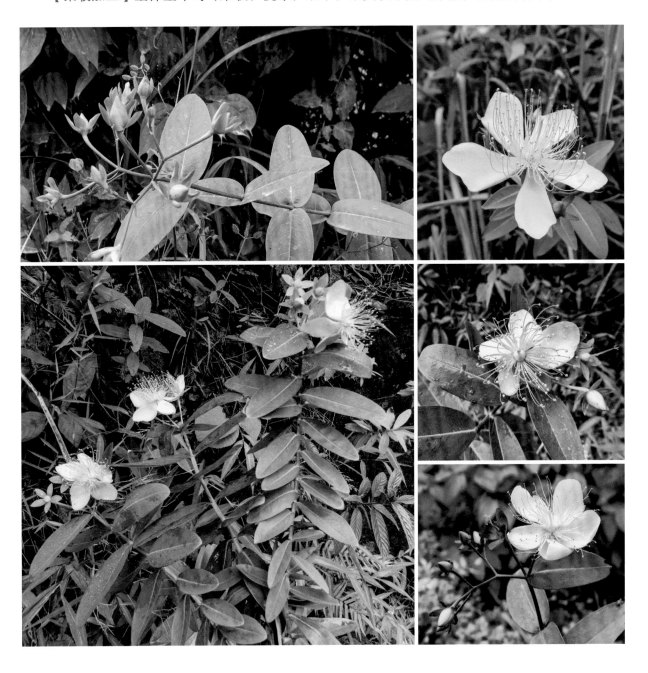

元宝草

【基原】为金丝桃科元宝草*Hypericum sampsonii* Hance 的全草。

【别名】对月草、大叶对口莲、穿心箭。

【形态特征】多年生草本。叶对生；叶片基部合生为一体而茎贯穿其中心，边缘密生有黑色腺点，两面散生黑色斑点和透明油点。花序顶生，多花，伞房状；花瓣淡黄色，椭圆状长圆形，边缘具无柄或近无柄的黑色腺体。蒴果卵形，散布有卵珠状黄褐色囊状腺体。花期6~7月，果期8~9月。

【分布】生于路旁、山坡、草地、灌木丛中、田边、沟边等处。产于陕西至长江以南各省区。

【性能主治】全草味辛、苦，性寒。具有凉血止血、清热解毒、活血调经、祛风通络的功效。主治吐血，咯血，血淋，月经不调，痛经，白带异常，跌打损伤，风湿痹痛，腰腿痛；外用治头癣，口疮，目翳。

【采收加工】夏、秋季采收，洗净，晒干或鲜用。

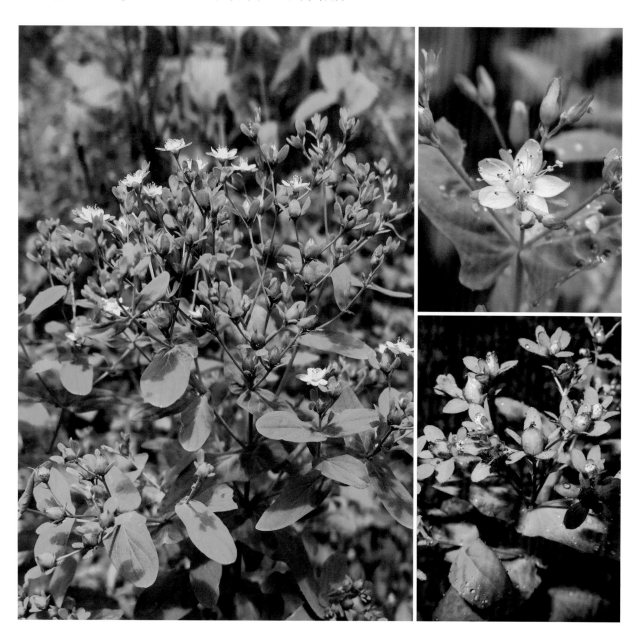

地桃花

【基原】为锦葵科地桃花*Urena lobata* L. 的地上部分。

【别名】野棉花、半边月。

【形态特征】直立亚灌木状草本。小枝被星状茸毛。茎下部叶近圆形，先端浅3裂，基部圆形或近心形，边缘具齿，中部叶卵形，上部叶长圆形至披针形。花腋生，单生或稍丛生，淡红色；花瓣5片，倒卵形，外面被星状柔毛。果扁球形，分果爿被星状短柔毛和锚状刺。花期7~10月。

【分布】生于荒地、路边或疏林下。产于广西、福建等地。

【性能主治】地上部分味甘、辛，性凉。具有祛风利湿、消热解毒、活血消肿的功效。主治感冒发烧，风湿骨痛，痢疾，水肿，淋病，白带异常，吐血，痈肿，外伤出血。

【采收加工】秋季采收，洗净，鲜用或晒干。

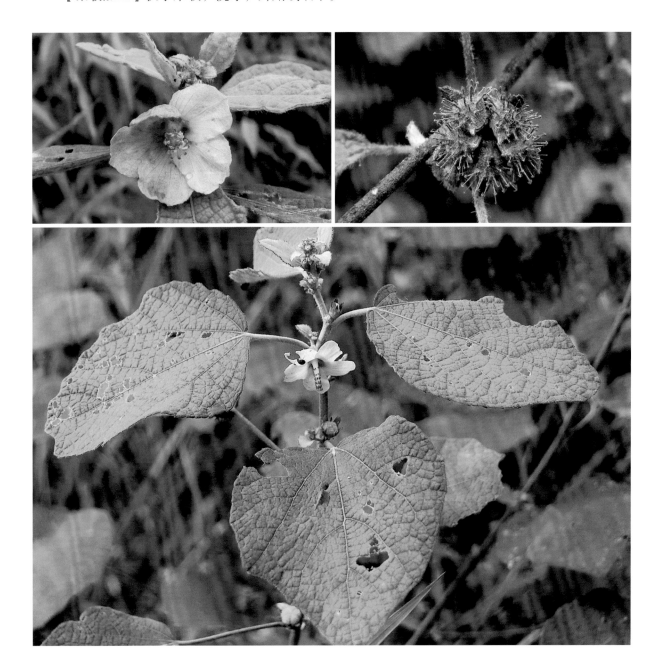

赛葵

【基原】为锦葵科赛葵*Malvastrum coromandelianum* (L.) Garcke 的全草。

【别名】黄花草、黄花棉。

【形态特征】亚灌木状。疏被单毛和星状粗毛。叶片卵状披针形或卵形，基部宽楔形至圆形，边缘具粗齿，腹面疏被长毛，背面疏被长毛和星状长毛。花单生于叶腋，花梗被长毛；花黄色，花瓣5片，倒卵形。果直径约6 mm，分果爿8~12，肾形，疏被星状柔毛，具2枚芒刺。花期几全年。

【分布】生于路旁或林缘灌木丛中。产于广西、广东、台湾、福建等地。

【性能主治】全草微甘，性凉。具有清热利湿、解毒消肿的功效。主治湿热泻痢，黄疸，肺热咳嗽，咽喉肿痛，痔疮，痈肿疮毒，跌打损伤，前列腺炎。

【采收加工】秋季采收，除去泥沙及杂质，切碎，鲜用或晒干。

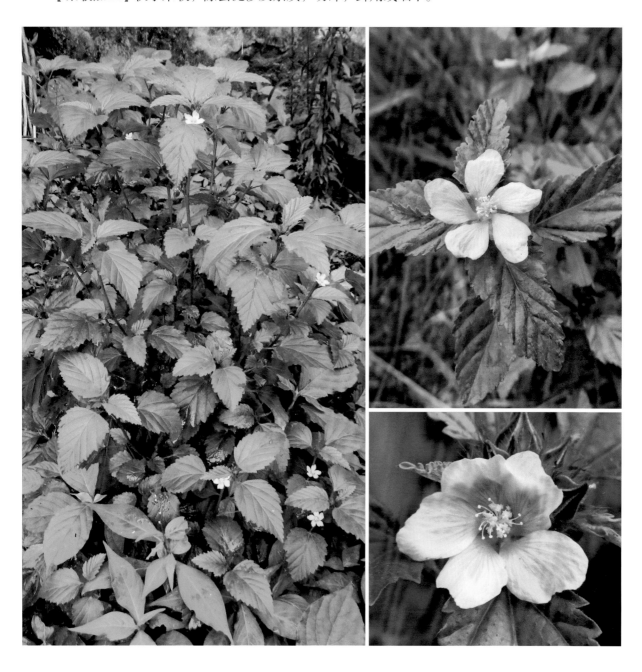

巴豆

【基原】为大戟科巴豆*Croton tiglium* L. 的成熟果实。

【别名】双眼龙、大叶双眼龙、江子。

【形态特征】灌木或小乔木，高3~6 m。叶片纸质，卵形，顶端短尖，基部阔楔形至近圆形，边缘有细齿或近全缘，成长叶无毛或近无毛，基部两侧叶缘上各有1枚盘状腺体。总状花序顶生。蒴果椭圆状，被疏生短星状毛或近无毛。种子椭圆状，长约1 cm，直径6~7 mm。花期4~6月。

【分布】生于山谷、旷野或山地疏林中，常栽培。产于广西、广东、云南、贵州、四川、福建、湖南、湖北等地。

【性能主治】果实味辛，性热；有大毒。主治恶疮疥癣，疣痣；外用治蚀疮。

【采收加工】秋季果实成熟时采收，堆置2~3天后摊开，干燥。

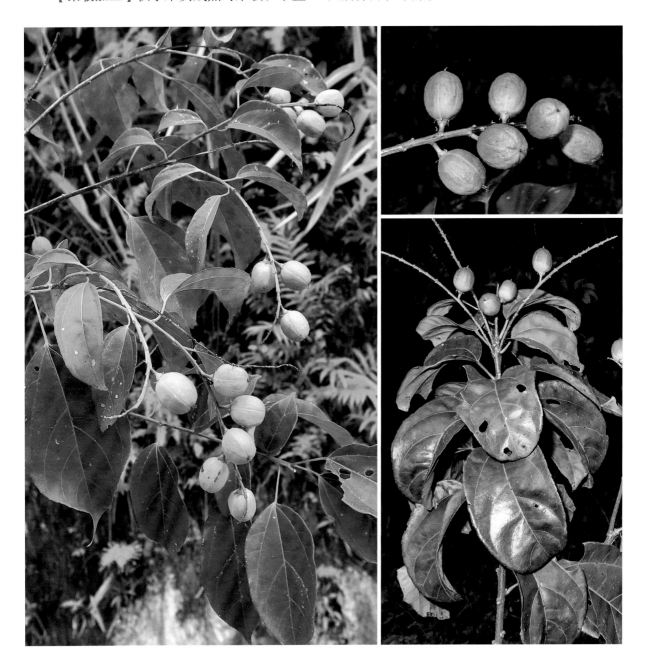

猫眼草

【基原】为大戟科乳浆大戟*Euphorbia esula* L. 的全草。

【别名】猫眼棵、猫儿眼、肿手棵。

【形态特征】多年生草本。茎单生或丛生。叶片线形至卵形，变化极不稳定；总苞叶与茎生叶同形，苞叶常为肾形。花序单生于二歧分枝的顶端；总苞钟状，腺体4个，两端具角；雄花多朵；雌花1朵。蒴果三棱状球形，熟时分裂为3个分果爿。种子卵球状，种阜盾状，无柄。花果期4~10月。

【分布】生于山谷荒地、田边地头湿润的草丛中。除海南、贵州、云南和西藏外，全国其他各省区均有分布。

【性能主治】全草味苦，性凉；有毒。具有利尿消肿、拔毒止痒的功效。主治四肢浮肿，小便不利，疟疾；外用治颈淋巴结结核，疮癣瘙痒。

【采收加工】夏、秋季采收，晒干。

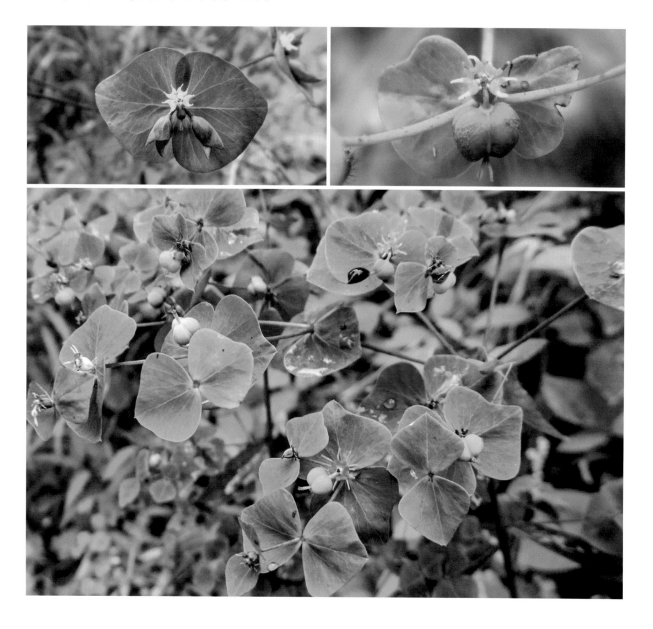

飞扬草

【基原】为大戟科飞扬草*Euphorbia hirta* L. 的全草。

【别名】大飞扬、奶母草、奶汁草。

【形态特征】一年生草本。茎单一，自中部向上分枝或不分枝，被褐色或黄褐色的粗硬毛。叶对生；叶片先端极尖或钝，基部略偏斜，边缘于中部以上有细齿。花序多数，于叶腋处密集成头状，基部近无梗。蒴果三棱状，被短柔毛，熟时分裂为3个分果爿。花果期6~12月。

【分布】生于山坡、山谷、草丛或灌木丛中，多见于沙质土。产于广西、湖南、广东、海南、江西、贵州、云南等地。

【性能主治】全草味辛、酸，性凉；有小毒。具有清热解毒、止痒利湿、通乳的功效。主治肺痈，乳痈，疔疮肿毒，牙疳，痢疾，泄泻，热淋，血尿，湿疹，脚癣，皮肤瘙痒，产后少乳。

【采收加工】夏、秋季采集，洗净，晒干。

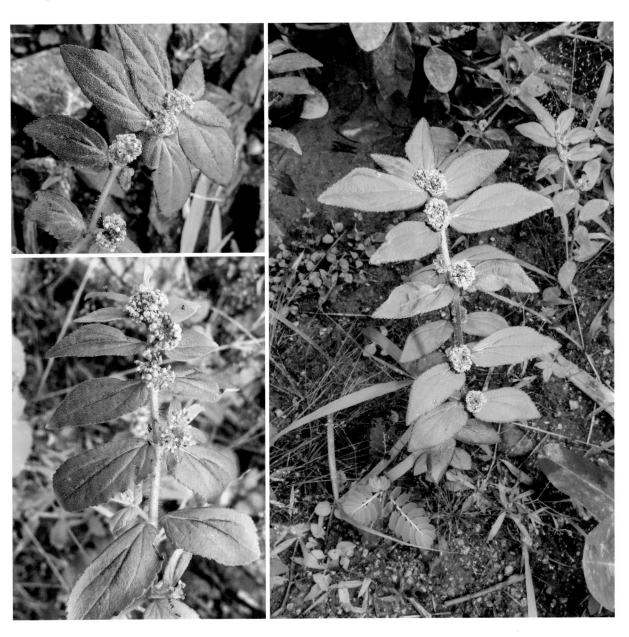

白饭树

【基原】为大戟科白饭树*Flueggea virosa* (Roxb. ex Willd.) Voigt 的全株。

【别名】白倍子、鱼眼木、鹊饭树。

【形态特征】灌木，高1~6 m。小枝具纵棱槽，有皮孔，全株无毛。叶片纸质，椭圆形、长圆形、倒卵形或近圆形，顶端圆至急尖，有小尖头。花小，淡黄色，雌雄异株，多朵簇生于叶腋。蒴果浆果状，近圆球形。种子栗褐色，具光泽，有小疣状突起及网纹。花期3~8月，果期7~12月。

【分布】生于山地灌木丛中。产于我国西南、华南、华东各省区。

【性能主治】全株味苦，性凉；有小毒。具有祛风湿、清湿热、化瘀止痛、杀虫止痒的功效。主治风湿痹痛，湿热带下，湿疹，脓疱疮，疮疖溃烂，跌打损伤。

【采收加工】全年均可采收，洗净，干燥。

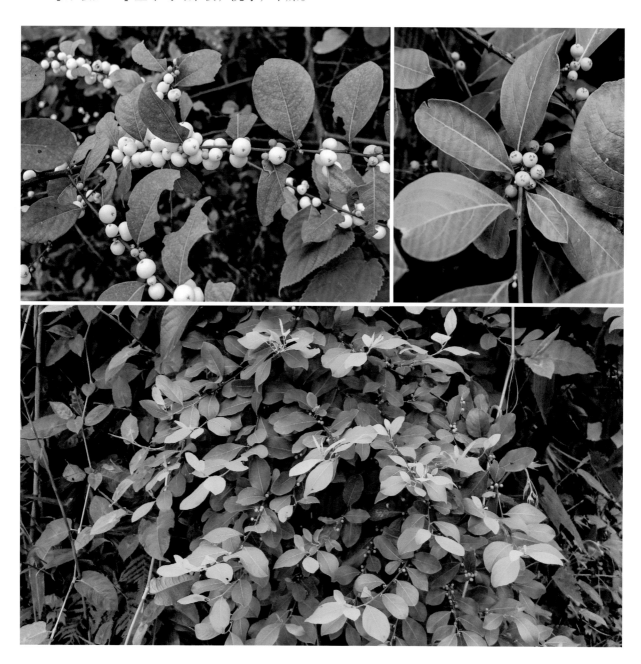

毛果算盘子

【基原】为大戟科毛果算盘子*Glochidion eriocarpum* Champ. ex Benth. 的地上部分。

【别名】漆大姑根、漆大姑。

【形态特征】灌木，高2 m以下。枝条、叶柄、叶的两面、花序和果密被锈黄色长柔毛。叶片较小，纸质，卵形或狭卵形。花单生或2~4朵簇生于叶腋内；雌花生于小枝上部，雄花则生于下部。蒴果扁球状，具4~5条纵沟，顶端具圆柱状稍伸长的宿存花柱。花果期全年。

【分布】生于山坡、路边或草地向阳处的灌木丛中。产于广西、广东、贵州、云南等地。

【性能主治】地上部分味微苦、涩，性平。具有清热利湿、散瘀消肿、解毒止痒的功效。主治生漆过敏，水田皮炎，皮肤瘙痒，湿疹，跌打损伤。

【采收加工】全年均可采收，洗净，切段，晒干。

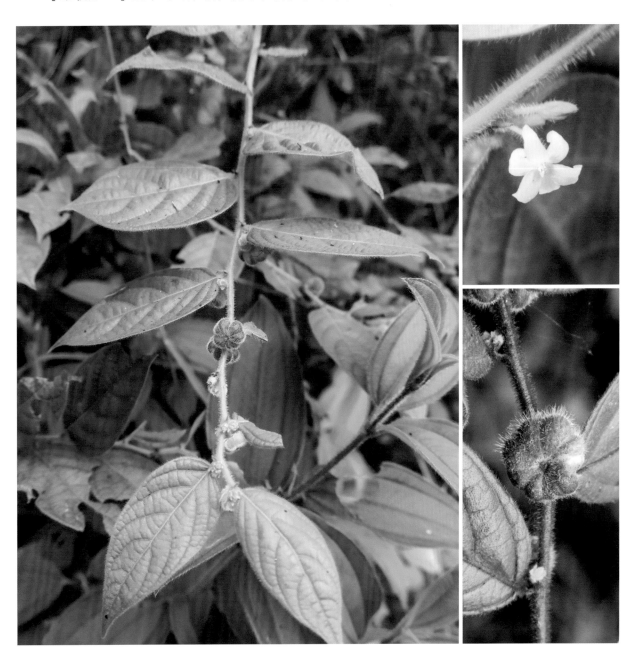

算盘子

【基原】为大戟科算盘子*Glochidion puberum* (L.) Hutch. 的全株。

【别名】算盘珠、八瓣橘、馒头果。

【形态特征】直立灌木。小枝、叶背、花序和果均密被短柔毛。叶片长圆状披针形或长圆形，基部楔形，背面粉绿色。花小，雌雄同株或异株，2~4朵簇生于叶腋内；雌花生于小枝上部，雄花则生于小枝下部。蒴果扁球状，具8~10条纵沟，熟时带红色。花期4~8月，果期7~11月。

【分布】生于山坡、路边或草地向阳处的灌木丛中。产于广西、广东、四川、福建、湖南、湖北、江西、河南等地。

【性能主治】全株味微苦、微涩，性凉；有小毒。具有清热利湿、消肿解毒的功效。主治痢疾，黄疸，疟疾，腹泻，感冒发热口渴，咽喉炎，淋巴结炎，白带异常，闭经，脱肛，大便下血，睾丸炎，瘰疬，跌打肿痛，蜈蚣咬伤，疮疖肿痛，外痔。

【采收加工】全年均可采收，洗净，干燥。

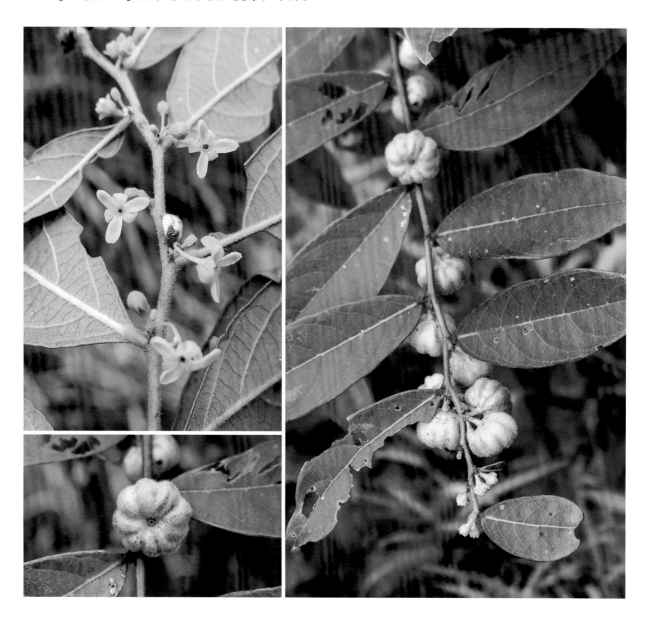

粗糠柴

【基原】为大戟科粗糠柴*Mallotus philippensis* (Lam.) Müll. Arg. 的根。

【别名】铁面将军、香桂树、香檀。

【形态特征】小乔木或灌木。小枝、嫩叶和花序均密被黄褐色星状柔毛。叶片卵形、长圆形或卵状披针形；叶脉上具长柔毛，散生红色颗粒状腺体。花雌雄异株；总状花序顶生或腋生，单生或数个簇生。蒴果扁球形，密被红色颗粒状腺体和粉末状毛。花期4~5月，果期5~8月。

【分布】生于山地林中或林缘。产于广西、广东、海南、贵州、湖南、湖北、江西、安徽、江苏等地。

【性能主治】根味微苦、微涩，性凉。具有清热利湿、解毒消肿的功效。主治湿热病，咽喉肿痛。

【采收加工】根全年均可采收，洗净，除去须根，干燥。

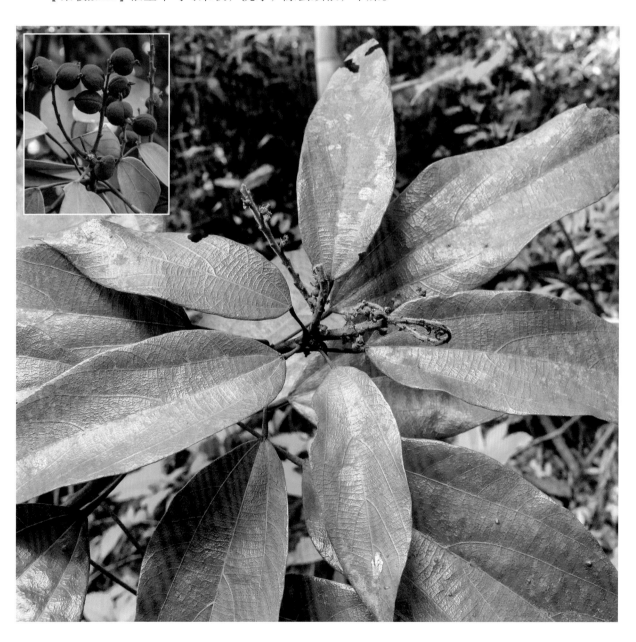

杠香藤

【基原】为大戟科石岩枫*Mallotus repandus* (Willd.) Müll. Arg. 的根、茎、叶。

【别名】黄豆树、倒挂茶、倒挂金钩。

【形态特征】攀缘状灌木。嫩枝、叶柄、花序和花梗均密生黄色星状柔毛，老枝无毛，常有皮孔。叶片卵形或椭圆状卵形。雌雄异株，总状花序或下部有分枝；雄花序顶生，稀腋生；雌花序顶生。蒴果具2~3个分果片，密生黄色粉末状茸毛和具颗粒状腺体。花期3~5月，果期8~9月。

【分布】生于山地疏林中或林缘。产于广西、广东、海南和台湾等地。

【性能主治】根、茎、叶味苦、辛，性温。具有祛风除湿、活血通络、解毒消肿、驱虫止痒的功效。主治风湿痹证，腰腿疼痛，跌打损伤，痈肿疮疡，绦虫病，湿疹，顽癣，蛇犬咬伤。

【采收加工】根、茎全年均可采挖，洗净，切片，晒干。夏、秋季采收叶，鲜用或晒干。

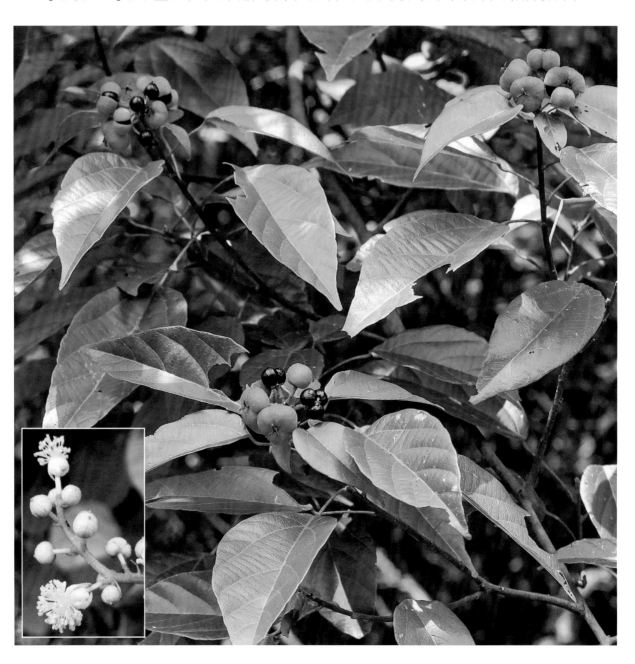

叶下珠

【基原】为大戟科叶下珠*Phyllanthus urinaria* L. 的全草。

【别名】夜关门、鱼蛋草。

【形态特征】一年生草本，高约30 cm。叶因叶柄扭转而呈羽状排列；叶片纸质，长圆形或倒卵形。雄花2~4朵簇生于叶腋；雌花单生于小枝中下部的叶腋内。蒴果无梗，近圆形，于叶下二列着生，熟时赤褐色，表面有小鳞状突起物，呈1列珠状，故名叶下珠。花期6~8月，果期9~10月。

【分布】生于山地疏林、灌木丛、荒地或山沟向阳处。产于广西、广东、贵州、海南、云南、四川、台湾、福建等地。

【性能主治】全草微苦、甘，性凉。具有平肝清热、利水解毒的功效。主治肠炎，痢疾，传染性肝炎，肾炎水肿，尿道感染，小儿疳积，火眼目翳，口疮头疮，无名肿毒。

【采收加工】夏、秋季采集，晒干。

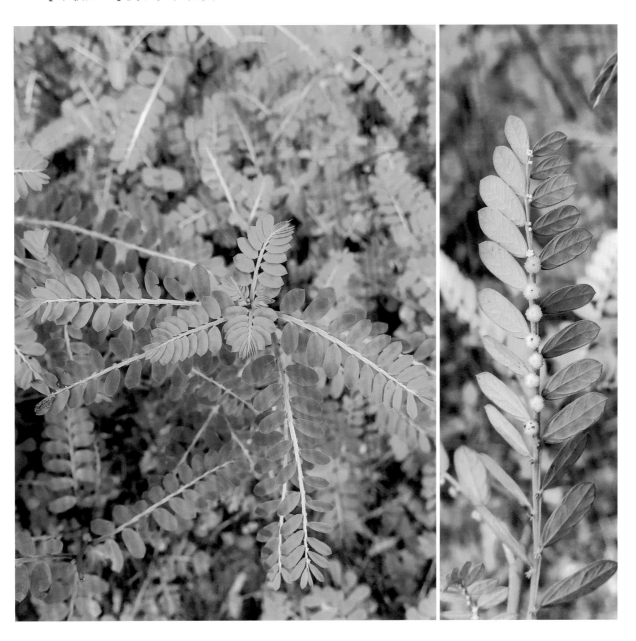

蓖麻子

【基原】为大戟科蓖麻*Ricinus communis* L. 的成熟种子。

【别名】红蓖麻、蓖麻仁。

【形态特征】灌木状草本，高达5 m。小枝、叶和花序通常被白霜。茎多液汁。叶片掌状7~11裂，边缘具齿；叶柄粗壮，中空，顶端具2个盘状腺体，基部具盘状腺体。花序总状；雄花生于花序下部，雌花生于花序上部。蒴果球形，果皮具软刺。种子椭圆形，表面光滑具斑纹。花期5~8月，果期7~10月。

【分布】生于村旁疏林或河流两岸冲积地，常有逸为野生。产于我国华南和西南地区。

【性能主治】种子味甘、辛，性平；有毒。具有消肿拔毒、泻下通滞的功效。主治大便燥结，痈疽肿毒，喉痹，瘰疬。

【采收加工】秋季采摘成熟果实，晒干，除去果壳，收集种子。

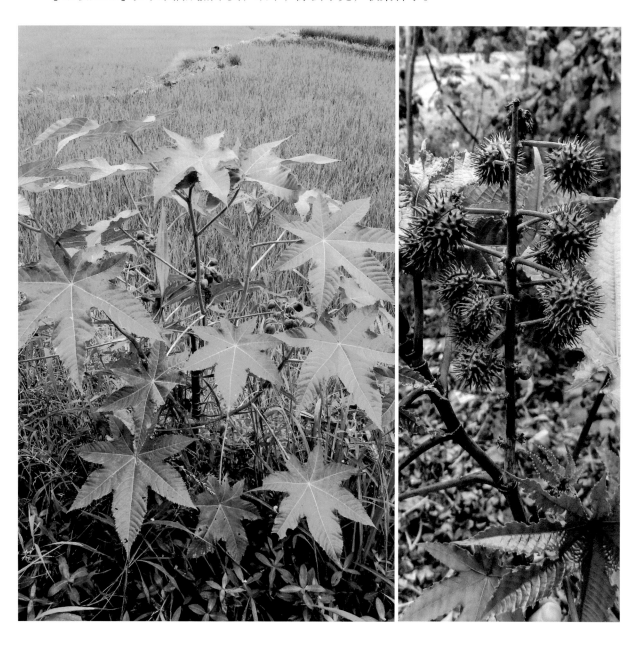

山乌桕

【基原】为大戟科山乌桕*Sapium discolor* (Champ. ex Benth.) Müll. Arg. 的根皮、树皮及叶。

【别名】红乌桕、红叶乌桕。

【形态特征】乔木或灌木。叶片椭圆形或长卵形，背面近缘常有数个圆形腺体；叶柄顶端具2个毗连的腺体。花单性，雌雄同株，密集成顶生总状花序；雌花生于花序轴下部，雄花生于花序轴上部或有时整个花序全为雄花。蒴果熟时黑色，球形。花期4~6月。

【分布】生于山坡或山谷林中。产于广西、广东、贵州、云南、湖南、四川、江西等地。

【性能主治】根皮、树皮及叶味苦，性寒；有小毒。具有泻下逐水、消肿散瘀的功效。根皮、树皮主治肾炎水肿，肝硬化腹水，二便不通。叶外用治跌打肿痛，毒蛇咬伤，过敏性皮炎。

【采收加工】根皮、树皮全年均可采收，晒干。叶夏、秋季采收，晒干。

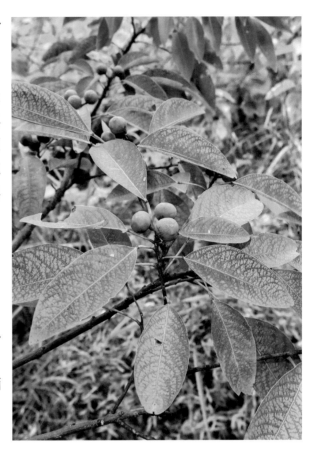

乌桕根

【基原】为大戟科乌桕*Sapium sebiferum* (L.) Roxb. 的根。

【别名】腊子树、桕子树、木子树。

【形态特征】乔木，高可达15 m。叶互生；叶片纸质，菱形、菱状卵形或稀菱状倒卵形，顶端骤然紧缩具长短不等的尖头；叶柄顶端具2个腺体。花单性，雌雄同株，聚集成顶生总状花序。蒴果梨状球形，熟时黑色，具3粒种子，分果爿脱落后而中轴宿存。种子扁球形，黑色。花期4~8月。

【分布】生于村边、路旁、山坡。产于我国西南、华东、中南地区及甘肃。

【性能主治】根味苦，性微温；有毒。具有泻下逐水、消肿散结、解蛇虫毒的功效。主治水肿，便秘，癥瘕积聚，疔毒痈肿，湿疹，疥癣。

【采收加工】全年均可采挖，洗净，晒干。

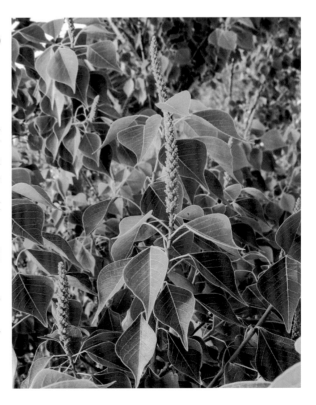

蛋不老

【基原】为大戟科广东地构叶*Speranskia cantonensis* (Hance) Pax et Hoffm. 的全草。

【别名】透骨草、黄鸡胆、矮五甲。

【形态特征】草本。叶片纸质，卵形或卵状椭圆形至卵状披针形，边缘具圆齿或钝锯齿，齿端有黄色腺体。花序总状；雄花1~2朵生于苞腋；花瓣倒心形或倒卵形，无毛，膜质；花盘有离生腺体5个；雌花无花瓣。蒴果扁球形，具瘤状突起。花期2~5月，果期10~12月。

【分布】生于草地或灌木丛中。产于广西、广东、贵州、湖南、云南等地。

【性能主治】全草味苦，性平。具有祛风湿、通经络、破瘀止痛的功效。主治风湿痹痛，症瘕积聚，瘰疬，疔疮肿毒，跌打损伤。

【采收加工】全年均可采，洗净，鲜用或晒干。

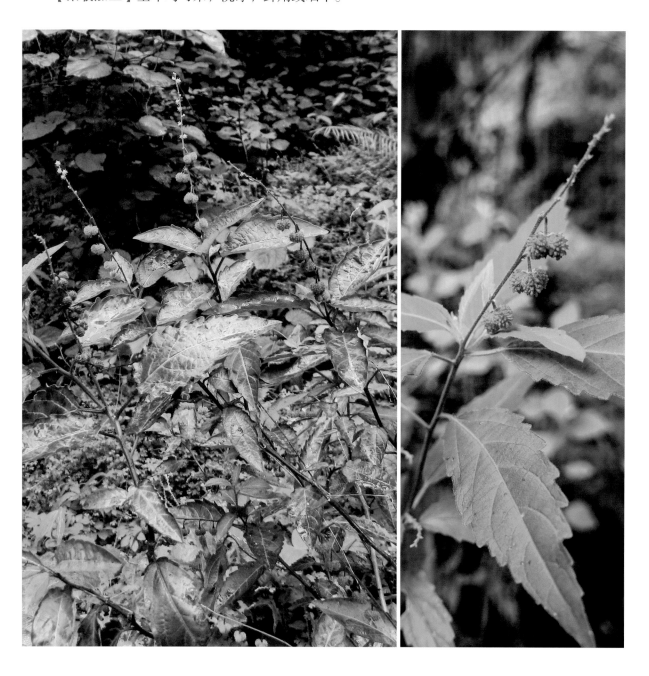

枇杷叶

【基原】为蔷薇科枇杷*Eriobotrya japonica* (Thunb.) Lindl. 的叶。

【别名】白花木。

【形态特征】常绿灌木至小乔木。枝及叶均密被锈色茸毛。叶片革质，长椭圆形或倒卵状披针形，边缘有疏齿，腹面光亮，多皱，背面密生灰棕色茸毛。圆锥花序顶生；花瓣白色，长圆形或卵形。果近圆形，熟时橙黄色。种子1~5粒，球形或扁球形。花期4~5月，果期5~10月。

【分布】多栽种于村边、平地或坡地。产于广西、贵州、云南、福建、江苏、安徽、浙江、江西等地。

【性能主治】叶味苦，性微寒。具有清肺止咳、降逆止呕的功效。主治肺热咳嗽，气逆喘急，胃热呕逆，烦热口渴。

【采收加工】全年均可采收，晒至七成干，扎成小把，再晒干。

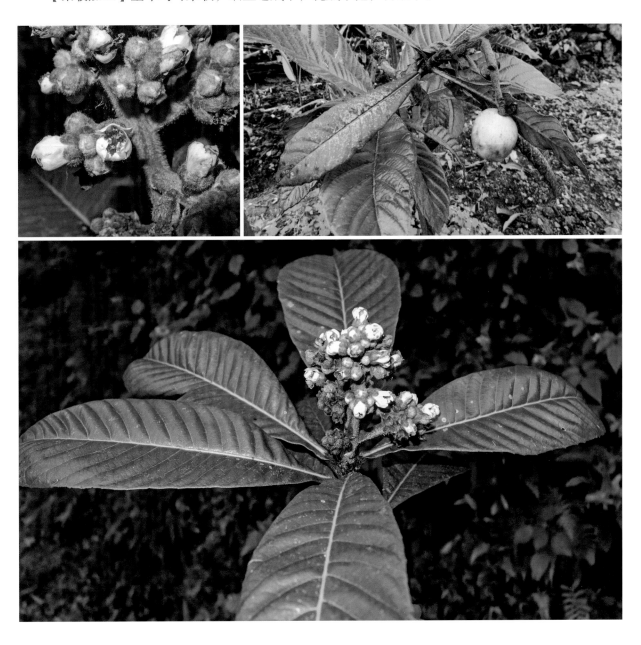

蓝布正

【基原】为蔷薇科柔毛路边青 *Geum japonicum* Thunb. var. *chinense* F. Bolle 的全草。

【别名】野白、头晕草、柔毛水杨梅。

【形态特征】多年生草本。茎直立，高25~60 cm，被黄色短柔毛及粗硬毛。基生叶为大头羽状复叶，通常有小叶1~2对；下部茎生叶3小叶；上部茎生叶单叶，3浅裂。花序疏散，顶生数朵，花黄色。聚合果卵球形或椭球形；瘦果被长硬毛，顶端有小钩；果托被长硬毛。花果期5~10月。

【分布】生于山坡草地、路旁、灌木丛中及疏林下。产于广西、广东、贵州、湖南、湖北、四川、福建、山东、安徽、浙江、陕西、甘肃等地。

【性能主治】全草味甘、微苦，性凉。具有益气健脾、补血养阴、润肺化痰的功效。主治气血不足，虚痨咳嗽，脾虚带下。

【采收加工】夏、秋季采收，洗净，晒干。

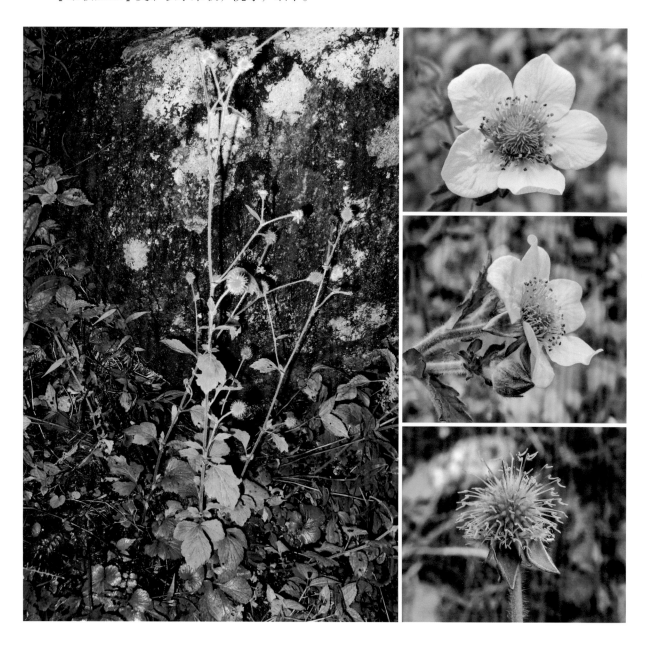

蛇含

【基原】为蔷薇科蛇含委陵菜*Potentilla kleiniana* Wight et Arn. 的全草。

【别名】五爪风、小龙牙、紫背龙牙。

【形态特征】一年生、二年生或多年生宿根草本。多须根。花茎上升或匍匐，常于节处生根并发育出新植株，被疏柔毛或开展长柔毛。基生叶为近鸟足状5小叶，下部茎生叶5小叶，上部茎生叶3小叶。聚伞花序密集枝顶如假伞形，花黄色。瘦果近圆形，具皱纹。花果期4~9月。

【分布】生于山坡草地、田边、水边。产于广西、广东、四川、云南、贵州、湖南等地。

【性能主治】全草味苦，性微寒。具有清热定惊、截疟、止咳化痰、解毒活血的功效。主治高热惊风、疟疾、肺热咳嗽、百日咳、痢疾、疮疖肿毒、咽喉肿痛、风火牙痛、带状疱疹、目赤肿痛、虫蛇咬伤、风湿麻木、跌打损伤、月经不调、外伤出血。

【采收加工】5月和9~10月采收全草，除去杂质，晒干。

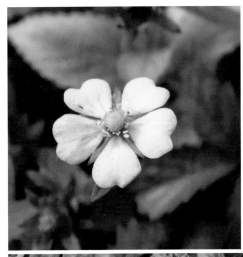
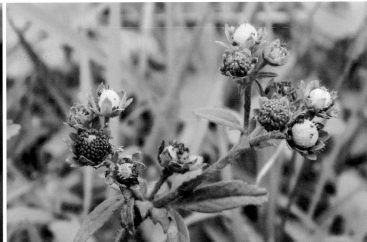
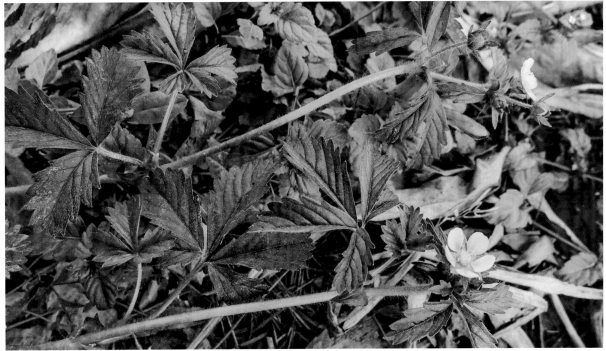

全缘火棘

【基原】为蔷薇科全缘火棘*Pyracantha atalantioides* (Hance) Stapf 的叶、果实。

【别名】火把果、救兵粮。

【形态特征】常绿灌木或小乔木。常有枝刺。叶片椭圆形或长圆形，稀长圆状倒卵形，全缘或有不明显细齿，背面微带白霜。花成复伞房花序，花梗和花萼外被黄褐色柔毛；花瓣白色，卵形；子房上部密生白色茸毛。梨果扁球形，熟时亮红色。花期4~5月，果期9~11月。

【分布】生于山坡或谷地林中。产于广西、广东、贵州、湖北、陕西等地。

【性能主治】叶味微苦，性凉。具有清热解毒、止血的功效。主治疮疡肿痛，目赤，痢疾，便血，外伤出血。果实味甘、酸、涩，性平。有健脾消积、收敛止痢、止痛的功效。用于痞块，食积停滞，脘腹胀满，泄泻，痢疾，崩漏。

【采收加工】全年均可采，鲜用。秋季果实成熟时采摘，晒干。

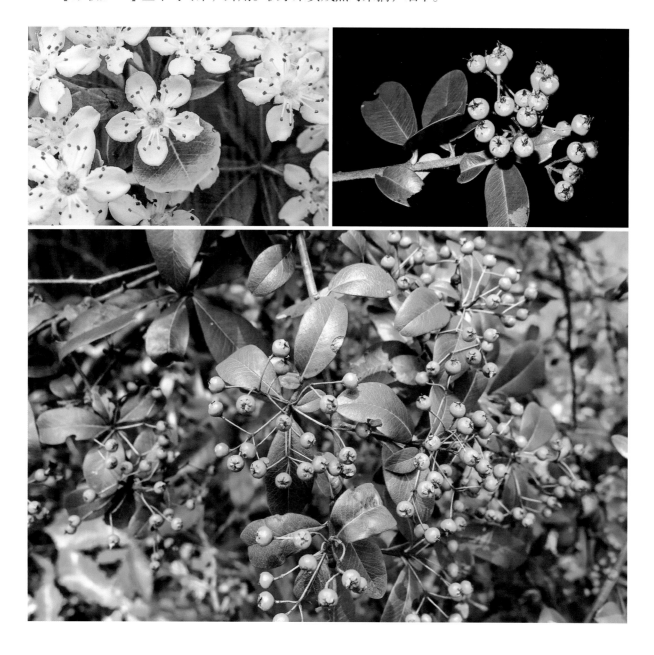

豆梨

【基原】为蔷薇科豆梨*Pyrus calleryana* Decne. 的根皮、果实。

【别名】糖梨子、山沙梨、野梨。

【形态特征】乔木，高5~8 m。小枝粗壮，圆柱形，在幼嫩时有茸毛，不久脱落；二年生枝条灰褐色，冬芽三角卵形。叶片宽卵形至卵形，稀长椭圆形，边缘有钝齿。伞形总状花序有花6~12朵，花白色。梨果球形，黑褐色，有斑点，果柄细长。花期4月，果期8~9月。

【分布】生于山坡或山谷林中。产于广西、广东、福建、湖南、湖北、浙江、江苏等地。

【性能主治】根皮味酸、涩，性寒。具有清热解毒、敛疮的功效。主治疮疡，疥癣。果实味酸、涩，性寒。具有健脾消食、涩肠止痢的功效。用于饮食积滞，泻痢。

【采收加工】根皮全年均可采，挖出侧根，剥取根皮，鲜用。果实8~9月成熟时采摘，晒干。

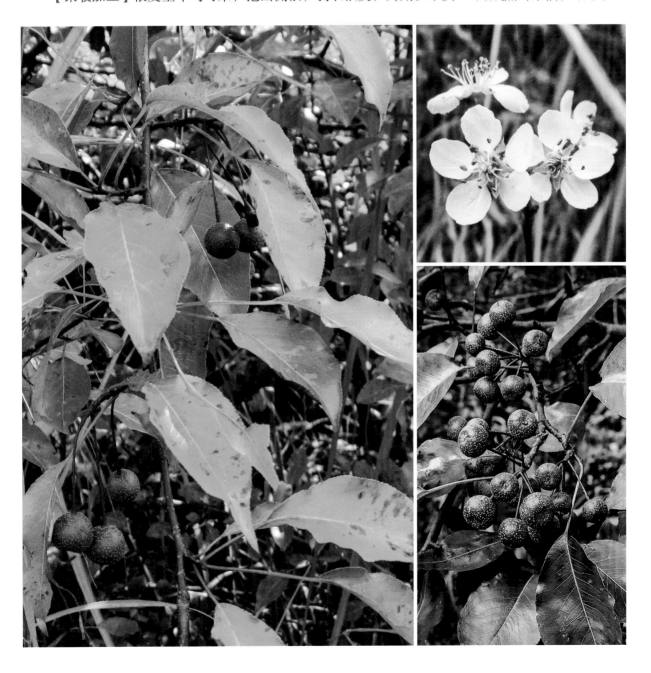

金樱子

【基原】为蔷薇科金樱子*Rosa laevigata* Michx. 的成熟果实。

【别名】刺糖果、倒挂金钩、黄茶瓶。

【形态特征】攀缘灌木。小枝粗壮，有疏钩刺，无毛，幼时被腺毛，老时逐渐脱落减少。三出复叶；小叶革质，椭圆状卵形，边缘有细齿。花单生于叶腋；花梗和萼筒密被腺毛；花瓣白色，宽倒卵形，先端微凹。果梨形，熟时红褐色，外密被刺毛。花期4~6月，果期7~11月。

【分布】生于山野、田边、灌木丛中的向阳处。产于广西、广东、湖南、四川、浙江、江西、安徽、福建等地。

【性能主治】果实味酸、甘、涩，性平。具有固精缩尿、固崩止带、涩肠止泻的功效。主治遗精滑精，遗尿尿频，崩漏带下，久泻久痢。

【采收加工】10~11月果实成熟变红时采收，除去毛刺，干燥。

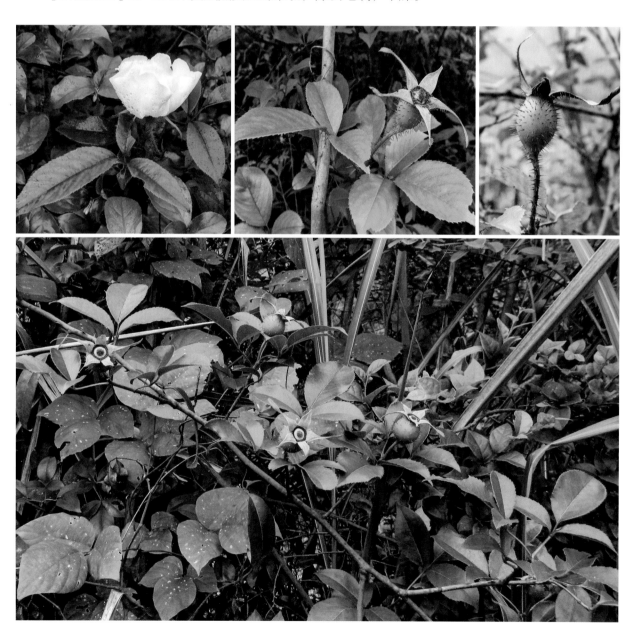

粗叶悬钩子

【基原】为蔷薇科粗叶悬钩子*Rubus alceifolius* Poir. 的根。

【别名】候罕、牛暗桐、大叶蛇泡簕。

【形态特征】攀缘灌木。枝被黄灰色至锈色茸毛状长柔毛，有稀疏皮刺。单叶；叶片近圆形或宽卵形，顶端圆钝，基部心形，边缘不规则3~7浅裂。花成顶生狭圆锥花序或近总状，也成腋生头状花束，稀为单生；花白色。果实近球形，肉质，熟时红色；核有皱纹。花期7~9月，果期10~11月。

【分布】生于山坡、路旁、山谷林中。产于广西、广东、云南、贵州、湖南、福建等地。

【性能主治】根味苦、涩，性平。具有清热利湿、止血、散瘀的功效。主治肝炎，痢疾，肠炎，乳腺炎，口腔炎，行军性血红蛋白尿，外伤出血，肝脾肿大，跌打损伤，风湿骨痛。

【采收加工】全年均可采收，洗净，晒干。

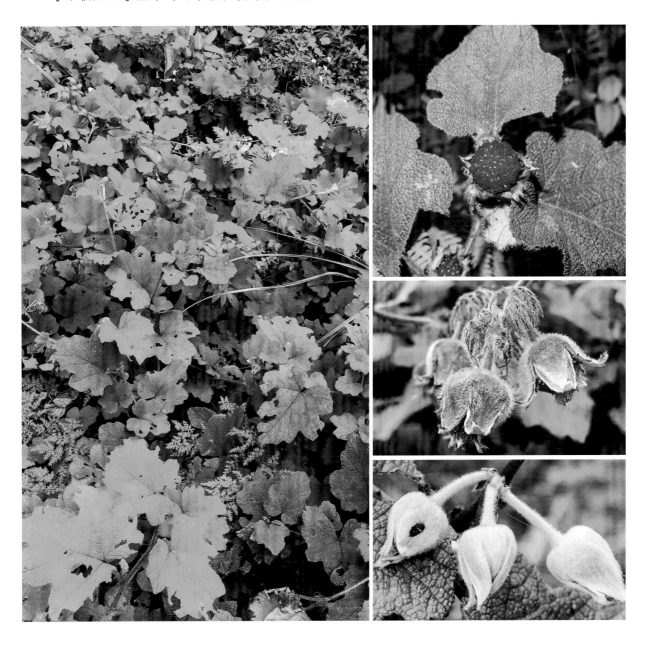

山莓

【基原】为蔷薇科山莓*Rubus corchorifolius* L. f. 的根和叶。

【别名】三角刺、五月泡、三月泡。

【形态特征】直立灌木，高1~3 m。枝具皮刺。单叶；叶片卵形或卵状披针形，基部微心形，沿中脉疏生小皮刺，边缘不分裂或3裂，通常不育枝上的叶3裂，有不规则锐齿或重齿。花单生或少数生于短枝上；花白色。果近球形或卵圆形，熟时红色；核具皱纹。花期2~3月，果期4~6月。

【分布】生于阳坡草地、山谷、溪边、荒地。产于我国华东、中南、西南等地。

【性能主治】根味苦、涩，性平。具有活血、止血、祛风利湿的功效。主治吐血，便血，肠炎，痢疾，风湿关节痛，跌打损伤，月经不调。叶味苦，性凉。具有消肿解毒的功效。外用治痈疖肿毒。

【采收加工】秋季挖根，洗净，切片晒干。春季至秋季可采叶，洗净，切碎，晒干。

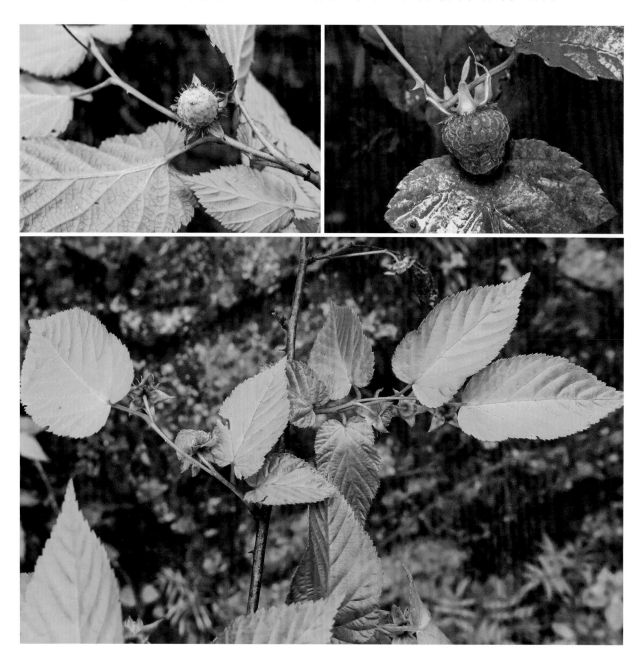

茅莓

【基原】为蔷薇科茅莓*Rubus parvifolius* L. 的地上部分。

【别名】三月泡、铺地蛇。

【形态特征】落叶小灌木。被短毛和倒生皮刺。三出复叶，顶端小叶较大，阔倒卵形或近圆形，边缘有不规则齿。伞房花序顶生或腋生，稀顶生花序成短总状，具花数朵，被柔毛和细刺；花瓣卵圆形或长圆形，粉红色至紫红色。聚合果球形，熟时红色。花期5~6月，果期7~8月。

【分布】生于路旁、山坡林下或荒野。产于广西、湖南、湖北、江苏、福建、江西等地。

【性能主治】地上部分味苦、涩，性微寒。具有清热解毒、活血消肿、祛风湿的功效。主治跌打损伤，疮痈毒肿，风湿痹痛。

【采收加工】春、夏季花开时采割，除去杂质，晒干。

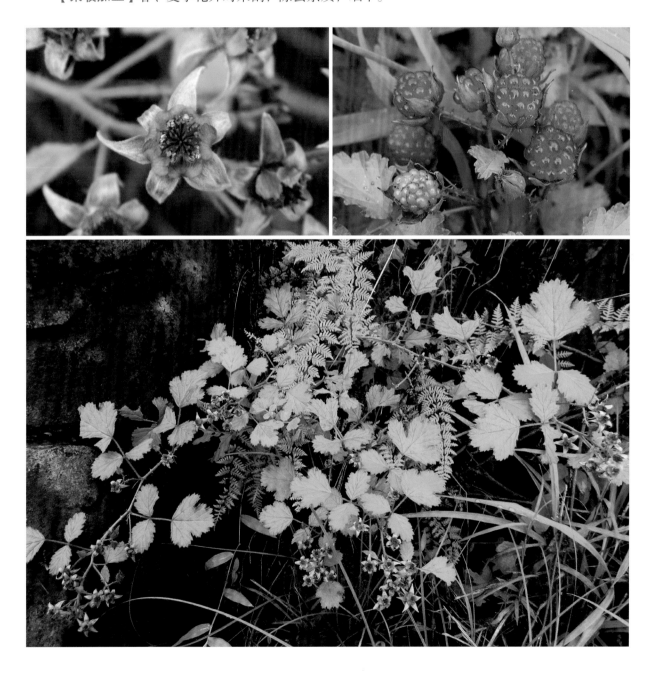

倒触伞

【基原】为蔷薇科空心泡*Rubus rosifolius* Sm. 的根或嫩枝叶。

【别名】托盘子、覆盆子、蔷薇莓。

【形态特征】直立或攀缘灌木，高2~3 m。小枝圆柱形，疏生皮刺。小叶5~7片，卵状披针形或披针形，两面疏生柔毛，老时几无毛，有浅黄色发亮的腺点，下面沿中脉有稀疏小皮刺。花常1~2朵顶生或腋生；花白色。果卵球形或长圆状卵圆形，熟时红色。花期3~5月，果期6~7月。

【分布】生于草地、山地林中阴处。产于广西、广东、湖南、贵州、安徽、浙江、江西、台湾、福建、四川。

【性能主治】根或嫩枝叶味微辛、苦、涩，性平。具有清热、止咳、收敛止血、解毒、接骨的功效。主治肺热咳嗽，百日咳，牙痛，小儿惊风，月经不调，跌打损伤，筋骨痹痛，烧烫伤。

【采收加工】夏季采嫩枝叶，鲜用或晒干。秋、冬季采挖根，洗净，晒干。

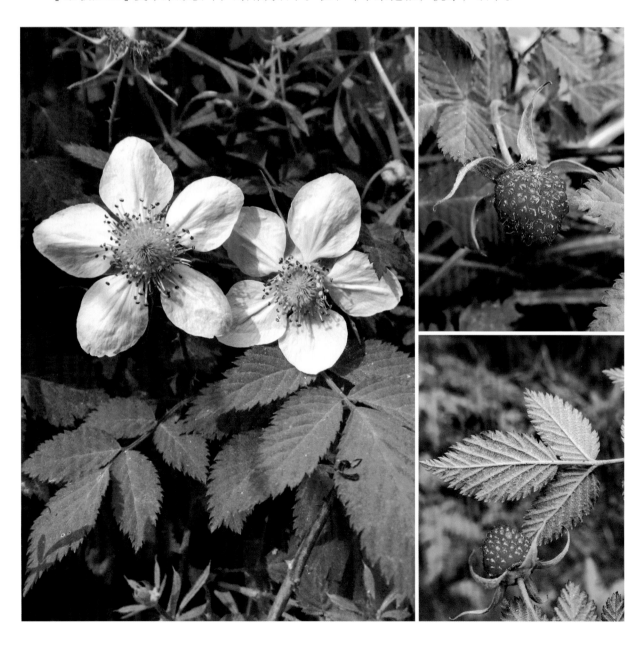

龙须藤

【基原】为豆科龙须藤*Bauhinia championii* (Benth.) Benth. 的藤茎。

【别名】燕子尾、过岗龙、过江龙。

【形态特征】攀缘灌木。藤茎圆柱形，稍扭曲，表面粗糙，断面皮部棕红色，木质部浅棕色，有4~9圈深棕红色环纹，形似舞动的龙而得名。单叶互生；叶片卵形或心形，先端2浅裂或不裂，裂片尖。总状花序；花瓣白色，具瓣柄，瓣片匙形。荚果扁平，果瓣革质。花期6~10月，果期7~12月。

【分布】生于石山灌木丛或山地林中。产于广西、广东、湖南、贵州、浙江、海南等地。

【性能主治】藤茎味苦，性平。具有祛风除湿、活血止痛、健脾理气的功效。主治风湿关节炎，腰腿痛，跌打损伤，胃痛，痢疾，月经不调，胃及十二指肠溃疡，老人病后虚弱，小儿疳积。

【采收加工】全年均可采收，除去枝叶，切片，鲜用或晒干。

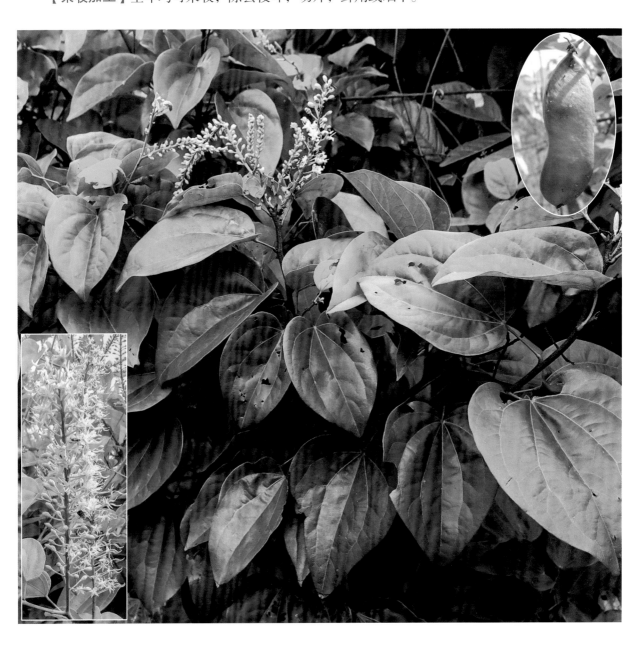

云实

【基原】为豆科云实*Caesalpinia decapetala* (Roth) Alston 的根或茎。

【别名】铁场豆、马豆、阎王刺根。

【形态特征】藤本。树皮暗红色。枝、叶轴和花序均被柔毛和钩刺。二回羽状复叶长20~30 cm；羽片3~10对，基部有刺1对；小叶8~12对，长圆形。总状花序顶生，具多花；花瓣黄色，膜质，圆形或倒卵形。荚果长圆状舌形，栗褐色，先端具尖喙。花果期4~10月。

【分布】生于山坡灌木丛、平原、山谷及河边。产于广西、广东、云南、四川、湖北、江西、江苏、河南、河北等地。

【性能主治】根或茎味苦、辛，性温。具有解表散寒、祛风除湿的功效。主治感冒咳嗽，身痛，腰痛，喉痛，牙痛，跌打损伤，腹股沟溃疡，慢性气管炎。

【采收加工】全年均可采收，洗净，切片，晒干。

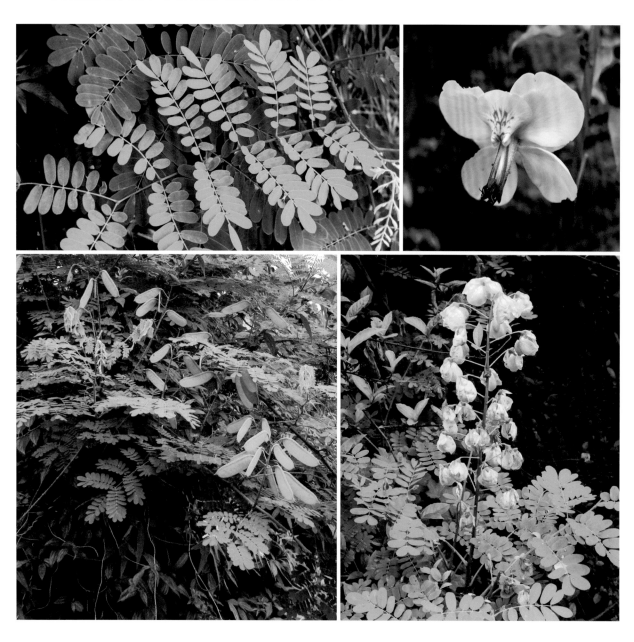

老虎刺

【基原】为云实科老虎刺*Pterolobium punctatum* Hemsl. 的根。

【别名】倒爪刺、假虎刺、绣花针。

【形态特征】木质藤本或攀缘性灌木。小枝具下弯的短钩刺。羽片9~14对；小叶19~30对，对生，狭长圆形。总状花序腋上生或于枝顶排列成圆锥状；花瓣稍长于花萼，倒卵形，顶端稍呈啮蚀状。荚果发育部分菱形，翅一边直，另一边弯曲。种子椭圆形。花期6~8月，果期9月至翌年1月。

【分布】生于山坡阳处、路旁。产于广西、广东、云南、贵州、四川、湖南、湖北等地。

【性能主治】根味苦、辛，性温。具有消炎、解热、止痛的功效。主治黄疸型肝炎，胃痛，风湿关节炎，淋巴腺炎，急性结膜炎，咽喉炎。

【采收加工】全年均可采挖，除杂，晒干。

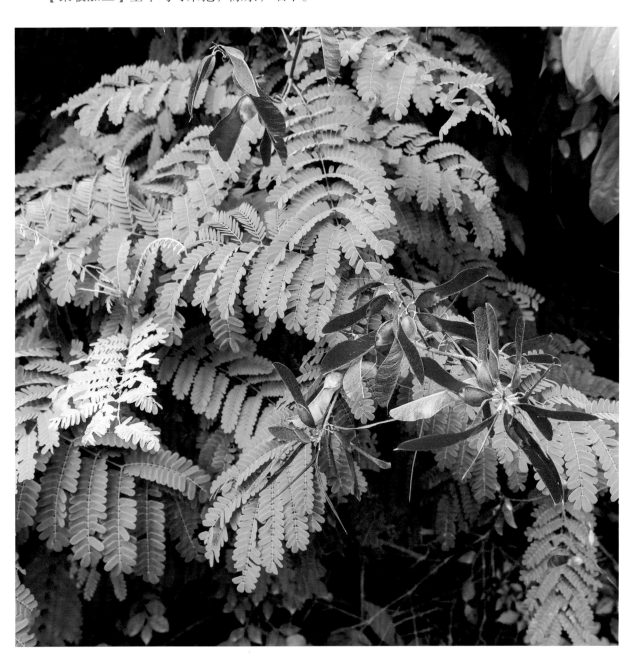

响铃豆

【基原】为豆科响铃豆*Crotalaria albida* B. Heyne ex Roth 的根及全草。

【别名】黄花地丁、小响铃、马口铃。

【形态特征】多年生直立草本。茎基部常木质，分枝细弱。叶片倒卵形、长圆状椭圆形或倒披针形，先端钝或圆，基部楔形。总状花序顶生或腋生，有花20~30朵；花冠淡黄色，旗瓣椭圆形，先端具束状柔毛，基部胼胝体可见。荚果短圆柱形。种子6~12粒。花果期5~12月。

【分布】生于路旁、荒地、山坡林下。产于广西、广东、云南、湖南、贵州、四川等地。

【性能主治】根及全草味苦、辛，性凉。具有清热解毒、止咳平喘的功效。主治尿道炎，膀胱炎，肝炎，胃肠炎，痢疾，支气管炎，肺炎，哮喘；外用治痈肿疮毒，乳腺炎。

【采收加工】夏、秋季采收，洗净，切碎，晒干。

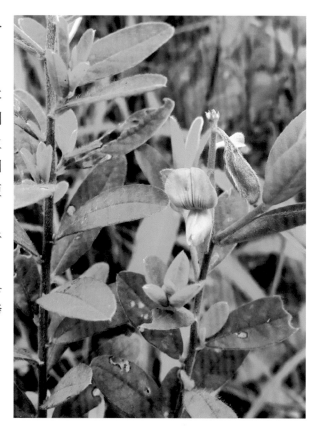

藤檀

【基原】为豆科藤黄檀*Dalbergia hancei* Benth. 的根。

【别名】大香藤、降香。

【形态特征】藤本。枝纤细，小枝有时变钩状或旋扭。小叶3~6对，狭长圆或倒卵状长圆形。总状花序远较复叶短，数个总状花序常再集成腋生短圆锥花序；花冠绿白色，芳香。荚果扁平，长圆形或带状，基部收缩为一细果颈，通常有1粒种子。种子肾形，极扁平。花期4~5月。

【分布】生于山坡灌木丛中或山谷溪旁。产于广西、广东、海南、贵州、四川、安徽等地。

【性能主治】根味辛，性温。具有理气止痛、舒筋活络、强壮筋骨的功效。主治胸胁痛，胃脘痛，腹痛，腰腿痛，关节痛，劳伤疼痛，跌打损伤。

【采收加工】夏、秋季采挖，切片，晒干。

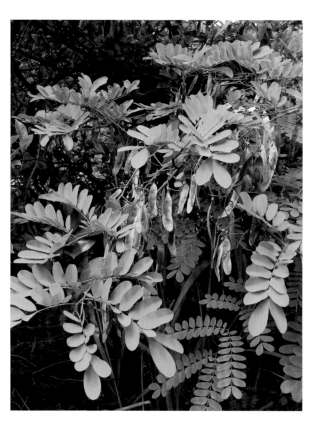

千斤拔

【基原】为豆科大叶千斤拔*Flemingia macrophylla* (Willd.) Prain 的根。

【别名】蔓性千斤拔、一条根。

【形态特征】直立灌木。幼枝有明显纵棱，密被紧贴丝质柔毛。叶具指状3小叶；托叶大，披针形。总状花序常数个聚生于叶腋，常无总梗；花梗极短；花萼钟状，被丝质短柔毛。荚果椭圆形，熟时褐色，略被短柔毛，先端具小尖喙。花期6~9月，果期10~12月。

【分布】生于旷野草地上或灌木丛中，山谷路旁和疏林阳处。产于广西、广东、海南等地。

【性能主治】根味甘、微涩，性平。具有祛风利湿、强筋壮骨、消瘀解毒的功效。主治风湿痹痛，腰腿痛，慢性肾炎，痈肿，跌打损伤。

【采收加工】秋季采挖，洗净，切片，晒干，也可鲜用。

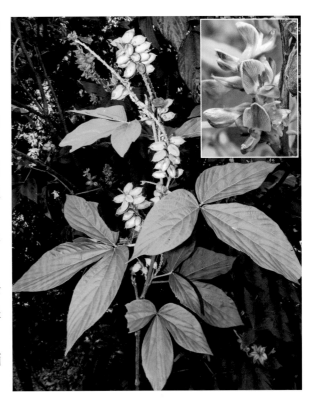

鸡眼草

【基原】为豆科鸡眼草*Kummerowia striata* (Thunb.) Schindl. 的全草。

【别名】人字草、三叶人字草、夜关门。

【形态特征】一年生草本。茎披散或平卧，多分枝，茎和枝上被倒生的白色细毛。三出羽状复叶；小叶全缘，两面沿中脉及边缘有白色粗毛。花小，单生或2~3朵簇生于叶腋；花冠粉红色或紫色。荚果圆形或倒卵形，稍侧扁，先端短尖，被小柔毛。花期7~9月，果期8~10月。

【分布】生于路旁、田中、林中及山坡草地。产于我国西南、东北、华北、华东、中南等地区。

【性能主治】全草味甘、辛、微苦，性平。具有清热解毒、健脾利湿、活血止血的功效。主治感冒发热，黄疸，痢疾，血淋，鼻出血，跌打损伤，赤白带下。

【采收加工】7~8月采收，鲜用或晒干。

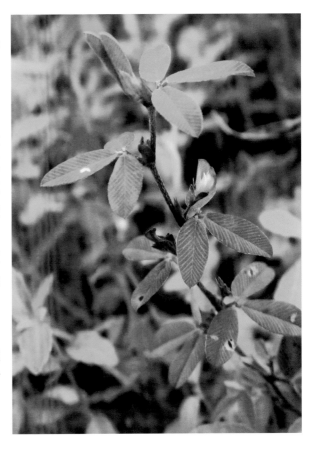

铁扫帚

【基原】为豆科截叶铁扫帚 *Lespedeza cuneata* (Dum.-Cours.) G. Don 的地上部分。

【别名】夜关门、苍蝇翼、铁马鞭。

【形态特征】小灌木。茎直立或斜升，被毛，上部分枝；分枝斜上举。叶密集；小叶楔形或线状楔形，先端截形或近截形，具短尖，基部楔形，腹面近无毛，背面密被白色伏毛。总状花序腋生；花淡黄色或白色。荚果宽卵形或近球形，被伏毛。花期7~8月，果期9~10月。

【分布】生于草地、荒地或路旁阳处。产于广西、广东、云南、湖南、陕西、甘肃等地。

【性能主治】地上部分味苦、辛，性凉。具有补肝肾、益肺阴、散瘀消肿的功效。主治遗精，遗尿，白浊，带下，哮喘，胃痛，劳伤，小儿疳积，泻痢，跌打损伤，视力减退，乳痈。

【采收加工】夏、秋季采挖，洗净，切碎，晒干。

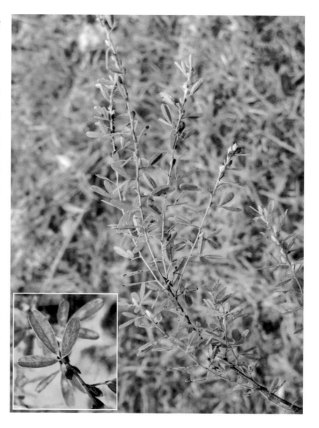

鹿藿

【基原】为豆科鹿藿 *Rhynchosia volubilis* Lour. 的茎叶。

【别名】鹿豆、荳豆、野绿豆。

【形态特征】缠绕草质藤本。全株各部多少被灰色至淡黄色柔毛。叶为羽状或有时近指状3小叶；顶生小叶菱形或倒卵状菱形。总状花序1~3个腋生；花冠黄色，旗瓣近圆形，有宽而内弯的耳，翼瓣倒卵状长圆形，基部一侧具长耳，龙骨瓣具喙。荚果长圆形。花期5~8月，果期9~12月。

【分布】生于山坡、路旁、草丛中。产于广西、广东、贵州、湖南、福建、浙江等地。

【性能主治】茎叶味苦、酸，性平。具有祛风除湿、活血、解毒的功效。主治风湿痹痛，头痛，牙痛，腰脊疼痛，瘀血腹痛。

【采收加工】5~6月采收，鲜用或晒干。

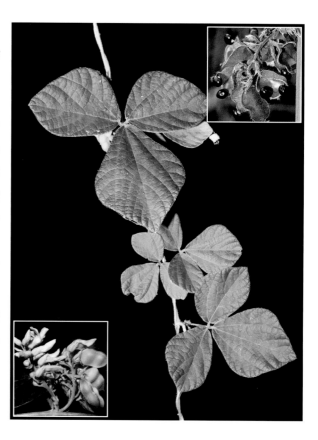

狐狸尾

【基原】为豆科狸尾豆*Uraria lagopodioides* (L.) Desv. ex DC. 的全草。

【别名】兔尾草、狸尾草。

【形态特征】平卧或斜升草本。花枝直立或斜举，被短柔毛。复叶多为3小叶；托叶三角形，先端尾尖，被灰黄色长柔和缘毛；顶生小叶近圆形或椭圆形，侧生小叶较小。总状花序顶生，花排列紧密；花冠淡紫色。荚果有1~2荚节，包藏于萼内，黑褐色，略有光泽。花果期8~10月。

【分布】生于山野坡地、灌木丛中。产于广西、广东、云南、贵州、湖南、福建等地。

【性能主治】全草味甘、淡，性平。具有清热解毒、散结消肿、利水通淋的功效。主治感冒，小儿肺炎，腹痛泻，瘰疬，痈疮肿毒，砂淋尿血，毒蛇咬伤。

【采收加工】夏、秋季采收，鲜用或晒干。

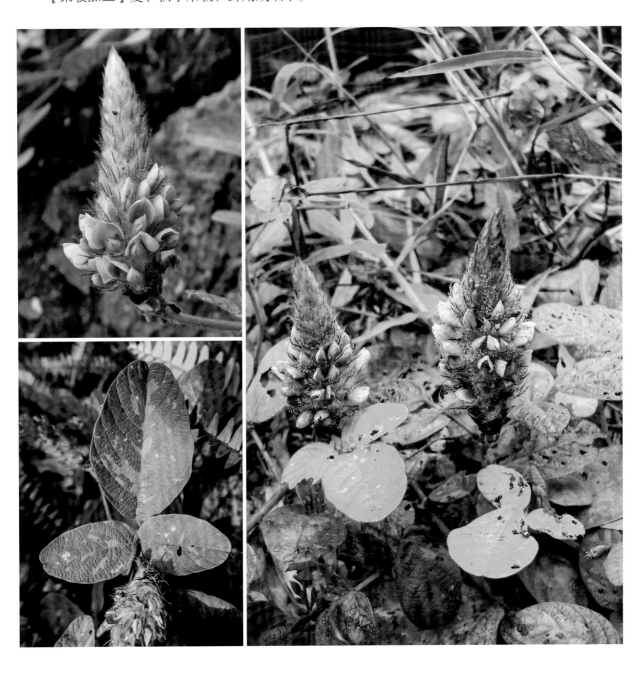

檵花

【基原】为金缕梅科檵木*Loropetalum chinense* (R. Br.) Oliv. 的花。

【别名】突肉根、白花树、螺砚木。

【形态特征】灌木或小乔木。叶片革质，卵形，长2~5 cm，宽1.5~2.5 cm，背面被星毛。花3~8朵簇生，有短花梗，白色，比新叶先开放，或与嫩叶同时开放；苞片线形；萼筒杯状，被星毛；花瓣4片，带状；雄蕊4枚；子房完全下位。蒴果卵圆形，先端圆。种子圆卵形，黑色，发亮。花期3~4月。

【分布】生于丘陵及山地的向阳处。产于我国南部、西南部和中部地区。

【性能主治】花味甘、涩，性平。具有清热、止血的功效。主治鼻出血，外伤出血。

【采收加工】夏季采收，鲜用或晒干。

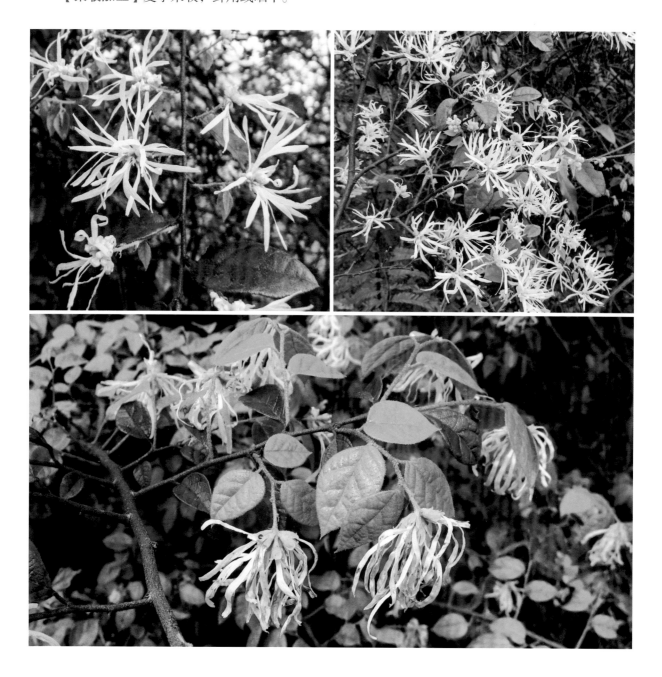

金缕半枫荷叶

【基原】为金缕梅科半枫荷*Semiliquidambar cathayensis* H. T. Chang 的叶。

【别名】枫荷梨、半边荷。

【形态特征】常绿或半落叶乔木。叶生于当年生枝顶，异型，不分裂的叶片卵状椭圆形；或掌状3裂，两侧裂片卵状三角形，有时为单侧叉状分裂，具掌状脉3条，边缘有齿。雌雄同株，雄花的短穗状花序常数个排成总状；雌花的头状花序单生，果序头状。蒴果。花期3~4月，果期9~10月。

【分布】生于湿润肥沃的山坡杂木林中、溪边和路旁。产于广西北部、广东、海南、江西南部、贵州南部。

【性能主治】叶味淡、涩，性微温。具有祛风止痛、通络止痛的功效。主治风湿痹痛，外伤出血。

【采收加工】春季至秋季叶生长茂盛时采收，鲜用或晒干。

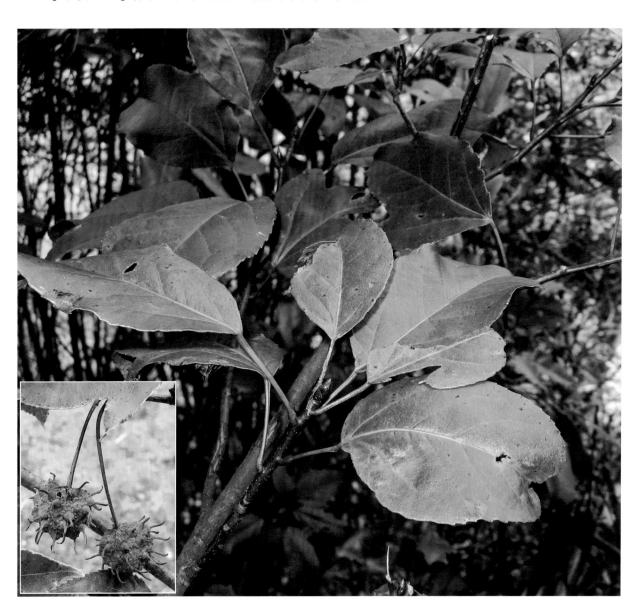

黄毛榕

【基原】为桑科黄毛榕*Ficus esquiroliana* H. Lév. 的根皮。

【别名】土黄芪、麻婆风、老鸦风。

【形态特征】小乔木或灌木。幼枝中空，被褐黄色硬长毛。叶互生；叶片纸质，广卵形，先端急渐尖呈尾状，基部浅心形，分裂或不分裂。榕果腋生，圆锥状椭圆形，表面疏被或密生浅褐长毛，顶部脐状突起。雄花生榕果内壁口部，雌花花被4片，子房球形。瘦果斜卵圆形，表面有瘤体。

【分布】生于沟谷阔叶林中。产于广西、广东、贵州、西藏、四川、云南、海南等地。

【性能主治】根皮味甘，性平。具有益气健脾、活血祛风的功效。主治中气虚弱，阴挺，脱肛，水肿，风湿痹痛。

【采收加工】全年均可采，洗净，晒干。

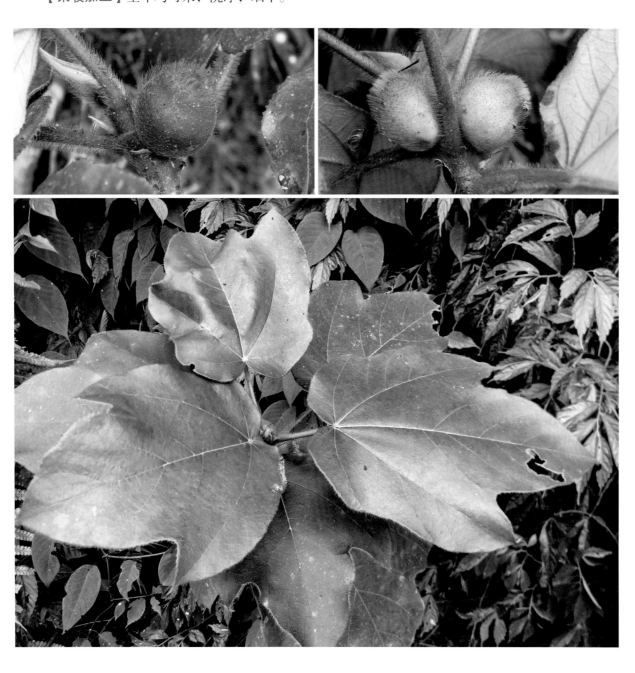

五指毛桃

【基原】为桑科粗叶榕*Ficus hirta* Vahl 的根。

【别名】五指牛奶。

【形态特征】灌木或小乔木。嫩枝中空，全株有乳汁，枝、叶、叶柄和花序托（榕果）均被金黄色长硬毛。叶片长椭圆状披针形或广卵形，边缘有细齿；托叶卵状披针形，膜质，红色，被柔毛。隐头花序成对腋生或生于已落叶的枝上。瘦果椭圆球形，表面光滑。花果期3~11月。

【分布】生于村寨附近旷地或山坡林边，或附生于其他树干。产于广西、广东、海南、云南、贵州、湖南、福建、江西等地。

【性能主治】根味甘，性平。具有健脾益气、行气利湿、舒筋活络的功效。主治脾虚浮肿，食少无力，肺痨咳嗽，带下，产后无乳，风湿痹痛，肝硬化腹水，肝炎，跌打损伤。

【采收加工】全年均可采收，洗净，切片，晒干。

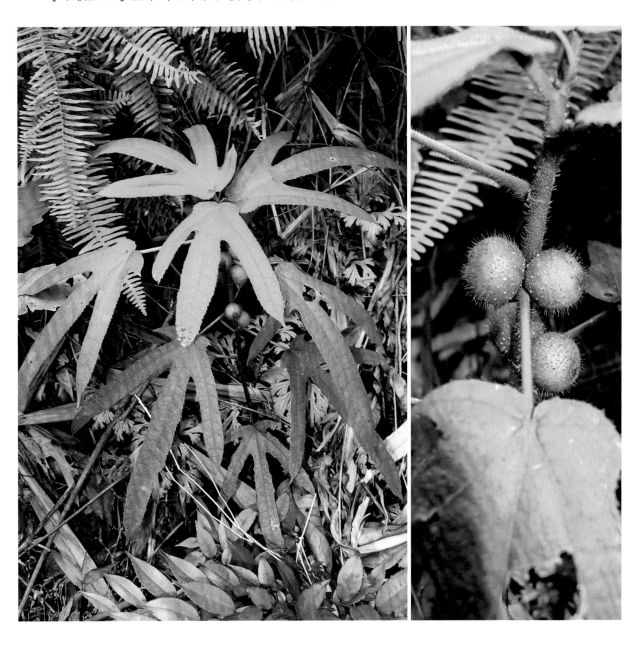

斜叶榕

【基原】为桑科斜叶榕*Ficus tinctoria* Forst. F. subsp. *gibbosa* (Blume) Corner 的树皮。

【形态特征】小乔木，幼时多附生。叶排为2列，椭圆形至卵状椭圆形，全缘，一侧稍宽。榕果球形或球状梨形，单生或成对腋生，疏生小瘤体。雄花生榕果内壁近口部；瘿花与雄花花被相似；雌花生另一植株榕果内，花被片4片，线形。瘦果椭圆形，具龙骨，表面有瘤体。花果期冬季至翌年6月。

【分布】生于路旁、山坡、山谷疏林下或湿润岩石上。产于广西、海南、台湾、福建、贵州、云南、西藏等地。

【性能主治】树皮味苦，性寒。具有清热利湿、解毒的功效。主治感冒，高热惊厥，泄泻，痢疾，目赤肿痛。

【采收加工】全年均可采收，鲜用或晒干。

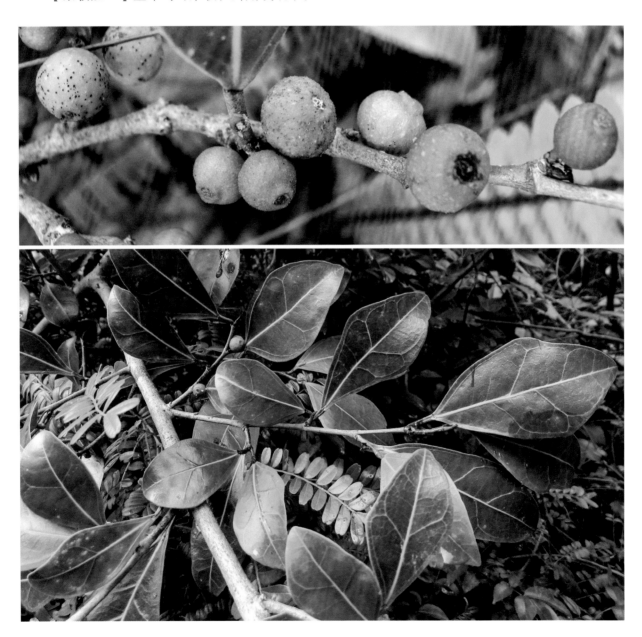

穿破石

【基原】为桑科构棘*Maclura cochinchinensis* (Lour.) Corner 的根。

【别名】葨芝、川破石、刺楮。

【形态特征】直立或攀缘状灌木。根皮橙黄色，枝具棘刺。叶片革质，椭圆状披针形或长圆形，全缘。雌雄异株，均为具苞片的球形头状花序，苞片内具2个黄色腺体；雄花被片4片，不相等，雄蕊4枚；雌花序微被毛，花被片顶部厚，基部有2个黄色腺体。聚合果肉质，熟时橙红色。花期4~5月，果期9~10月。

【分布】生于山坡、山谷、溪边。产于广西、广东、湖南、安徽、浙江、福建等地。

【性能主治】根味淡、微苦，性凉。具有祛风通络、清热除湿、解毒消肿的功效。主治风湿痹痛，跌打损伤，黄疸，疟腮，肺结核，淋浊，闭经，劳伤咳血，疔疮痈肿。

【采收加工】全年均可采挖，除去须根，洗净，切片，鲜用或晒干。

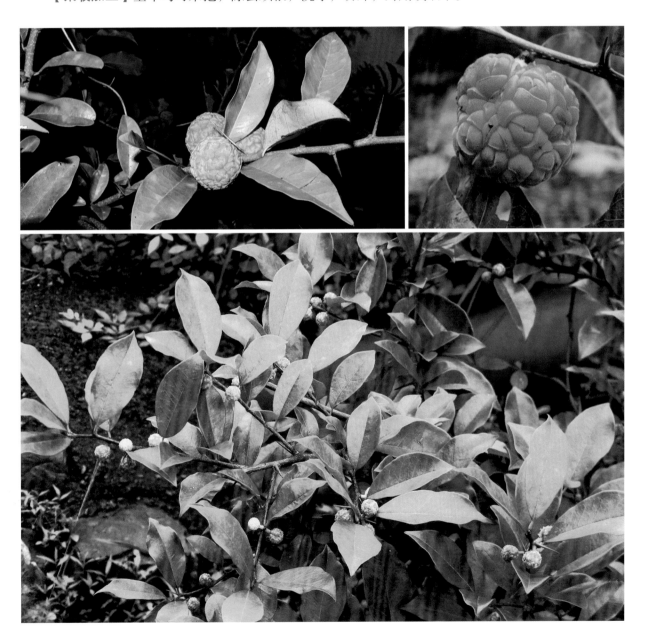

桑椹

【基原】为桑科桑 *Morus alba* L. 的果穗。

【别名】桑树、家桑。

【形态特征】落叶乔木或灌木。树皮黄褐色。叶片卵形至广卵形，边缘有粗齿，有时有不规则的分裂。雌雄异株，葇荑花序，腋生或生于芽鳞腋内；雄花序下垂，密被白色柔毛；雌花序长1~2 cm，被毛雌花无梗。聚花果卵圆形或圆柱形，黑紫色或白色。花期4~5月，果熟期6~8月。

【分布】原产于我国中部和北部，现东北至西南各省区，西北至新疆均有栽培。

【性能主治】果穗味甘、酸，性寒。具有补血滋阴、生津润燥的功效。主治眩晕耳鸣，心悸失眠，须发早白，津伤口渴，内热消渴，血虚便秘。

【采收加工】夏季果实变红时采收，晒干，或略蒸后晒干。

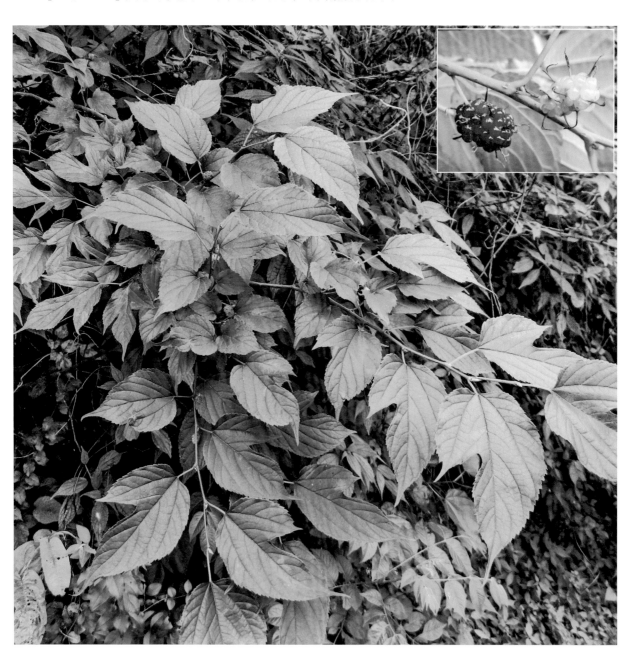

冬里麻

【基原】为荨麻科水麻*Debregeasia orientalis* C. J. Chen 的枝叶。

【别名】水麻叶、水麻柳、水苏麻。

【形态特征】灌木，高达1~4 m。小枝纤细，暗红色。叶片纸质或薄纸质，干时硬膜质，长圆状狭披针形或条状披针形，腹面常有泡状隆起；基出脉3条，其侧出2条达中部边缘，近直伸。花序雌雄异株，稀同株，二回二歧分枝或二叉分枝。瘦果小浆果状，倒卵形，鲜时橙黄色。花期3~4月，果期5~7月。

【分布】生于溪谷河流两岸潮湿处。产于广西、台湾、湖南、湖北、贵州、云南等地。

【性能主治】枝叶味辛、微苦，性凉。具有疏风止咳、清热透疹、化瘀止血的功效。主治外感咳嗽，小儿急惊风，麻疹不透，跌打伤肿。

【采收加工】夏、秋季采收，鲜用或晒干。

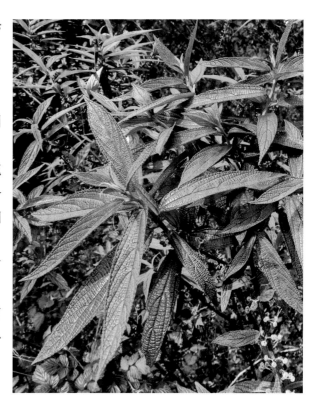

鳞片水麻

【基原】为荨麻科鳞片水麻*Debregeasia squamata* King ex Hook. f. 的全株。

【别名】大血吉、山苎麻、山野麻。

【形态特征】落叶矮灌木，高达1~2 m。分枝粗壮，有槽，皮刺肉质，弯生。叶片薄纸质，卵形或心形，基出脉3条，各级脉在叶背均隆起。花序雌雄同株，生当年生枝和老枝上，二回至三回二歧分枝。瘦果浆果状，橙红色，宿存花被薄膜质壶形，包被着果实。花期8~10月，果期10月至翌年1月。

【分布】生于溪谷两岸阴湿的灌木丛中。产于广西、云南东南部、贵州南部、广东、海南、福建西南部。

【性能主治】全株味甘、微苦，性凉。具有止血、活血的功效。主治跌打伤痛，外伤出血。

【采收加工】夏、秋季采收，洗净，鲜用或晒干。

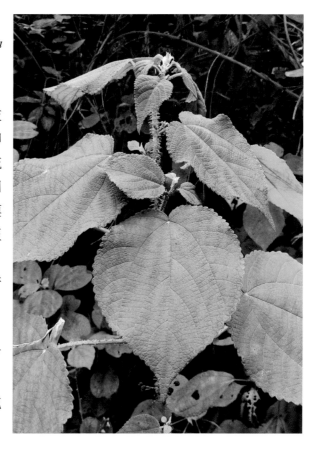

糯米藤

【基原】为荨麻科糯米团*Gonostegia hirta* (Blume ex Hassk.) Miq. 的全草。

【别名】猪粥菜、拉粘草。

【形态特征】多年蔓生草本。茎蔓生、铺地或渐升，上部四棱形。叶对生；叶片狭卵形至披针形，全缘。雌雄异株，团伞花序腋生，直径2~9 mm；雄花花蕾呈陀螺状；雌花花被菱状狭卵形，果期呈卵形，有10条纵肋。瘦果卵球形，宿存花被无翅。花期5~9月，果期8~9月。

【分布】生于山坡灌木丛中、沟边草地。产于广西、广东、云南、河南、陕西等地。

【性能主治】全草味甘、苦，性凉。具有清热解毒、止血、健脾的功效。主治疔疮，痈肿，瘰疬，痢疾，小儿疳积，吐血，外伤出血。

【采收加工】全年均可采收，鲜用或晒干。

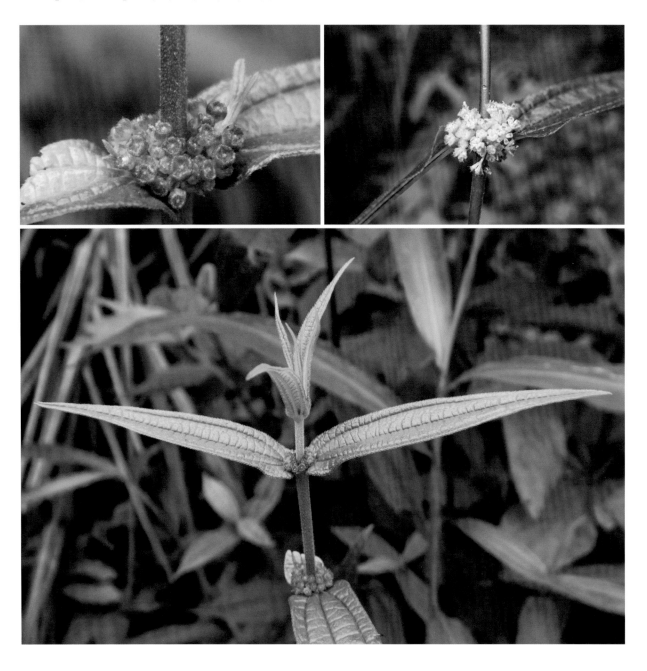

雪药

【基原】为荨麻科毛花点草*Nanocnide lobata* Wedd. 的全草。

【别名】遍地红、狗断肠、透骨消。

【形态特征】一年生或多年生草本。茎柔软，铺散丛生，被下弯微硬毛。叶片宽卵形至三角状卵形；茎下部叶较小，扇形。雄花序常生于枝上部叶腋，稀雄花散生于雌花序下部；雌花序成团状聚伞花序，生于枝顶叶腋或茎下部叶腋内。瘦果卵形，有疣点状突起。花期4~6月，果期6~8月。

【分布】生于山谷溪边、路旁阴湿草丛中。产于广西、贵州、浙江、江苏等地。

【性能主治】全草味苦、辛，性凉。具有通经活血的功效。主治肺病咳嗽，跌打损伤。

【采收加工】春、夏季采集，鲜用或晒干。

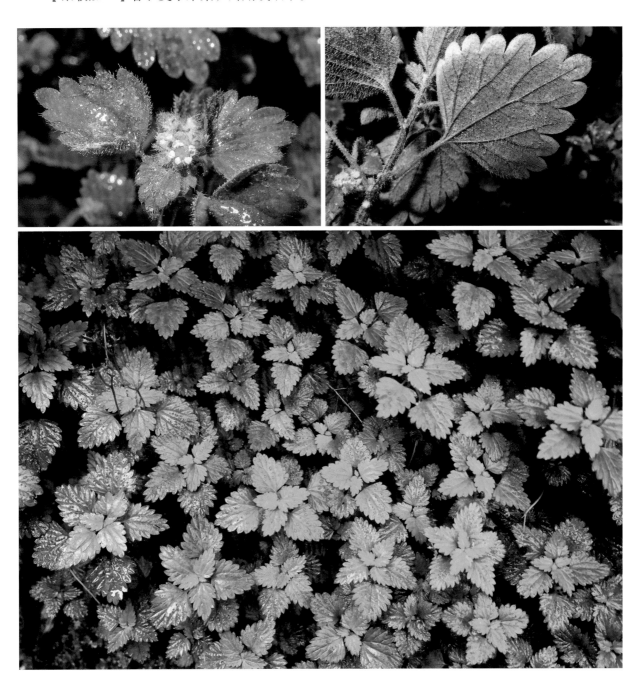

紫麻

【基原】为荨麻科紫麻*Oreocnide frutescens* (Thunb.) Miq. 的全株。

【别名】小麻叶、火麻条。

【形态特征】灌木，稀小乔木。叶常生于枝上部；叶片卵形、狭卵形、稀倒卵形，长3~15 cm，宽1.5~6 cm。花序生于上年生枝和老枝上，几无梗，呈簇生状。瘦果卵球状，两侧稍扁。肉质花托浅盘状，围于果的基部，熟时则常增大呈壳斗状，包围着果的大部分。花期3~5月，果期6~10月。

【分布】生于山谷、溪边、林缘半阴湿处。产于湖南、浙江、江西、福建、台湾、湖北、陕西及西南等地。

【性能主治】全株味甘，性凉。具有行气、活血的功效。主治跌打损伤，牙痛，小儿麻疹发热。

【采收加工】夏、秋季采收，洗净，鲜用或晒干。

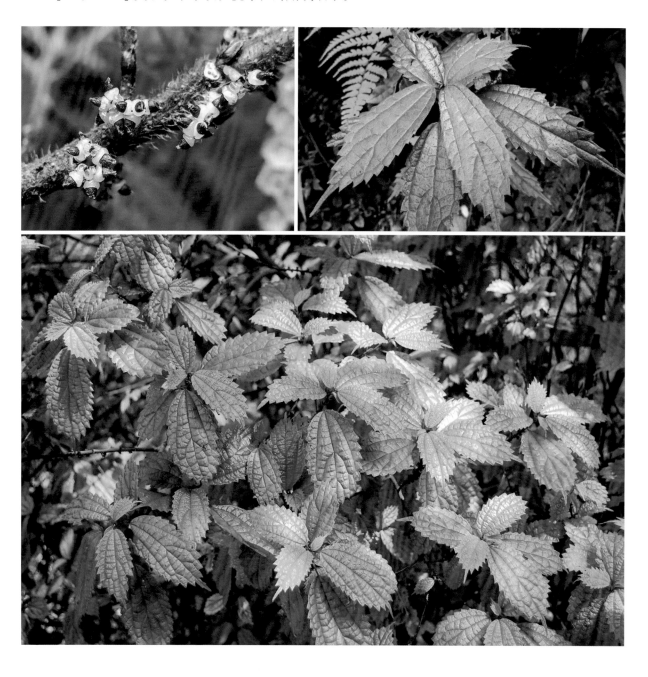

石油菜

【基原】为荨麻科波缘冷水花*Pilea cavaleriei* Levi. 的全草。

【别名】小石芥、石西洋菜、石花菜。

【形态特征】多年生披散草本。根状茎匍匐，肉质茎粗壮，多分枝，呈伞房状整齐伸出。叶片宽卵形或近圆形，先端钝圆，边缘全缘或不明显波状，两面密布钟乳体。雌雄同株，聚伞花序常密集成近头状；雄花序长不过叶柄；雌花近无梗或具短梗。花期5~8月，果期8~10月。

【分布】生于石灰岩岩石上或阴地岩石上。产于广西、湖南等地。

【性能主治】全草味微苦，性凉。具有清肺止咳、利水消肿、解毒止痛的功效。主治肺热咳嗽、肺结核，跌打损伤，疮疖肿毒。

【采收加工】全年均可采收，洗净，鲜用或晒干。

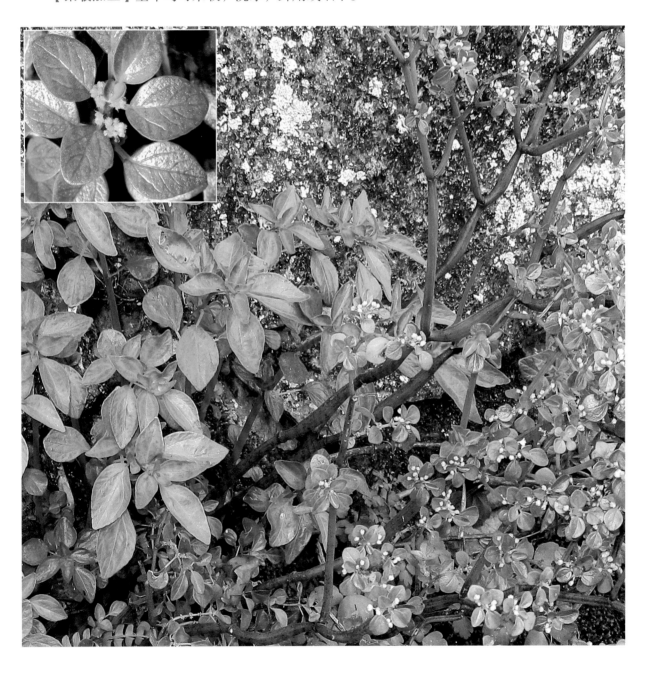

白淋草

【基原】为荨麻科长茎冷水花*Pilea longicaulis* Hand.-Mazz. 的全草。

【别名】接骨风、长柄冷水花。

【形态特征】亚灌木。无毛。叶片稍肉质，同对的不等大，椭圆状披针形、椭圆形，边缘近全缘，基出脉3条，其侧生的1对弧曲，伸达先端。花雌雄异株，花序聚伞圆锥状或总状，成对生于叶腋；雄花具短梗，干时深紫红色，宿存花被片4片，等长。瘦果宽椭圆状卵形，扁平。花期1~2月，果期3~5月。

【分布】生于石灰岩山坡阴湿处。产于广西。

【性能主治】全草味淡，性凉。具有散瘀消肿、解毒敛疮的功效。主治跌打损伤，烧烫伤。

【采收加工】夏、秋季采收，洗净，鲜用或晒干。

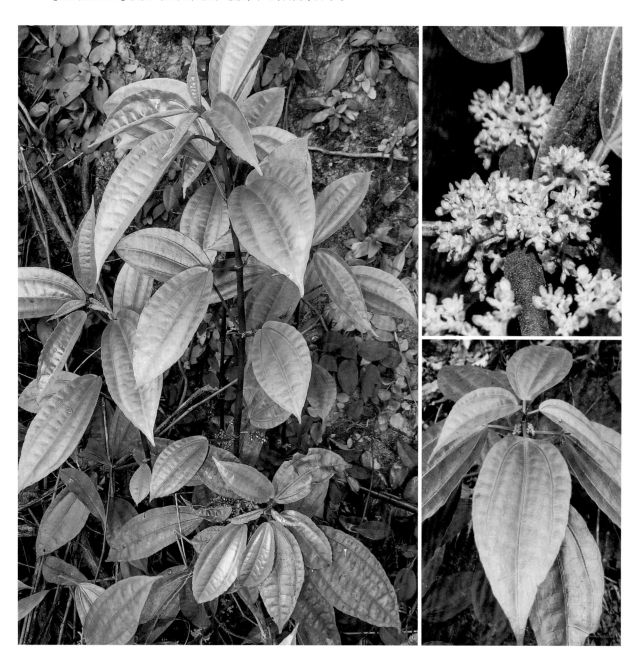

窄叶南蛇藤

【基原】为卫矛科独子藤*Celastrus monospermus* Roxb. 的根、茎。

【别名】倒披针叶南蛇藤。

【形态特征】藤状灌木。小枝密被棕褐色短毛。叶片倒披针形，稀阔倒披针形，侧脉较多，叶柄较短。聚伞花序腋生或侧生，花序梗较短，具花1~3朵，萼片椭圆卵形，花瓣长方倒披针形，边缘具极短睫毛。蒴果球状。种子新月状。花期3~4月，果期6~10月。

【分布】生于山坡湿地或溪旁灌木丛中。产于广西、广东、江西、湖南、福建、安徽等地。

【性能主治】根、茎味辛、苦，性微温。具有祛风除湿、解毒消肿、活血行气的功效。主治风湿痹痛，疝气痛，跌打损伤。

【采收加工】全年均可采收，鲜用或切片晒干。

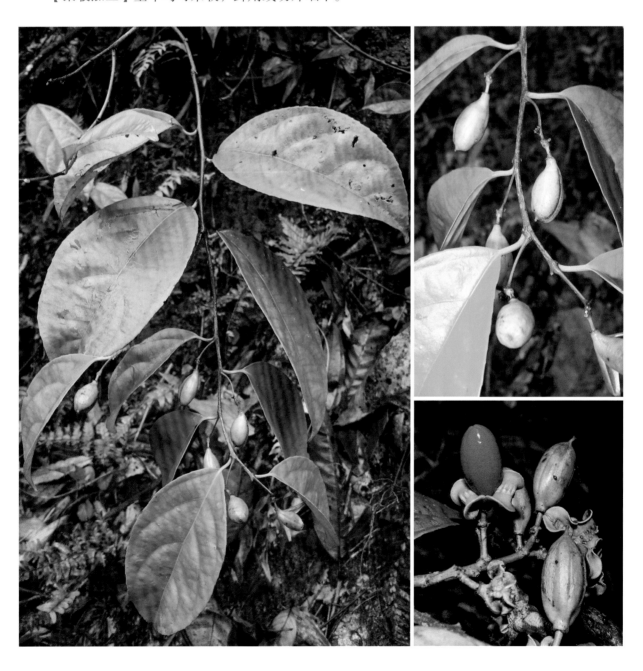

吹风藤

【基原】为茶茱萸科小果微花藤*Iodes vitiginea* (Hance) Hemsl. 的根及藤茎。

【别名】构芭、双飞蝴蝶、牛奶藤。

【形态特征】木质藤本。小枝压扁，被淡黄色硬伏毛，卷须腋生或生于叶柄的一侧。叶片薄纸质，长卵形至卵形，先端通常长渐尖，基部圆形或微心形。伞房圆锥花序腋生，密被黄褐色至锈色茸毛。雄花序多花密集，子房不发育，雌花序较短。核果卵形或阔卵形，有多角形陷穴，密被黄色茸毛。

【分布】生于沟谷季雨林或次生灌木丛中。产于广西、广东、海南、贵州、云南等地。

【性能主治】根及藤茎味辛，性微温。具有祛风散寒、除湿通络的功效。主治风寒湿痹，肾炎，劳损劳伤。

【采收加工】夏、秋季采收，洗净，切片、晒干。

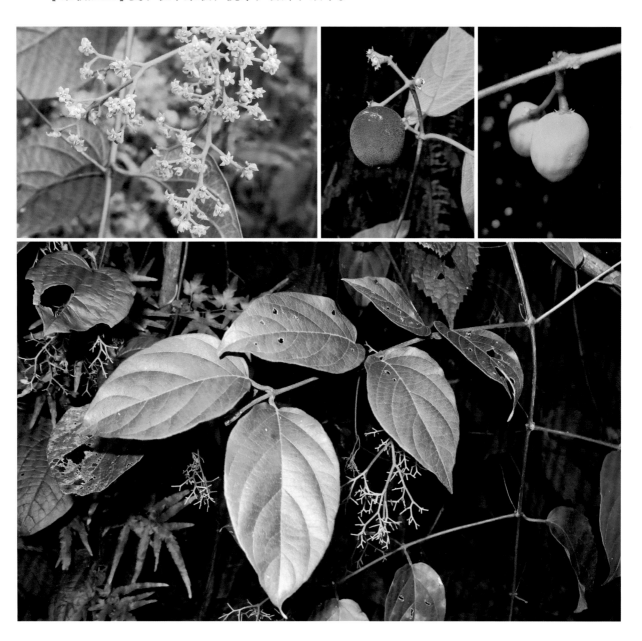

五瓣寄生

【基原】为桑寄生科离瓣寄生*Helixanthera parasitica* Lour. 的带叶茎枝。

【别名】油桐寄生、榕树寄生、桂花寄生。

【形态特征】灌木，高1~1.5 m。小枝披散状，枝和叶均无毛。叶片卵形至卵状披针形，长5~12 cm，干后暗黑色。总状花序1~2个腋生或生于小枝已落叶腋部；花瓣5片，红色或淡黄色，被乳头状毛，花冠于蕾时下半部膨胀，具5条拱起的棱。果长圆形，被乳头状毛。花期1~7月，果期5~8月。

【分布】生于山地林中，寄生于锥属、樟属、榕属等植物上。产于广西、广东、云南、贵州、福建等地。

【性能主治】带叶茎枝味苦、甘，性平。具有祛风湿、止咳、止痢的功效。主治风湿痹痛，咳嗽，痢疾。

【采收加工】全年均可采收，扎成束，晾干。

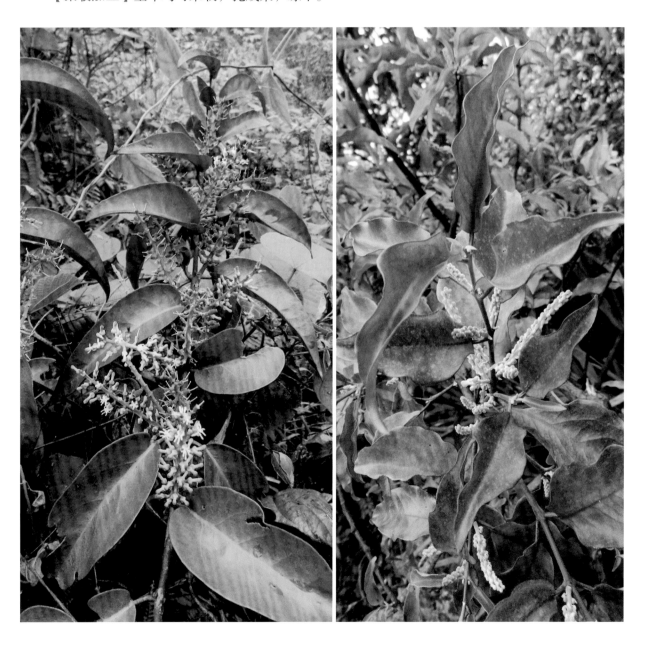

杉寄生

【基原】为桑寄生科鞘花*Macrosolen cochinchinensis* (Lour.) Van Tiegh. 的茎枝、叶。

【别名】龙眼寄生、樟木寄生。

【形态特征】灌木，高0.5~1.3 m。全株无毛；小枝灰色，具皮孔。叶片革质，阔椭圆形至披针形，顶端急尖或渐尖，羽状叶脉，中脉在背面隆起。总状花序，具花4~8朵；花冠橙色，花冠管膨胀，具6条棱。果近球形，熟时橙色。花期2~6月，果期5~8月。

【分布】生于疏林、灌木丛及沟谷中。产于广西、广东、云南、贵州、四川、福建等地。

【性能主治】茎枝味苦，性平。具有祛风湿、补肝肾、活血止痛、止咳的功效。主治风湿痹痛，腰膝酸痛，头晕目眩，脱发，痔疮肿痛，咳嗽，咳血，跌打损伤。叶具有祛风解表、利水消肿的功效。主治感冒发热，水肿。

【采收加工】全年均可采收，鲜用或晒干。

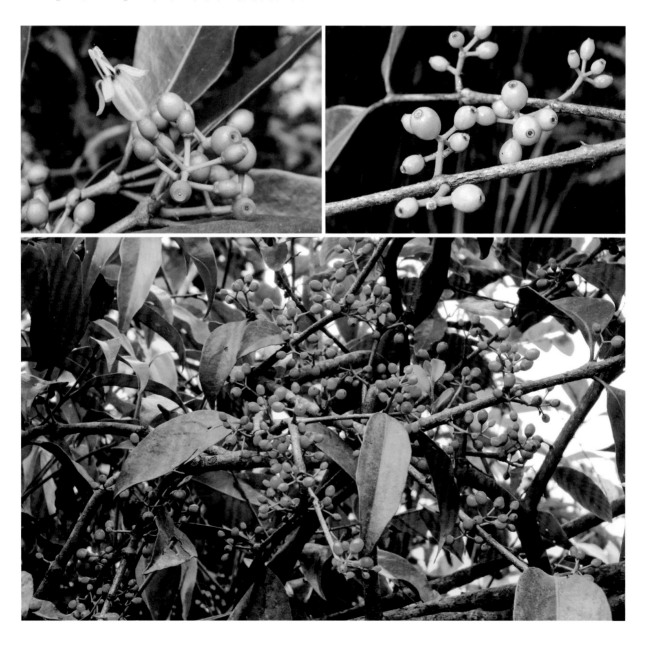

桑寄生

【基原】为桑寄生科广寄生*Taxillus chinensis* (DC) Danser 的带叶茎枝。

【别名】寄生茶、桃树寄生。

【形态特征】灌木，高0.5~1 m。嫩枝和花序均被锈色星状毛。叶对生或近对生；叶片厚纸质，两面无毛，卵形至长卵形。伞形花序通常1~2个腋生，具花1~4朵，通常2朵，花褐色，开花时花冠顶部4裂，裂片匙形。果椭圆状，密生小瘤体，熟时浅黄色。花果期4月至翌年1月。

【分布】生于丘陵或低山常绿阔叶林中，寄生于杨桃、榕树、油桐、油茶、荔枝、桃树和马尾松等植物上。产于广西、广东、福建等地。

【性能主治】带叶茎枝味苦、甘，性平。具有补肝肾、强筋骨、祛风湿、安胎元的功效。主治风湿痹痛，腰膝酸软，筋骨无力，崩漏经多，妊娠漏血，胎动不安，高血压。

【采收加工】冬季至次春采割，除去粗茎，切段，干燥，或蒸后干燥。

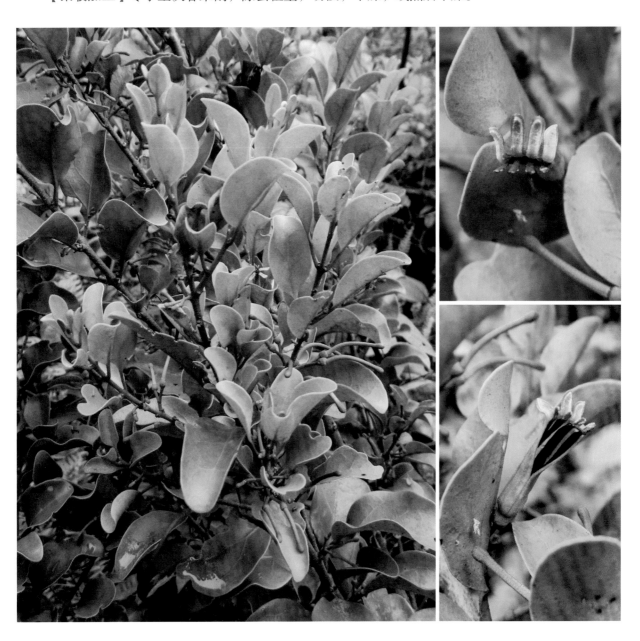

大苞寄生

【基原】为桑寄生科大苞寄生*Tolypanthus maclurei* (Merr.) Danser 的带叶茎枝。

【别名】油茶寄生、椰榆寄生、大萼桑寄生。

【形态特征】灌木。嫩枝被黄褐色星状毛；枝条披散状。叶互生或近对生，或3~4片簇生于短枝上；叶片长圆形或长卵形。密簇聚伞花序腋生，具花3~5朵；苞片大，长卵形，离生，淡红色；花冠红色或橙色，花冠管上半部膨胀，具5条纵棱。果椭圆形。花期4~7月，果期8~10月。

【分布】生于山地林中，寄生于油茶、柿树、紫薇或杜鹃属、杜英属、冬青属等植物上。产于广西、广东、贵州、湖南、江西、福建等地。

【性能主治】带叶茎枝味苦、甘，性微温。具有补肝肾、强筋骨、祛风除湿的功效。主治头目眩晕，腰膝酸痛，风湿麻木。

【采收加工】夏、秋季采收，扎成束，晾干。

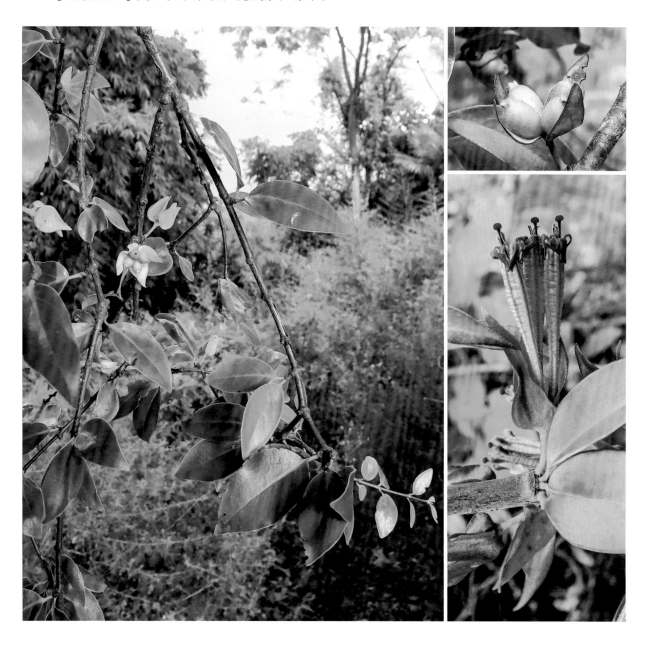

鹿仙草

【基原】为蛇菰科疏花蛇菰*Balanophora laxiflora* Hemsl. 的全草。

【别名】通天蜡烛、石上莲、山菠萝。

【形态特征】矮小、肉质、根寄生草本。全株鲜红色至暗红色；根茎分枝，分枝近球形；块状根茎成团，表面细粒状，有淡黄白色星状瘤突。叶退化成红色鳞苞片。雌雄异株；雄花序圆柱状，长3~18 cm，雄花疏生于序上；雌花序卵圆形至长圆状椭圆形，长2~6 cm。花期8~10月。

【分布】生于荫蔽林中较湿润的腐殖质土壤。产于广西、广东、福建、云南、四川、湖北等地。

【性能主治】全草味苦，性凉。具有益肾养阴、清热止血的功效。主治肾虚腰痛，虚劳出血，痔疮出血。

【采收加工】夏、秋季采收，除去杂质，鲜用或晒干。

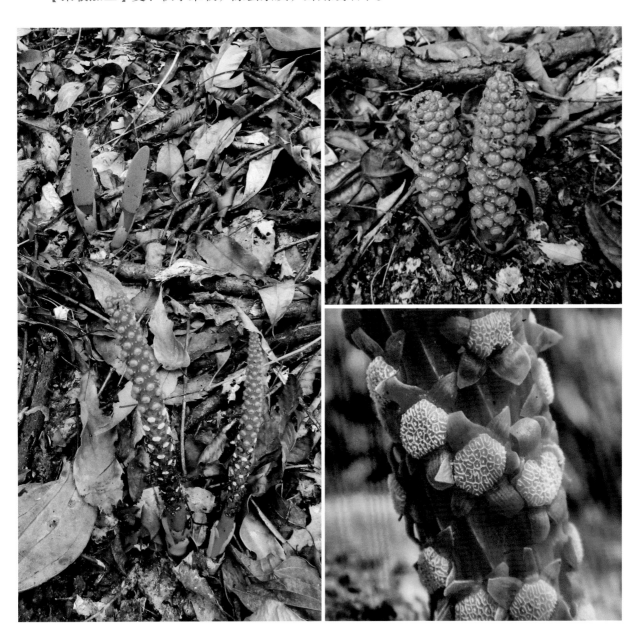

铁篱笆

【基原】为鼠李科马甲子*Paliurus ramosissimus* (Lour.) Poir. 的刺、花及叶。

【别名】铜钱树、仙姑簕。

【形态特征】灌木。叶片卵状椭圆形或近圆形，顶端钝或圆形，基部稍偏斜，边缘具齿，基生三出脉；叶柄基部有2枚针刺。腋生聚伞花序，被黄色茸毛；萼片宽卵形；花瓣匙形，短于萼片；雄蕊与花瓣等长或略长于花瓣。核果杯状，被黄褐色或棕褐色茸毛，周围具3枚浅裂窄翅。花期5~8月，果期9~10月。

【分布】生于山地，野生或栽培。产于广西、广东、云南、福建、江苏、江西、湖南等地。

【性能主治】刺、花及叶味苦，性平。具有清热解毒的功效。主治疗疮痈肿，无名肿毒，下肢溃疡，眼目赤痛。

【采收加工】全年均可采收，鲜用或晒干。

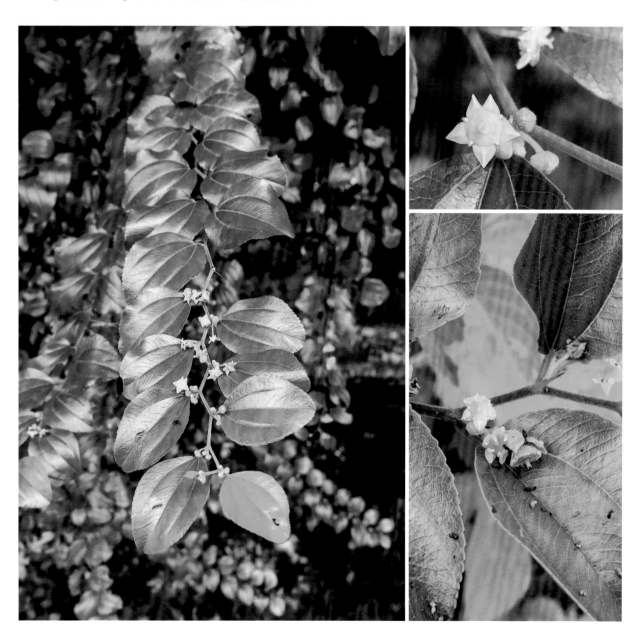

甜茶藤

【基原】为葡萄科显齿蛇葡萄Ampelopsis grossedentata (Hand.-Mazz.) W. T. Wang 的茎叶或根。

【别名】藤茶、端午茶、乌敛、红五爪金龙。

【形态特征】木质藤本。小枝有显著纵棱纹；小枝、叶、叶柄和花序均无毛。一回至二回羽状复叶，二回羽状复叶者基部一对为3小叶；小叶长圆状卵形或披针形，边缘有明显齿或小齿。伞房状多歧聚伞花序与叶对生；花两性。果近球形，直径0.6~1 cm。花期5~8月，果期8~12月。

【分布】生于沟谷林中或山坡灌木丛中。产于广西、广东、云南、贵州、湖南、湖北等地。

【性能主治】茎叶或根味甘、淡，性凉。具有清热解毒、利湿消肿的功效。主治感冒发热，咽喉肿痛，黄疸型肝炎，目赤肿痛，痈肿疮疖。

【采收加工】夏、秋季采收，洗净，鲜用或晒干。

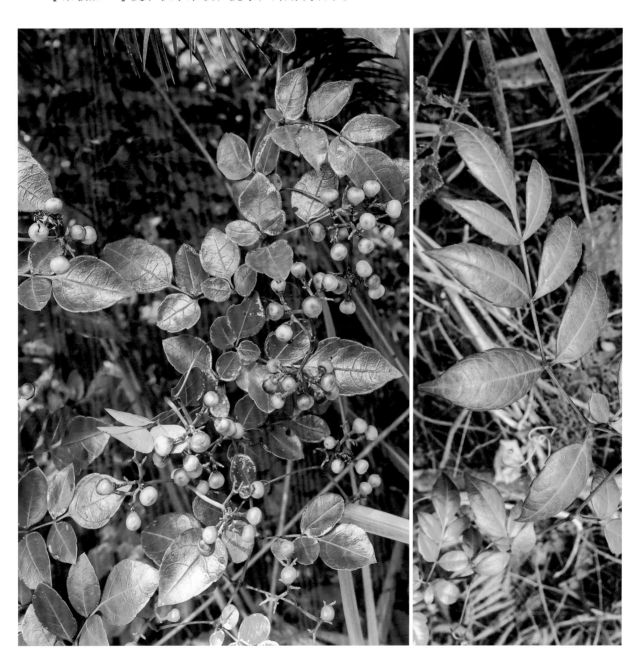

扁担藤

【基原】为葡萄科扁担藤*Tetrastigma planicaule* (Hook.) Gagnep. 的藤茎。

【别名】扁藤、铁带藤、扁骨风。

【形态特征】木质大藤本。全株无毛。茎宽而扁，分枝圆柱形，有纵棱纹，卷须粗壮不分枝， 相隔2节间断与叶对生。掌状复叶互生，小叶5片，具柄，长椭圆形。聚伞花序腋生，花序腋生，比叶柄长1~1.5倍；花瓣4片，绿白色；雄蕊4枚；柱头4裂。浆果近球形，肉质，黄色。花期4~6月，果期8~12月。

【分布】生于中山地区森林中，常攀附于乔木上。产于广西、广东、海南、云南等地。

【性能主治】藤茎味辛、酸，性平。具有祛风除湿、舒筋活络的功效。主治风湿痹痛，腰肌劳损，中风偏瘫，跌打损伤。

【采收加工】秋、冬季采割，洗净，切片，鲜用或晒干。

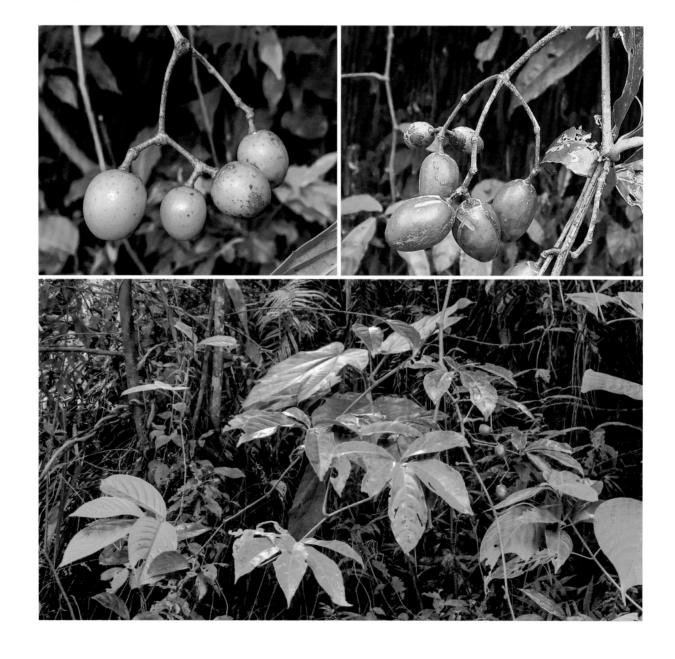

三叉苦

【基原】为芸香科三桠苦*Melicope pteleifolia* (Champ. ex Benth.) T. G. Hartley 的茎。

【别名】石蛤骨、三叉虎。

【形态特征】常绿灌木至小乔木，高2~8 m。树皮灰白色；嫩枝扁平，嫩枝的节部常呈压扁状；小枝的髓部大；全株味苦。叶具3片小叶，揉烂后有浓郁香气。花序腋生，花小而多，淡黄白色，常有透明油点。果淡黄或茶褐色，散生透明油。花期4~6月，果期9~10月。

【分布】生于山谷阴湿地。产于我国南部各省区。

【性能主治】茎味苦，性寒。具有清热解毒、祛风除湿、消肿止痛的功效。主治风热感冒，咽喉肿痛，风湿痹痛，跌打损伤，疮疡，皮肤瘙痒。

【采收加工】全年均可采，切段，晒干。

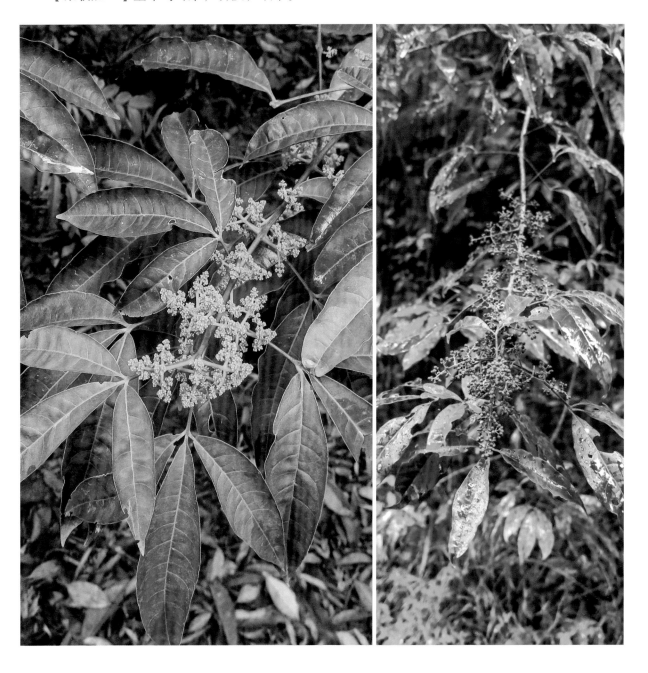

九里香

【基原】为芸香科千里香*Murraya paniculata* (L.) Jack. 的叶和带叶嫩枝。

【别名】四季青、九树香、十里香。

【形态特征】小乔木，高达12 m。树干及小枝白灰色或淡黄灰色，略有光泽。幼苗期的叶为单叶；成长叶有小叶3~5片，两侧对称或一侧偏斜，边全缘，波状起伏。花序腋生及顶生；花散生淡黄色半透明油点。果橙黄色至朱红色，狭长椭圆形。花期4~9月，也有秋、冬开花，果期9~12月。

【分布】生于低丘陵或海拔高的山地疏林或密林中，石灰岩地区常见。产于广西、广东、台湾、福建、海南、湖南、贵州、云南等地。

【性能主治】叶和带叶嫩枝味辛、微苦，性温；有小毒。具有行气止痛、活血散瘀的功效。主治胃痛，风湿痹痛；外用治牙痛，跌扑肿痛，虫蛇咬伤。

【采收加工】全年均可采收，除去老枝，阴干。

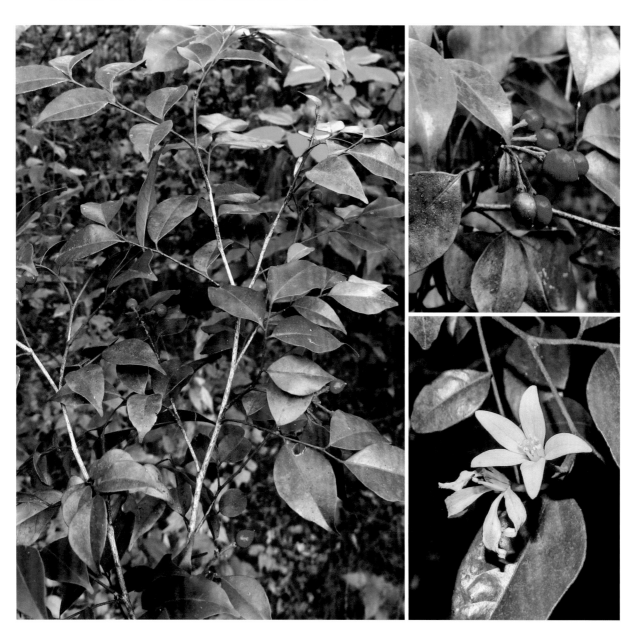

黄柏

【基原】为芸香科秃叶黄檗*Phellodendron chinense* Schneid. var. *glabriusculum* Schneid. 的树皮。

【别名】黄檗、元柏、檗木。

【形态特征】乔木。成年树有厚、纵裂的木栓层，内皮黄色，嚼烂时有黏胶质，可将唾液染成黄色。叶轴、叶柄和小叶枝柄均无毛或被疏毛。奇数羽状复叶，小叶7~15片；小叶卵形至披针形，腹面仅中脉有短毛。花序顶生，紫绿色。果近圆球形，蓝黑色。花期5~6月，果期9~11月。

【分布】生于杂木林中，常栽培于山地缓坡地上或屋旁。产于广西、广东、贵州、湖南、湖北、江苏、浙江、陕西、甘肃等地。

【性能主治】树皮味苦，性寒。具有清热燥湿、泻火解毒的功效。主治湿热泻痢，黄疸，带下，热淋，脚气，盗汗，遗精，疮疡肿毒，湿疹瘙痒。

【采收加工】全年均可采收，剥取树皮，除去粗皮，晒干。

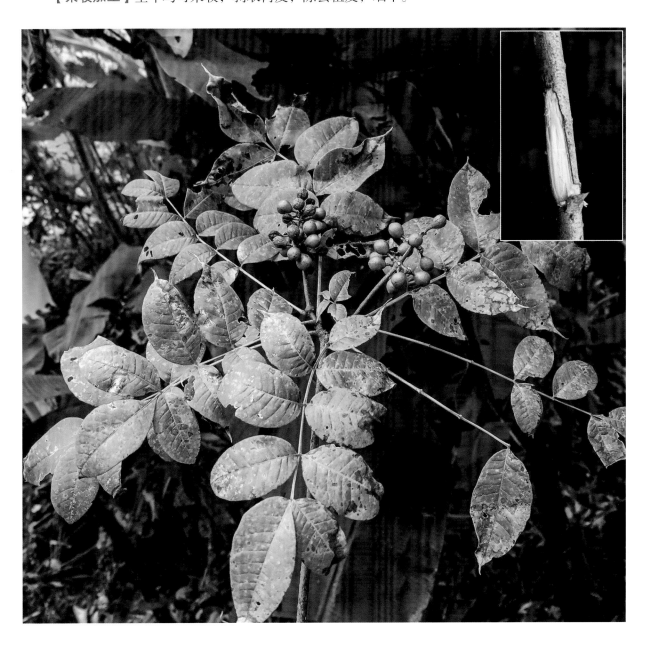

茵芋

【基原】为芸香科茵芋 *Skimmia reevesiana* (Fortune) Fortune 的茎叶。

【别名】山桂花、黄山桂。

【形态特征】灌木，高1~2 m。小枝常中空。叶有柑橘叶的香气，集生于枝上部；叶片椭圆形、披针形、卵形或倒披针形。圆锥花序顶生；花密集，花芳香，黄白色，花梗甚短。果圆或椭圆形或倒卵形，长8~15 mm，红色。花期3~5月，果期9~11月。

【分布】生于林下、湿润云雾多的地方。产于广西、广东、湖北、湖南、台湾等地。

【性能主治】茎叶味苦，性温；有毒。具有祛风除湿的功效。主治风湿痹痛，两足软弱。

【采收加工】全年均可采收，晒干。

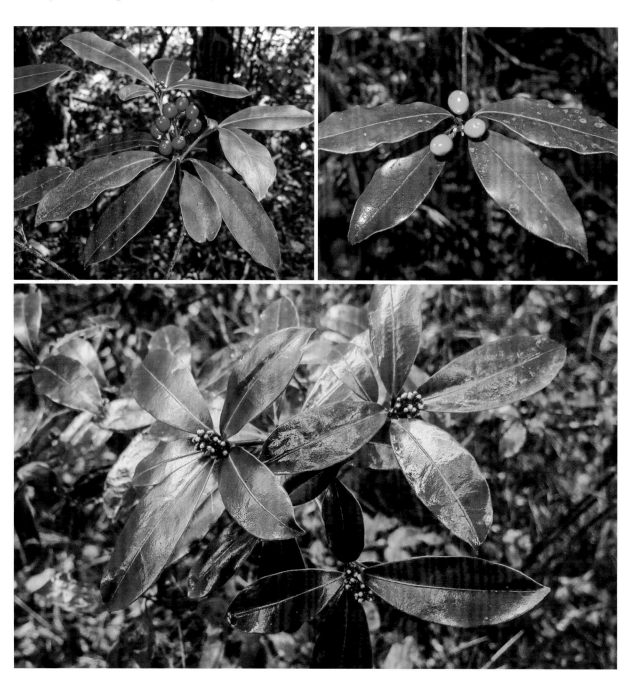

飞龙掌血

【基原】为芸香科飞龙掌血 *Toddalia asiatica* (L.) Lam. 的根。

【别名】散血丹、见血飞、小金藤。

【形态特征】木质藤本。茎枝及叶轴有甚多向下弯钩的锐刺；嫩枝被锈色短柔毛。三出复叶互生；小叶无柄，卵形、倒卵形，密布透明油点，有柑橘叶的香气。花淡黄白色；雄花序为伞房状圆锥花序；雌花序呈聚伞圆锥花序。核果熟时橙红色或朱红色；果皮味麻辣，果肉味甜。花期春夏季，果期秋冬季。

【分布】生于灌木丛中，攀缘于树上，石灰岩山地亦常见。产于广西、广东、湖南、四川、贵州、云南、陕西、甘肃、浙江、江西等地。

【性能主治】根味辛、微苦，性温。具有祛风止痛、散瘀止血的功效。主治风湿痹痛，胃痛，跌打损伤，吐血，刀伤出血，痛经，闭经，痢疾，牙痛，疟疾。

【采收加工】全年均可采收，切段，干燥。

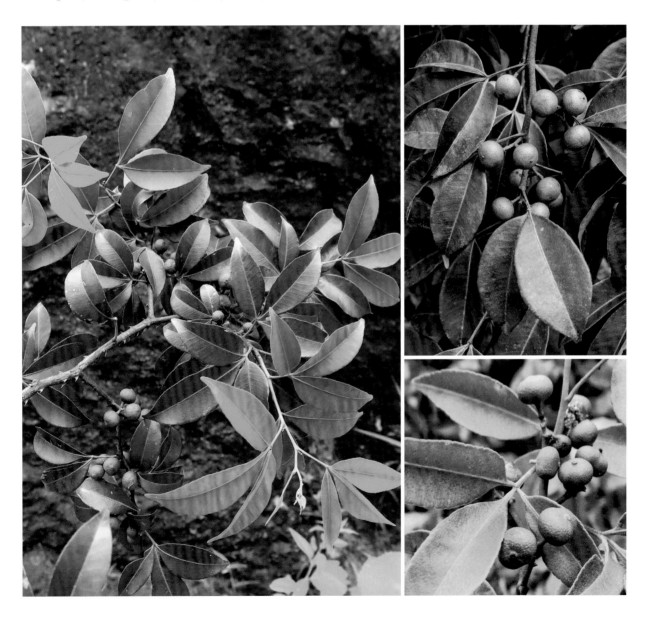

浙桐皮

【基原】为芸香科椿叶花椒Zanthoxylum ailanthoides Sieb. et Zucc. 的树皮。

【别名】椿椒、鼓钉树、海桐皮。

【形态特征】乔木，高约10 m。树干有鼓钉状锐刺，小枝顶部常散生短直刺。小叶11~17片，整齐对生，狭长披针形，叶缘有裂齿，油点多，背面常有灰白色粉霜。花序顶生，花序轴常有较多直刺；花淡黄白色。果熟时淡褐红色，油点多而明显；顶端无芒尖，油点多，干后凹陷。花期8~9月，果期10~12月。

【分布】生于山地杂木林中，在四川西部常生于以山茶属及栎属植物为主的常绿阔叶林中。除江苏、安徽未见记录，云南仅产于富宁外，长江以南各地均有。

【性能主治】树皮味苦，性平。具有祛风湿、通经络的功效。主治腰膝疼痛，顽痹，疥癣。

【采收加工】夏季剥取树皮，晒干。

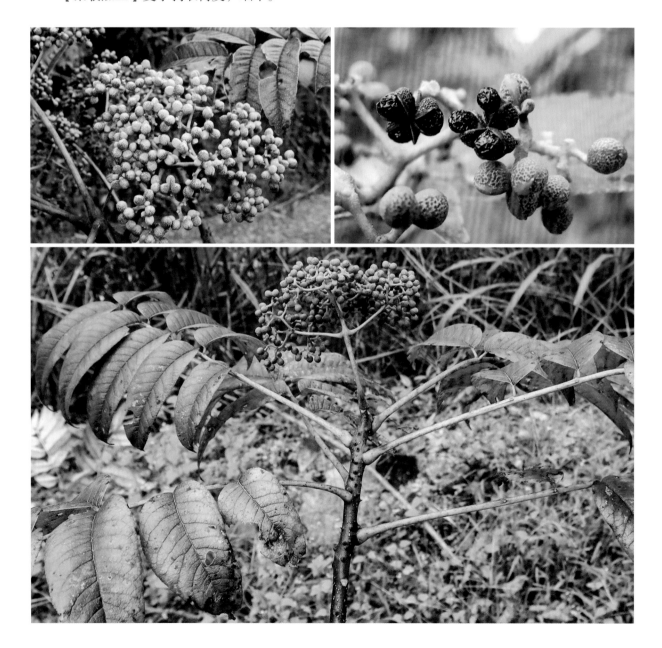

竹叶花椒

【基原】为芸香科竹叶花椒*Zanthoxylum armatum* DC. 的果实。

【别名】竹叶椒、土花椒、花椒。

【形态特征】落叶灌木，高2~5 m。全株有花椒气味。茎枝多锐刺，刺基部宽而扁，红褐色。奇数羽状复叶互生，小叶3~9片；小叶背面中脉上常有小刺，叶轴具翅，叶缘常有细齿。花序近腋生或同时生于侧枝之顶。蓇葖果熟时鲜红色，有油点。花期4~5月，果期8~10月。

【分布】生于低丘陵林下，石灰岩山地。产于我国东南部和西南各地。

【性能主治】果实味辛，性温；有小毒。具有散寒、止痛、驱蛔虫的功效。主治胃腹冷痛，蛔虫病腹痛，牙痛，湿疮。

【采收加工】秋季采果，鲜用或晒干。

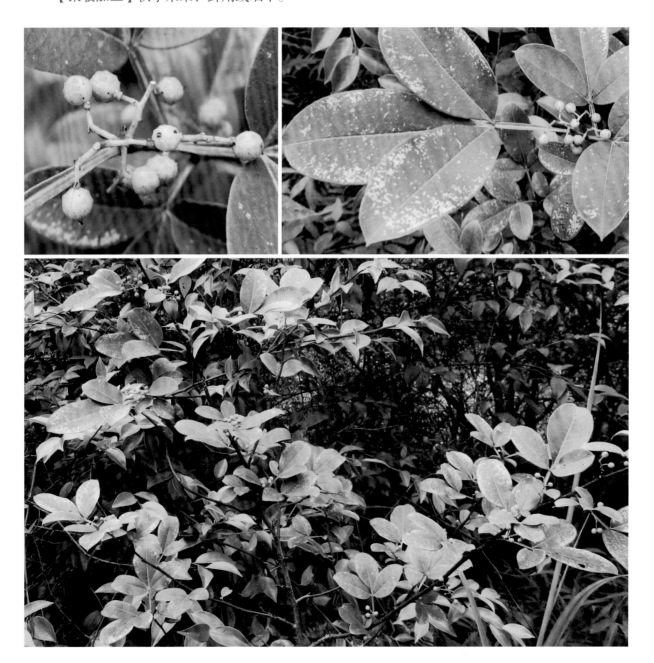

搜山虎

【基原】为芸香科岭南花椒*Zanthoxylum austrosinense* C. C. Huang 的根。

【别名】皮子药、山胡椒、满山香。

【形态特征】小灌木。枝近圆形，具皮孔及短锐刺，嫩叶叶轴和小叶中脉均暗紫色，各部无毛。羽状复叶常有小叶7~13片；小叶整齐对生，几无柄，狭长披针形，边缘有细浅裂齿，密生透明油点。圆锥状聚伞花序。果梗及果瓣暗紫红色，油点稀疏，微突起。花期3~4月，果期8~9月。

【分布】生于疏林或灌木丛中。产于广西、广东、江西、湖南、福建等地。

【性能主治】根味辛，性温；有小毒。具有祛风解表、行气活血、消肿止痛的功效。主治风寒感冒，风湿痹痛，龋齿痛，跌打肿痛，骨折，毒蛇咬伤。

【采收加工】全年均可采挖根，洗净，切片晒干。

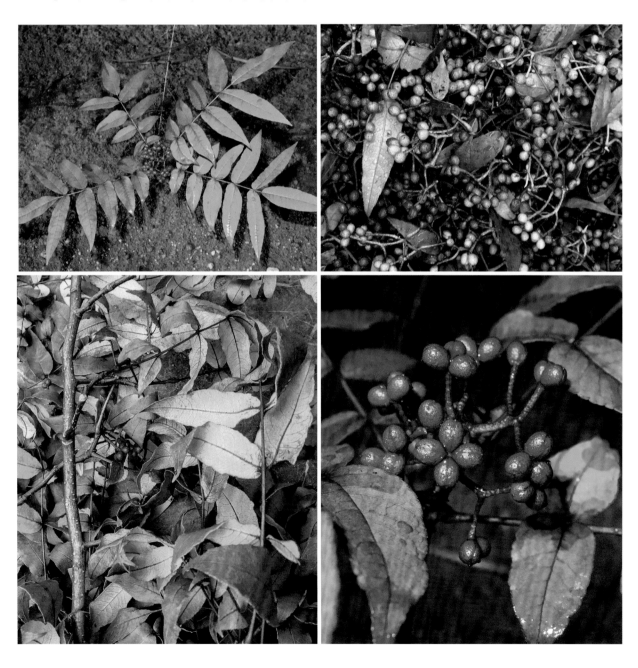

单面针

【基原】为芸香科刺壳花椒*Zanthoxylum echinocarpum* Hemsl. 的根、根皮或茎、叶。

【别名】刺壳椒、土花椒、三百棒。

【形态特征】攀缘藤本。嫩枝的髓部大，枝、叶有刺，叶轴上的刺较多，花序轴上的刺长短不均但劲直。花序腋生，有时兼有顶生，花后不久长出短小的芒刺；萼片及花瓣均4片。果梗长1~3 mm，通常几无果梗；分果瓣密生长短不等且有分枝的刺，刺长可达1 cm。花期4~5月，果期10~12月。

【分布】生于林中。产于广西、广东、云南、贵州、四川、湖南、湖北。

【性能主治】根、根皮或茎、叶味辛、苦，性凉。具有消食助运、行气止痛的功效。主治脾运不健，厌食腹胀，脘腹气滞作痛。

【采收加工】全年均可采收，根、根皮、茎切片，晒干；叶鲜用或晒干。

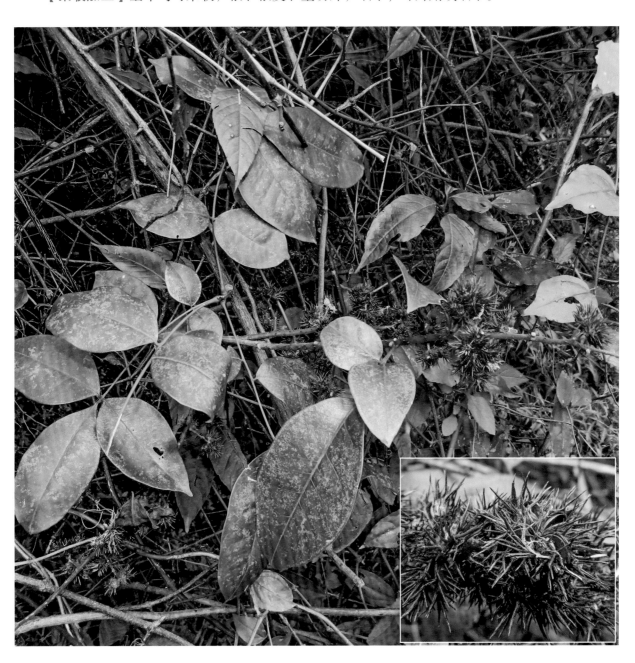

野茶辣

【基原】为楝科灰毛浆果楝*Cipadessa cinerascens* (Pellegr.) Hand. -Mazz. 的根、叶。

【别名】假茶辣、软柏木。

【形态特征】灌木或小乔木。小枝红褐色，被茸毛，嫩时有棱。奇数羽状复叶，互生；小叶对生，卵形至卵状长圆形，基部偏斜，两面密被灰黄色柔毛。圆锥花序腋生，有短的分枝；花白色至淡黄色；雄蕊稍短于花瓣。核果熟时深红色至紫黑色，具5棱。花期4~11月，果期4~12月。

【分布】生山地疏林或灌木林中。产于广西、云南、四川、贵州等地。

【性能主治】根、叶味苦，性温。具有祛风化湿、行气止痛的功效。主治感冒，皮肤瘙痒，疟疾。

【采收加工】根全年均可采挖，鲜用或晒干；叶全年均可采，鲜用。

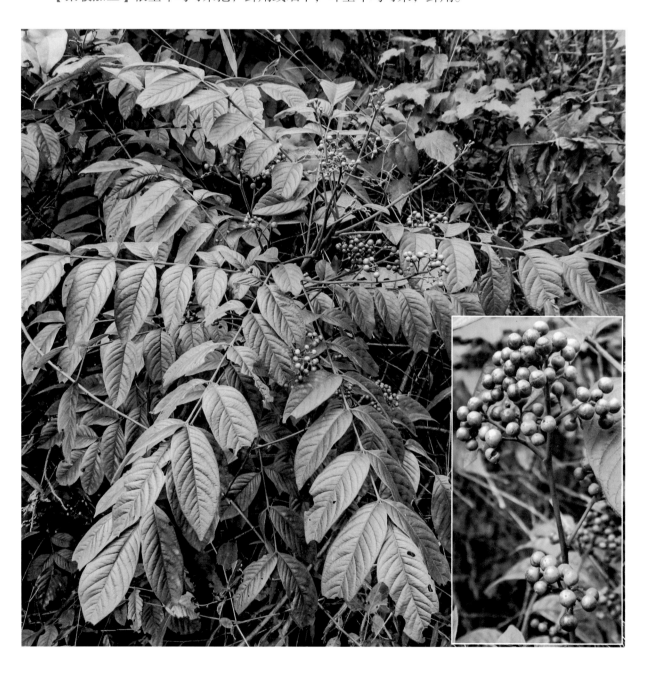

苦楝皮

【基原】为楝科楝*Melia azedarach* L. 的树皮及根皮。

【别名】苦楝。

【形态特征】落叶乔木，高可达10 m。树皮灰褐色，纵裂。分枝广展，小枝有叶痕。叶为二回至三回奇数羽状复叶；小叶对生，卵形、椭圆形至披针形，顶生一片通常略大。圆锥花序约与叶等长，花淡紫色。核果球形至椭圆形，长1~2 cm，宽8~15 mm。花期4~5月，果期10~12月。

【分布】生于路旁、疏林中，栽于村边、屋旁。产于广西、云南、贵州、河南、陕西等地。

【性能主治】树皮及根皮味苦，性寒；有毒。具有驱虫、疗癣的功效。主治蛔虫病，蛲虫病，虫积腹痛；外用治疥癣瘙痒。

【采收加工】春、秋季剥取树皮及根皮，晒干。

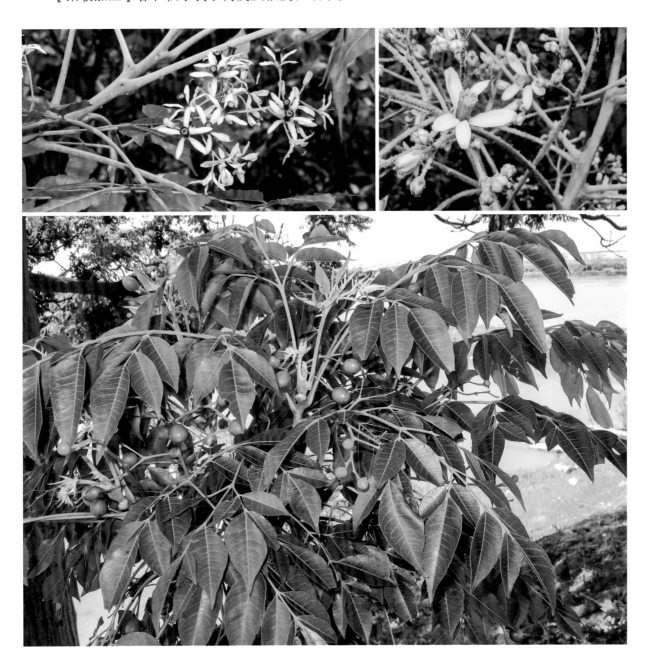

野鸦椿

【基原】为省沽油科野鸦椿*Euscaphis japonica* (Thunb.) Dippel 的根、果实、花。

【别名】酒药花、鸡肾果。

【形态特征】落叶小乔木或灌木。小枝及芽红紫色，枝叶揉碎后发出恶臭气味。叶对生，奇数羽状复叶；小叶5~9片，边缘具疏短齿，齿尖有腺休。圆锥花序顶生，花多，较密集，黄白色。蓇葖果长1~2 cm，每朵花发育为1~3个蓇葖；果皮紫红色。花期5~6月，果期8~9月。

【分布】生于山坡、山谷林下或灌木丛中。产于广西、广东、四川、山西、湖北、安徽等地。

【性能主治】根味微苦，性平。具有清热解表、利湿的功效。主治感冒头痛，痢疾，肠炎。果味辛，性温。具有祛风散寒、行气止痛的功效。主治月经不调，疝痛，胃痛。花味甘，性平。具有祛风止痛的功效。主治头痛，眩晕。

【采收加工】春、夏季采花，秋季采集根、果实，分别晒干。

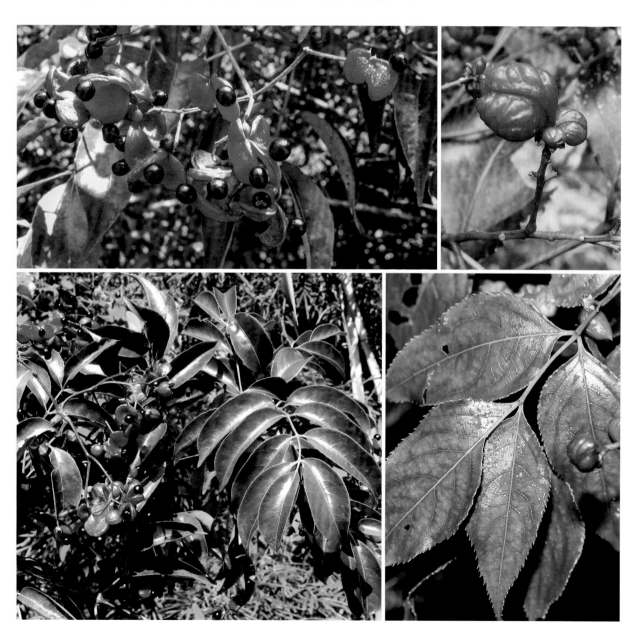

山香圆叶

【基原】为省沽油科锐尖山香圆*Turpinia arguta* (Lindl.) Seem. 的叶。

【别名】五寸铁树、尖树、黄柿木。

【形态特征】落叶灌木，高1~3 m。单叶对生；叶片椭圆形或长椭圆形，长7~22 cm，宽2~6 cm，先端渐尖，具尖尾，边缘具疏齿，齿尖具硬腺体。顶生圆锥花序较叶短，花梗中部具2片苞片，花白色。果近球形，熟时红色，干后黑色。花期3~4月，果期9~10月。

【分布】生于山坡、谷地林中。产于广西、广东、海南、湖南、贵州、四川、江西等地。

【性能主治】叶味苦，性寒。具有清热解毒、消肿止痛的功效。主治跌打扭伤，脾脏肿大，疮疖肿毒。

【采收加工】冬季采挖根部，洗去泥土，切片，晒干；夏、秋季采收叶，晒干。

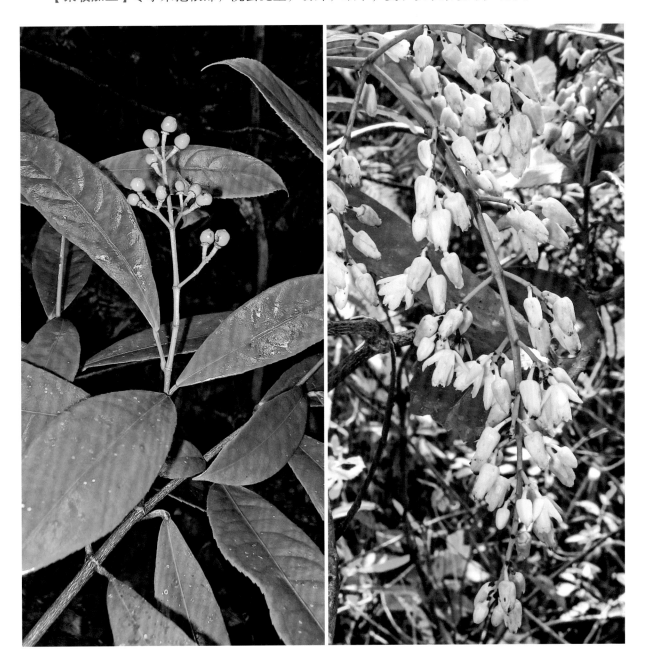

广枣

【基原】为漆树科南酸枣 *Choerospondias axillaris* (Roxb.) B. L. Burtt et A. W. Hill 的果实。

【别名】山枣、五眼果、酸枣。

【形态特征】高大落叶乔木。树皮灰褐色，片状剥落。奇数羽状复叶互生；小叶对生，卵形或卵状披针形或卵状长圆形；叶柄纤细，基部略膨大。花单性或杂性异株，雄花和假两性花组成圆锥花序，雌花单生上部叶腋。核果熟时黄色，椭圆状球形。花期4月，果期8~10月。

【分布】生于山坡、沟谷林中。产于广西、广东、云南、贵州、湖南、湖北、江西等地。

【性能主治】果实味甘、酸，性平。具有行气活血、养心安神的功效。主治气滞血瘀，胸痹作痛，心悸气短，心神不安。

【采收加工】秋季果实成熟时采收，除去杂质，干燥。

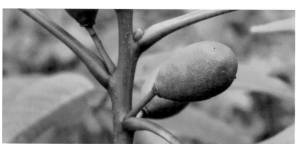
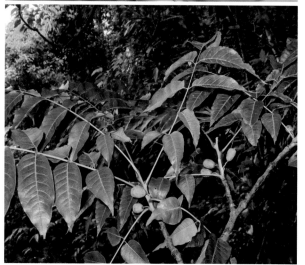

五倍子

【基原】为漆树科盐肤木 *Rhus chinensis* Mill. 叶上的虫瘿。

【别名】五倍子树、咸酸木。

【形态特征】落叶小乔木或灌木。小枝、叶柄及花序均密被锈色柔毛。奇数羽状复叶，叶轴具宽的叶状翅；小叶无柄，自下而上逐渐增大，边具疏齿。圆锥花序顶生，多分枝；雄花序长30~40 cm；雌花序较短，花小，黄白色。核果扁圆形，红色。花期8~9月，果期10月。

【分布】生于向阳山坡的疏林或灌木丛中。除东北、内蒙古、新疆外，我国其余省区均有。

【性能主治】虫瘿味酸、涩，性寒。具有敛肺降火、涩肠止泻、敛汗止血、收湿敛疮的功效。主治肺虚久咳，肺热痰嗽，久泻久痢，盗汗，消渴，外伤出血，痈肿疮毒。

【采收加工】秋季采摘，置沸水中略煮或蒸至表面呈灰色，杀死蚜虫，取出，干燥。

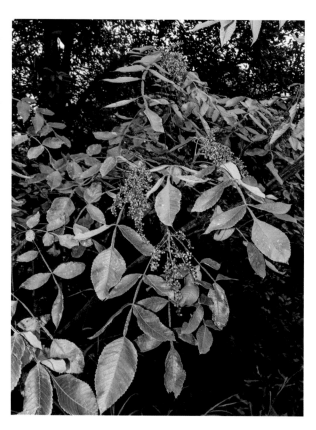

八角枫

【基原】为八角枫科八角枫*Alangium chinense* (Lour.) Harms 的根、叶及花。

【别名】八角王、华瓜木。

【形态特征】落叶小乔木或灌木。小枝呈之字形。单叶互生；叶片卵圆形，全缘或微浅裂，基部两侧常不对称。聚伞花序腋生；花初开时白色，后变为黄色，花瓣狭带形，具香气；雄蕊和花瓣同数而近等长；子房2室。核果卵圆形，熟时黑色。花期5~7月和9~10月，果期7~11月。

【分布】生于山野路旁、灌木丛中或林下。产于广西、广东、云南、四川、江西等地。

【性能主治】根、叶及花味辛，性微温；有毒。具有祛风除湿、舒筋活络、散淤止痛的功效。主治风湿关节痛，精神分裂症，跌打损伤。

【采收加工】根全年均可采，除去泥沙，斩去侧根和须状根，晒干。夏、秋季采叶及花，鲜用或晒干。

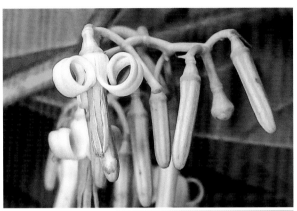

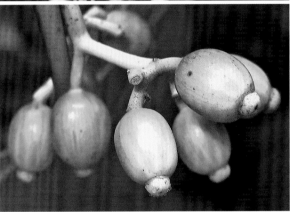

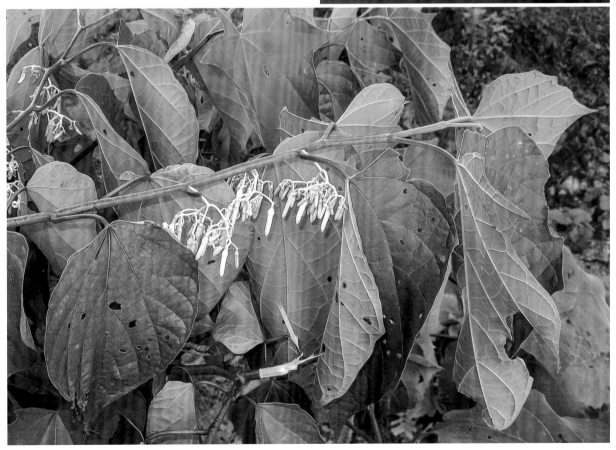

五代同堂

【基原】为八角枫科小花八角枫*Alangium faberi* Oliv. 的根。

【别名】三角枫、半枫荷。

【形态特征】落叶灌木。叶薄纸质至膜质，二型，不裂或掌状3裂，不分裂者长圆形或披针形，腹面幼时有稀疏的小硬毛，背面有粗伏毛，老叶几无毛。聚伞花序短而纤细，有淡黄色粗伏毛，有花5~10（20）朵。核果近卵形，熟时淡紫色，顶端有宿存的萼齿。花期6月，果期9月。

【分布】生于山谷疏林下。产于广西、广东、湖南、贵州、湖北等地。

【性能主治】根味辛、微苦，性温。具有理气活血、祛风除湿的功效。主治小儿疳积，风湿骨痛。

【采收加工】全年均可采挖，洗净，切片，晒干。

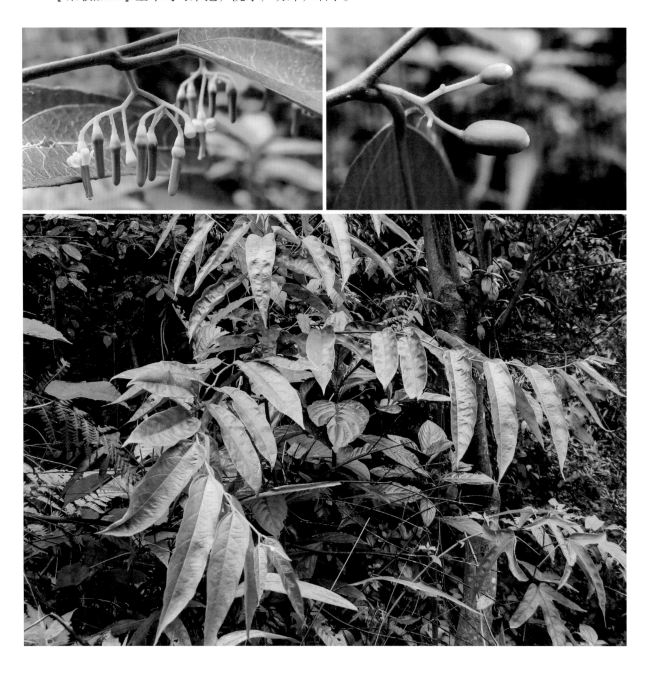

喜树

【基原】为蓝果树科喜树*Camptotheca acuminata* Decne. 的果实。

【别名】旱莲木、千丈树。

【形态特征】落叶乔木。树皮灰色或浅灰色，纵裂成浅沟状。叶片矩圆状卵形或矩圆状椭圆形，顶端短锐尖，基部近圆形或阔楔形。头状花序近球形，常由2~9个头状花序组成圆锥花序，顶生或腋生，上部为雌花序，下部为雄花序。翅果矩圆形，着生成近球形的头状果序。花期5~7月，果期9月。

【分布】生于林边、溪边。产于广西、广东、贵州、四川、湖南、江苏、浙江等地。

【性能主治】果实味苦、涩，性寒；有毒。具有抗癌、散结、破血化瘀的功效。主治各种肿瘤，血吸虫病引起的肝脾肿大。

【采收加工】果实秋末至初冬采收，晒干。

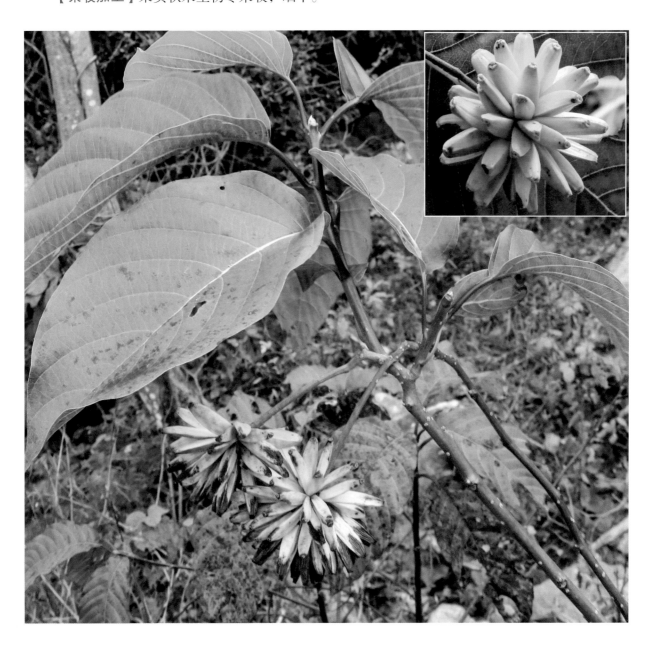

白勒

【基原】为五加科白簕*Eleutherococcus trifoliatus* (L.) S. Y. Hu 的根及茎。

【别名】五加皮、三叶五加。

【形态特征】有刺直立或蔓生灌木。全株具五加皮清香气味。指状复叶，有3片小叶，稀4~5片；小叶叶缘常有疏圆钝齿或细齿。伞形花序3枝至多枝组成复伞形花序或圆锥花序，稀单一，花序梗长2~7 cm；花黄绿色。果扁球形，熟时黑色。花期8~11月，果期10~12月。

【分布】生于山坡路旁、石山或土山疏林中。产于我国南部和中部。

【性能主治】根及茎味微辛、苦，性凉。具有清热解毒、祛风利湿、舒筋活血的功效。主治感冒发热，白带异常，月经不调，百日咳，尿路结石，跌打损伤，疖肿疮疡。

【采收加工】全年均可采挖，除去泥沙杂质，晒干。

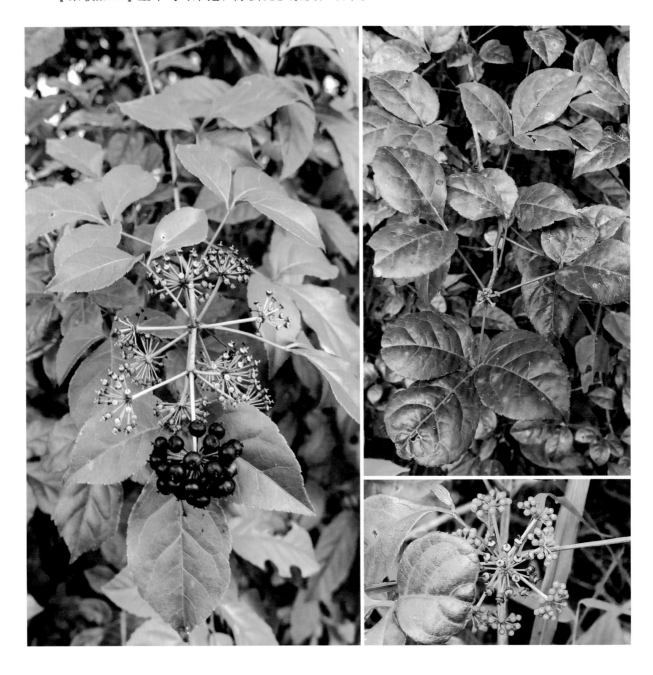

常春藤子

【基原】为五加科常春藤Hedear nepalensis k. koch var. sinensis (Tobl.) Rehd. 的果实。

【别名】三角藤、天仲、三角枫。

【形态特征】常绿攀缘木质藤本。茎上有气生根；一年生枝疏生锈色鳞片，幼嫩部分和花序上有锈色鳞片。叶互生；营养枝上的叶三角状卵形；花枝上的叶椭圆状卵形，常歪斜，全缘。伞形花序顶生；花小，黄白色或绿白色。果圆球形，熟时黄色或红色。花期9~11月，果期翌年3~5月。

【分布】攀缘于林缘树木、林下路旁、岩石和房屋墙壁上，庭院中也常栽培。产于广西、广东、江西、福建、江苏等地。

【性能主治】果实味甘、苦，性温。具有补肝肾、强腰膝、行气止痛的功效。主治体虚羸弱，腰膝酸软，血痹，脘腹冷痛。

【采收加工】秋季果实成熟时采收，晒干。

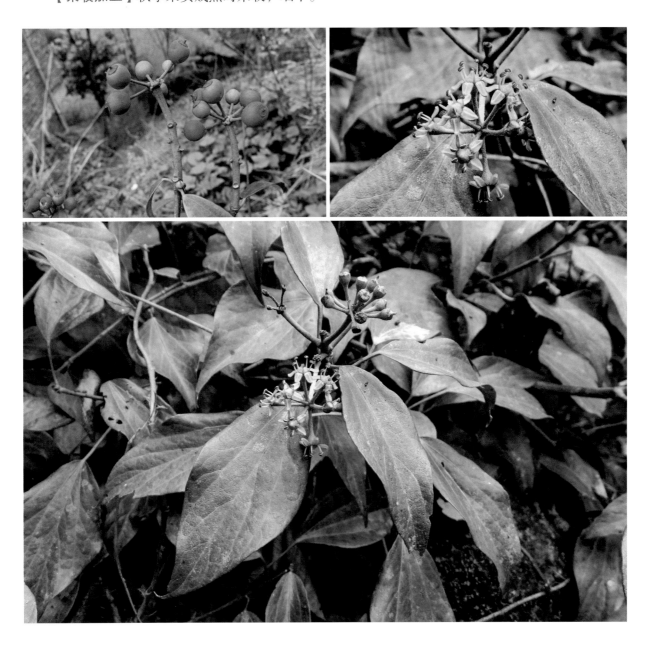

积雪草

【基原】为伞形科积雪草*Centella asiatica* (L.) Urb. 的全草。

【别名】崩大碗、雷公根、灯盏菜。

【形态特征】多年生匍匐草本。节上生根。叶片圆形、肾形或马蹄形，边缘有钝齿，基部阔心形；叶柄无毛或上部有柔毛，基部叶鞘透明。伞形花序聚生于叶腋，每个伞形花序有花3~4朵；花瓣紫红色或乳白色。果实两侧扁压，圆球形，表面有毛或平滑。花果期4~10月。

【分布】生于阴湿的路边、草地或水沟边。产于广西、广东、湖南、四川、浙江等地。

【性能主治】全草味辛、苦，性寒。具有清热利湿、解毒消肿的功效。主治湿热黄疸，砂淋血淋，中暑腹泻，跌打损伤。

【采收加工】夏、秋季采收，除去泥沙，晒干。

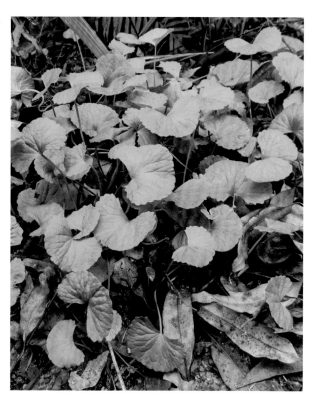

红马蹄草

【基原】为伞形科红马蹄草*Hydrocotyle nepalensis* Hook. 的全草。

【别名】水钱草、大雷公根。

【形态特征】多年生草本。茎匍匐，分枝斜上，节上生根。叶片圆形或肾形，长2~5 cm，宽3.5~9 cm，5~7浅裂。伞形花序数个簇生于茎顶叶腋，小伞形花序有花20~60朵，密集成球形；花白色或乳白色，有时有紫红色斑点。果基部心形，两侧扁压，熟时褐色或紫黑色。花果期5~11月。

【分布】生于山野沟边、路旁的阴湿地和溪边草丛中。产于广西、广东、云南、贵州、湖南、陕西、安徽、浙江、江西、湖北等地。

【性能主治】全草味辛、微苦，性凉。具有清肺止咳、止血活血的功效。主治感冒，咳嗽，吐血，跌打损伤；外用治痔疮，外伤出血。

【采收加工】全年均可采，晒干。

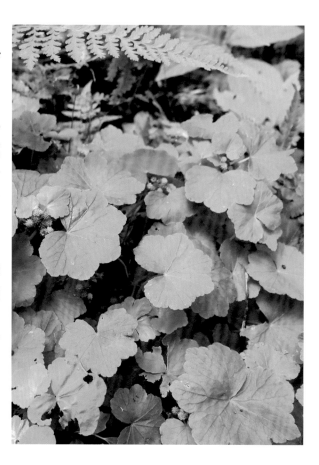

白珠树

【基原】为杜鹃花科滇白珠*Gaultheria leucocarpa* Bl. var. *crenulata* (Kurz) T. Z. Hsu的全株。

【别名】下山虎、满山香、鸡骨香。

【形态特征】常绿灌木，全体无毛。小枝常呈之字形折曲。单叶互生；叶片革质，先端尾状渐尖，基部心形或圆钝，边缘具细齿，网脉在两面明显；叶揉烂后有浓郁的香气。总状花序生于叶腋和枝顶；花冠绿白色，钟状。蒴果浆果状，球形。花期5~6月，果期7~11月。

【分布】生于向阳山地或山谷灌木丛中。产于广西、广东、海南、台湾、湖南等地。

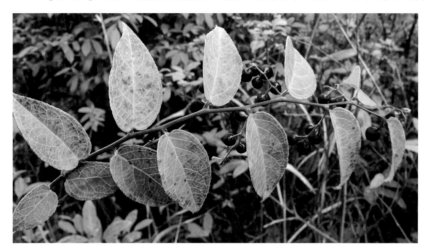

【性能主治】全株味辛、微苦，性凉。具有祛风除湿、散寒止痛、活血通络、化痰止咳的功效。主治风湿痹痛，跌打损伤，胃寒疼痛，咳嗽多痰。

【采收加工】全年均可采，洗净，切段晒干或鲜用。

九管血

【基原】为紫金牛科九管血*Ardisia brevicaulis* Diels 的全株。

【别名】短茎紫金牛、血党、散血丹。

【形态特征】矮小灌木。具匍匐生的根茎。直立茎高10~15 cm，除侧生特殊花枝外，无分枝。叶片坚纸质，狭卵形至近长圆形，边缘全缘，具不明显的腺点。伞形花序，着生于侧生特殊花枝顶

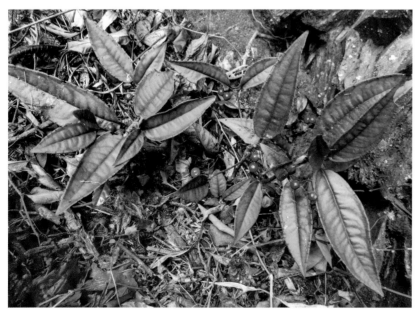

端，花粉红色，具腺点。果球形，鲜红色，具腺点。花期6~7月，果期10~12月。

【分布】生于山地林下。产于我国西南地区及台湾、湖北、广东等地。

【性能主治】全株味苦、辛，性平。具有祛风湿、活血调经、消肿止痛的功效。主治风湿痹痛，痛经，闭经，跌打损伤，咽喉肿痛，无名肿痛。

【采收加工】全年均可采收，洗净，鲜用或晒干。

朱砂根

【基原】为紫金牛科朱砂根*Ardisia crenata* Sims 的根。

【别名】大罗伞、郎伞树。

【形态特征】常绿灌木，除花枝外不分枝，高1~2 m。叶片革质，椭圆形至倒披针形，边缘皱波状具腺点。伞形花序着生于侧生花枝顶端，花枝近顶端常具2~3片叶；花瓣白色，盛开时反卷；雌蕊与花瓣近等长或略长。果球形，熟时鲜红色，具腺点。花期5~6月，果期10~12月。

【分布】生于山地林下或灌木丛中。产于广西、广东、四川、湖南、湖北、福建等地。

【性能主治】根味辛、苦，性平。具有行血祛风、解毒消肿的功效。主治咽喉肿痛，扁桃体炎，跌打损伤，腰腿痛；外用治外伤肿痛，骨折，毒蛇咬伤。

【采收加工】秋季采挖，切碎，晒干。

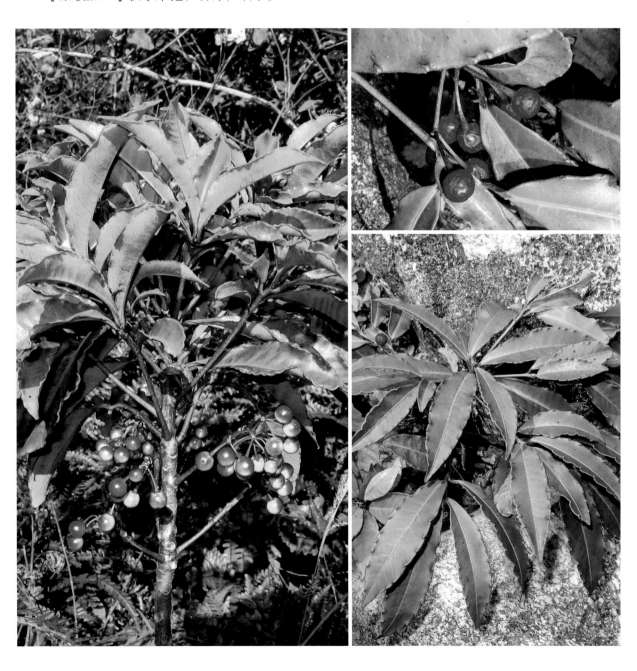

红毛走马胎

【基原】为紫金牛科虎舌红*Ardisia mamillata* Hance 的全株。

【别名】红毛毡、老虎脷。

【形态特征】矮小灌木，高不超过15 cm。幼枝密被锈色卷曲长柔毛。叶片倒卵形至长圆状倒披针形，两面绿色或暗红色，被锈色或紫红色糙伏毛，毛基部隆起如小瘤。伞形花序单一，着生于腋生花枝顶端。果径约6 mm，鲜红色，稍具腺点。花期6~7月，果期11月至翌年1月。

【分布】生于山谷密林下阴湿处。产于四川、贵州、云南、湖南、广西、广东、福建等地。

【性能主治】全株味苦、微辛，性凉。具有散瘀止血、清热利湿、去腐生肌的功效。主治风湿痹痛，痢疾，吐血，便血，闭经，乳痛，疔疮。

【采收加工】全年均可采，洗净，晒干。

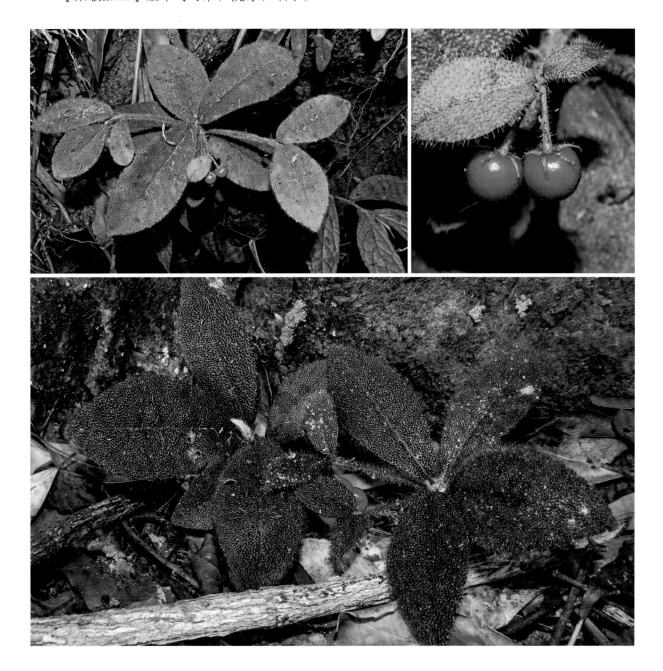

走马胎

【基原】为紫金牛科走马胎*Ardisia gigantifolia* Stapf 的根及根状茎。

【别名】山猪药、走马风。

【形态特征】大灌木或亚灌木，高1~3 m。具匍匐根茎，茎粗壮，常无分枝；幼茎被微柔毛。叶常簇生于茎顶端；叶片基部下延成狭翅，边缘具细齿，边缘具密啮蚀状细齿，齿具小尖头；叶柄具波状狭翅。大型圆锥花序，花白色或粉红色。果球形，红色，具纵肋。花期2~6月。

【分布】生于山地林中阴湿处。产于广西、广东、云南、江西、福建等地。

【性能主治】根及根状茎味辛，性温。具有去风湿、壮筋骨、活血祛瘀的功效。主治风湿筋骨疼痛，痈疽疮疖，产后出血，跌打损伤。

【采收加工】全年均可采收，洗净，除去须根，干燥。

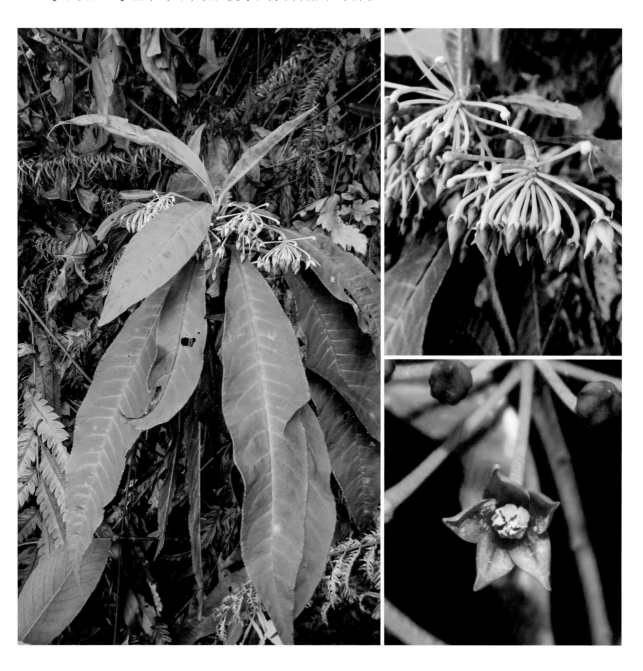

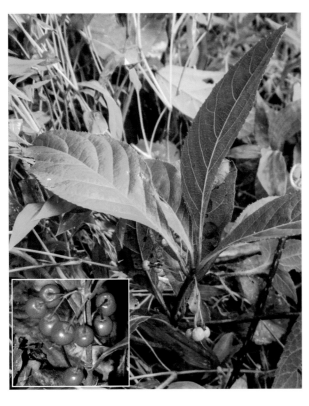

矮地茶

【基原】为紫金牛科紫金牛*Ardisia japonica* (Thunb.) Blume 的全草。

【别名】不出林、平地木、矮婆茶。

【形态特征】小灌木。近蔓生，具匍匐生的根茎，不分枝。叶片约拇指大小，边缘具细齿，多少具腺点。亚伞形花序腋生；花粉红色或白色，具密腺点。果球形，鲜红色，多少具腺点。花期5~6月，果期11~12月。

【分布】生于山间林下阴湿处。产于广西、湖南、贵州、云南、四川、江西等地。

【性能主治】全草味辛、微苦，性平。具有止咳化痰，清热利湿，活血化瘀的功效。主治新、久咳嗽，喘满痰多，湿热黄疸，闭经瘀阻，风湿痹痛，跌打损伤。

【采收加工】夏、秋季茎叶茂盛时采收，除去泥沙，干燥。

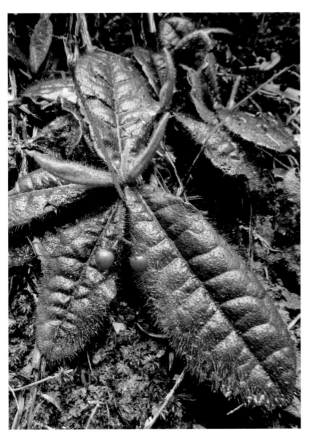

铺地罗伞

【基原】为紫金牛科莲座紫金牛*Ardisia primulifolia* Gardner et Champ. 的全株。

【别名】毛虫药、老虎舌。

【形态特征】矮小灌木或近草本。茎短或几无，常被锈色长柔毛。叶互生或基生呈莲座状；叶片椭圆形或长圆状倒卵形，基部圆形，边缘具腺点，两面被锈色长柔毛。聚伞花序或亚伞形花序，花序单一，从莲座叶腋中抽出1~2个；花粉红色。果球形，熟时鲜红色，具腺点。花期6~7月，果期11~12月。

【分布】生于山坡林下阴湿处。产于广西、广东、云南、江西等地。

【性能主治】全株味微苦、辛，性凉。具有祛风通络、散瘀止血、解毒消痈的功效。主治风湿关节痛，咳血，肠风下血，闭经，跌打损伤。

【采收加工】夏、秋季采挖，洗净，鲜用或晒干。

剑叶紫金牛

【基原】为紫金牛科剑叶紫金牛*Ardisia ensifolia* Walker 的根。

【别名】开喉箭。

【形态特征】小灌木，高30~100 cm。木质根茎伸长；除侧生特殊花枝外不分枝。叶片近革质，狭披针形至线形，边缘反卷及具边缘腺点，两面无毛。亚伞形花序，着生于顶端弯曲的侧生特殊花枝顶端，花瓣红色，具密腺点。果球形，红色，具腺点。花期5~7月，果期11月至翌年1月。

【分布】生于密林下、阴湿处或石缝间。产于广西、云南等地。

【性能主治】根味苦，性寒。具有清热解毒的功效。主治咽喉肿痛。

【采收加工】夏、秋季采挖，洗净，切片，晒干。

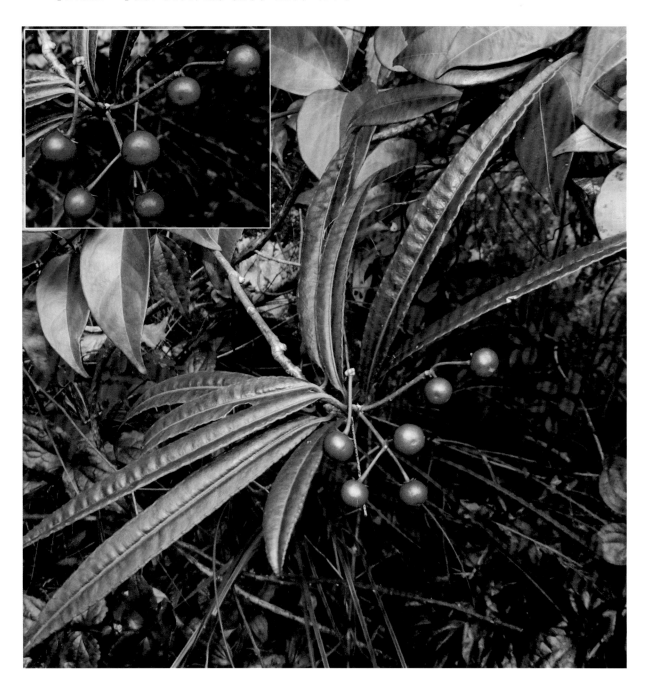

小青

【基原】为紫金牛科九节龙*Ardisia pusilla* A. DC. 的全株。

【别名】蛇药、狮子头。

【形态特征】亚灌木状小灌木，蔓生，具匍匐茎；直立茎高不及10 cm，幼时密被长柔毛。叶对生或近轮生；叶片椭圆形或倒卵形，有圆齿和细齿，具疏腺点；叶柄长5 cm，被毛。伞形花序单一，侧生，被长柔毛、柔毛或长硬毛。果红色，径5 cm，具腺点。花期5~7月，果期与花期相近。

【分布】生于山间密林下，路旁、溪边阴湿地。产于广西、广东、湖南、四川、贵州、江西、福建、台湾等地。

【性能主治】全株味苦、辛，性平。具有清热利湿、活血消肿的功效。主治风湿痹痛，黄疸，血痢腹痛，痛经，跌打损伤，痈疮肿毒，蛇咬伤。

【采收加工】全年均可采收，洗净，晒干。

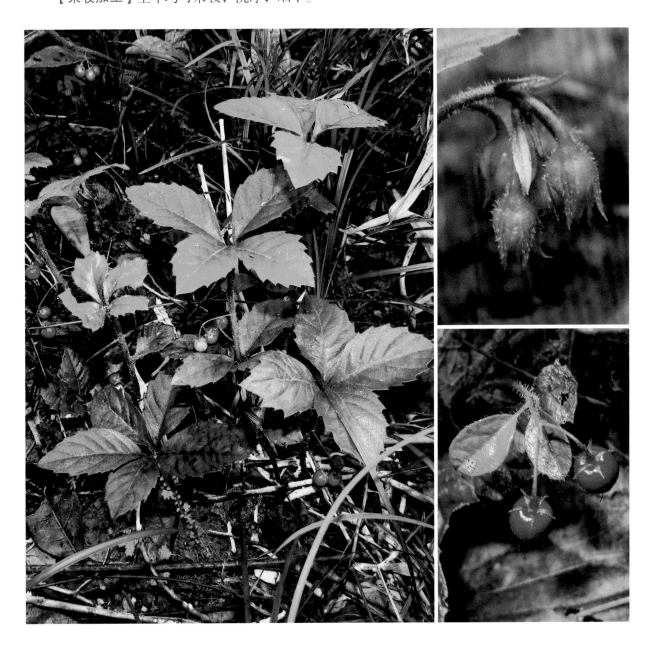

假刺藤

【基原】为紫金牛科瘤皮孔酸藤子*Embelia scandens* (Lour.) Mez 的根或叶。

【别名】乌肺叶。

【形态特征】攀缘灌木。小枝密布瘤状皮孔。叶片长椭圆形或椭圆形，全缘或上半部具不明显的疏齿，腹面中脉下凹，背面中、侧脉隆起，边缘及顶端具密腺点。总状花序腋生，长1~4 cm；花瓣白色或淡绿色，具明显的腺点。果球形，红色，花柱宿存，宿存萼反卷。花期11月至翌年1月，果期翌年3~5月。

【分布】生于山坡、山谷疏林或密林下，或灌木丛中。产于广西、广东、云南等地。

【性能主治】根或叶味酸，性平。具有舒筋活络、敛肺止咳的功效。主治痹症，痉挛骨痛，肺痨咳嗽。

【采收加工】根全年均可采挖，洗净，切片，晒干；叶全年均可采收，鲜用。

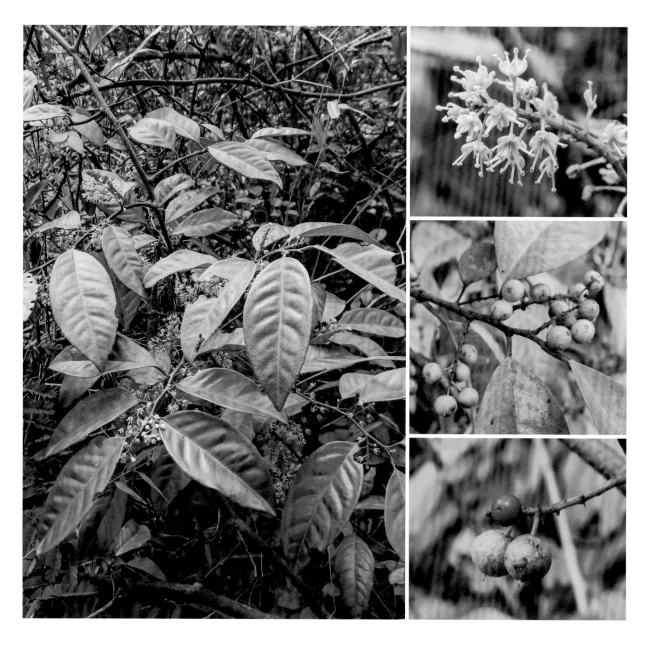

当归藤

【基原】为紫金牛科当归藤*Embelia parviflora* Wall. ex A. DC. 的地上部分。

【别名】走马胎、土当归、土丹桂。

【形态特征】攀缘灌木或藤本植物。小枝通常2列，密被锈色长柔毛，略具腺点或星状毛。叶片小，呈2列排列于枝条上，广卵形或卵形，基部平截或心形。亚伞形花序或聚伞花序，腋生；花被5片，开花时，花序垂于叶下，满树白色或粉红色。果球形，暗红色，花期12月至翌年5月，果期翌年5~7月。

【分布】生于山谷林下、林缘或灌木丛中。产于广西、广东、云南、贵州、福建等地。

【性能主治】地上部分味苦、涩，性平。具有补血调经、强壮腰膝的功效。主治贫血，月经不调，闭经，带下，腰腿酸痛。

【采收加工】全年均可采，洗净，晒干。

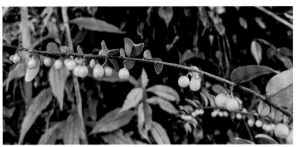
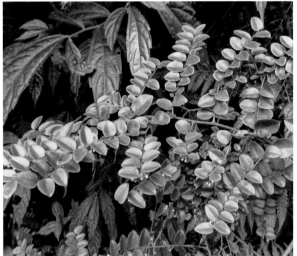

鲫鱼胆

【基原】为紫金牛科鲫鱼胆*Maesa perlarius* (Lour.) Merr. 的全株。

【别名】空心花、嫩肉木、丁药。

【形态特征】小灌木，高1~3 m。分枝多。叶片纸质或近坚纸质，广椭圆状卵形至椭圆形，叶边缘上部具粗齿，下部常全缘。总状花序或圆锥花序，腋生，具2~3分枝；花冠白色，钟形，具脉状腺条纹；裂片与花冠管等长。果球形，具脉状腺条纹，具宿存萼片。花期3~4月，果期12月至翌年5月。

【分布】生于路边的疏林或灌木丛中湿润的地方。产于四川、贵州至台湾以南沿海各地。

【性能主治】全株味苦、性平。具有接骨消肿、生肌祛腐的功效。主治跌打刀伤，疔疮。

【采收加工】全年均可采收，晒干。

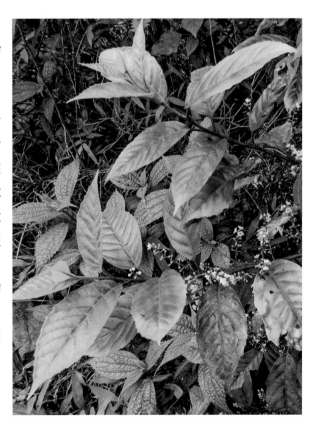

白鱼尾

【基原】为马钱科白背枫*Buddleja asiatica* Lour. 的全株。

【别名】驳骨丹、白背叶、水黄花。

【形态特征】小乔木或灌木状，高1~8 m。小枝、叶背面、叶柄及花序均密被灰色或淡黄色星状短茸毛。叶片披针形或长披针形，先端渐尖或长渐尖。多个聚伞花序组成总状花序，单生或3个至数个聚生枝顶及上部叶腋组成圆锥状花序；花白色。蒴果椭圆状。花期1~10月，果期3~12月。

【分布】生于山坡灌木丛中或林缘向阳处。产于广西、广东、贵州、云南、湖南、湖北、江西、福建、台湾等地。

【性能主治】全株味辛、苦，性温；有小毒。具有祛风利湿、行气活血的功效。主治胃寒作痛，妇女产后头痛，风湿关节痛，跌打损伤，骨折；外用治皮肤湿痒，无名肿毒。

【采收加工】全年均可采，鲜用或晒干。

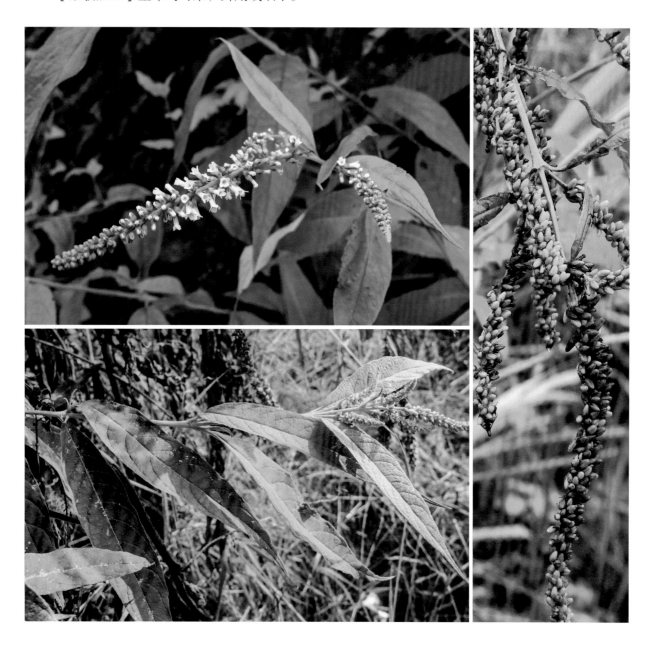

醉鱼草

【基原】为马钱科醉鱼草*Buddleja lindleyana* Fortune 的茎叶。

【别名】防痛树、毒鱼草。

【形态特征】直立灌木，高1~2 m。嫩枝被棕黄色星状毛及鳞片。叶片卵形至椭圆状披针形，顶端渐尖至尾状，全缘；干时腹面暗绿色，无毛，背面密被棕黄色星状毛。总状聚伞花序顶生，疏被星状毛及金黄色腺点；花紫色，花冠筒弯曲。蒴果长圆形，外被鳞片。花期4~10月，果期8月至翌年4月。

【分布】生于山地向阳山坡、林缘灌木丛中。产于广西、广东、湖南、贵州、云南等地。

【性能主治】茎叶味辛，性温。具有祛风湿、壮筋骨、活血祛瘀的功效。主治风湿筋骨疼痛，跌打损伤，产后血瘀，痈疽溃疡。

【采收加工】全年均可采收，洗净，晒干。

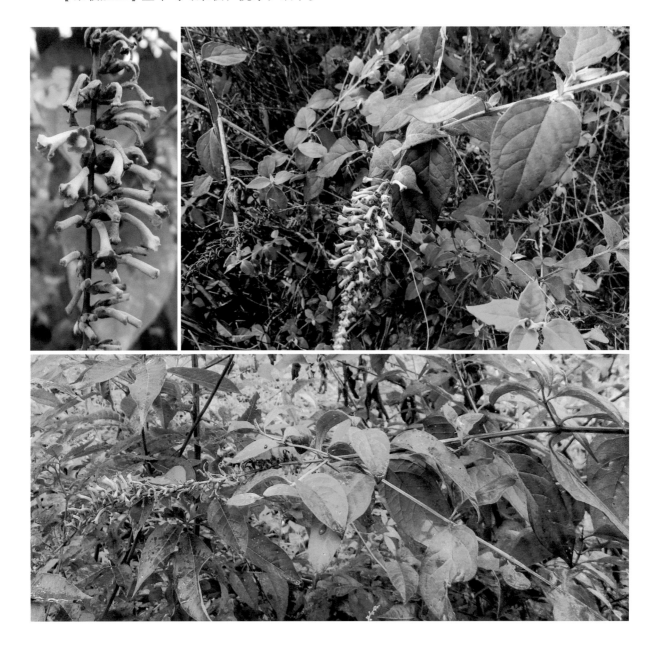

密蒙花

【基原】为马钱科密蒙花*Buddleja officinalis* Maxim. 的花蕾及花序。

【别名】黄饭花、假黄花、黄花树。

【形态特征】直立灌木，高1~4 m。小枝稍呈四棱形，密被棕黄色茸毛。叶对生；叶片纸质，椭圆形至长圆状披针形，有时下延至叶柄基部，网脉明显，腹面扁平，背面突起，两面被星状毛。聚伞圆锥花序稍呈尖塔形，密被锈色茸毛；花小，白色或淡紫色。花期2~3月，果期7~8月。

【分布】生于山坡、丘陵等地，或栽培于庭园。产于广西、广东、福建、湖南、湖北等地。

【性能主治】花蕾及其花序味甘，微寒。具有清热养肝、明目退翳的功效。主治目赤肿痛，眼生翳膜，肝虚目暗，视物昏花。

【采收加工】春季花未开放时采收，除去杂质，干燥。

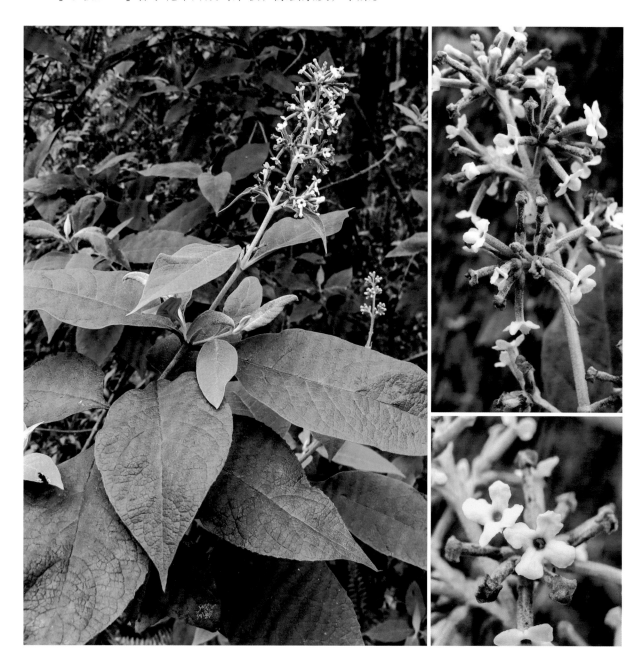

断肠草

【基原】为马钱科钩吻*Gelsemium elegans* (Gardn. et Champ.) Benth. 的根和茎。

【别名】大茶药、烂肠草、胡蔓藤。

【形态特征】常绿木质藤本，无毛。小枝圆柱形，幼时具纵棱。单叶对生；叶片膜质，卵形至卵状披针形。聚伞花序，花密集；花冠黄色，漏斗状，内有淡红色斑点。蒴果卵状椭圆形，未开裂时明显具有2条纵槽，熟时黑色。种子扁压状椭圆形或肾形。花期5~11月，果期7月至翌年2月。

【分布】生于山坡疏林下或灌木丛中。产于广西、广东、海南、贵州、云南、江西等地。

【性能主治】根和茎味苦、辛，性温；有大毒。具有祛风、攻毒、止痛的功效。主治疥癞，湿疹，瘰疬，痈肿，疔疮，跌打损伤，风湿痹痛，神经痛，陈旧性骨折。

【采收加工】全年均可采收，除去杂质，干燥。

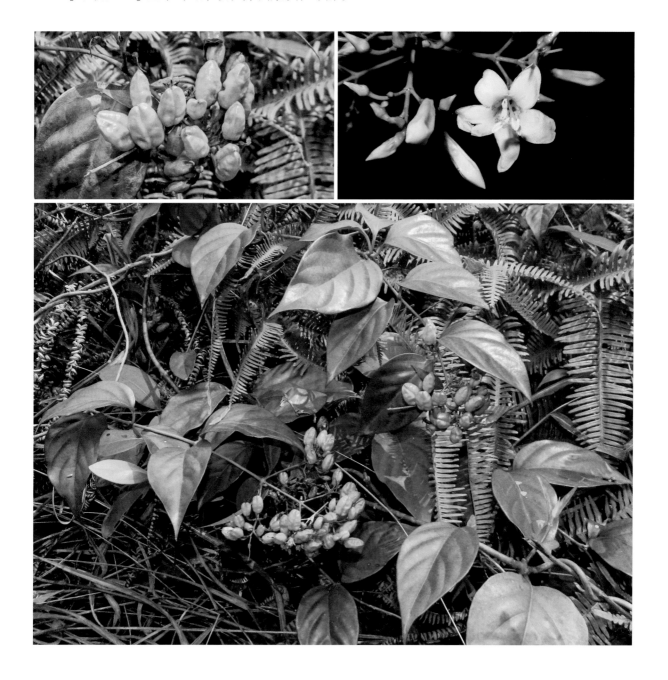

小蜡树

【基原】为木犀科小蜡*Ligustrum sinense* Lour. 的叶。

【别名】冬青、鱼腊树。

【形态特征】落叶灌木或小乔木。小枝被淡黄色柔毛，老时近无毛。叶片纸质或薄革质，卵形至披针形，先端渐尖至微凹，基部宽楔形或近圆形。圆锥花序顶生或腋生，塔形；花序轴基部有叶；花白色；花丝与花冠裂片近等长或长于裂片。果近球形。花期5~6月，果期9~12月。

【分布】生于山谷、山坡林中。产于广西、广东、湖南、贵州、四川、江西、湖北等地。

【性能主治】叶味苦，性凉。具有清热利湿、解毒消肿的功效。主治感冒发热，肺热咳嗽，咽喉肿痛，口舌生疮，湿疹，皮炎，跌打损伤，烫伤。

【采收加工】夏、秋季采收，晒干。

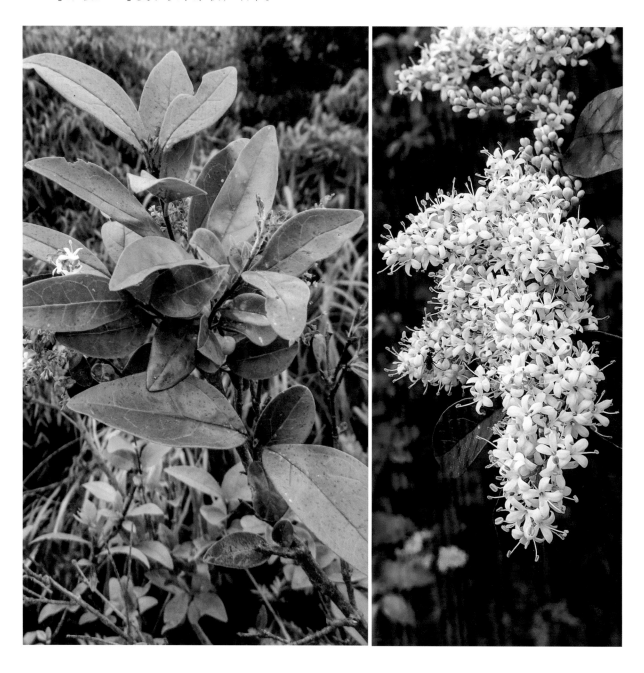

络石藤

【基原】为夹竹桃科络石*Trachelospermum jasminoides* (Lindl.) Lem. 的干燥带叶藤茎。

【别名】软筋藤、羊角藤。

【形态特征】常绿木质藤本，具乳汁。叶片革质，椭圆形至卵状椭圆形。聚伞花序；花白色繁密，芳香，花蕾顶端钝；花萼裂片向外反折；花冠筒圆筒形，中部膨大；雄蕊着生在花冠筒中部，隐藏在花喉内。蓇葖双生，叉开。种子顶端具白色绢质种毛。花期3~7月，果期7~12月。

【分布】生于林缘或山坡灌木丛中，常攀缘附生于树上、墙壁或石上，亦有栽于庭院观赏。产于广西、广东、江苏、安徽、湖北、山东、四川、浙江等地。

【性能主治】带叶藤茎味苦，性微寒。具有凉血消肿、祛风通络的功效。主治风湿热痹，筋脉拘挛，腰膝酸痛，痈肿，跌打损伤。

【采收加工】冬季至翌年春季采割，晒干。

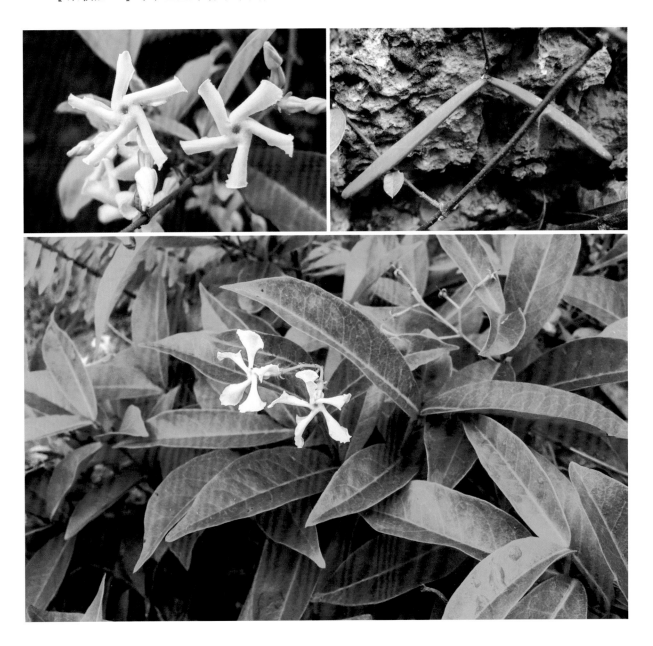

莲生桂子花

【基原】为萝藦科马利筋*Asclepias curassavica* L. 的全草。

【别名】山桃花、野鹤嘴、水羊角。

【形态特征】灌木状草本。全株有白色乳汁，茎淡灰色。叶片膜质，披针形或椭圆状披针形，基部楔形而下延至叶柄。聚伞花序顶生或腋生，具花10~20朵；花冠紫红色，裂片长圆形，向下反折；副花冠黄色。蓇葖果披针形。种子卵形，先端白色种毛长2.5 cm。花期全年，果期8~12月。

【分布】广西、广东、云南、贵州、四川、湖南、江西、福建、台湾等地均有栽培，也有逸为野生和驯化。

【性能主治】全草味苦，性寒；有毒。具有清热解毒、活血止血、消肿止痛的功效。主治咽喉肿痛，肺热咳嗽，热淋，月经不调，顽癣，崩漏，带下，痈疮肿毒，湿疹，创伤出血。

【采收加工】全年均可采，晒干或鲜用。

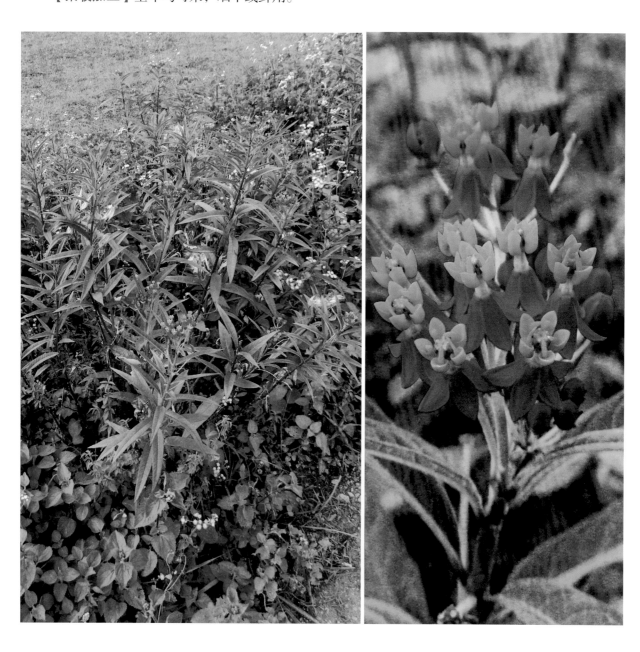

刺瓜

【基原】为萝摩科刺瓜*Cynanchum corymbosum* Wight 的全草。

【别名】老鼠瓜、小刺瓜、野苦瓜。

【形态特征】多年生草质藤本。叶片卵形或卵状长圆形，顶端短尖，基部心形，背面苍白色。花序腋外生，具花约20朵；花冠绿白色，近辐状；副花冠大形，杯状或钟状。蓇葖果纺锤状，具弯刺，向端部渐尖，中部膨胀。种子卵形，种毛白色绢质。花期5~10月，果期8月至翌年1月。

【分布】生于山野河边灌木丛中及林下潮湿处。产于广西、广东、云南、四川、福建等地。

【性能主治】全草味甘、淡，性平。具有益气、催乳、解毒的功效。主治乳汁不足，神经衰弱，慢性肾炎。

【采收加工】全年均可采收，晒干。

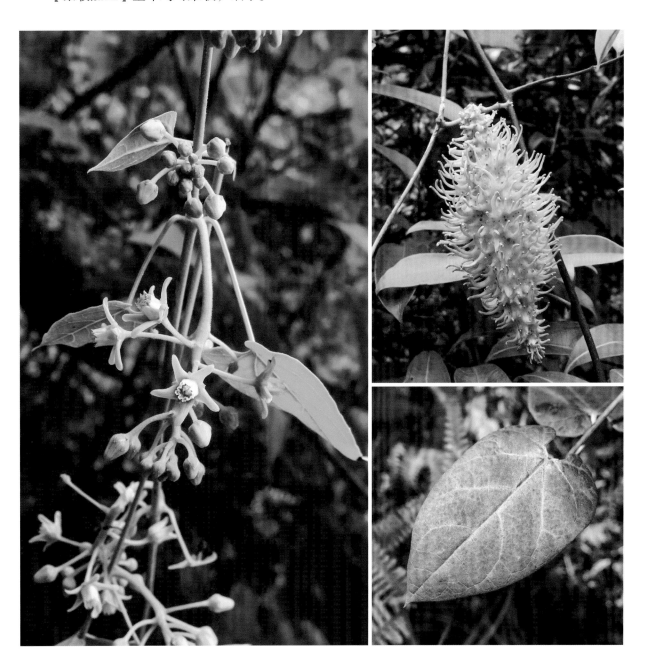

毛球兰

【基原】为萝藦科毛球兰 *Hoya villosa* Cost.的藤茎或叶

【别名】虎舌、厚脸皮。

【形态特征】粗壮附生藤本。叶片长圆形或长圆状近方形，先端具短尖头，基部圆形，腹面被黄色长柔毛，背面长柔毛更密，侧脉约7对；叶柄长1.5~2 cm，被长柔毛。伞状聚伞花序腋生，着花多达20朵以上；花序梗长5~7 cm，被长柔毛；花梗长约1 cm，被长柔毛；花冠白色；副花冠5裂，星状。蓇葖短圆柱状，外果皮密被黄色茸毛，顶端具黄白色种毛。花期4~6月，果期9月至翌年3月。

【分布】生于海拔400~600 m的山坡、山谷疏林下的岩石上，产于广西、贵州和云南等地。

【性能主治】藤茎或叶味苦，性寒；有小毒。具有舒筋活络、除风祛湿的功效。主治跌打损伤。

【采收加工】全年均可采收，鲜用或晒干。

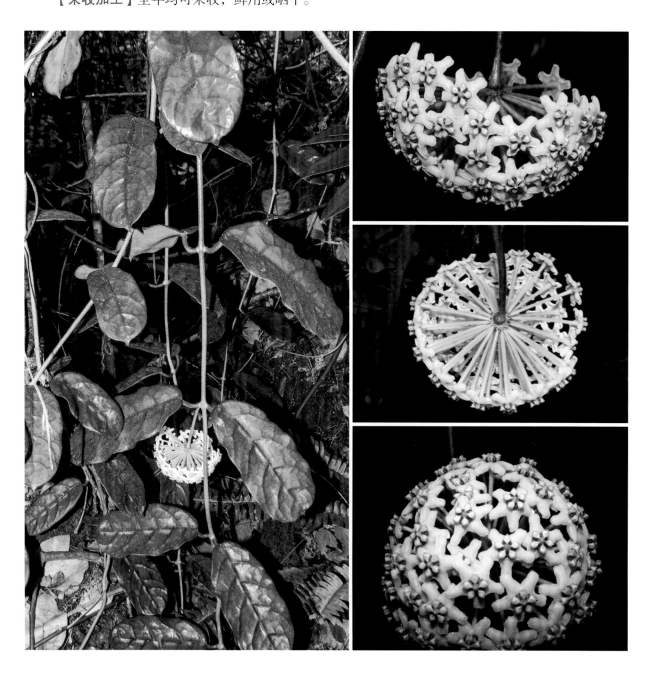

蓝叶藤

【基原】为萝藦科蓝叶藤*Marsdenia tinctoria* R. Br. 的果实。

【别名】牛耳藤、羊角豆、染色牛奶菜。

【形态特征】攀缘灌木，长达5 m。叶片长圆形或卵状长圆形，先端渐尖，基部近心形，鲜时蓝色，干后亦呈蓝色。聚伞圆锥花序近腋生，长3~7 cm；花黄白色，干时呈蓝黑色；花冠圆筒状钟形，喉部内面有刷毛；副花冠裂片长圆形。蓇葖果具茸毛，圆筒状披针形。花期3~5月，果期8~12月。

【分布】生长于潮湿杂木林中。产于广西、广东、湖南、云南、四川、台湾、西藏等地。

【性能主治】果实味辛、苦，性温。具有祛风除湿、化瘀散结的功效。主治风湿骨痛，肝肿大。

【采收加工】8~12月采收果实，晒干。

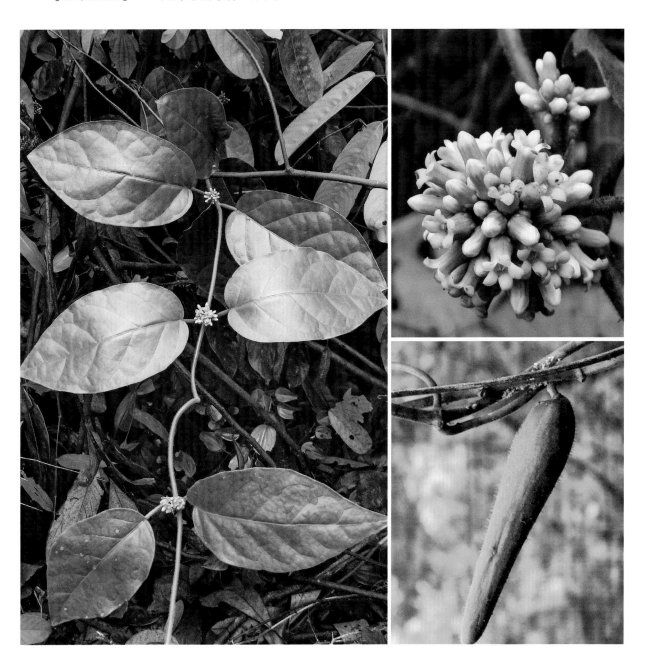

娃儿藤

【基原】为萝摩科娃儿藤Tylophora ovata (Lindl.) Hook. ex Steud. 的根。

【别名】三十六根、老君须、哮喘草。

【形态特征】攀缘灌木。须根丛生。茎、叶柄、叶、花梗及花萼外面均被锈黄色柔毛。叶片卵形；侧脉明显，每边约4条。聚伞花序伞房状，丛生于叶腋；花小，淡黄色或黄绿色，直径5 mm。菁葖果双生，圆柱状披针形，长4~7 cm，直径约1 cm，无毛。花期4~8月，果期8~12月。

【分布】生于山谷、山地灌木丛或向阳杂木林中。产于广西、广东、云南、湖南、台湾等地。

【性能主治】根味辛，性温；有毒。具有祛风化痰、解毒散瘀的功效。主治小儿惊风，中暑腹痛，哮喘痰咳，咽喉肿痛，胃痛，牙痛，风湿疼痛，跌打损伤。

【采收加工】全年均可采收，洗净，切段，鲜用或晒干。

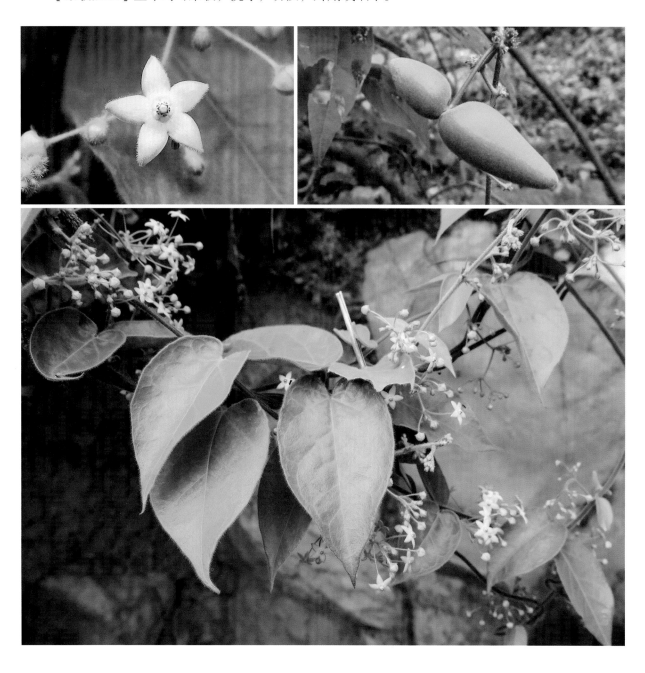

风箱树

【基原】为茜草科风箱树 *Cephalanthus tetrandrus* (Roxb.) Ridsdale et Bakh. f. 的根、花序、叶。

【别名】大叶水杨梅、水泡木、红扎树。

【形态特征】落叶灌木或小乔木，高1~5 m。嫩枝近四棱柱形，被短柔毛，老枝圆柱形，褐色，无毛。叶对生或轮生；叶片近革质，卵形至卵状披针形。头状花序顶生或腋生；花冠白色，裂片长圆形，裂口处通常有1枚黑色腺体。坚果长4~6 mm，顶部有宿存萼檐。花期春末夏初。

【分布】生于略荫蔽的水沟旁或溪畔。产于广西、广东、海南、湖南、福建、江西等地。

【性能主治】根、花序、叶味苦，性凉。根具有清热解毒、散瘀止痛、止血生肌、祛痰止咳的功效。主治流行性感冒，上呼吸道感染，咽喉肿痛，肺炎，咳嗽，睾丸炎，痄腮，乳腺炎；外用治跌打损伤，疖肿，骨折。花序具有清热利湿的功效。主治肠炎，细菌性痢疾。叶具有清热解毒的功效。外用治跌打损伤，骨折。

【采收加工】夏、秋季采收，洗净，鲜用或晒干。

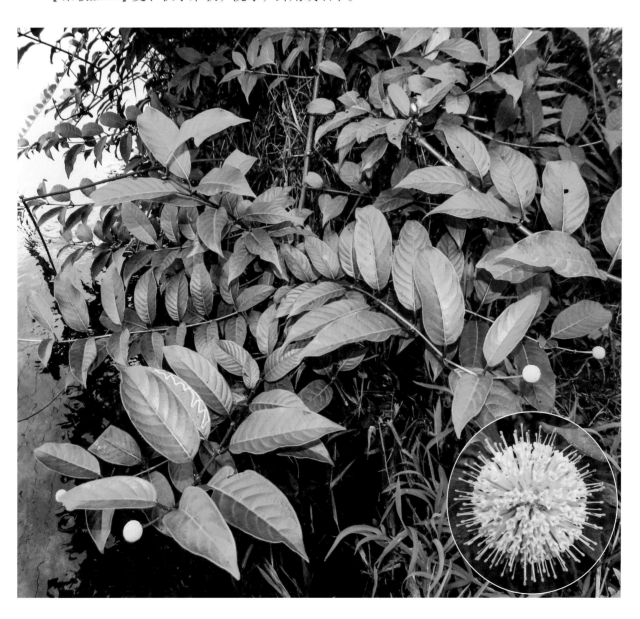

栀子

【基原】为茜草科栀子*Gardenia jasminoides* J. Ellis 的成熟果实。

【别名】黄栀子、山栀子、水横枝。

【形态特征】常绿灌木，高0.3~3 m。嫩枝常被短毛，枝圆柱形。叶对生；叶形多样，常无毛。花芳香，常单朵生于枝顶，白色或乳黄色，高脚碟状。果卵形、近球形、椭圆形或长圆形，熟时黄色或橙红色，有翅状纵棱5~9条，顶部具宿存萼片。花期3~7月，果期5月至翌年2月。

【分布】生于旷野、山谷、山坡的灌木丛或疏林中。产于广西、广东、云南、贵州等地。

【性能主治】果实味苦，性寒。具有泻火除烦、清热利湿、凉血解毒、消肿止痛的功效。主治热病心烦，湿热黄疸，淋证涩痛，血热吐衄，目赤肿痛，火毒疮疡；外用治扭挫伤痛。

【采收加工】9~11月果实成熟时采收，除去果梗及杂质，蒸至上汽或置沸水中略烫，干燥。

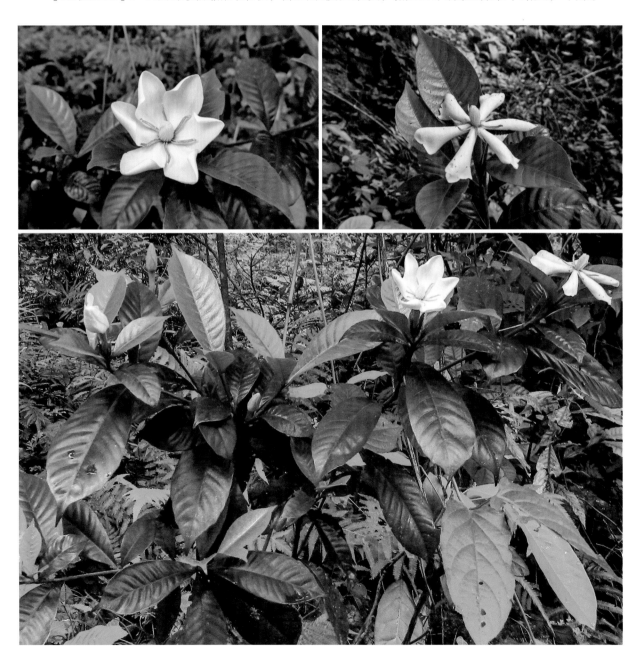

白花蛇舌草

【基原】为茜草科白花蛇舌草*Hedyotis diffusa* Willd. 的全草。

【别名】蛇利草、了哥利、龙利草。

【形态特征】一年生无毛纤细披散草本。茎稍扁，从基部开始分枝。叶对生；叶片无柄，膜质，线形。花单生或双生于叶腋；花冠白色，管形；花梗略粗壮，长2~5 mm。蒴果膜质，扁球形，直径2~2.5 mm，熟时顶部室背开裂。种子具棱，有深而粗的窝孔。花期春季。

【分布】生于水田、田埂和湿润的旷地。产于广西、广东、海南、云南、香港、安徽等地。

【性能主治】全草味甘、苦，性寒。具有清热解毒、利尿消肿的功效。主治肠痈，疮疖肿毒，咽喉肿痛，毒蛇咬伤，湿热黄疸，肾炎，口腔炎，小便不利。

【采收加工】夏、秋季采收，鲜用或晒干。

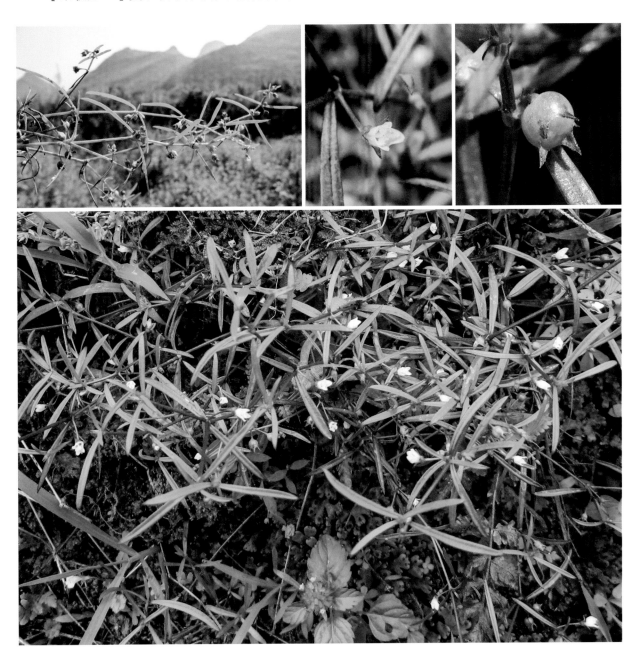

牛白藤

【基原】为茜草科牛白藤*Hedyotis hedyotidea* (DC.) Merr. 的全草。

【别名】藤耳草、白藤草。

【形态特征】藤状灌木，触之有粗糙感。嫩枝方柱形，被粉末状柔毛，老时圆柱形。叶对生；叶片膜质，长卵形或卵形，腹面粗糙，背面被柔毛。花序腋生和顶生，由10~20朵花集聚而成伞形花序；花冠白色，管形，先端4浅裂，裂片披针形。蒴果近球形，直径2~3 mm。花期4~7月。

【分布】生于山谷灌木丛或丘陵坡地。产于广西、广东、云南、贵州、福建等地。

【性能主治】全草味甘、淡，性凉。具有清热解暑、祛风活络、消肿解毒的功效。主治中暑发热，感冒咳嗽，风湿骨痛，跌打损伤，皮肤瘙痒。

【采收加工】夏、秋季采收，洗净，切片，鲜用或晒干。

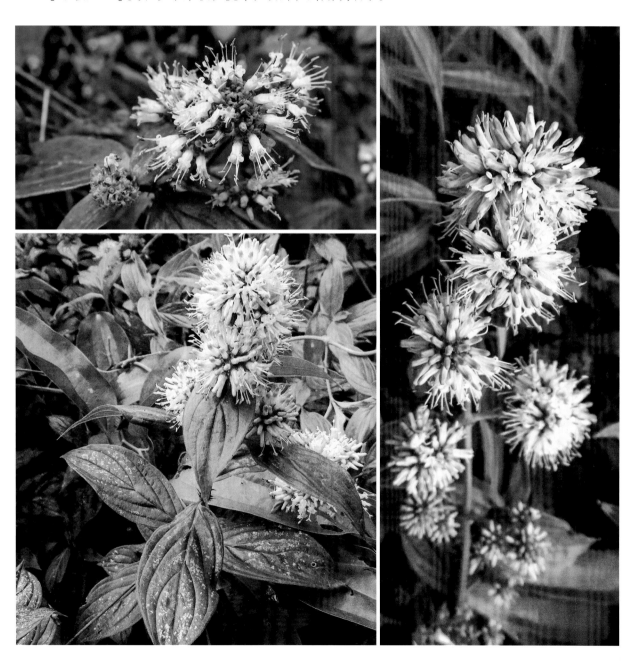

楠藤

【基原】为茜草科楠藤Mussaenda erosa Champ. ex Benth. 的茎叶。

【别名】胶鸟藤、大白纸扇、白花藤。

【形态特征】攀缘灌木，高3 m。叶对生；叶片纸质，长圆形、卵形至长圆状椭圆形，顶端短尖至长渐尖，基部楔形；托叶长三角形，深2裂。花序顶生；花疏生，橙黄色；苞片线状披针形。浆果近球形或阔椭圆形，顶部有环状疤痕。花期4~7月，果期9~12月。

【分布】生于山坡、山谷灌木丛和疏林中，常攀缘于乔木树冠上。产于广西、广东、贵州、云南等地。

【性能主治】茎叶味微甘，性凉。具有清热解毒的功效。主治疥疮，疮疡肿毒，烧烫伤。

【采收加工】夏、秋季采收，鲜用或晒干。

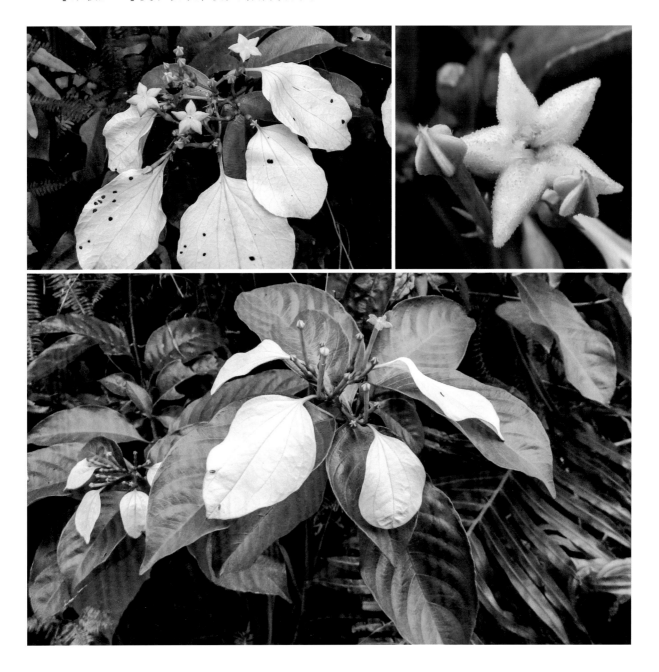

鸡矢藤

【基原】为茜草科鸡矢藤*Paederia scandens* (Lour.) Merr. 的全草。

【别名】雀儿藤、狗屁藤、臭屁藤。

【形态特征】多年生缠绕藤本。枝叶揉碎有强烈的鸡屎臭味。叶对生；叶片纸质，卵形至披针形。圆锥花序式的聚伞花序腋生和顶生，扩展；花冠筒钟状，外面白色，内面紫红色，有茸毛。果球形，熟时近黄色，有光泽，藤枯后仍不落。花期6~10月，果期11~12月。

【分布】生于山坡、林缘灌木丛中或缠绕于树上。产于广西、广东、云南、贵州、湖南、湖北、福建、江西、四川、安徽等地。

【性能主治】全草味甘、涩，性平。具有除湿、消食、止痛、解毒的功效。主治消化不良，胆绞痛，脘腹疼痛；外用治湿疹，疮疡肿痛。

【采收加工】夏、秋季采收，洗净，晒干。

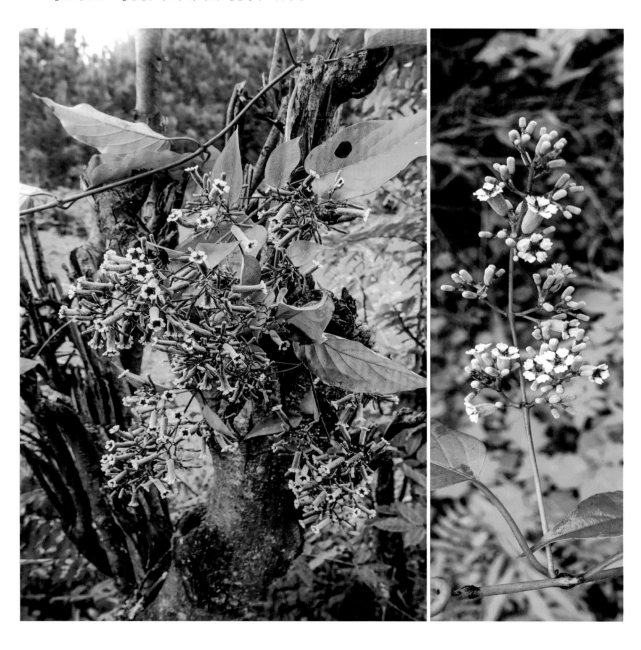

九节木

【基原】为茜草科九节*Psychotria rubra* (Lour.) Poir. 的地上部分。

【别名】暗山香、刀斧伤、大罗伞。

【形态特征】灌木或小乔木，高0.5~5 m。叶对生；叶片纸质或革质，长圆形、椭圆状长圆形或倒披针状长圆形。聚伞花序常顶生，多花，花序梗常极短；花冠白色，喉部被白色长柔毛，花冠裂片近三角形，开放时反折。核果球形或宽椭圆形，有纵棱，红色。花果期全年。

【分布】生于平地、丘陵、山坡、山谷溪边的灌木丛或林中。产于广西、广东、海南、贵州、云南、湖南、浙江、福建、台湾等地。

【性能主治】地上部分味苦，性凉。具有清热解毒、祛风除湿、活血止痛的功效。主治感冒发热，咽喉肿痛，白喉，痢疾，肠伤寒，疮疡肿毒，风湿痹痛，跌打损伤，毒蛇咬伤。

【采收加工】全年均可采收，洗净，晒干。

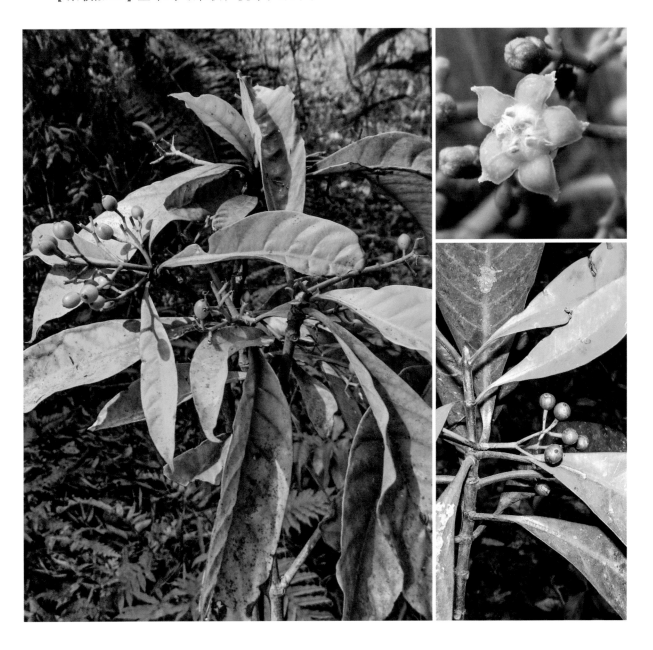

白马骨

【基原】为茜草科白马骨*Serissa serissoides* (DC.) Druce 的全草。

【别名】六月雪、满天星、天星木。

【形态特征】小灌木。枝粗壮，灰色。叶常聚生于小枝上部，对生，有短柄；叶片倒卵形或倒披针形，全缘。花白色，无梗，丛生于小枝顶部；花萼裂片几与花冠筒等长；花冠管喉部被毛，裂片5片，长圆状披针形。花期4~6月，果期9~11月。

【分布】生于荒地、草坪、灌木丛中。产于广西、广东、香港、江西、福建等地。

【性能主治】全草味苦、辛，性凉。具有祛风利湿、清热解毒的功效。主治感冒，黄疸型肝炎，肾炎水肿，咳嗽，喉痛，角膜炎，肠炎，痢疾，腰腿疼痛，咳血，闭经，白带异常，小儿疳积，惊风，风火牙痛，痈疽肿毒，跌打损伤。

【采收加工】全年均可采收，鲜用或晒干。

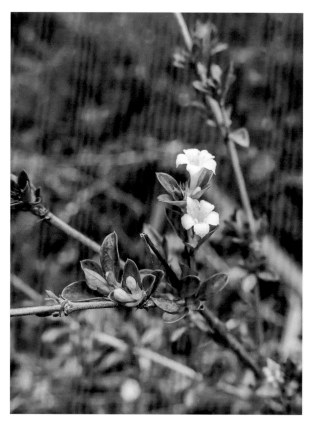

山银花

【基原】为忍冬科菰腺忍冬*Lonicera hypoglauca* Miq. 的花蕾或带初开的花。

【别名】大银花。

【形态特征】缠绕藤本。小枝、叶柄、叶及总花梗均密被淡黄褐色短柔毛。叶片卵形至卵状长圆形，背面具橘红色蘑菇状腺。双花单生至多朵集生于侧生短枝上，或于小枝顶集合成总状，苞片线状披针形，花白色，后变黄色。果近球形，黑色，具白粉。花期4~5月，果期10~11月。

【分布】生于灌木丛或疏林中。产于广西、广东、四川、贵州、云南、安徽、江西等地。

【性能主治】花蕾或带初开的花味甘，性寒。具有清热解毒、疏散风热的功效。主治风热感冒，温病发热，喉痹，丹毒，热毒血痢，痈肿疔疮。

【采收加工】夏初花开放前采收，干燥。

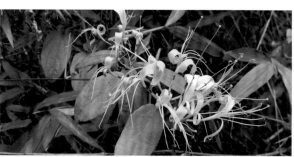

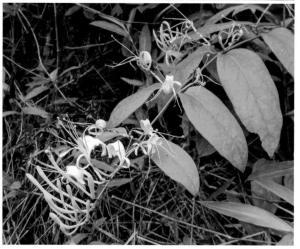

走马风

【基原】为忍冬科接骨草*Sambucus javanica* Blume 的茎叶。

【别名】陆英。

【形态特征】高大草本或半灌木。枝具条棱，髓部白色。奇数羽状复叶对生；小叶2~3对，狭卵形。聚伞花序复伞状，顶生，大而疏散；花序梗基部托以叶状总苞片，分枝3~5出，纤细；花小，白色，杂有黄色杯状的不孕花。果实近圆形，熟时红色。花期4~7月，果期9~11月。

【分布】生于山坡、林下、沟边和草丛。产于广西、广东、贵州、云南、四川等地。

【性能主治】茎叶味甘、酸，性温。具有活血消肿、祛风除湿的功效。主治跌打损伤，骨折疼痛，风湿关节炎，肾炎水肿，脚气，瘰疬，风湿瘙痒，疮痈肿毒。

【采收加工】全年均可采收，切段，鲜用或晒干。

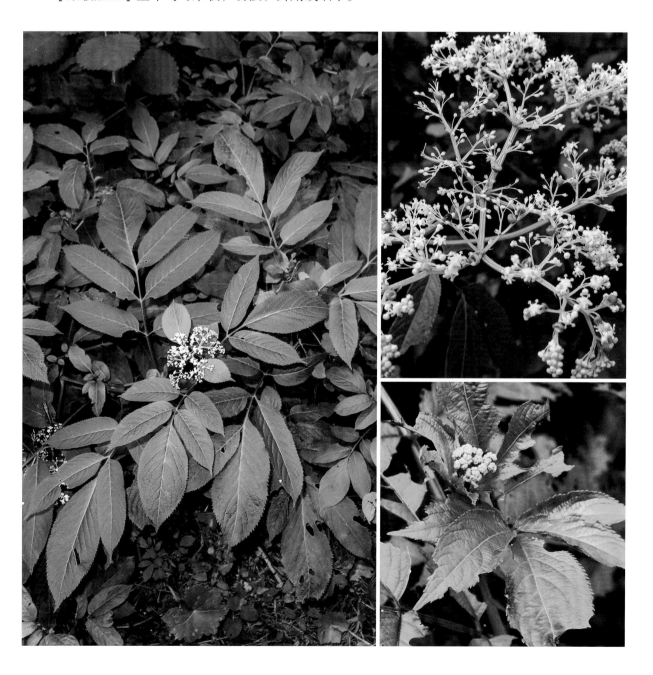

南方荚蒾

【基原】为忍冬科南方荚蒾*Viburnum fordiae* Hance 的根、茎叶。

【别名】火柴树、心伴木、满山红。

【形态特征】灌木或小乔木，高可达5 m。植株几乎均被暗黄色或黄褐色茸毛。叶片厚纸质，宽卵形或菱状卵形，边缘常有小尖齿，叶脉在腹面略凹陷，在背面突起。复伞形式聚伞花序；花冠白色，辐状，裂片卵形。果红色，卵圆形。花期4~5月，果熟期10~11月。

【分布】生于山谷旁疏林、山坡灌木丛中。产于广西、广东、云南、湖南、安徽等地。

【性能主治】根、茎叶味苦、涩，性凉。具有祛风清热、散瘀活血的功效。主治感冒，发热，月经不调，风湿痹痛，跌打骨折，湿疹。

【采收加工】全年均可采收，洗净，切段，晒干。

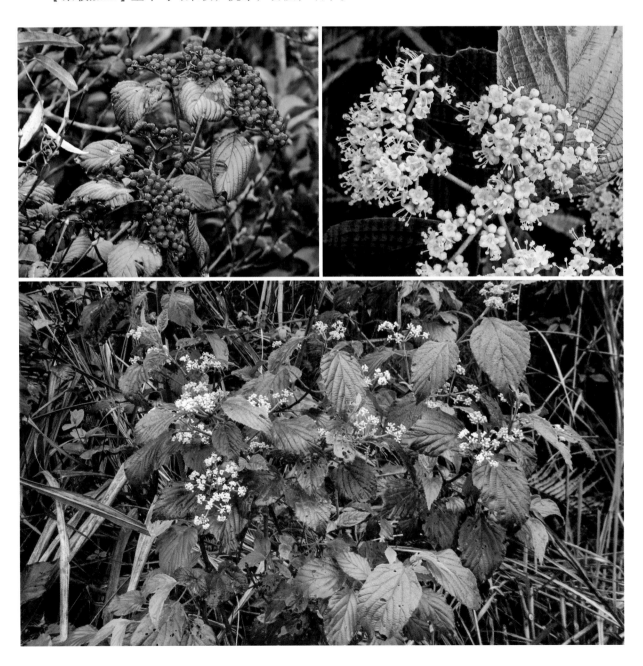

早禾树

【基原】为忍冬科珊瑚树*Viburnum odoratissimum* Ker.-Gawl. 的叶、树皮及根。

【别名】猪肚木、利桐木、沙糖木。

【形态特征】常绿灌木或小乔木。枝灰色或灰褐色，有突起的小瘤状皮孔。叶片椭圆形至矩圆形或矩圆状倒卵形至倒卵形，有时近圆形。圆锥花序顶生或生于侧生短枝上；花白色，后变黄白色，有时微红。果实先红色后变黑色，卵圆形或卵状椭圆形。花期4~5月，果熟期7~9月。

【分布】生于山谷密林、平地灌木丛中。产于广西、广东、湖南、海南、福建等地。

【性能主治】叶、树皮及根味辛，性温。具有祛风除湿、通经活络的功效。主治感冒，风湿痹痛，跌打肿痛，骨折。

【采收加工】叶和树皮春、夏季采收。根全年均可采收。

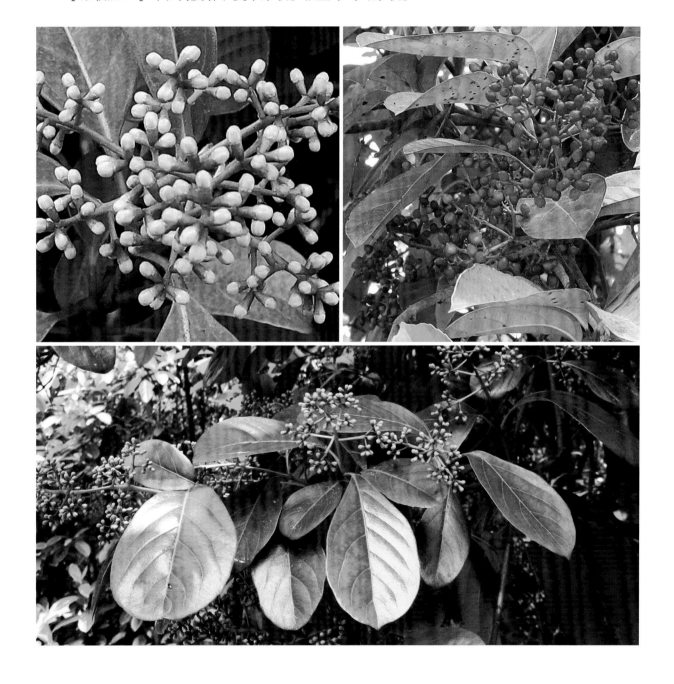

下田菊

【基原】为菊科下田菊*Adenostemma lavenia* (L.) O. Kuntze 的全草。

【别名】水大靛、九层菊、风气草。

【形态特征】一年生草本，高30~100 cm。茎直立，单生，全株有稀疏的叶。基部叶花期生存或凋萎；中部的茎叶较大，长椭圆状披针形，叶柄有狭翼；上部和下部的叶渐小，有短叶柄。头状花序小，花序分枝粗壮。瘦果倒披针形，长约4 mm。花果期8~10月。

【分布】生于水边、林下及山坡灌木丛中。产于广西、广东、云南、贵州、湖南等地。

【性能主治】全草味苦，性寒。具有清热解毒、利湿、消肿的功效。主治感冒高热，支气管炎，扁桃体炎，咽喉炎，黄疸型肝炎；外用治痈疖疮疡，蛇咬伤。

【采收加工】夏、秋季采收，洗净，晒干。

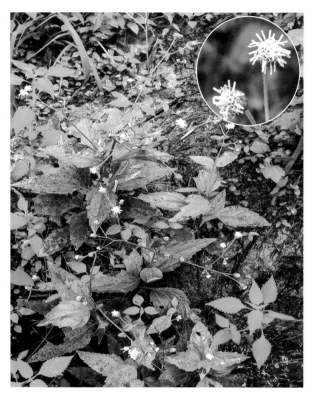

胜红蓟

【基原】为菊科藿香蓟*Ageratum conyzoides* L. 的全草。

【别名】臭草、白花草、毛射香。

【形态特征】一年生草本。茎枝被柔毛，淡红色或上部绿色。叶对生，有时上部互生，常有腋生的营养叶芽；叶片卵形至长圆形，基出三脉或不明显五出脉，两面被白色稀疏的短柔毛。头状花序4~18个在茎顶排成通常紧密的伞房状花序，花淡紫色。瘦果黑褐色。花果期全年。

【分布】生于山坡林下、草地、田边或荒地上。产于广西、广东、云南、贵州等地。

【性能主治】全草味辛、苦，性平。具有清热解毒、利咽消肿的功效。主治上呼吸道感染，咽喉炎，痈疮肿毒，肿瘤。

【采收加工】夏、秋季采收，洗净，鲜用或晒干。

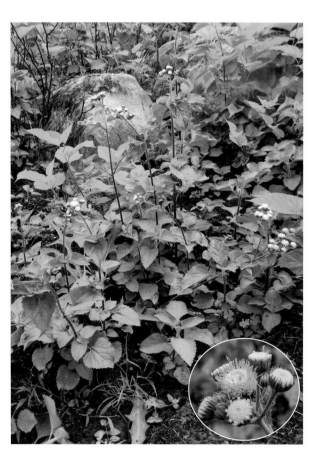

白花鬼针草

【基原】为菊科白花鬼针草*Bidens alba* (L.) DC. 的全草。

【别名】三叶鬼针草、虾钳草、蟹钳草。

【形态特征】一年生草本。茎直立，高30~100 cm，钝四棱形，无毛或上部被极稀疏的柔毛。茎下部叶较小，3裂或不分裂，通常在开花前枯萎。头状花序边缘具舌状花5~7朵；舌片椭圆状倒卵形，白色。瘦果熟时黑色，条形，略扁，具棱。

【分布】生于村旁、路边及荒地中。产于我国西南、华南、华东、华中地区。

【性能主治】全草味甘、微苦，性平。具有清热解毒、利湿退黄的功效。用于感冒发热，风湿痹痛，湿热黄疸，痈肿疮疖。

【采收加工】夏、秋季采收，切段，晒干。

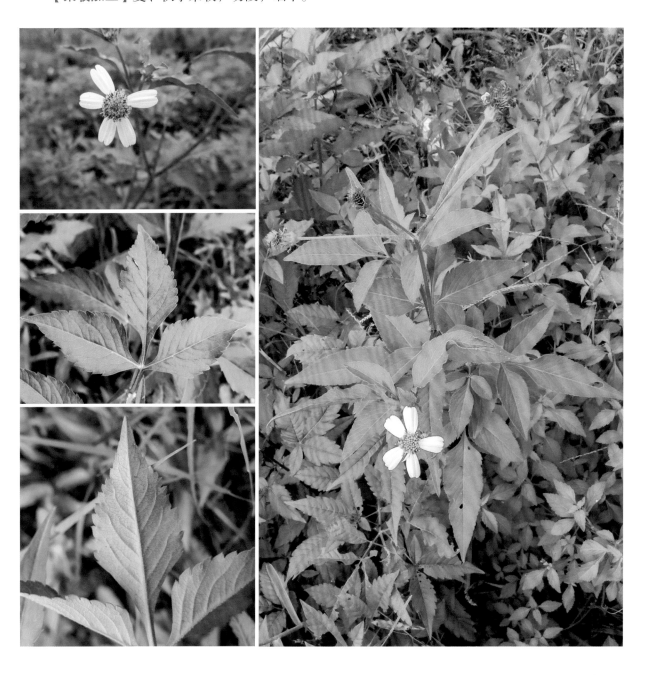

东风草

【基原】为菊科东风草*Blumea megacephala* (Randeria) Chang et Tseng 的全草。

【别名】黄花地胆草、九里明。

【形态特征】攀缘状草质藤本或基部木质。茎圆柱形，多分枝，有明显的沟纹。叶片卵形、卵状长圆形或长椭圆形。头状花序通常1~7个在腋生枝顶排成总状或近伞房状，再组成具圆锥花序；花黄色；雌花多数，细管状。瘦果圆柱形，有10条棱；冠毛白色。花期8~12月。

【分布】生于林缘、灌木丛、山坡阳处。产于广西、广东、云南、贵州、四川、湖南等地。

【性能主治】全草味微辛、苦，性凉。具有清热明目、祛风止痒、解毒消肿的功效。主治目赤肿痛，翳膜遮睛，风疹，疥疮，皮肤瘙痒，痈肿疮疖，跌打红肿。

【采收加工】夏、秋季采收，鲜用或晒干。

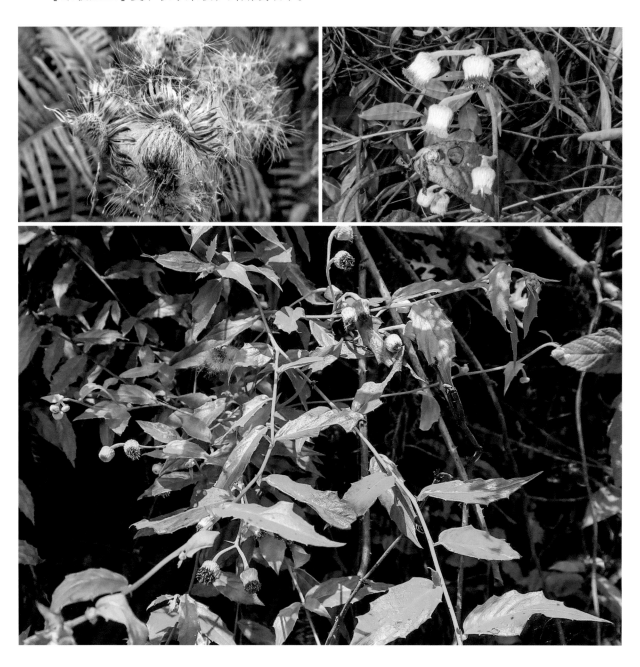

鹤虱

【基原】为菊科天名精*Carpesium abrotanoides* L. 的成熟果实。

【别名】天蔓青、地菘。

【形态特征】多年生粗壮草本。茎直立，上部多分枝，下部木质，密生短柔毛，有明显的纵条纹。基生叶于开花前凋萎；茎下部叶片广椭圆形或长椭圆形，边缘齿端有腺体状胼胝体。头状花序多数，生茎端及沿茎、枝生于叶腋。瘦果顶端有短喙，无冠毛。花期8~10月，果期10~12月。

【分布】生于村边、路旁荒地、林缘。产于我国华东、华南、华中、西南地区。

【性能主治】果实味苦、辛，性平；有小毒。具有杀虫消积的功效。主治蛔病虫，蛲虫病，绦虫病，虫积腹痛，小儿疳积。

【采收加工】秋季果实成熟时采收，除去杂质，晒干。

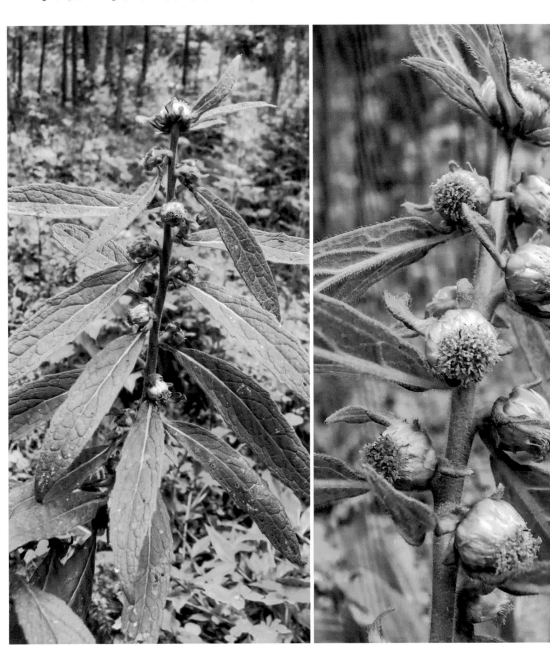

野菊

【基原】为菊科野菊*Chrysanthemum indicum* L. 的头状花序。

【别名】野黄菊、苦薏。

【形态特征】多年生草本。有地下长或短匍匐茎。茎直立或铺散，分枝或仅在茎顶有伞房状花序分枝。基生叶和下部叶花期脱落；中部茎叶卵形、长卵形或椭圆状卵形。头状花序常在枝顶排成伞房状圆锥花序；全部苞片边缘白色或褐色宽膜质；舌状花黄色。瘦果。花期6~11月。

【分布】生于田边、路旁、灌木丛及山坡草地。产于我国东北、华北、华中、华南及西南地区。

【性能主治】头状花序味辛、苦，性微寒。具有清热解毒、泻火平肝的功效。主治目赤肿痛，头痛眩晕，疔疮痈肿。

【采收加工】秋、冬季花初开时采摘，晒干，或蒸后晒干。

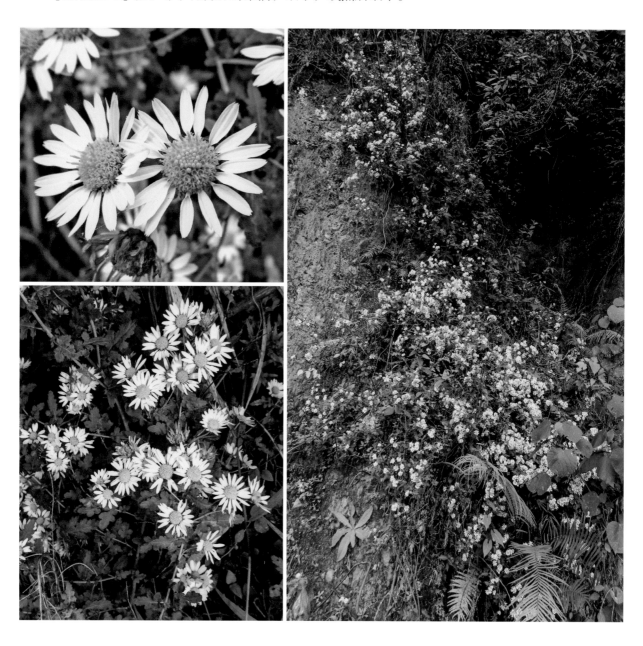

大蓟

【基原】为菊科蓟*Cirsium japonicum* (Thunb.) Fisch. ex DC. 的地上部分。

【别名】山萝卜、刺蓟。

【形态特征】多年生草本。块根纺锤状。全部茎枝有条棱，被稠密或稀疏的多细胞长节毛。叶互生；根生叶羽状深裂，边缘齿端具针刺；茎生叶向上渐变小。头状花序单生；全部苞片外面被微糙毛并沿中肋有黏腺；小花红色或紫色。瘦果长椭圆形；冠毛暗灰色。花果期4~11月。

【分布】生于山坡林中、林缘、灌木丛中、草地、荒地、田间、路旁或溪旁。产于广西、广东、云南、贵州、四川、江西、福建、台湾、湖南等地。

【性能主治】地上部分味甘、苦，性凉。具有凉血止血、祛瘀消肿的功效。主治吐血，尿血，便血，鼻出血，崩漏下血，外伤出血。

【采收加工】夏、秋季花开时采割地上部分，除去杂质，晒干。

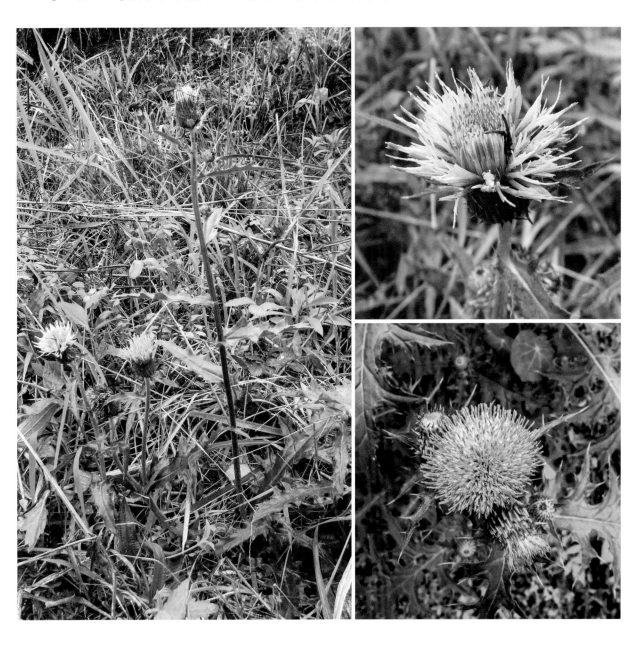

假茼蒿

【基原】为菊科野茼蒿*Crassocephalum crepidioides* (Benth.) S. Moore 的全草。

【别名】满天飞、安南草、金黄花草。

【形态特征】直立草本。茎有纵条棱。叶片椭圆形或长圆状椭圆形，边缘有不规则齿或重齿，或有时基部羽状裂。头状花序数个在茎端排成伞房状；总苞钟状，有数枚不等长的线形小苞片；小花管状，花冠红褐色或橙红色。瘦果狭圆柱形，赤红色，冠毛白色，易脱落。花期7~12月。

【分布】生于山坡、路旁杂草丛中、灌木丛中。产于广西、广东、贵州、云南、湖南、四川、西藏、湖北、江西等地。

【性能主治】全草味辛，性平。具有清热解毒、健脾利湿的功效。主治感冒，咽痛，腹痛，腹泻，痢疾。

【采收加工】夏、秋季采收，鲜用或晒干。

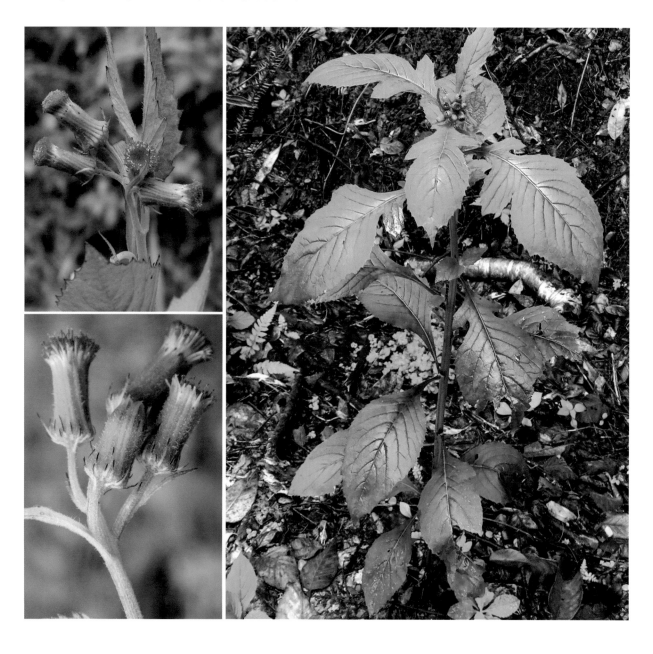

蚯疽草

【基原】为菊科鱼眼草*Dichrocephala auriculata* (Thunb.) Druce 的全草。

【别名】夜明草、白头菜。

【形态特征】一年生草本。茎通常粗壮，不分枝或分枝自基部而铺散，茎枝被白色长或短茸毛。叶片卵形、椭圆形或披针形。头状花序小，球形，多数头状花序在枝端或茎顶排列成伞房状花序或伞房状圆锥花序；外围雌花多层，紫色；中央两性花黄绿色。瘦果压扁。花果期全年。

【分布】生于山坡、山谷、荒地或水沟边。产于广西、广东、贵州、湖南、云南、四川、湖北、浙江等地。

【性能主治】全草味辛、苦，性平。具有活血调经、消肿解毒的功效。主治月经不调，扭伤肿痛，毒蛇咬伤。

【采收加工】夏、秋季采收，鲜用或晒干。

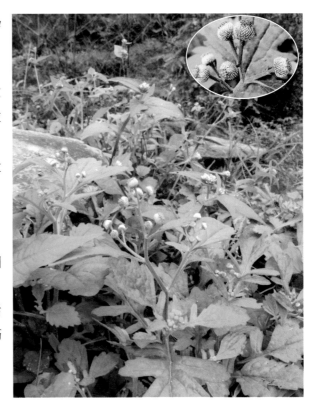

一点红

【基原】为菊科小一点红*Emilia prenanthoidea* DC. 的全草。

【别名】天青地红、细红背叶。

【形态特征】一年生草本。基部叶倒卵形或倒卵状长圆形，基部渐狭成长柄；中部茎叶长圆形或线状长圆形，无柄，抱茎；上部叶线状披针形。头状花序在茎枝端排列成疏伞房状；花红色或紫红色；花柱顶端增粗。瘦果圆柱形；冠毛丰富，白色，细软。花果期5~10月。

【分布】生于路旁、山坡或疏林潮湿处。产于广西、贵州、云南、浙江等地。

【性能主治】全草味苦，性凉。具有清热解毒、利尿的功效。主治泄泻，痢疾，尿路感染，上呼吸道感染，结膜炎，口腔溃疡，疮痈。

【采收加工】夏、秋季采收，干燥。

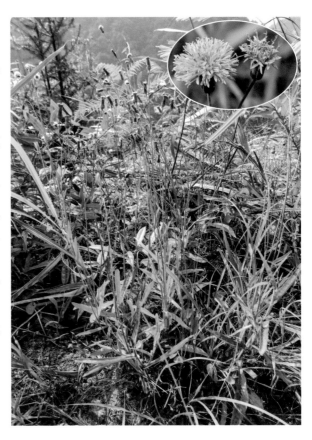

毛大丁草

【基原】为菊科毛大丁草 *Gerbera piloselloides* (L.) Cass. 的全草。

【别名】白眉、白头翁。

【形态特征】多年生草本。根状茎短，为残存的叶柄所围裹，具较粗的须根。叶基生，莲座状；叶片纸质，倒卵形或长圆形，全缘，背面密被白色蛛丝状绵毛，边缘有灰锈色睫毛。花葶单生或有时数个丛生，顶端棒状增粗；头状花序单生于花葶之顶。瘦果纺锤形。花期2~5月及8~12月。

【分布】生于林缘、草丛中或旷野荒地上。产于广西、广东、云南、四川、贵州、西藏、湖南、湖北、江西、江苏、浙江、福建等地。

【性能主治】全草味微苦，性平。具有清热解毒、止咳化痰、活血化瘀的功效。主治感冒发热，咳嗽痰多，泄泻，痢疾，小儿疳积，跌打肿痛，毒蛇咬伤。

【采收加工】夏季采收，洗净，鲜用或晒干。

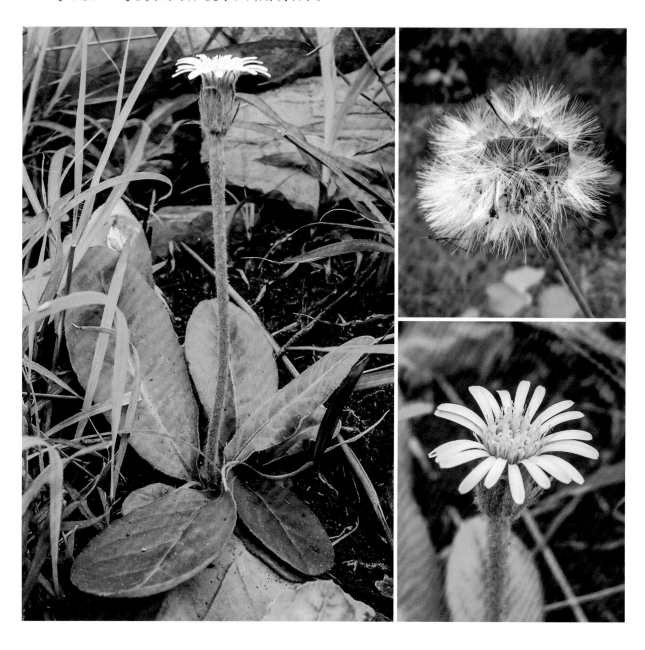

路边菊

【基原】为菊科马兰*Kalimeris indica* (L.) Sch. Bip. 的全草。

【别名】星星蒿、花叶鱼鳅串、鸡儿肠。

【形态特征】多年生直立草本。根状茎有匍匐枝，有时具直根。基部叶在花期枯萎；茎部叶倒披针形或倒卵状矩圆形。头状花序单生于枝端并排列成疏伞房状。总苞半球形；舌状花1层，15~20个，舌片浅紫色，被短密毛。瘦果倒卵状矩圆形，极扁。花期5~9月，果期8~10月。

【分布】生于草丛、溪岸、路旁林缘。产于我国南部各省区。

【性能主治】全草味苦、辛，性寒。具有清热解毒、散瘀止血、消积的功效。主治小儿疳积，腹泻，痢疾，感冒发热，咳嗽，咽喉肿痛，月经不调，外伤出血。

【采收加工】夏、秋季采收，鲜用或阴干。

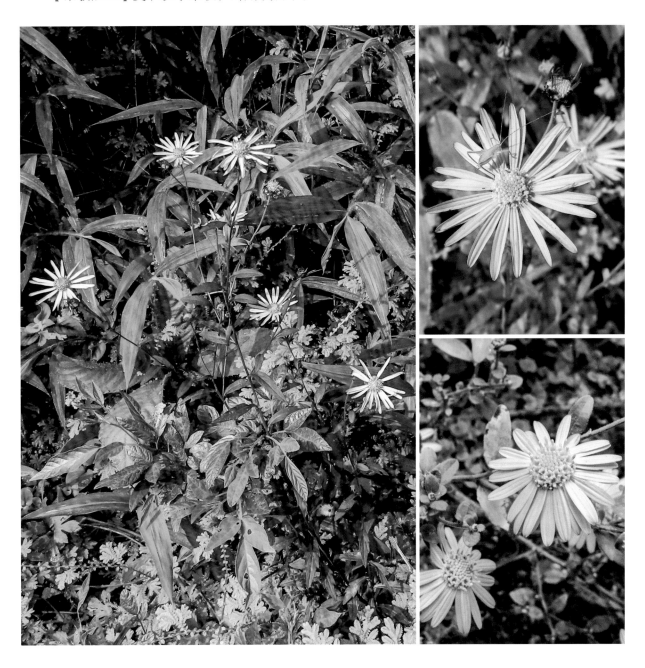

肥猪苗

【基原】为菊科蒲儿根*Sinosenecio oldhamianus* (Maxim.) B. Nord. 的全草。

【别名】黄菊莲、猫耳朵、野麻叶。

【形态特征】二年生或多年生草本。根状茎木质，具多数纤维状根；茎单生，被白色蛛丝状毛及疏长柔毛，或多少脱毛至近无毛。茎基部叶在花期凋落；茎下部叶卵状圆形或近圆形；茎上部叶卵形或卵状披针形。头状花序多数排列成顶生复伞房状花序，花黄色。瘦果圆柱形。花期1~12月。

【分布】生于林缘、溪边、潮湿岩石边及草坡、田边。产于广西、广东、云南、贵州、四川、江西、福建、香港、湖南、湖北等地。

【性能主治】全草味辛、苦，性凉；有小毒。具有清热解毒、利湿、活血的功效。主治痈疮肿毒，泌尿系统感染，湿疹，跌打损伤。

【采收加工】夏季采收，鲜用或晒干。

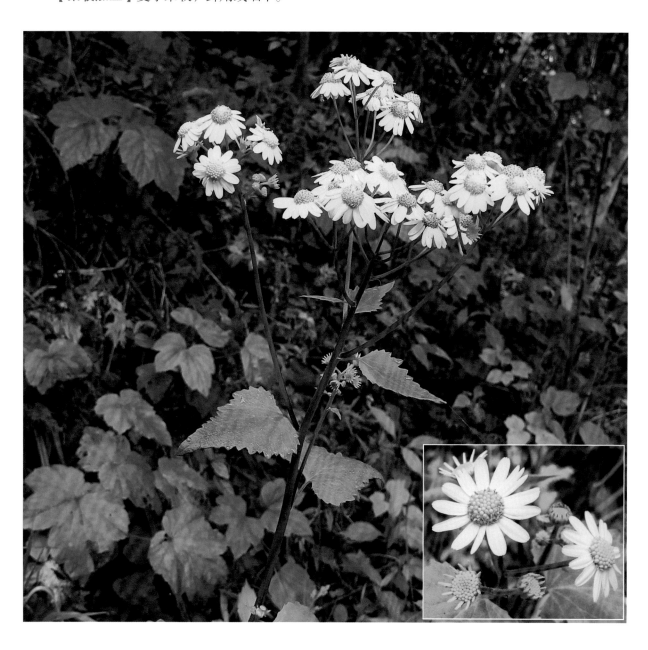

一枝黄花

【基原】为菊科一枝黄花*Solidago decurrens* Lour. 的全草。

【别名】野黄菊、洒金花、黄花仔。

【形态特征】多年生草本。茎直立，通常细弱，单生或少数簇生。叶片椭圆形、卵形或宽披针形，有具翅的柄，仅中部以上边缘有细齿或全缘，两面、沿脉及叶缘有短柔毛或背面无毛。头状花序较小，多数在茎上部排列成长6~25 cm的总状花序或伞房圆锥花序；花黄色。花果期4~11月。

【分布】生于灌木丛、林缘、林下或山坡草地上。产于广西、广东、云南、贵州、四川、湖南、湖北、江西、安徽、浙江、江苏、陕西、台湾等地。

【性能主治】全草味辛、苦，性凉。具有清热解毒、疏散风热的功效。主治咽喉肿痛，喉痹，乳蛾，痈肿疮疖，风热感冒。

【采收加工】秋季花果期采收，洗净，鲜用或晒干。

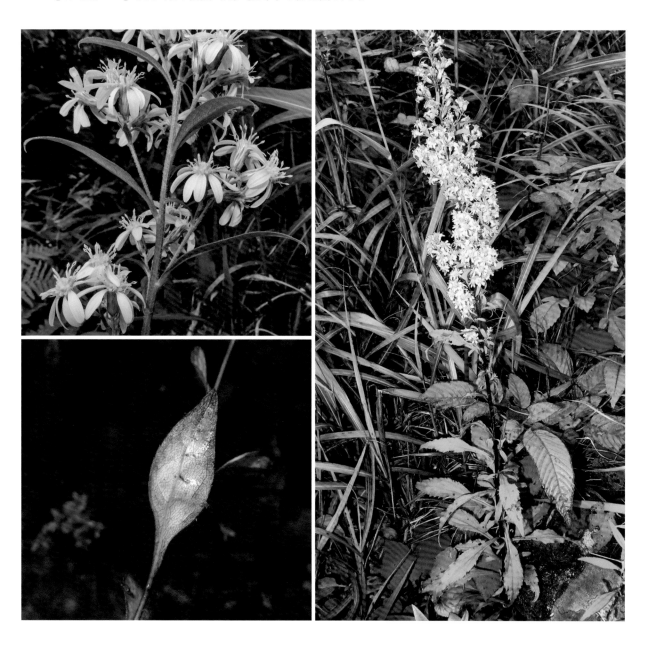

大阳关

【基原】为菊科广西斑鸠菊 *Vernonia chingiana* Hand.-Mazz. 的根、叶。

【别名】棠菊。

【形态特征】攀缘灌木。叶片革质，倒卵状长圆形或长椭圆状长圆形。头状花序3~6个；总苞片背面无毛，仅边缘有软缘毛；花多数；花冠管状，白色，有芳香。瘦果圆柱形，无毛或上部被疏微毛；冠毛黄色或淡黄褐色，2层，外层短，易脱落，内层糙毛状。花果期5~9月。

【分布】生于石山疏林，或岩石上、山坡灌木丛中。产于广西。

【性能主治】根、叶味苦，性凉。具有清热解毒、止痉的功效。主治小儿惊风，烂疮，目赤肿痛。

【采收加工】全年均可采收，鲜用或晒干。

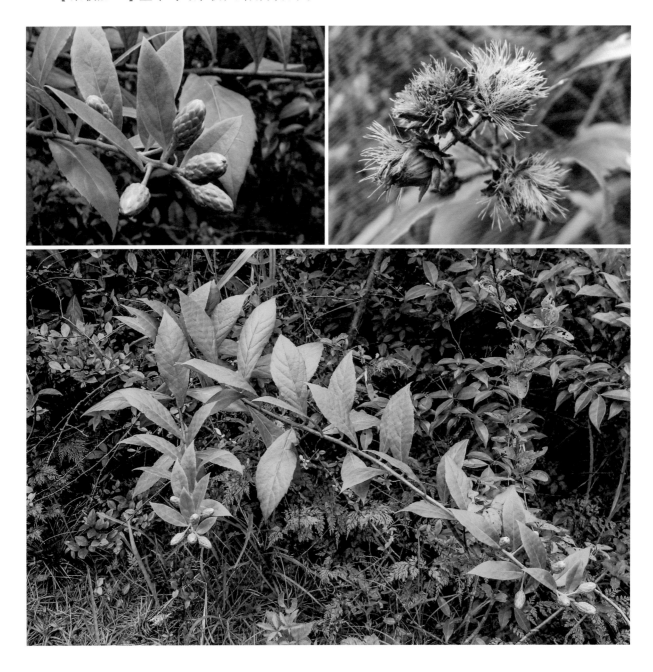

北美苍耳

【基原】为菊科北美苍耳*Xanthium chinense* Mill. 的成熟带总苞的果实。

【别名】老苍子、苍子、毛苍子。

【形态特征】一年生草本。根纺锤状，分枝或不分枝。叶片三角状卵形或心形，近全缘或有3~5条不明显浅裂，两面被贴生的糙毛。雄头状花序球形，花冠钟形；雌头状花序椭圆形。成熟瘦果的总苞变坚硬；苞刺长约2 mm，顶端两喙近相等。花期7~9月，果期8~11月。

【分布】生于丘陵及山地草丛中。广泛分布于我国西南、华南、华东、华北、西北及东北地区。

【性能主治】果实味辛、苦，性温；有毒。具有散风寒、通鼻窍、祛风湿的功效。主治风寒头痛，鼻塞流涕，鼻衄，鼻渊，风痰瘙痒，湿痹拘挛。

【采收加工】秋季果实成熟时采收，除去梗、叶等杂质，干燥。

【附注】北美苍耳原产于墨西哥，现广泛分布于各地，药用功效与苍耳X. *sibiricum*相似。

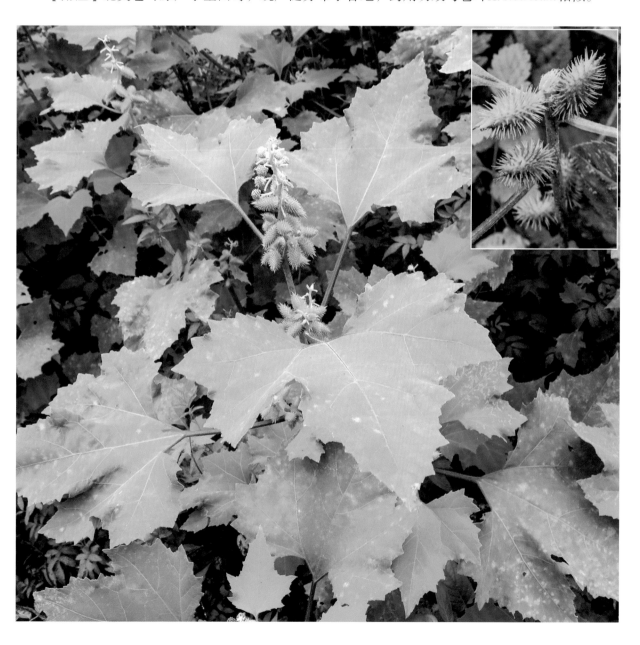

灵香草

【基原】为报春花科灵香草*Lysimachia foenum-graecum* Hance 的地上部分。

【别名】香草、零陵香、广零陵香。

【形态特征】多年生草本。植株干后有浓郁香气；越年老茎匍匐，发出多数纤细的须根。叶互生；叶片草质，卵形至椭圆形，干时两面密布极不明显的下陷小点和稀疏的褐色无柄腺体。花单出腋生；花冠黄色。蒴果灰白色，不开裂或顶端不规则浅裂。花期5月，果期8~9月。

【分布】生于山谷溪边和林下。产于广西、广东、云南、湖南等地。

【性能主治】全草味甘，性平。具有祛风寒、辟秽的功效。主治鼻塞，伤风，感冒头疼，下痢，遗精，牙痛，胸腹胀满。

【采收加工】全年均可采收，除净泥沙，烘干或阴干。

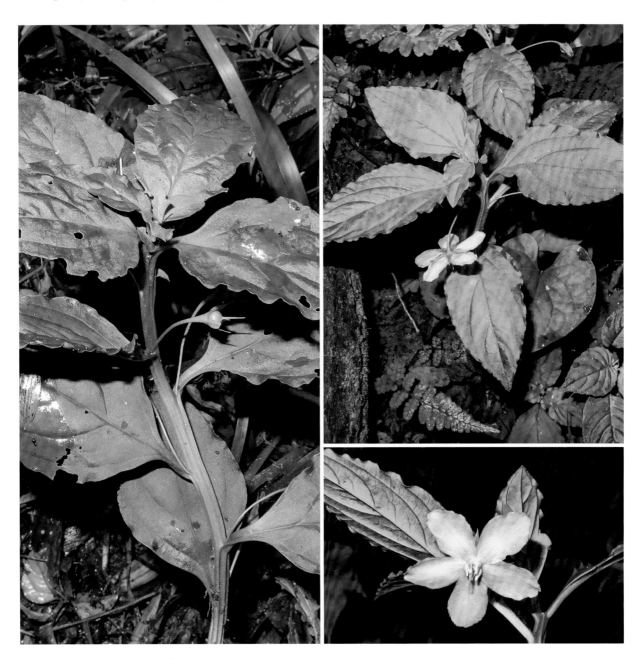

大田基黄

【基原】为报春花科星宿菜*Lysimachia fortunei* Maxim. 的全草。

【别名】红头绳、假辣蓼。

【形态特征】多年生草本。全株无毛。根状茎横走，紫红色；茎直立，有黑色腺点，基部紫红色。嫩梢和花序轴具褐色腺体。叶互生，近无柄；叶片两面均有黑色腺点，干后成粒状突起。总状花序顶生，细瘦；花冠白色，有黑色腺点。蒴果球形。花期6~8月，果期8~11月。

【分布】生于沟边、田边等湿润处。产于我国中南、华南、华东各省区。

【性能主治】全草味苦、辛，性凉。具有清热利湿、凉血活血、解毒消肿的功效。主治黄疸，泻痢，目赤，吐血，血淋，白带异常，崩漏，痛经，闭经，咽喉肿痛，痈肿疮毒，跌打，蛇虫咬伤。

【采收加工】4~8月采收，鲜用或晒干。

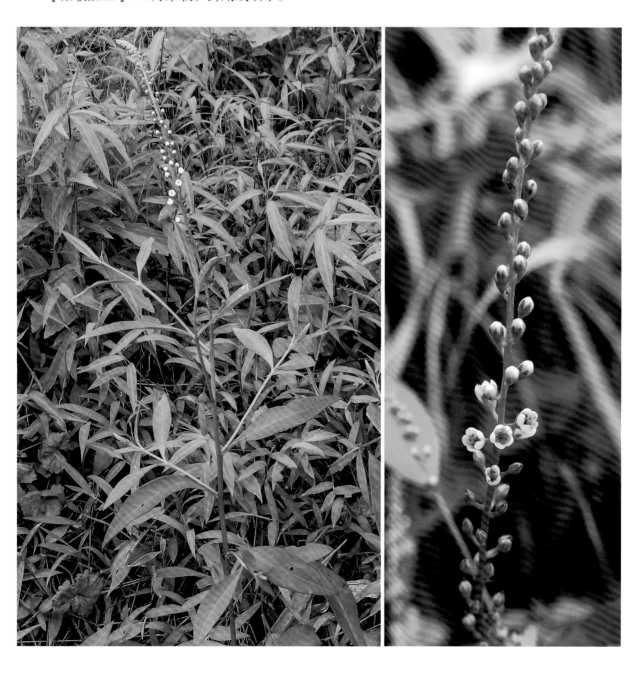

追风伞

【基原】为报春花科狭叶落地梅*Lysimachia paridiformis* Franch. var. *stenophylla* Franch. 的全草或根。

【别名】破凉伞、惊风伞、一把伞。

【形态特征】根状茎粗短或成块状；根簇生，密被黄褐色茸毛。茎通常2条至数条簇生，直立。叶6~18片轮生茎端；叶片无柄，披针形至线状披针形，两面散生黑色腺条。花集生茎端成伞形花序，有时亦有少数花生于近茎端的1对鳞片状叶腋；花冠黄色。蒴果近球形。花期5~6月，果期7~9月。

【分布】生于林下和阴湿沟边。产于广西、四川、贵州、湖北、湖南等地。

【性能主治】全草味辛，性温。具有祛风通络、活血止痛的功效。主治风湿痹痛，小儿惊风，半身不遂，跌打损伤，骨折。

【采收加工】全年均可采收，洗净，鲜用或晒干。

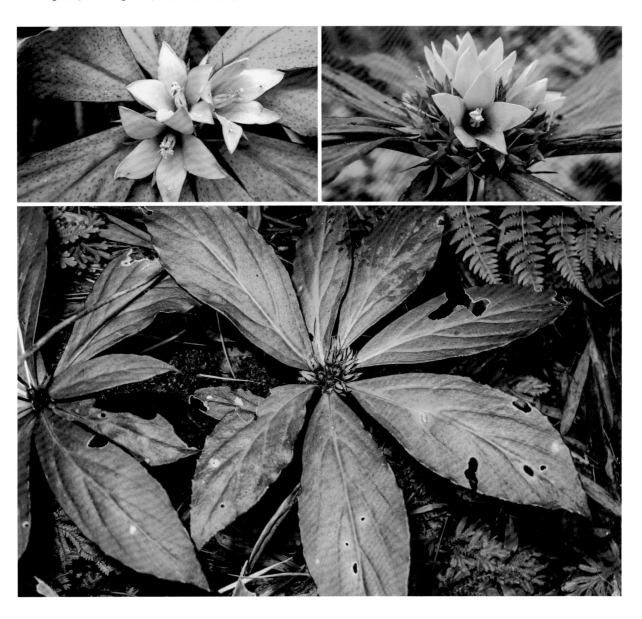

南沙参

【基原】为桔梗科轮叶沙参*Adenophora tetraphylla* (Thunb.) Fisch. 的根。

【别名】沙参、知母。

【形态特征】多年生草本。茎高大，不分枝。茎生叶3~6片轮生，卵圆形至条状披针形。花序狭圆锥状，花序分枝大多轮生，生数朵花或单花；花冠筒状细钟形，口部稍缢缩，蓝色、蓝紫色。蒴果球状圆锥形或卵圆状圆锥形。种子黄棕色，有1条棱，并由棱扩展成一条白带。花期7~9月。

【分布】生于草地和灌木丛中。产于广西、广东、云南、四川、贵州、山东等地。

【性能主治】根味甘，性微寒。具有养阴清肺、益胃生津、化痰、益气的功效。主治肺热燥咳，阴虚劳嗽，干咳痰黏，胃阴不足，食少呕吐，气阴不足，烦热口干。

【采收加工】春、秋季采挖，除去须根，清洗后趁鲜刮去粗皮，洗净，干燥。

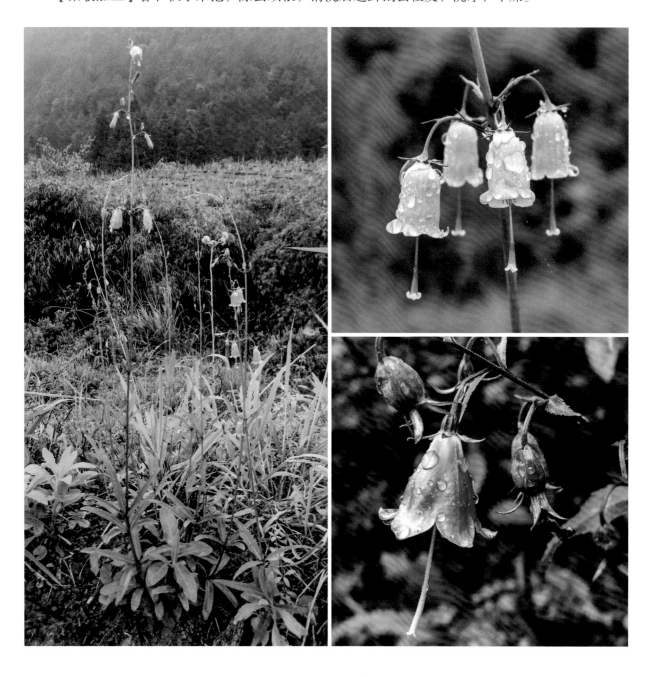

铜锤玉带草

【基原】为桔梗科铜锤玉带草*Lobelia angulata* Forst. 的全草。

【别名】小铜锤、扣子草、铜锤草。

【形态特征】多年生匍匐草本。有白色乳汁。茎平卧，被开展的柔毛，节上生根。叶互生；叶片卵形或心形，边缘具细齿，叶脉掌状至掌状羽脉。花单生于叶腋；花冠紫红色、淡紫色、绿色或黄白色。浆果紫红色，椭圆状球形。种子多数，近圆球状，稍扁压，表面有小疣突。花果期全年。

【分布】生于田边、路旁或疏林中潮湿处。产于广西、广东、湖南、湖北、四川等地。

【性能主治】全草味辛、苦，性平。具有祛风除湿、活血散瘀的功效。主治风湿疼痛，月经不调，白带异常，子宫脱垂，遗精，跌打损伤，创伤出血。

【采收加工】全年均可采收，洗净，鲜用或晒干。

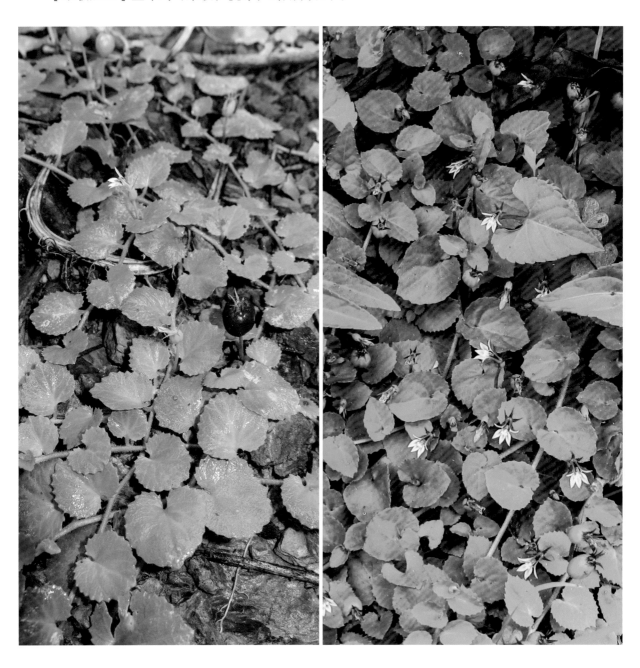

半边莲

【基原】为桔梗科半边莲*Lobelia chinensis* Lour. 的全草。

【别名】急救索、蛇利草。

【形态特征】多年生草本。茎细弱，匍匐，节上生根。叶互生；叶片线形至披针形，全缘或顶部有明显的齿，无毛。花单生于分枝的上部叶腋；花冠粉红色或白色，喉部以下生白色柔毛，裂片全部平展于下方，呈一个平面。蒴果倒锥形。种子椭圆状，稍扁压，近肉色。花果期5~10月。

【分布】生于水田边、沟边及草地上。产于长江中下游及以南各省区。

【性能主治】全草味辛，性平。具有利尿消肿、清热解毒的功效。主治痈肿疔疮，蛇虫咬伤，臌胀水肿，湿热黄疸，湿疹湿疮。

【采收加工】夏季采收，除去泥沙，洗净，晒干。

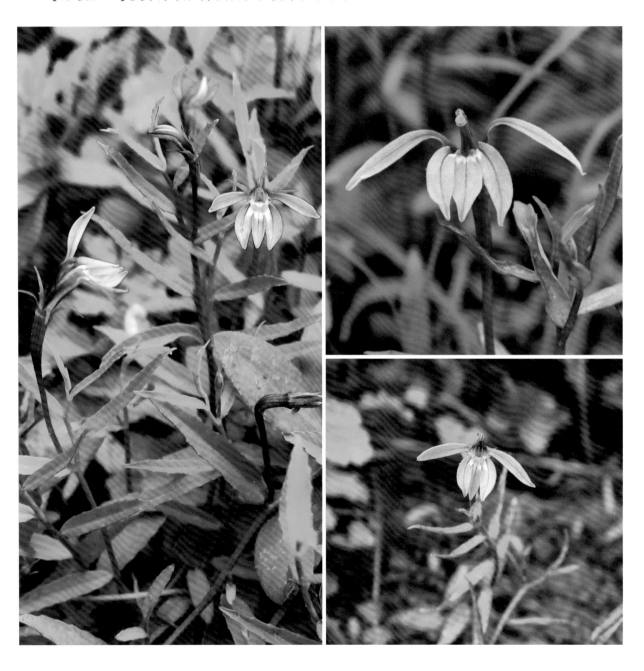

毛药

【基原】为茄科红丝线*Lycianthes biflora* (Lour.) Bitter 的全株。

【别名】十萼茄、双花红丝线、红珠草。

【形态特征】亚灌木。小枝、叶背、叶柄、花梗及萼的外面密被淡黄色毛。叶常假双生，大小不相等；大叶片椭圆状卵形，小叶片宽卵形。花2~5朵生于叶腋；花冠淡紫色或白色，星形；萼齿10枚，钻状线形。浆果球形，熟时绯红色。种子淡黄色，水平压扁状。花期5~8月，果期7~11月。

【分布】生于山谷林下、路旁、水边。产于广西、广东、云南、四川、江西等地。

【性能主治】全株味苦，性凉。具有清热解毒、祛痰止咳的功效。主治热淋，狂犬咬伤，咳嗽，哮喘，外伤出血。

【采收加工】夏季采收，鲜用。

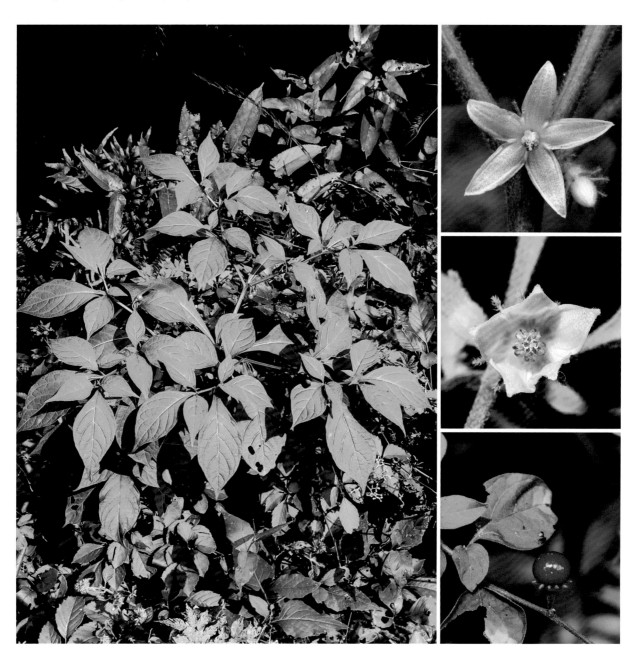

野烟叶

【基原】为茄科假烟叶树*Solanum erianthum* D. Don 的全株。

【别名】大黄叶、土烟叶、假烟叶。

【形态特征】灌木或小乔木。小枝密被白色具柄头状簇茸毛。叶片卵状长圆形，两面被簇茸毛。聚伞花序形成顶生圆锥状；花萼钟状；花冠筒隐于萼内，冠檐深5裂，裂片长圆形，端尖。浆果球形，具宿萼，熟时黄褐色，初时具星状簇茸毛，后渐脱落。种子扁平。花果期几全年。

【分布】生于旷野灌木丛中。产于广西、广东、云南、四川、贵州、福建、台湾等地。

【性能主治】全株味辛、苦，性凉；有毒。具有清热解毒、祛风止痛的功效。主治热结气滞，脘腹疼痛，风湿痹痛，跌打肿痛。

【采收加工】全年均可采收，洗净，切段，鲜用或晒干。

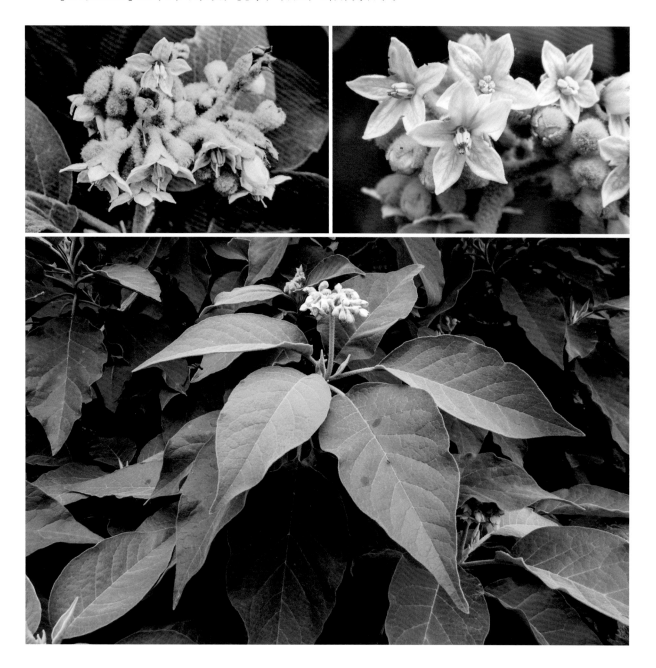

水茄

【基原】为茄科水茄*Solanum torvum* Swartz 的根及老茎。

【别名】山颠茄、金衫扣、天茄子。

【形态特征】灌木。小枝、叶下面、叶柄及花序柄均具稍不等长5~9分枝的尘土色星状毛。叶单生或双生；叶片卵形至椭圆形，基部心脏形或楔形。伞房花序腋外生，2~3歧；花白色；萼杯状，外面被星状毛及腺毛；花冠辐形。浆果黄色，圆球形，宿萼外面被稀疏的星状毛。全年均开花结果。

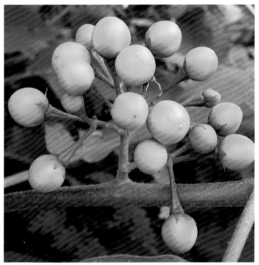

【分布】生于路旁、荒地、灌木丛中、沟谷及村旁等潮湿处。产于广西、广东、台湾、云南等地。

【性能主治】根及老茎味辛，性平；有小毒。具有活血消肿、止痛的功效。主治胃痛，痧证，闭经，跌打瘀痛，腰肌劳损，痈肿，疔疮。

【采收加工】全年均可采，洗净，切片，鲜用或晒干。

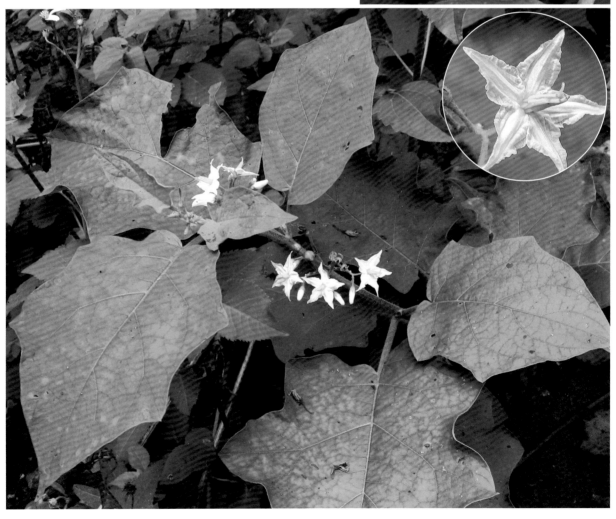

旱田草

【基原】为玄参科旱田草*Lindernia ruellioides* (Colsm.) Pennell 的全草。

【别名】锯齿草、白花仔、双头镇。

【形态特征】一年生草本。常分枝而长蔓，节上生根，近于无毛。叶片矩圆形至圆形，边缘除基部外密生整齐而急尖的细齿，但无芒刺，两面有粗涩的短毛或近于无毛。总状花序顶生，有花2~10朵，花冠紫红色。蒴果圆柱形。种子椭圆形，褐色。花期6~9月，果期7~11月。

【分布】生于草地、平原、山谷及林下。产于广西、广东、云南、湖南、贵州、江西、福建、台湾、湖北、四川、西藏等地。

【性能主治】全草味甘、淡，性平。具有理气活血、消肿止痛的功效。主治月经不调，痛经，闭经，胃痛，乳痛，瘰疬，跌打损伤，蛇犬咬伤。

【采收加工】夏、秋季采收，鲜用或晒干。

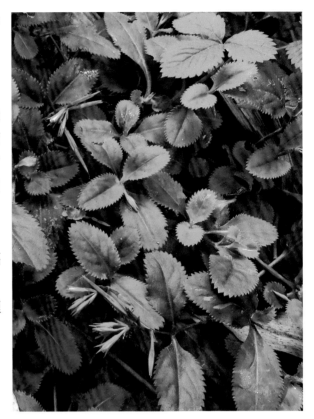

独脚金

【基原】为玄参科独脚金*Striga asiatica* (L.) Kuntze 的全草。

【别名】疳积草、地莲芝、鹿草。

【形态特征】一年生半寄生草本。全体被刚毛。茎单生，少分枝。叶片较狭窄，仅基部的为狭披针形，其余的为条形，有时鳞片状。花单朵腋生或在茎顶端形成穗状花序；花萼有棱10条；花冠通常黄色，少红色或白色，花冠筒顶端急剧弯曲。蒴果卵状，包于宿萼内。花期秋季。

【分布】生于庄稼地和荒草地，寄生于寄主的根上。分布于我国广西、广东、云南、贵州、湖南、江西、福建、台湾等地。

【性能主治】全草味甘、淡，性平。具有清肝、健脾、消食的功效。主治小儿伤食，疳积黄肿，夜盲。

【采收加工】夏、秋季采收，洗净，晒干。

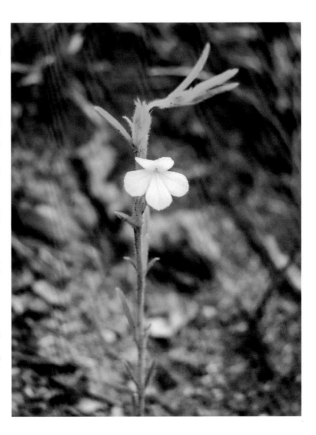

石榕

【基原】为苦苣苔科芒毛苣苔*Aeschynanthus acuminatus* Wall. ex A. DC. 的全草。

【别名】大叶榕藤、石壁风、白背风。

【形态特征】附生小灌木。茎常多分枝，灰色或灰白色。叶对生，无毛；叶片薄纸质，长圆形、椭圆形或狭倒披针形。花序生茎顶部叶腋，有1~3朵花；苞片对生，宽卵形，无毛。花冠红色，外面无毛，内面在口部及下唇基部有短柔毛。蒴果线形，无毛。种子狭长圆形。花期10~12月。

【分布】生于山谷林中树上或溪边石上。产于广西、广东、云南、四川、西藏、台湾等地。

【性能主治】全草味甘，性平。具有宁心、养肝、止咳、止痛的功效。主治神经衰弱，慢性肝炎，咳嗽，风湿骨痛，跌打损伤。

【采收加工】全年均可采收，鲜用或阴干。

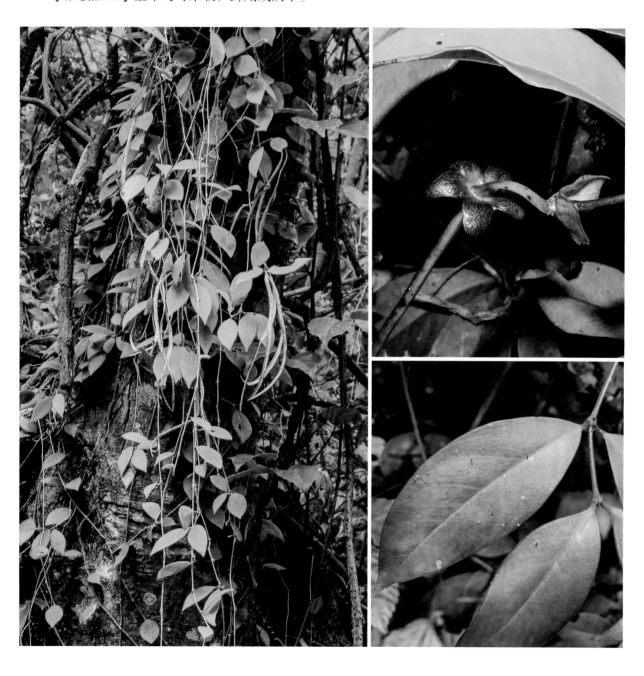

石蜈蚣

【基原】为苦苣苔科蚂蝗七 *Primulina fimbrisepala* (Hand.-Mazz.) Yin Z. Wang 的根状茎或全草。

【别名】石螃蟹、红蚂蝗七、石棉。

【形态特征】多年生草本。具粗根状茎。叶均基生；叶片草质，两侧不对称，卵形、宽卵形或近圆形，边缘有小或粗齿，腹面密被短柔毛并散生长糙毛，背面疏被短柔毛。聚伞花序1~7个，具1~5朵花；花淡紫色或紫色。蒴果被短柔毛。种子纺锤形，长6~8 mm。花期3~4月。

【分布】生于山地林中石上、石崖上或山谷溪边。产于广西、广东、贵州、湖南、福建等地。

【性能主治】根状茎或全草味苦、微辛，性凉。具有清热利湿、行滞消积、止血活血、解毒消肿的功效。主治痢疾，肝炎，小儿疳积，胃痛，外伤出血，跌打损伤，痈肿疮毒。

【采收加工】全年均可采收，鲜用或晒干。

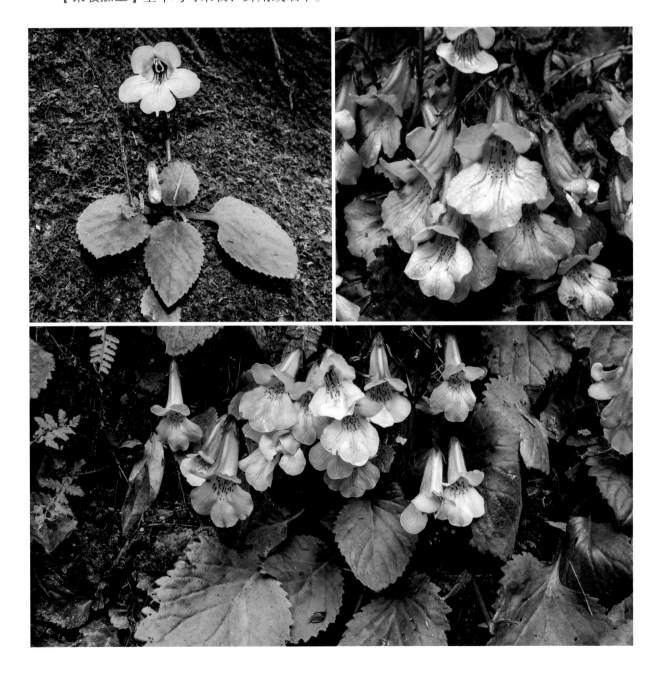

石吊兰

【基原】为苦苣苔科吊石苣苔*Lysionotus pauciflorus* Maxim. 的全草。

【别名】黑乌骨、石豇豆、石泽兰。

【形态特征】小灌木。茎分枝或不分枝，无毛或上部疏被短毛。叶3片轮生，有时对生或数片轮生；叶片革质，形状变化大，线形、线状倒披针形、狭长圆形或倒卵状长圆形。花序有1~2朵花；花冠筒漏斗状，白色带紫色。蒴果线形，无毛。种子纺锤形。花期7~10月，果期9~11月。

【分布】生于丘陵或山地林中或阴处石崖上或树上。产于广西、广东、云南、贵州、四川、江西、福建、台湾、湖南、湖北、安徽、浙江、江苏、陕西等地。

【性能主治】全草味苦，性温。具有化痰止咳、软坚散结的功效。主治咳嗽痰多，瘰疬痰核。

【采收加工】夏、秋季叶茂盛时采割，除去杂质，鲜用或晒干。

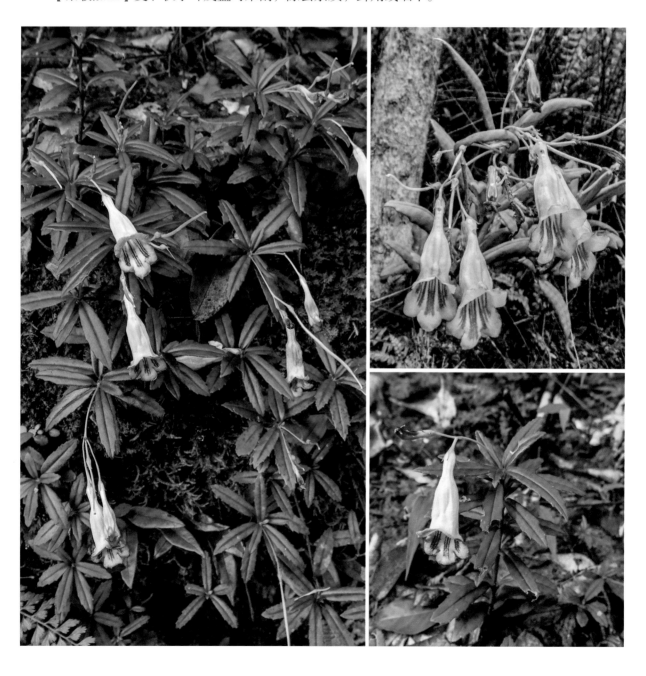

黑芝麻

【基原】为胡麻科芝麻 *Sesamum indicum* L. 的种子。

【别名】胡麻、巨胜、狗虱。

【形态特征】一年生直立草本。枝中空或具有白色髓部，疏被微毛。叶片矩圆形或卵形，茎中部叶有齿缺，茎上部叶近全缘。花单生或2~3朵同生于叶腋内；花萼裂片披针形，被柔毛；花冠筒状，白色而常有紫红色或黄色的彩晕。蒴果矩圆形，被毛，分裂至中部或至基部。种子有黑白之分。花期夏末秋初。

【分布】种植于疏松土壤或沙土中。除西藏外，全国各地均有栽培。

【性能主治】种子味甘，性平。具有补益肝肾、养血益精、润肠通便的功效。主治精血亏虚，头晕耳鸣，须发早白，肠燥便秘，病后脱发。

【采收加工】秋季果实呈黄黑色时，割取全株，晒干，打下种子，除去杂质后再晒干。

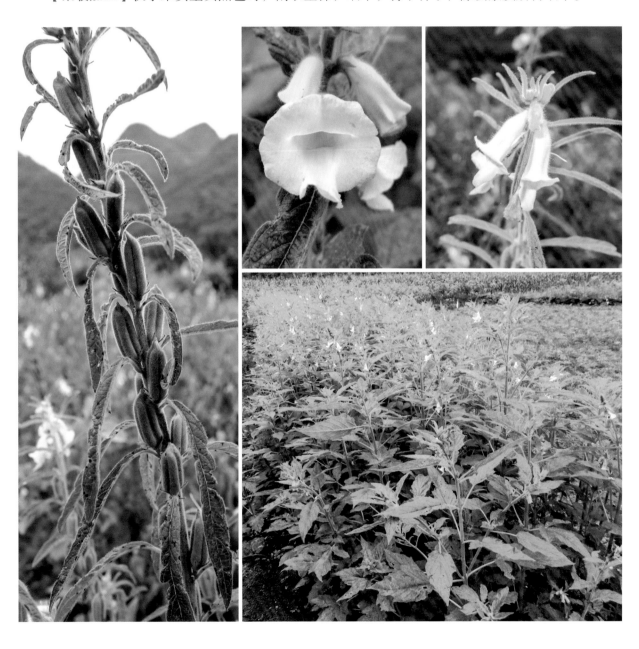

白接骨

【基原】为爵床科白接骨Asystasiella neesiana (Wall.) Lindau 的全草。

【别名】玉龙盘、玉接骨、蛀木虫。

【形态特征】草本。叶片纸质，顶端尖至渐尖，边缘微波状至具浅齿，基部下延成柄，疏被微毛。总状花序或基部有分枝，顶生；花单生或对生；花冠淡紫红色，漏斗状，外疏生腺毛，花冠筒细长。蒴果长18~22 mm，上部具4粒种子，下部实心细长似梗。花期7~8月，果期10~11月。

【分布】生于林下或溪边。产于广西、广东、云南、贵州、四川、重庆、湖南、湖北、江西、福建、台湾、安徽、浙江、江苏等地。

【性能主治】全草味苦、淡，性凉。具有化瘀止血、续筋接骨、利尿消肿、清热解毒的功效。主治吐血，便血，外伤出血，跌打瘀肿，扭伤骨折，风湿肢肿，腹水，疮疡溃烂，咽喉肿痛。

【采收加工】夏、秋季采收，鲜用或晒干。

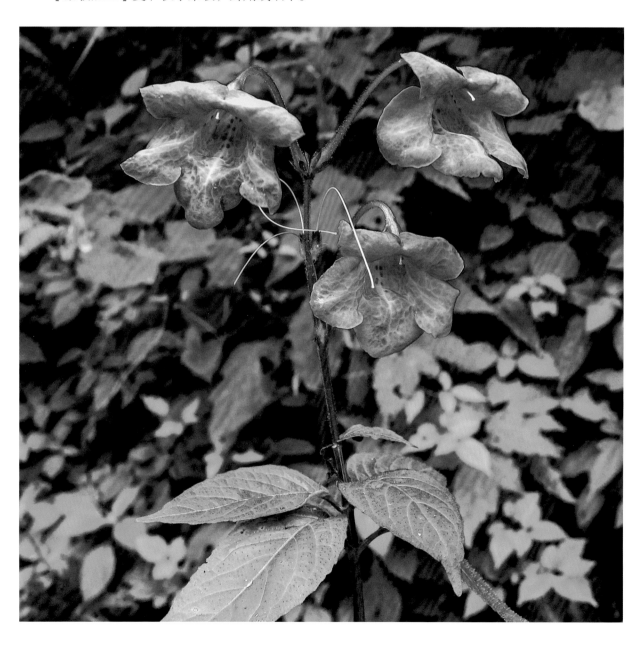

爵床

【基原】为爵床科爵床*Justicia procumbens* L. 的全草。

【别名】爵卿、香苏、赤眼。

【形态特征】一年生草本。茎基部匍匐，高20~50 cm。叶片椭圆形至椭圆状长圆形，长1.5~3.5 cm，宽1.3~2 cm。穗状花序顶生或生上部叶腋；花冠粉红色。蒴果长约5 mm。种子表面有瘤状皱纹。花期8~11月，果期10~11月。

【分布】生于山坡林间草丛中和路旁阴湿处。产于广西、广东、云南、江苏等地。

【性能主治】全草味苦、咸、辛，性寒。具有清热解毒、利湿消积、活血止痛的功效。主治感冒发热，咳嗽，咽喉肿痛，目赤肿痛，疳积，湿热泻痢，疟疾，黄疸，浮肿，小便淋浊，筋肌疼痛，跌打损伤，痈疽疔疮，湿疹。

【采收加工】8~9月盛花期采收，割取地上部分，晒干。

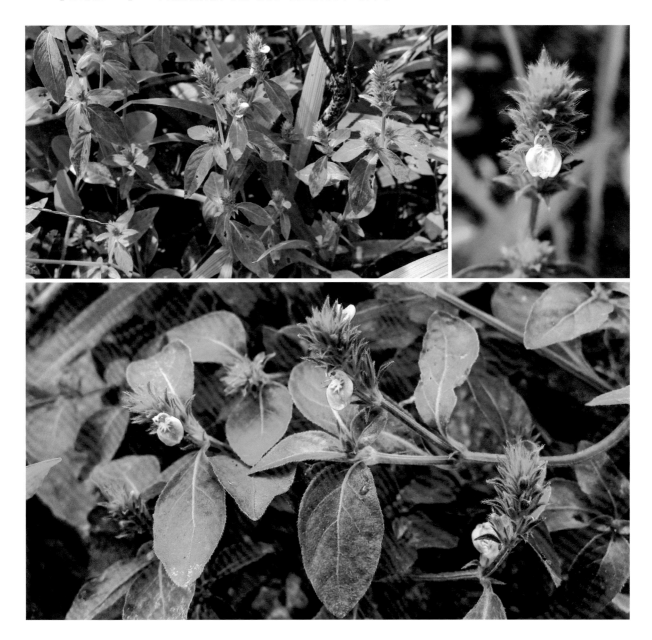

紫珠

【基原】为马鞭草科白棠子树*Callicarpa dichotoma* (Lour.) K. Koch 的叶。

【别名】梅灯狗散、红斑鸠米。

【形态特征】小灌木。分枝多，幼枝被星状毛。叶片倒卵形或卵状披针形，先端急尖或尾状尖，基部楔形，上部具粗齿，背面无毛，密生细小黄色腺点；侧脉5~6对；叶柄长不超过5 cm。聚伞花序着生在叶腋上方，2~3次分歧；花序梗长约1 cm，略有星状毛；花紫色。果球形，紫色。花期5~6月，果期7~11月。

【分布】生于低山灌木丛中。产于广西、贵州、湖南、湖北、福建、江西、安徽等地。

【性能主治】叶味苦、涩，性凉。具有收敛止血、清热解毒的功效。主治呕血，咯血，鼻出血，便血，尿血，牙龈出血，崩漏，皮肤紫癜，外伤出血，痈疽肿毒，毒蛇咬伤，烧伤。

【采收加工】7~8月采收，晒干。

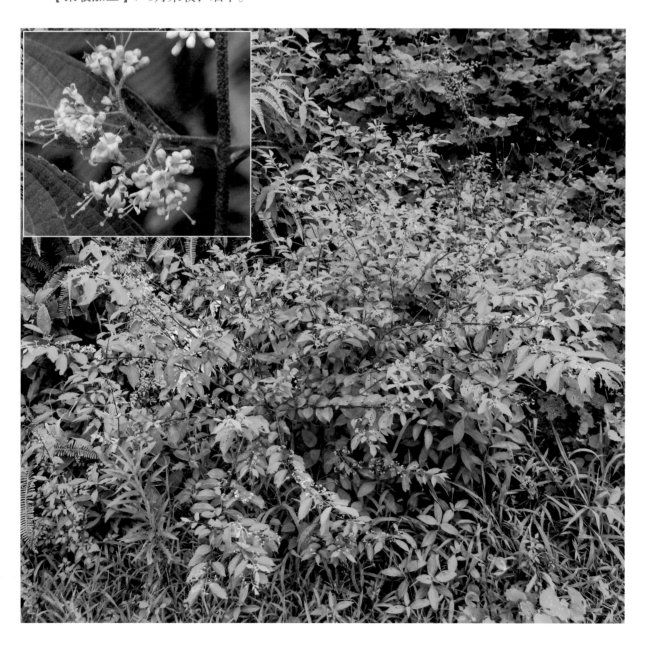

大叶紫珠

【基原】为马鞭草科大叶紫珠*Callicarpa macrophylla* Vahl 的嫩枝及叶。

【别名】赶风紫、贼子叶、羊耳朵、止血草。

【形态特征】灌木，稀小乔木，高3~5 m。小枝近四方形，稍有臭味；幼枝、叶背、叶柄和花序密生灰白色茸毛。叶片多为长椭圆形，边缘具细齿。聚伞花序宽4~8 cm，5~7次分歧；花序梗粗壮，长2~3 cm；花萼杯状，萼齿不明显或钝三角形；花冠紫色，疏生星状毛。花期4~7月，果期7~12月。

【分布】生于山坡、村边疏林或灌木丛中。产于广西、广东、云南、贵州等地。

【性能主治】嫩枝及叶味辛、苦，性平。具有散瘀止血、消肿止痛的功效。主治咯血，吐血，便血，鼻出血，创伤出血，跌打肿痛。

【采收加工】夏、秋季采收，鲜用或晒干。

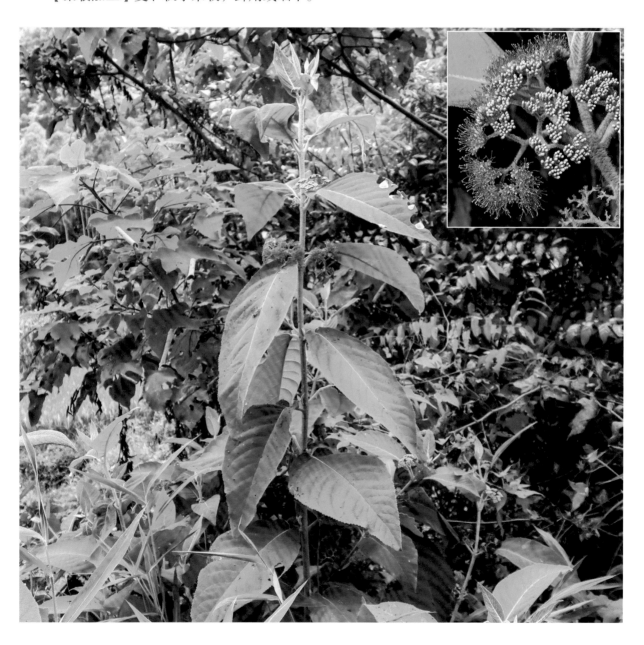

红紫珠

【基原】为马鞭草科红紫珠*Callicarpa rubella* Lindl. 的嫩枝及叶。

【别名】山霸王、野蓝靛、空壳树。

【形态特征】灌木，高约2 m。小枝被黄褐色星状毛并杂有多细胞的腺毛。叶片倒卵形或倒卵状椭圆形，顶端尾尖或渐尖，基部心形，有时偏斜。聚伞花序宽2~4 cm；花紫红色、黄绿色或白色；花萼被星状毛或腺毛，具黄色腺点；花冠紫红色、黄绿色或白色。果实紫红色。花期5~7月，果期7~11月。

【分布】生于山坡、溪边林中或灌木丛中。产于广西、广东、湖南、云南、贵州等地。

【性能主治】嫩枝及叶味微苦，性平。具有解毒消肿、凉血止血的功效。主治吐血，咯血，痔疮，痈肿疮毒，跌打损伤，外伤出血。

【采收加工】夏、秋季采收，鲜用或晒干。

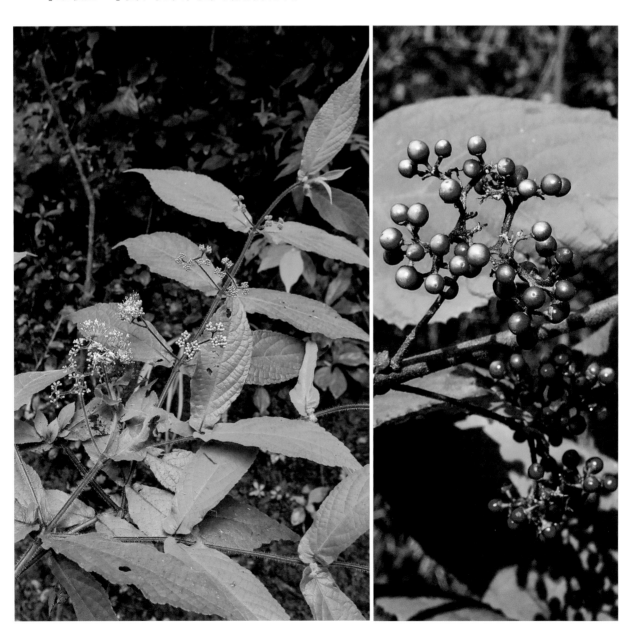

臭牡丹

【基原】为马鞭草科臭牡丹*Clerodendrum bungei* Steud. 的茎叶。

【别名】臭枫根、大红袍、臭梧桐。

【形态特征】灌木，高1~2 m。植株有臭味。花序轴、叶柄密被褐色或紫色脱落性的柔毛，小枝皮孔显著。叶片宽卵形或卵形，基部脉腋有数个盘状腺体。伞房状聚伞花序顶生，密集；花淡红色、红色或紫红色，花萼裂片三角形，长约1.8 cm。核果近球形，熟时蓝黑色。花果期5~11月。

【分布】生于山坡、林缘、沟谷、路旁等湿润处。产于广西、江苏、安徽、浙江、江西、湖南、湖北、华北、西北、西南等地。

【性能主治】茎叶味苦、辛，性平。具有解毒消肿、祛风湿、降血压的功效。主治痈疽，疗疮，发背，乳痈，痔疮，湿疹，丹毒，风湿痹痛，高血压病。

【采收加工】夏季采集茎叶，鲜用或切段晒干。

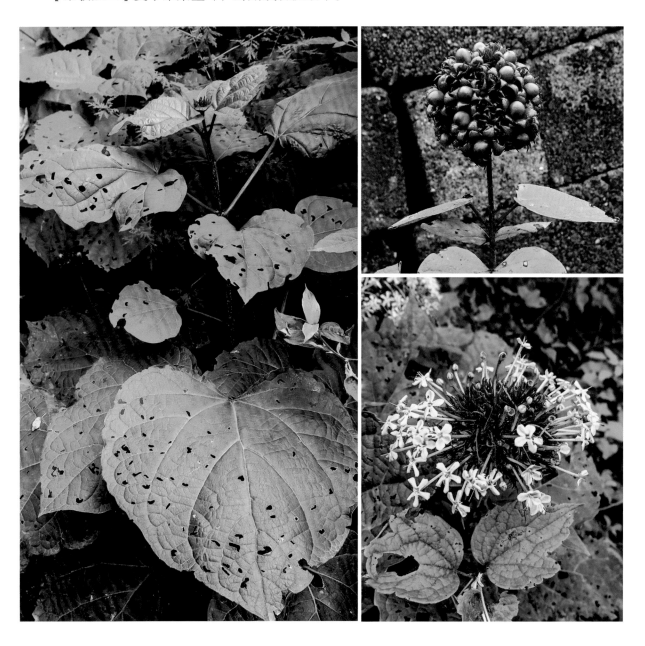

路边青

【基原】为马鞭草科大青*Clerodendrum cyrtophyllum* Turcz. 的茎叶。

【别名】猪屎青、鬼点灯。

【形态特征】灌木或小乔木。叶片椭圆形至长圆状披针形，全缘，两面无毛或沿脉疏生短柔毛，背面常有腺点；侧脉6~10对。伞房状聚伞花序；花小，白色，有橘香味；花萼杯状且果后增大；雄蕊与花柱同伸出花冠外。果实近球形，熟时蓝紫色，为红色的宿萼所托。花果期6月至翌年2月。

【分布】生于丘陵、山地林下或溪谷旁。产于我国西南、中南、东部各省区。

【性能主治】茎叶味苦，性寒。具有清热解毒、凉血、利湿的功效。主治感冒高热，头痛，热痢，疖腮，喉痹，丹毒，黄疸。

【采收加工】夏、秋季采收，洗净，鲜用或切段晒干。

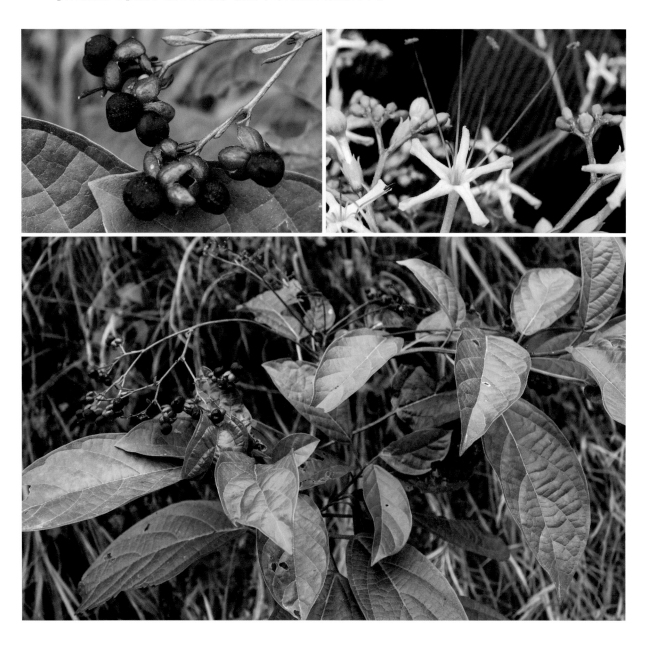

赪桐

【基原】为马鞭草科赪桐*Clerodendrum japonicum* (Thunb.) Sweet 的地上部分。

【别名】状元红、红龙船花、贞桐花。

【形态特征】灌木。小枝四棱形，有茸毛。叶对生；叶片卵形或椭圆形，边缘有疏短尖齿，腹面疏生伏毛，脉基具较密的锈褐色短柔毛，背面密具锈黄色盾形腺体。聚伞花序组成大型的顶生圆锥花序；花萼大，红色，5深裂；花冠鲜红色，筒部细长，顶端5裂并开展。果实近球形，熟时蓝黑色。花果期5~11月。

【分布】生于丘陵及山地灌木丛或林中。产于广西、广东、台湾、福建、江苏、浙江、湖南、江西、贵州、四川、云南等地。

【性能主治】地上部分味辛、甘，性凉。具有清肺热、散瘀肿、凉血止血、利小便的功效。主治偏头痛，跌打瘀肿，痈肿疮毒，肺热咳嗽，热淋，小便不利，咳血，尿血，痔疮出血，风湿骨痛。

【采收加工】全年均可采收，鲜用或晒干。

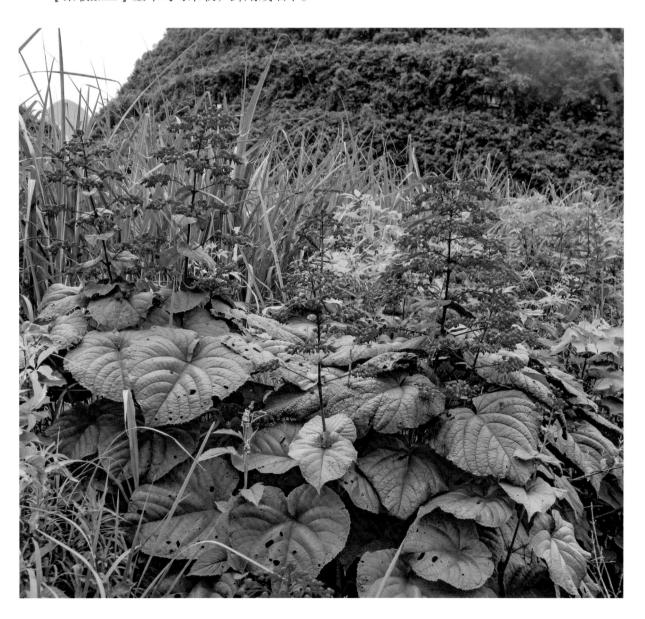

五色梅

【基原】为马鞭草科马缨丹Lantana camara L. 的根、花、叶或嫩枝叶。

【别名】臭冷风、五色花、土红花。

【形态特征】直立或蔓性灌木。高1~2 m，有时藤状，长达4 m。单叶对生，揉烂后有浓烈气味；叶片卵形至卵状长圆形，长3~8.5 cm，宽1.5~5 cm，腹面有粗糙的皱纹和短柔毛，背面有小刚毛。花序梗粗壮，长于叶柄；花冠黄色或橙黄色，开花后不久转为深红色。果圆球形，熟时紫黑色。全年开花。

【分布】生于山坡路边、村旁、空旷地带或灌木丛中。原产于美洲热带地区，我国广西、广东、福建和台湾有逸生。

【性能主治】根味苦，性寒。具有清热泻火、解毒散结的功效。主治感冒发热，伤暑头痛，胃火牙痛，咽喉炎，痄腮，风湿痹痛，瘰疬痰核。花味甘淡，性凉。具有清凉解毒、活血止血、润肺止咳、解暑热的功效。主治肺痨吐血，伤暑头痛，腹痛吐泻，阴痒，湿疹，跌打损伤。叶或嫩枝叶味辛、苦，性凉。具有清热解毒、祛风止痒的功效。主治痈肿毒疮，湿疹，疥癣，皮炎，跌打损伤。

【采收加工】根、花全年均可采收，鲜用或晒干。叶或嫩枝叶春、夏季采收，鲜用或晒干。

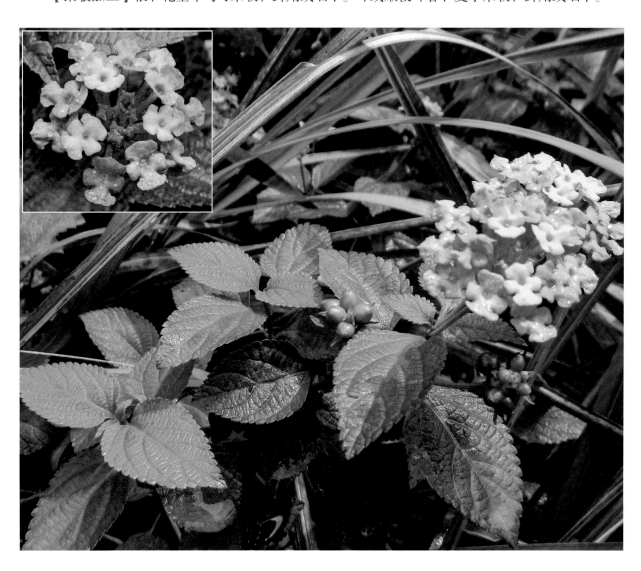

豆腐柴

【基原】为马鞭草科豆腐柴*Premna microphylla* Turcz. 的根、茎叶。

【别名】小青根、臭辣树、凉粉叶。

【形态特征】直立灌木。叶揉之有臭味；叶片卵状披针形、椭圆形或倒卵形，基部渐狭窄下延至叶柄两侧，全缘至有不规则粗齿，无毛至有短柔毛。聚伞花序组成顶生塔形的圆锥花序；花萼杯状；花冠淡黄色，外部有柔毛和腺点，内部有柔毛，以喉部较密。核果成熟时紫色，球形至倒卵形。花果期5~10月。

【分布】生于山坡林下或林缘。分布于西南、中南、华东等地区。

【性能主治】根味苦，性寒。具有清热解毒的功效。用于疟疾，小儿夏季热，风湿痹痛，风火牙痛，跌打损伤，水火烫伤。茎叶味苦、微辛，性寒。具有清热解毒的功效。主治疟疾，泄泻，痢疾，醉酒头痛，痈肿，疔疮，丹毒，蛇虫咬伤，创伤出血。

【采收加工】根全年均可采，鲜用或切段晒干。茎及叶春季至秋季均可采收，鲜用或晒干。

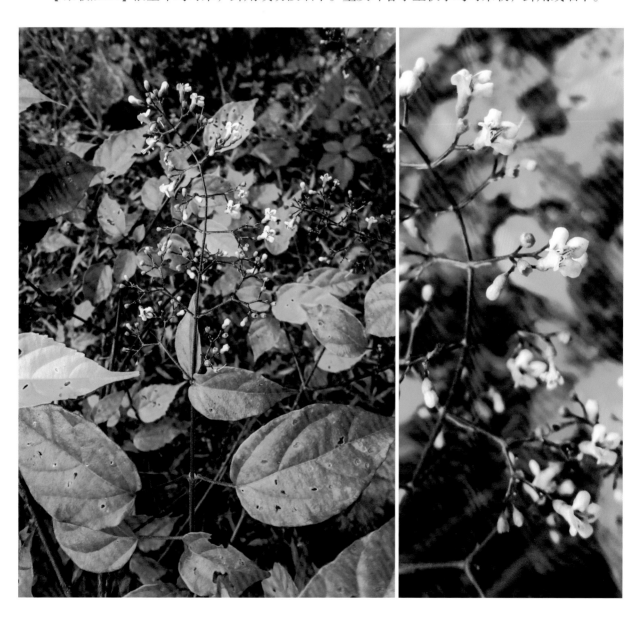

四楞筋骨草

【基原】为马鞭草科四棱草*Schnabelia oligophylla* Hand.-Mazz. 的全草。

【别名】箭羽筋骨草、箭羽草、假马鞭草。

【形态特征】多年生草本。根状茎短且膨大，逐节生根。叶对生；叶片纸质，卵形或三角状卵形，稀掌状3裂，长1~3 cm，宽8~17 mm，基部近圆形或楔形，有时呈浅心形，边缘具齿，两面被疏糙伏毛。花单生叶腋，淡紫色或紫红色。小坚果倒卵形，被短柔毛，橄榄色。花期4~5月，果期5~6月。

【分布】生于山谷溪旁，石灰岩疏林下。产于广西、广东、湖南、福建、江西、四川等地。

【性能主治】全草味辛、苦，性平。具有祛风除湿、活血通络的功效。主治风湿痹痛，四肢麻木，腰膝酸痛，跌打损伤。

【采收加工】5月采收，洗净，鲜用或晒干。

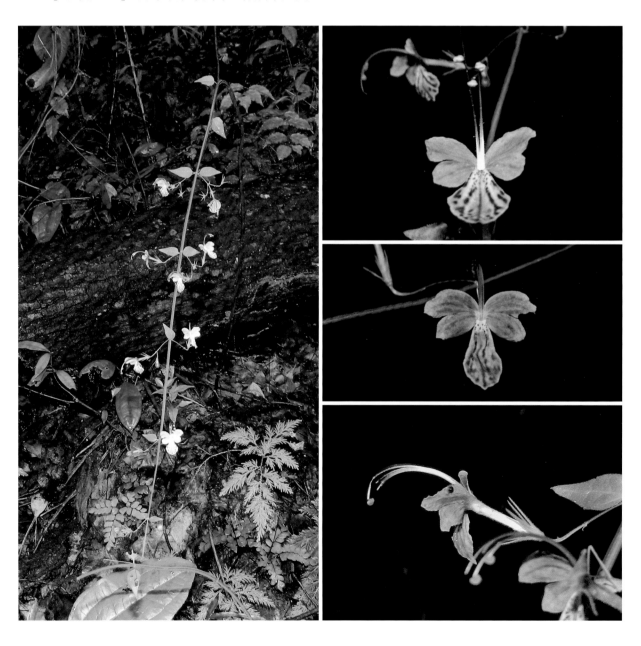

五指柑

【基原】为马鞭草科黄荆*Vitex negundo* L. 的全株。

【别名】五指风、黄荆条、山荆。

【形态特征】灌木或小乔木。枝四棱柱形，小枝、叶背、花序梗密被灰白色茸毛。掌状复叶；小叶5片，偶有3片，长圆状披针形，全缘或每边有少数粗齿。聚伞花序排成圆锥状，顶生，长10~27 cm，花序梗密生灰白色茸毛；花冠淡紫色，二唇形。核果近球形，宿萼接近果实的长度。花期4~6月，果期7~10月。

【分布】生于向阳处的山坡、路旁及山地灌木丛中。产于我国长江以南各地。

【性能主治】全株味辛、微苦，性温。具有祛风解表、止咳化痰、理气止痛的功效。主治感冒，咳嗽，慢性气管炎，风湿痹痛，胃痛，泻痢，腹痛。

【采收加工】夏、秋季采收，洗净，鲜用或切片晒干。

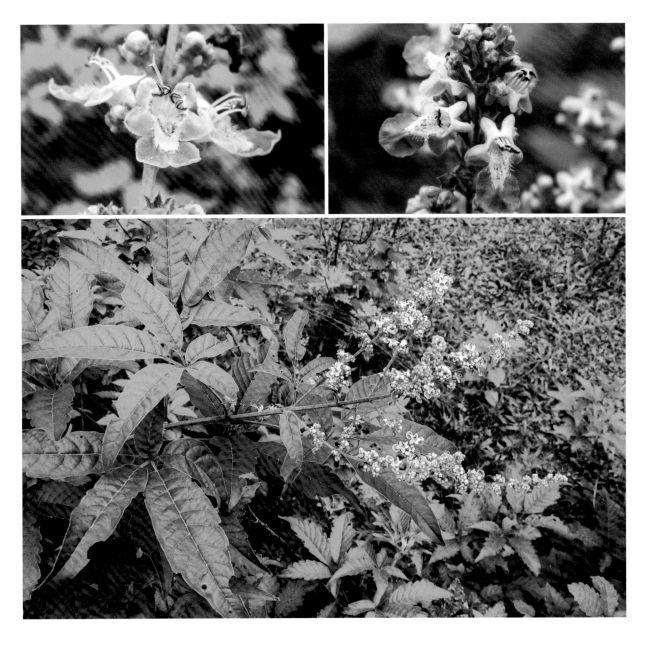

白毛夏枯草

【基原】为唇形科金疮小草*Ajuga decumbens* Thunb. 的全草。

【别名】青鱼胆、苦地胆、散血草。

【形态特征】一年生或二年生匍匐草本。茎被白色长柔毛。基生叶较多，较茎生叶长而大；叶片匙形或倒卵状披针形，边缘具波状圆齿或近全缘，叶脉在腹面微隆起。轮伞花序多花，排列成间断长7~12 cm的穗状花序，位于下部的轮伞花序疏离，上部者密集；花冠淡蓝色或淡红紫色。花期3~7月，果期5~11月。

【分布】生于溪边、路旁及湿润的草坡上。产于广西、广东、江西、湖南、湖北等地。

【性能主治】全草味苦，性寒。具有清热解毒、凉血消肿的功效。主治咽喉肿痛，肺热咳嗽，跌打损伤。

【采收加工】春季开花时采收，鲜用或晒干。

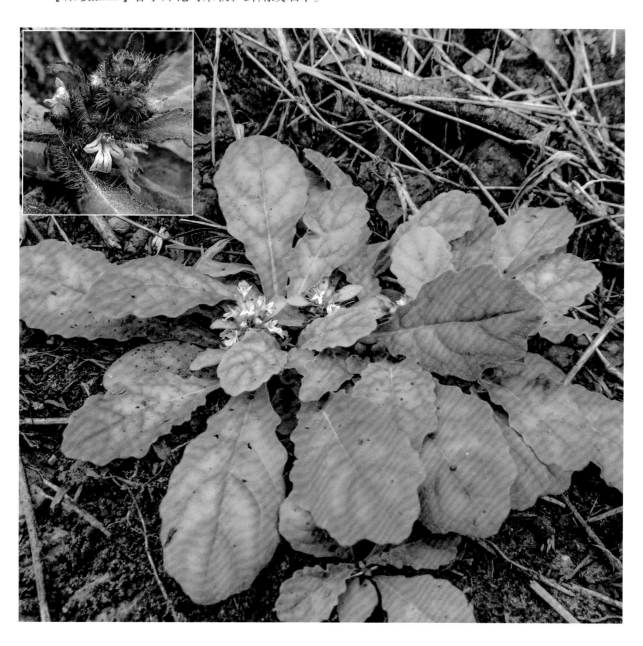

断血流

【基原】为唇形科风轮菜*Clinopodium chinense* (Benth.) Kuntze 的全草。

【别名】野凉粉藤、苦刀草、九层塔。

【形态特征】多年生草本。茎基部匍匐生根，多分枝，四棱形，具细条纹，密被短柔毛及腺微柔毛。叶片卵形，基部圆或宽楔形，边缘具圆齿状齿，腹面密被平伏短硬毛，背面灰白色，被疏柔毛，侧脉5~7对。轮伞花序具多花，半球形，花紫红色。小坚果倒卵球形，黄褐色。花期5~8月，果期8~10月。

【分布】生于山坡、路边、灌木丛或林下。产于广西、广东、云南、湖南、湖北等地。

【性能主治】全草味微苦、涩，性凉。具有收敛止血的功效。主治崩漏，尿血，鼻出血，牙龈出血，创伤出血。

【采收加工】夏季开花前采收，除去泥沙，晒干。

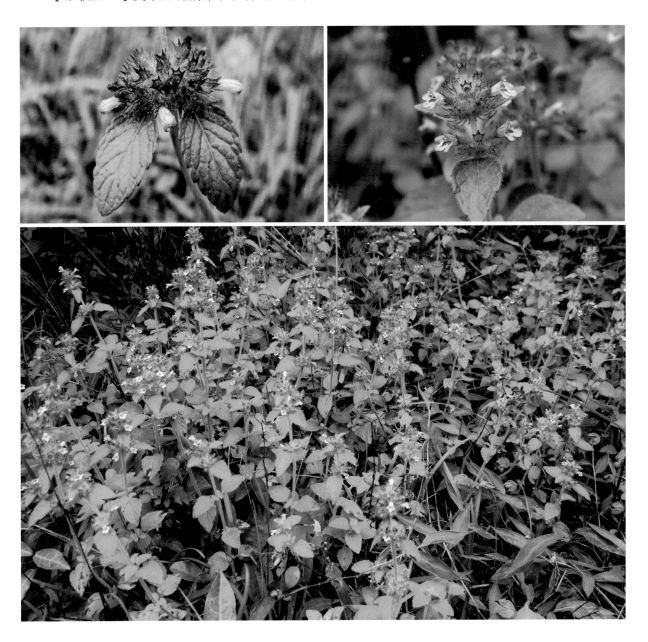

益母草

【基原】为唇形科益母草*Leonurus japonicus* Houtt. 的地上部分。

【别名】益母艾、红花艾、燕艾。

【形态特征】一年生或二年生草本。茎四棱形，有倒向糙伏毛。叶对生；茎下部叶片掌状3裂，小裂片再不规则分裂；茎上部叶片亦为3裂，小裂片呈条形。轮伞花序腋生，花冠粉红色至淡紫红色。小坚果长圆状三棱形，长约2.5 mm，顶端截平而略宽大，基部楔形，表面光滑。花期6~9月，果期9~10月。

【分布】生于荒地、草地、路边或村边。产于全国大部分地区。

【性能主治】地上部分味辛、苦，性微寒。具有活血调经、利尿消肿、清热解毒的功效。主治月经不调，痛经，经闭，恶露不尽，水肿尿少，疮疡肿毒。

【采收加工】春季幼苗期至初夏花前期采割地上部分，鲜用。夏季茎叶茂盛、花未开或初开时采割，晒干，或切段晒干。

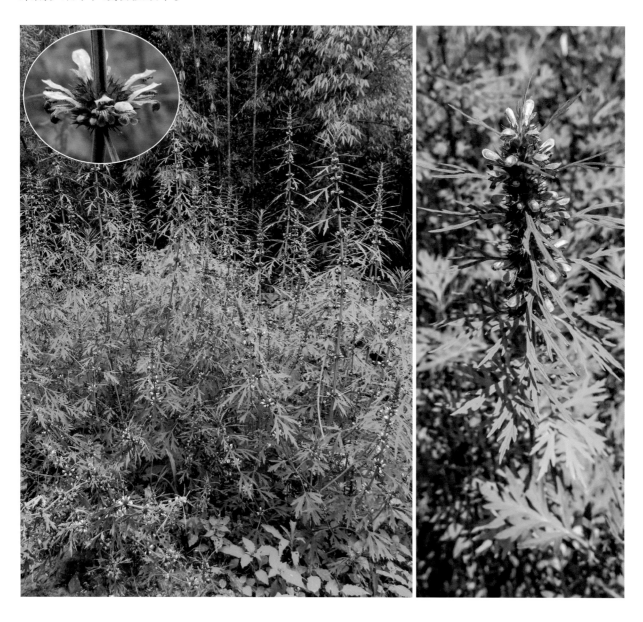

紫苏

【基原】为唇形科紫苏*Perilla frutescens* (L.) Britton 的成熟果实、叶及茎。

【别名】假紫苏、红苏、臭苏。

【形态特征】一年生直立草本。茎钝四棱形，具四槽，密被长柔毛。叶片阔卵形或圆形。轮伞花序2花，组成长1.5~15 cm、偏向一侧的顶生及腋生总状花序；花白色至紫红色，冠檐近二唇形，上唇微缺，下唇3裂。小坚果近球形，灰褐色，直径约1.5 mm。花期8~11月，果期8~12月。

【分布】生于山地、路旁、村边。全国各地均有栽培。

【性能主治】果实、叶及茎味辛，性温。果实有降气化痰、止咳平喘、润肠通便的作用。主治痰壅气逆，咳嗽气喘，肠燥便秘。叶具有解表散寒、行气和胃的功效。主治风寒感冒，咳嗽呕恶，妊娠呕吐，鱼蟹中毒。茎具有理气宽中、止痛、安胎的功效。主治胸膈痞闷，胃脘疼痛，胎动不安。

【采收加工】果实秋季成熟后采割，除去杂质，晒干。叶夏季枝叶茂盛时采收，除去杂质，晒干。茎秋季果实成熟后采割，除去杂质，晒干，或趁鲜切片，晒干。

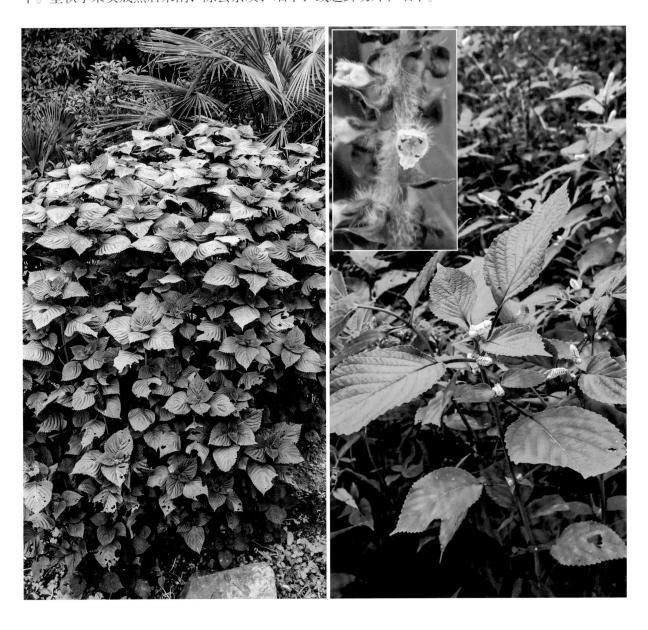

夏枯草

【基原】为唇形科夏枯草*Prunella vulgaris* L.的果穗。

【别名】铁色草、紫花草、毛虫药。

【形态特征】草本。具匍匐根状茎，多为紫红色，茎被糙毛。茎生叶长圆形，大小不相等，基部下延至叶柄成狭翅。轮伞花序密集组成顶生长2~4 cm的穗状花序，每个轮伞花序下承托有浅紫红色、宽心形的叶状苞片；花冠紫色、蓝紫色或红紫色，外面无毛。小坚果黄褐色，长圆状卵形。花期4~6月，果期7~10月。

【分布】生于草地、沟边及路旁等湿润处。产于广西、广东、贵州、湖南、湖北、福建、台湾、浙江、江西、河南、甘肃、新疆等地。

【性能主治】果穗味辛、苦，性寒。具有清肝泻火、明目、散结消肿的功效。主治目赤肿痛，目珠夜痛，头痛眩晕，瘰疬，瘿瘤，乳痈，乳癖，乳房胀痛。

【采收加工】夏季果穗呈棕红色时采收，除去杂质，晒干。

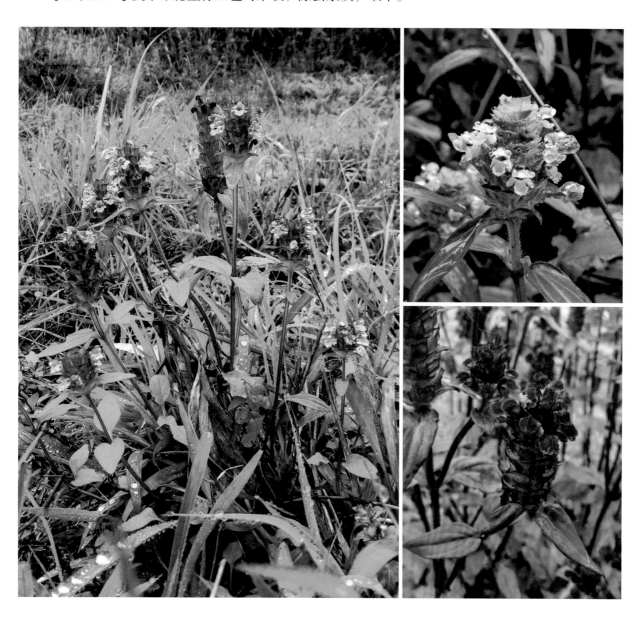

半枝莲

【基原】为唇形科半枝莲*Scutellaria barbata* D. Don 的全草。

【别名】耳挖草、小韩信草。

【形态特征】直立草本。茎四棱形。叶对生；叶片三角状卵形或卵状披针形，边缘具圆齿。花对生，偏向一侧，排成4~10列的顶生或腋生的总状花序；花冠二唇形，棕黄色或浅蓝紫色，长约1.2 cm，外被短柔毛，内面喉部疏被疏柔毛。小坚果熟时褐色，扁球形，具小疣状突起。花期4~10月，果期10~11月。

【分布】生于水田边、溪边或湿润草地上。产于广西、广东、云南、贵州、四川、湖南、湖北、江西、福建、台湾、江苏、浙江、河南、河北、山东、陕西等地。

【性能主治】全草味辛、苦，性寒。具有清热解毒、散瘀利尿的功效。主治疔疮痈肿，咽喉疼痛，跌打损伤，黄疸，水肿，蛇虫咬伤。

【采收加工】夏、秋季茎叶茂盛时采挖，洗净，晒干。

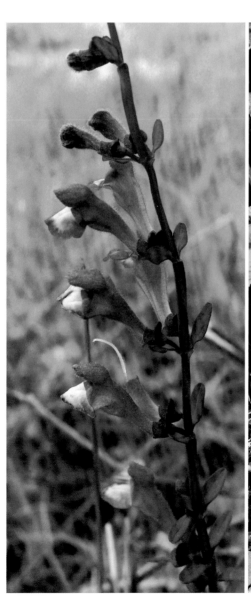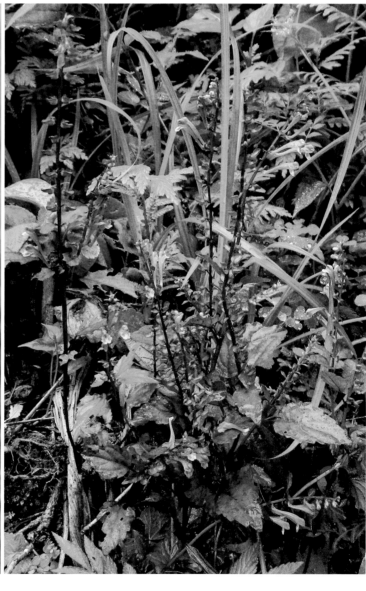

聚花草

【基原】为鸭跖草科聚花草*Floscopa scandens* Loureiro 的全草。

【别名】塘壳菜、过江竹

【形态特征】多年生草本。根状茎节上密生须根。茎高20~70 cm，不分枝。叶片椭圆形至披针形，腹面有鳞片状突起，无柄或有带翅短柄。圆锥花序多个，顶生并兼有腋生，组成长达8 cm、宽达4 cm的扫帚状复圆锥花序；花蓝色或紫色，少白色。蒴果卵圆状，侧扁。花果期7~11月。

【分布】生于水边、沟边草地及林中。产于广西、广东、海南、浙江、台湾、湖南等地。

【性能主治】全草味苦，性凉。具有清热解毒、利水的功效。主治肺热咳嗽，目赤肿痛，疮疖肿毒，水肿，淋病。

【采收加工】夏、秋季采收，洗净，鲜用或晒干。

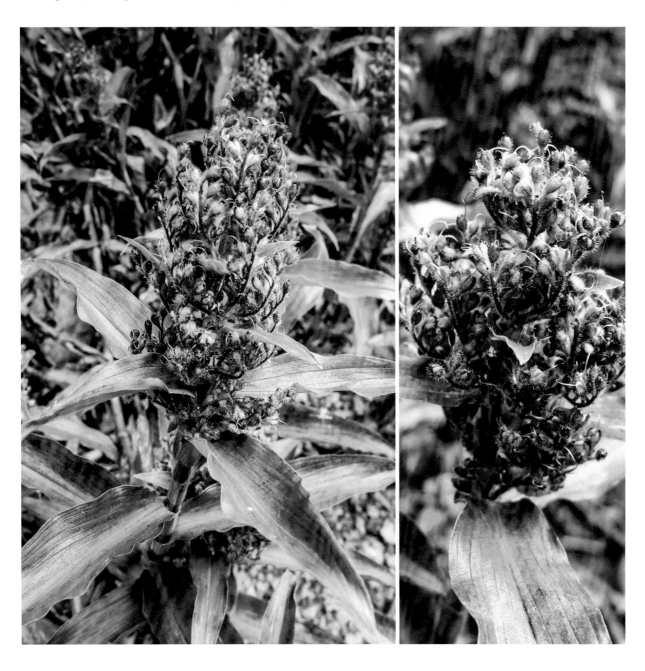

竹叶莲

【基原】为鸭跖草科杜若*Pollia japonica* Thunb. 的全草。

【别名】水芭蕉、竹叶菜、山竹壳菜、包谷七。

【形态特征】多年生草本。茎不分枝，高30~80 cm，被短柔毛。叶鞘无毛；叶片长椭圆形，近无毛。蝎尾状聚伞花序，常多个成轮状排列，也有不成轮状的，集成圆锥花序，花序远远地伸出叶子，各级花序轴和花梗被相当密的钩状毛；花瓣白色。果球状。花期7~9月，果期9~10月。

【分布】生于山谷疏林、密林下或林缘。产于广西、广东、台湾、福建、浙江、安徽等地。

【性能主治】全草味微苦，性凉。具有清热利尿、解毒消肿的功效。主治小便黄赤，热淋，疔痈疖肿，蛇虫咬伤。

【采收加工】夏、秋季采收，洗净，鲜用或晒干。

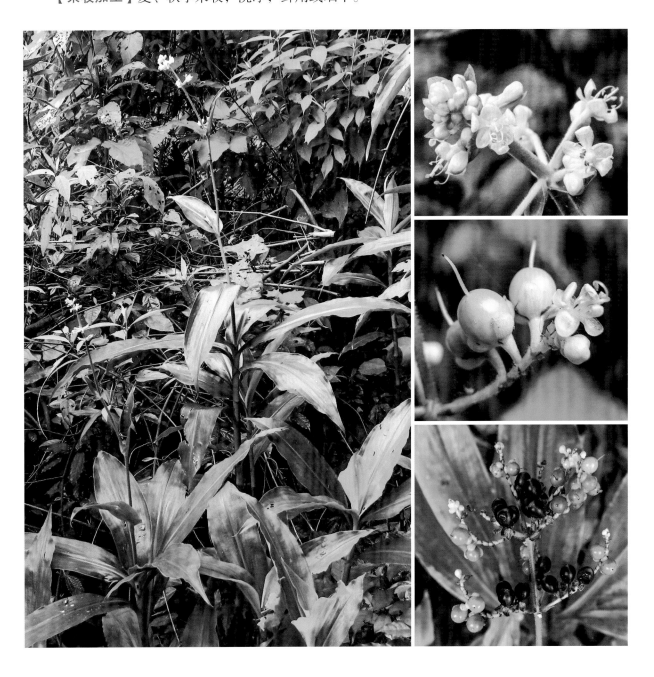

草果

【基原】为姜科草果*Amomum tsaoko* Crevost et Lem. 的成熟果实。

【别名】老蔻、红草果、草果仁。

【形态特征】多年生草本，丛生，高达2.5 m。根茎横走，粗壮有节。叶2列；叶片长椭圆形或狭长圆形，两面均光滑无毛。穗状花序从根茎生出，长13~18 cm，花冠红色，管长约2.5 cm。蒴果椭圆形，长2.5~4.5 cm，直径约2 cm，熟时红色，外表面呈不规则的纵皱纹。花期4~6月，果期9~12月。

【分布】生于疏林下，常有栽培。产于广西、贵州、云南等省区。

【性能主治】成熟的果实味辛，性温。具有燥湿温中、截疟除痰的功效。主治寒湿内阻，脘腹胀痛，痞满呕吐，疟疾寒热，瘟疫发热。

【采收加工】秋季果实成熟时采收，除去杂质，晒干或低温干燥。

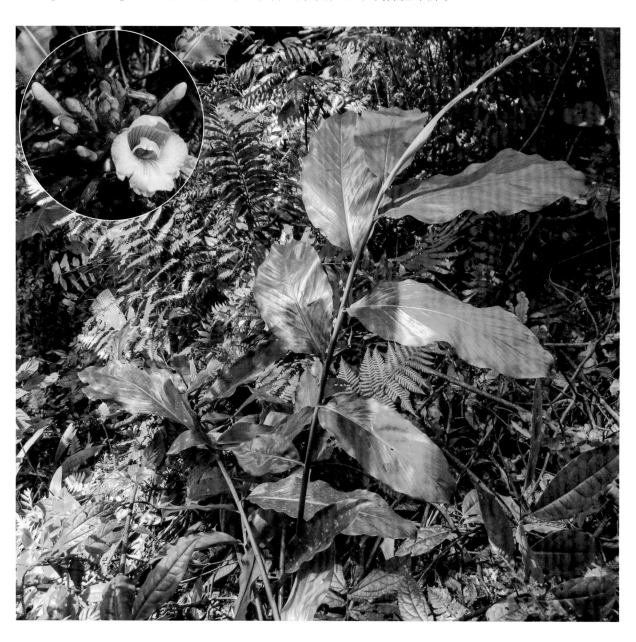

樟柳头

【基原】为姜科闭鞘姜*Costus speciosus* (Koen.) Sm. 的根茎。

【别名】白石笋、水蕉花、广商陆。

【形态特征】多年生宿根草本，高1~3 m。具匍匐的根状茎。叶螺旋状排列；叶片长圆形或披针形，背面密被绢毛。穗状花序顶生，椭圆形或卵形，长5~15 cm；苞片红色，革质；花冠白色或顶部红色；唇瓣宽喇叭形，纯白色。蒴果稍木质，熟时红色。花期7~9月，果期9~11月。

【分布】生于疏林下、山谷阴湿地、路边草丛、荒坡、水沟边等处。产于广西、广东、台湾、云南等地。

【性能主治】根茎味辛，性寒；有毒。具有利水消肿、解毒止痒的功效。主治水肿臌胀，淋病，白浊，痈肿恶疮。

【采收加工】秋季采挖，去净茎叶、须根，鲜用或晒干，或切片晒干。

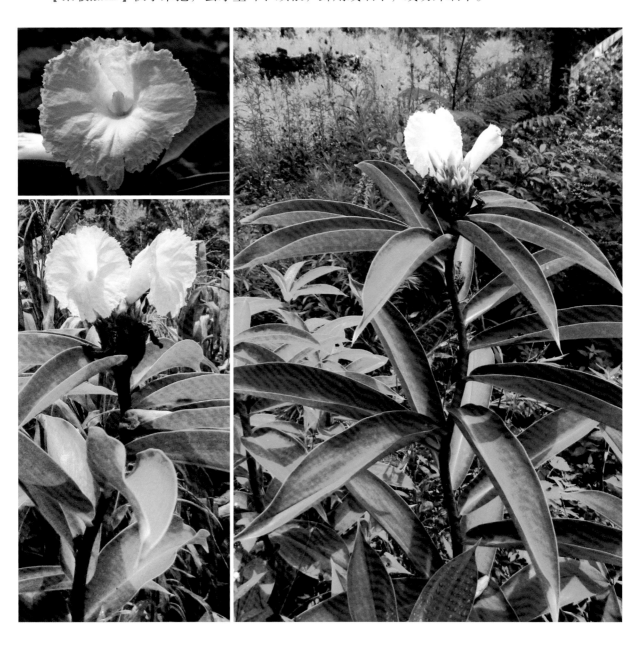

土田七

【基原】为姜科土田七*Stahlianthus involucratus* (King ex Baker) Craib ex Loes. 的块根和根茎。

【别名】姜田七、姜三七、三七姜。

【形态特征】直立草本，高15~30 cm。根状茎块状，外面棕褐色，内面棕黄色，粉质，芳香而有辛辣味，根末端膨大成球状。叶片倒卵状长圆形或披针形，长10~18 cm，宽2~3.5 cm，腹面深绿色，背面淡紫色。花10~15朵聚生于钟状的总苞内，花白色；唇瓣中央有杏黄色斑，内被长柔毛。花期5~6月。

【分布】生于林下或荒坡，常有栽培。产于广西、广东、福建、云南等地。

【性能主治】块根和根茎味辛、微苦，性温。具有散瘀、止痛、止血的功效。主治跌打瘀痛，风湿骨痛，吐血衄血，月经过多，外伤出血。

【采收加工】全年均可采挖，鲜用或置沸水中烫1~2分钟，捞出，晒干。

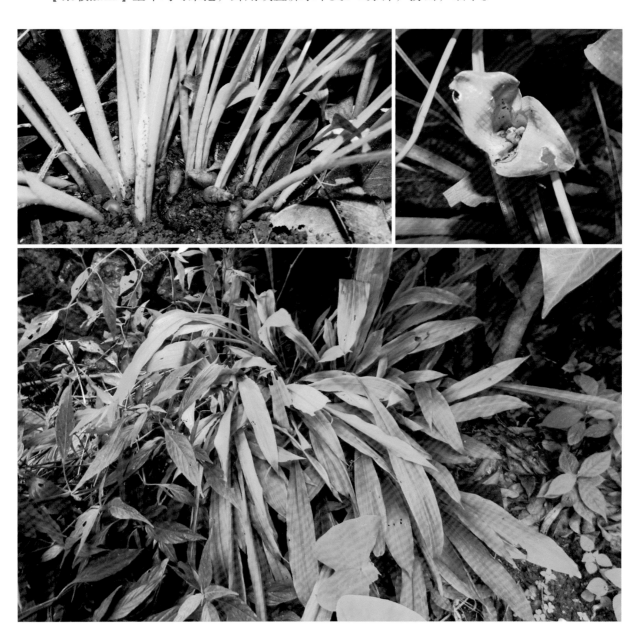

天冬

【基原】为百合科天门冬*Asparagus cochinchinensis* (Lour.) Merr. 的块根。

【别名】三百棒、天冬草、丝冬。

【形态特征】多年生攀缘状草本。块根肉质，簇生，长椭圆形或纺锤形，灰黄色。叶状枝2~3条簇生，线形扁平或由于中脉龙骨状而略呈锐三棱形。叶退化为鳞片，主茎上的鳞状叶常变为下弯的短刺。花簇生于叶状枝腋，黄白色或白色。浆果球形，熟时红色。花期5~6月，果期8~10月。

【分布】生于山野、疏林或灌木丛中，亦有栽培。产于我国中部、西北部、南部及长江流域。

【性能主治】块根味甘、苦，性寒。具有清肺生津、养阴润燥的功效。主治肺燥干咳，顿咳痰黏，腰膝酸痛，骨蒸潮热，内热消渴，热病津伤，咽干口渴，肠燥便秘。

【采收加工】秋、冬季采挖，洗净，除去茎基和须根，置沸水中煮或蒸至透心，趁热除去外皮，洗净，干燥。

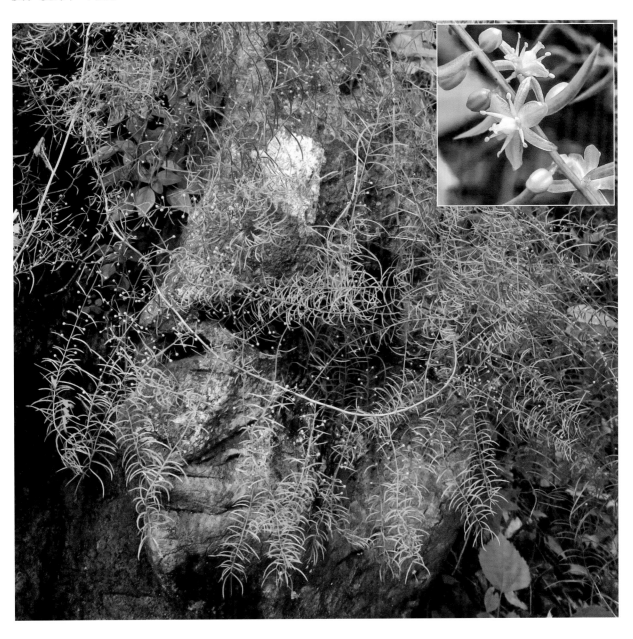

山猫儿

【基原】为百合科山菅*Dianella ensifolia* (L.) DC. 的根状茎或全草。

【别名】山交剪、天蒜、交剪草、交剪兰。

【形态特征】多年生常绿草本。根状茎圆柱形，横走。叶片狭条状披针形，基部稍收狭成鞘状，套叠或抱茎，边缘和背面中脉具齿。顶生圆锥花序长10~40 cm；花常多朵生于侧枝上端；花梗长7~20 mm，常稍弯曲；花绿白、淡黄至青紫色。浆果近球形，熟时蓝紫色。花期3~8月。

【分布】生于林下、草坡中。产于广西、广东、云南、贵州、四川、江西等地。

【性能主治】根状茎或全草味辛，性温；有毒。具有拔毒消肿、散瘀止痛的功效。主治瘰疬，痈疽疮癣，跌打损伤。

【采收加工】全年均可采收，洗净，鲜用或去皮晒干。

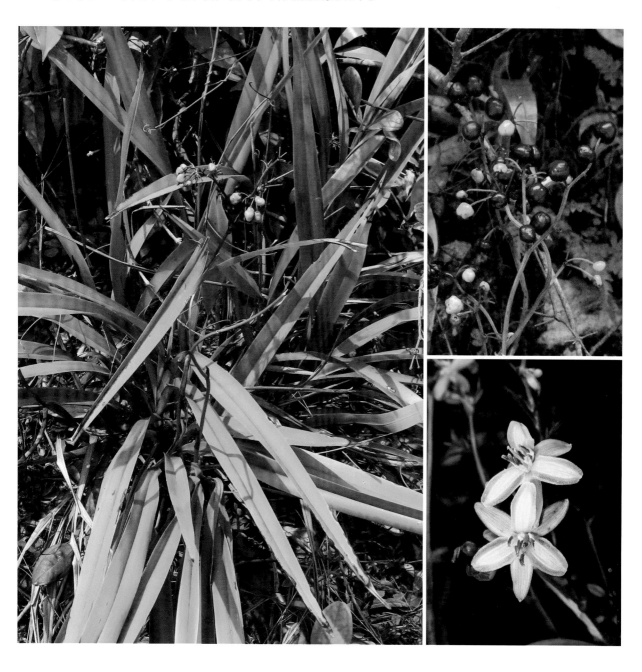

萱草根

【基原】为百合科萱草*Hemerocallis fulva* (L.) L. 的根。

【别名】忘萱草、黄花菜根、地人参。

【形态特征】多年生宿根草本。根近肉质，中下部纺锤形膨大。叶基生；叶片一般较宽，条形，长40~80 cm，宽1.5~3.5 cm，背面呈龙骨状突起。蝎尾状聚伞花序复组成圆锥状，顶生，着花6~10朵；花仅开1天，花橘红色至橘黄色，无香味，具短花梗。蒴果长圆形。花果期5~7月。

【分布】生于草丛、荒坡或灌木丛中。产于秦岭以南各省区，全国各地常见栽培。

【性能主治】根味甘，性凉。具有清热利尿、凉血止血的功效。主治黄疸，水肿，淋浊，带下，鼻出血，便血，崩漏，乳痈，乳汁不通。

【采收加工】夏、秋季采挖，除去残茎、须根，洗净泥土，晒干。

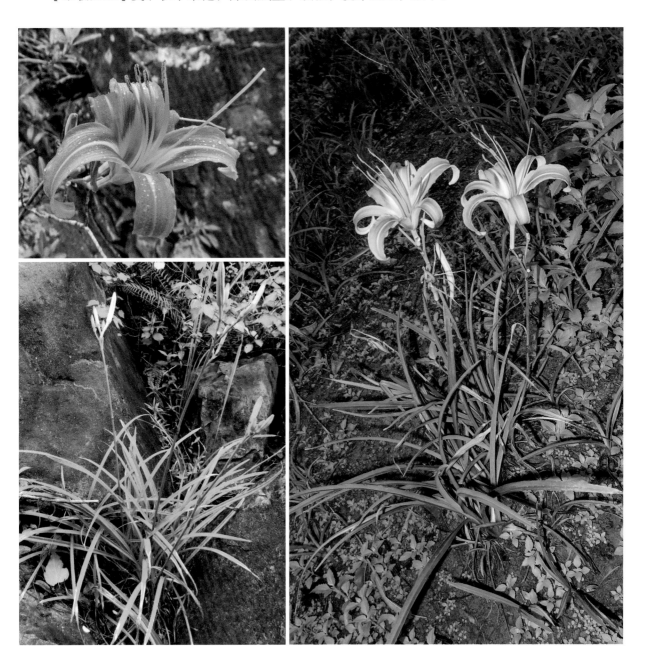

紫玉簪

【基原】为百合科紫萼*Hosta ventricosa* (Salisb.) Stearn 的全草或根。

【别名】紫鹤、鸡骨丹、红玉簪。

【形态特征】多年生草本。叶片卵状心形至卵圆形，长8~19 cm，宽4~17 cm，先端通常近短尾状或骤尖，基部心形或近截形，侧脉7~11对；叶柄长6~30 cm。花葶高0.6~1 m，具10~30朵花；花单生，盛开时近漏斗状扩大，紫红色。蒴果圆柱状，具3棱。花期6~7月，果期7~9月。

【分布】生于林下、草坡或路旁。产于广西、广东、贵州、云南、四川、湖北等地。

【性能主治】全草或根味微甘，性凉。具有散瘀止痛、解毒的功效。主治胃痛，跌打损伤；外用治虫蛇咬伤，痈肿疔疮。

【采收加工】全草全年均可采收，鲜用。根秋后采挖，洗净，鲜用或晒干。

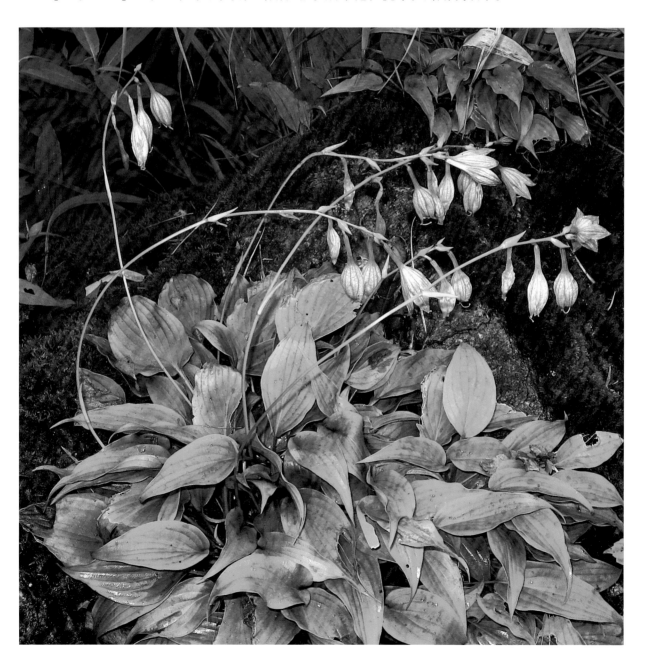

百合

【基原】为百合科野百合*Lilium brownii* F. E. Brown ex Miellez 的肉质鳞茎。

【别名】山百合、药百合、家百合。

【形态特征】多年生草本。鳞茎球形，鳞片卵状披针形，白色。叶散生；叶片披针形或线形，具5~7脉，全缘，两面无毛。花单生或2~3朵排成顶生的伞形花序；花大，芳香，喇叭形，乳白色，外面稍紫红色；花柱长8.5~11 cm，柱头3裂。蒴果圆柱形，具6棱。花期5~6月，果期9~10月。

【分布】生于山坡草地。产于广西、广东、贵州、湖南、江苏、江西、湖北、山东等地。

【性能主治】肉质鳞茎味甘，性寒。具有清心安神、养阴润肺的功效。主治虚烦惊悸，失眠多梦，精神恍惚，阴虚久咳，劳嗽咳血，痰中带血。

【采收加工】秋季采挖，洗净，除杂，剥取鳞叶，置沸水中略烫，干燥。

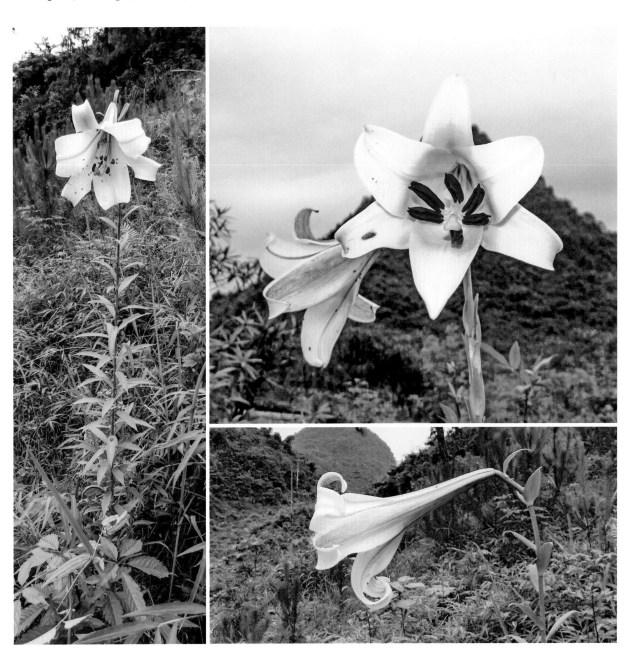

黄精

【基原】为百合科多花黄精*Polygonatum cyrtonema* Hua 的根状茎。

【别名】野仙姜、鸡头参、玉竹黄精。

【形态特征】多年生草本。根状茎连珠状或块状，每结节上茎痕明显，圆盘状。茎高50~100 cm，通常具10~15片叶。叶互生；叶片卵状披针形或长圆状披针形，长10~18 cm，宽2~7 cm。伞形花序常有花3~14朵；花序梗长1~4 cm；花被筒状，黄绿色。浆果熟时紫黑色，直径约1 cm。花期5~6月，果期7~9月。

【分布】生于林下、沟谷或山坡阴处。产于广西、广东、湖南、贵州、湖北、江西等地。

【性能主治】根状茎味甘，性平。具有补气养阴、健脾润肺、益肾的功效。主治口干食少，肺虚燥咳，脾胃虚弱，体倦乏力，精血不足，须发早白，内热消渴。

【采收加工】春、秋季采挖，除去须根，洗净，置沸水中略烫或蒸至透心，干燥。

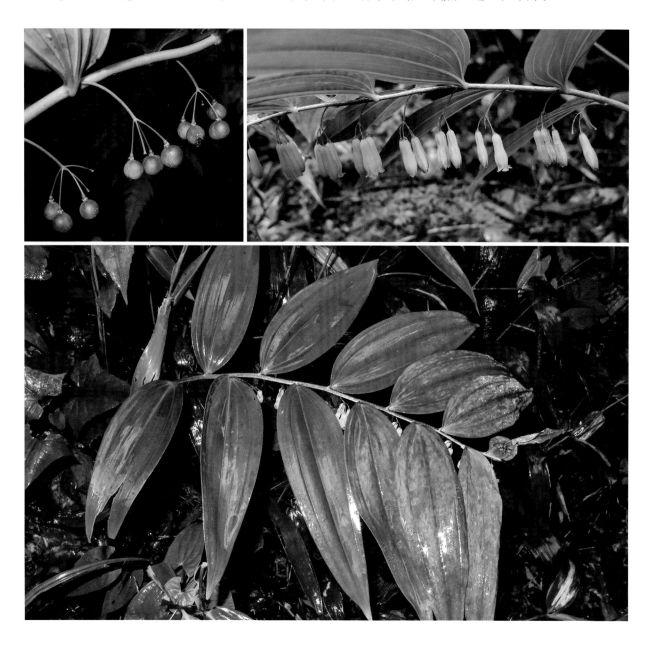

玉竹

【基原】为百合科玉竹*Polygonatum odoratum* (Mill.) Druce 的根茎。

【别名】尾参、甜草根、靠山竹。

【形态特征】多年生草本。根状茎圆柱形，直径5~14 mm。叶互生；叶片椭圆形至卵状矩圆形，先端尖，腹面带灰白色，背面脉上平滑至呈乳头状粗糙。花序具1~4朵花；花黄绿色至白色；花丝丝状，近平滑至具乳头状突起。浆果熟时蓝黑色，直径7~10 mm。花期5~6月，果期7~9月。

【分布】生于林下或山野阴坡。产于广西、广东、湖南、浙江、江西、河南等地。

【性能主治】根茎味甘，性微寒。具有养阴润燥、生津止渴的功效。主治肺胃阴伤，燥热咳嗽，内热消渴，咽干口渴。

【采收加工】秋季采挖，除去须根，洗净，晒至柔软后，反复揉搓、晾晒至无硬心，晒干，切厚片或段；或蒸透后，揉至半透明，晒干，切厚片或段。

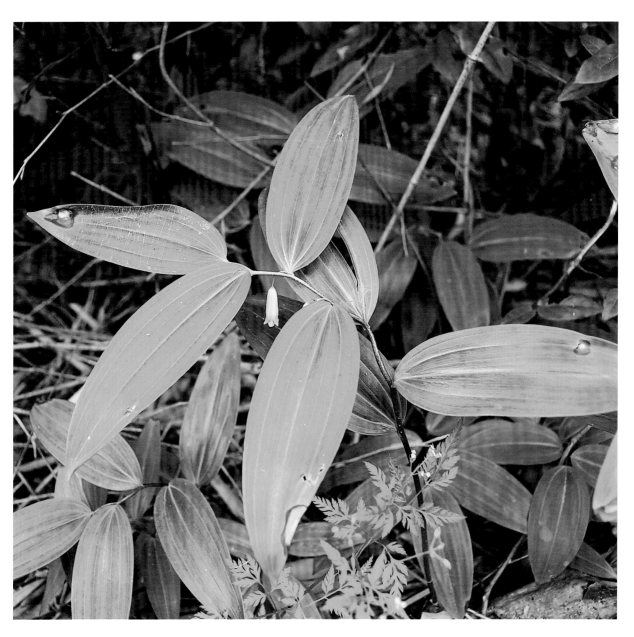

菝葜

【基原】为菝葜科菝葜Smilax china L. 的根状茎。

【别名】金刚兜、金刚头、红金刚藤。

【形态特征】攀缘灌木。根状茎粗厚，坚硬，为不规则的块状，粗2~3 cm。茎疏生刺。叶片干后通常红褐色或古铜色，圆形、卵形或其他形状；叶柄脱落点位于靠近卷须处。伞形花序生于叶尚幼嫩的小枝上，具10多朵或更多的花，常呈球形；花绿黄色。浆果熟时红色，有粉霜。花期2~5月，果期9~11月。

【分布】生于山坡、灌木丛中、林下、路旁。产于广西、广东、云南、贵州、四川等地。

【性能主治】根状茎味甘、微苦、涩，性平。具有利湿去浊、祛风除痹、解毒散瘀的功效。主治小便淋浊，带下量多，风湿痹痛，疔疮痈肿。

【采收加工】秋末至翌年春季采挖，除去须根，洗净，晒干。

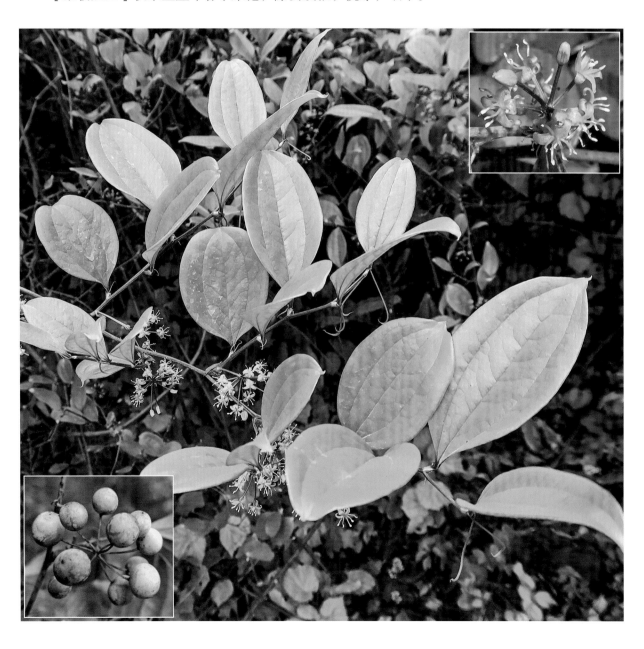

土茯苓

【基原】为菝葜科土茯苓*Smilax glabra* Roxb. 的根状茎。

【别名】光叶菝葜、地胡苓、久老薯。

【形态特征】攀缘灌木。根状茎粗厚，块状，常由匍匐茎相连接。茎光滑，无刺。叶片狭椭圆状披针形至狭卵状披针形，腹面通常绿色，有时带苍白色；叶柄有卷须。伞形花序通常具10多朵花。花绿白色，六棱状球形。浆果熟时紫黑色，具粉霜。花期7~11月，果期11月至翌年4月。

【分布】生于丘陵及山地灌木丛中、疏林或山谷中。产于广西、广东、湖南、湖北、浙江、四川、安徽、甘肃等地。

【性能主治】根状茎味甘、淡，性平。具有除湿、解毒、通利关节的功效。主治梅毒及汞中毒所致的肢体拘挛，筋骨疼痛，湿热淋浊，带下，痈肿，瘰疬，疥癣。

【采收加工】夏、秋季采挖，除去须根，洗净，干燥；或趁鲜切成薄片，干燥。

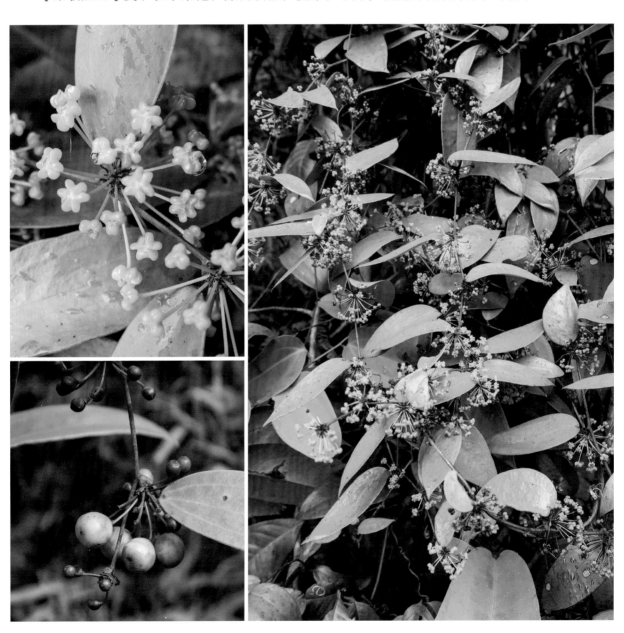

九牛力

【基原】为菝葜科抱茎菝葜*Smilax ocreata* A. DC. 的根状茎。

【别名】大金刚、土萆薢。

【形态特征】攀缘灌木。茎常疏生刺。叶片革质，卵形或椭圆形，基部宽楔形至浅心形；叶柄长2~3.5 cm，基部两侧具耳状鞘，有卷须，鞘穿茎状抱茎。圆锥花序具2~7个伞形花序；伞形花序单个着生，具10~30朵花；花黄绿色，稍带淡红色。浆果熟时暗红色，具粉霜。花期3~6月，果期7~10月。

【分布】生于林中、坡地、山谷阴湿处。产于广西、广东、四川、贵州、云南等地。

【性能主治】根状茎味甘、淡，性平。具有健脾胃、强筋骨的功效。主治脾虚少食，耳鸣，乏力，腰膝酸软。

【采收加工】秋、冬季采挖，洗净，切片，晒干。

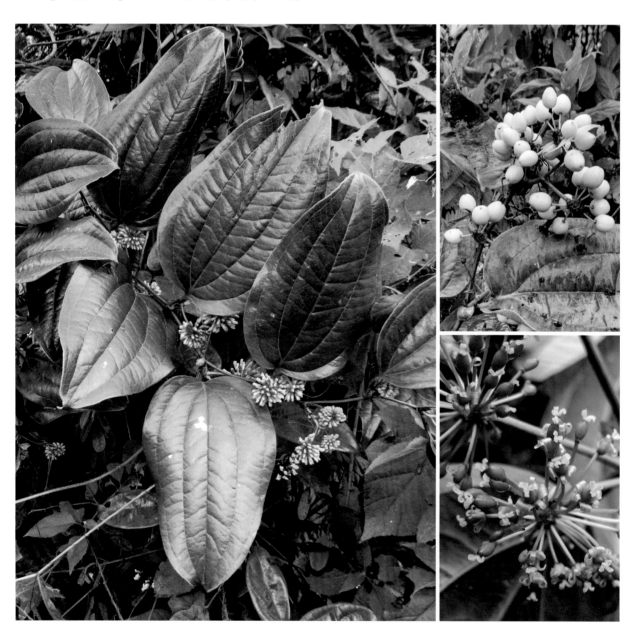

牛尾菜

【基原】为菝葜科牛尾菜*Smilax riparia* A. DC. 的根及根状茎。

【别名】白须公、软叶菝葜、牛尾草。

【形态特征】多年生草质藤本。根状茎密结节状；根细长弯曲，密生于节上，长15~40 cm，质坚韧不易折断。叶片长圆状卵形或披针形，长7~15 cm，宽2.5~11 cm，无毛；主脉5条；叶柄具卷须。伞形花序有花多朵；花序梗纤细。浆果直径7~9 mm，熟时黑色。花期6~7月，果期8~10月。

【分布】生于山坡林下、灌木丛或草丛中。产于广西、广东、贵州、陕西、浙江、江苏、江西等地。

【性能主治】根及根状茎味甘、苦，性平。具有祛痰止咳、祛风活络、补气活血的功效。主治风湿性关节炎，筋骨疼痛，腰肌劳损，跌打损伤，咳血，气虚浮肿。

【采收加工】夏、秋季采挖，洗净，晾干。

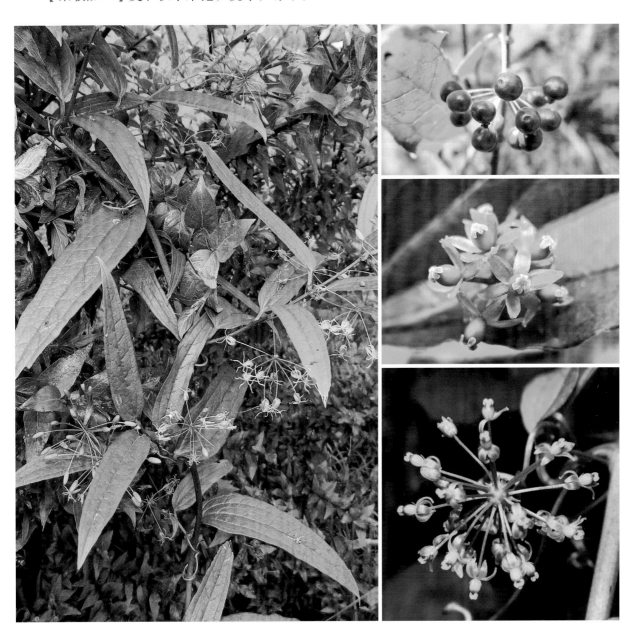

石菖蒲

【基原】为天南星科石菖蒲*Acorus tatarinowii* Schott 的根状茎。

【别名】水蜈蚣、石蜈蚣、水菖蒲。

【形态特征】多年生草本，禾草状。硬质的根状茎横走，多弯曲，常有分枝，具香气。叶无柄，线形，较狭而短，长20~40 cm，宽7~13 mm，不具中肋。花序梗腋生，长4~15 cm，三棱形；叶状佛焰苞长13~25 cm，为肉穗花序长的2~5倍或更长；肉穗花序圆柱状；花小而密生，白色。成熟果序长7~8 cm。花果期2~6月。

【分布】生于溪边石上或林下湿地。产于我国黄河以南各省区。

【性能主治】根状茎味辛、苦，性温。具有醒神益智、化湿开胃、开窍豁痰的功效。主治神昏癫痫，健忘失眠，耳鸣耳聋，脘痞不饥，噤口下痢。

【采收加工】秋、冬季采挖，除去须根，晒干。

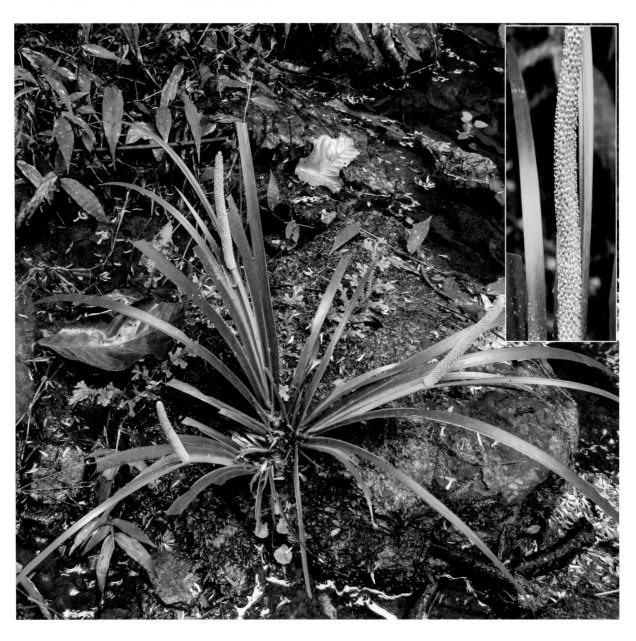

天南星

【基原】为天南星科天南星*Arisaema heterophyllum* Blume 的块茎。

【别名】蛇芋、蛇木芋、斑杖、野芋头。

【形态特征】块茎扁球形，直径2~4 cm。叶常单生；叶片鸟足状分裂，裂片13~19片，全缘，中裂片无柄或具长15 mm的短柄，侧裂片向外渐小，排列成蝎尾状。花序梗长30~55 cm，从叶柄鞘筒内抽出；佛焰苞管部圆柱形，粉绿色，内面绿白色；肉穗花序两性，雄花序单性。花期4~5月，果期7~9月。

【分布】生于林下、灌木丛中。产于广西、贵州、四川、云南、湖北、陕西、山西等地。

【性能主治】块茎味辛、苦，性温。有毒。具有散结消肿、燥湿化痰、祛风止痉的功效。主治口眼歪斜，半身不遂，癫痫，惊风，顽痰咳嗽，风痰眩晕，破伤风；鲜用外用治痈肿，蛇虫咬伤。

【采收加工】秋、冬季茎叶枯萎时采挖，除去须根及外皮，干燥。

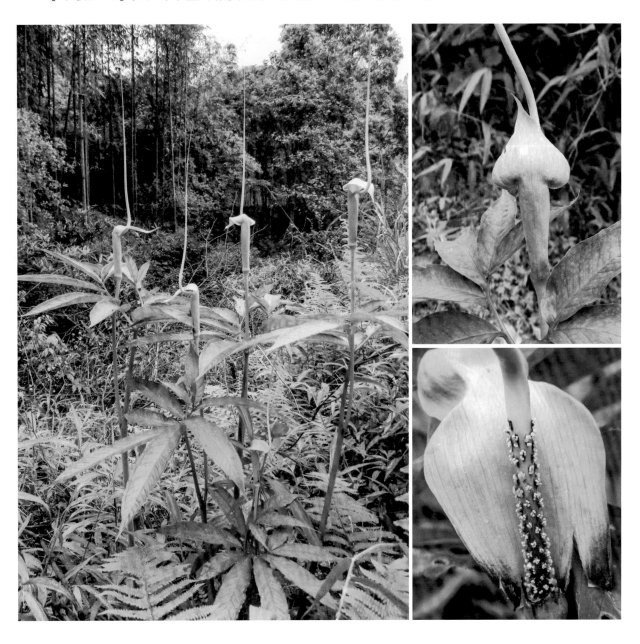

半夏

【基原】为天南星科半夏*Pinellia ternata* (Thunb.) Breitenb. 的块茎。

【别名】珠半夏、地茨菇、地雷公。

【形态特征】多年生草本。块茎圆球形，直径1~2 cm。一年生珠芽或块茎仅生1片卵状心形至戟形的全缘叶，多年生块茎生2~5片叶。叶片3全裂，裂片长椭圆形或披针形。雌雄同株；花序梗长25~35 cm，长于叶柄；佛焰苞绿色或绿白色。浆果卵圆形，黄绿色，先端渐狭为明显的花柱。花期5~7月，果期8月。

【分布】生于山坡、田边或疏林下。产于除青海、西藏、内蒙古和新疆以外的我国大部分省区。

【性能主治】块茎味辛，性温；有毒。具有燥湿化痰、降逆止呕、消肿消结的功效。主治咳喘痰多，呕吐反胃，胸脘痞满，头痛眩晕，痈肿痰核。

【采收加工】夏、秋季采挖，洗净，除去外皮及须根，晒干或烘干。

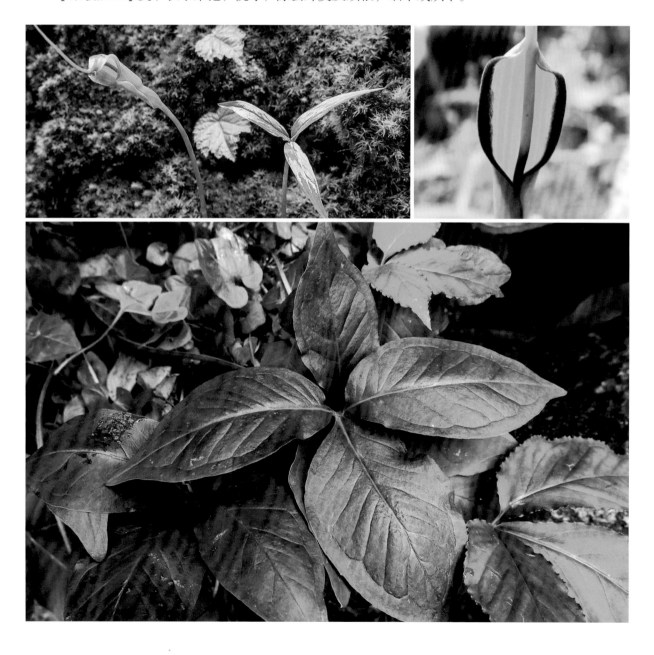

石柑子

【基原】为天南星科石柑子*Pothos chinensis* (Raf.) Merr. 的全草。

【别名】石葫芦、上树葫芦、爬石蜈蚣。

【形态特征】附生藤本。茎近木质，节上常束生气生根。叶片纸质，椭圆形、披针状卵形至披针状长圆形，先端渐尖至长渐尖，常有芒状尖头；叶柄倒卵状长圆形或楔形。花序腋生；佛焰苞卵状；肉穗花序短。浆果黄绿色至红色，卵形或长圆形，长约1 cm。花果期全年。

【分布】生于阴湿密林中，常匍匐于石上或附生于树干上。产于广西、广东、台湾、四川、贵州、湖北等地。

【性能主治】全草味辛、苦，性平；有小毒。具有散瘀消肿、舒筋活络的功效。主治风湿痹痛，跌打损伤，骨折，小儿疳积。

【采收加工】全年均可采收，洗净，鲜用或切段晒干。

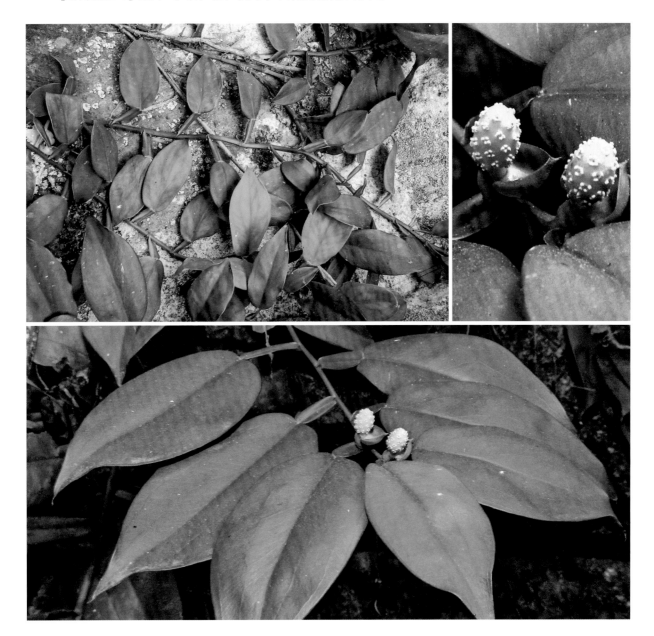

犁头尖

【基原】为天南星科犁头尖*Typhonium blumei* Nicolson et Sivadasan 的块茎或全草。

【别名】土半夏、假慈菇、山茨菇。

【形态特征】多年生草本。块茎近球形、头状或椭圆形。叶基出，幼株具叶1~2片，叶片深心形、卵状心形至戟形；多年生植株具叶4~8片，叶片戟状三角形。花序柄直立，长9~11 cm，佛焰苞暗紫色，顶端长尾状；肉穗花序无柄，雌花序圆锥形，长1.5~3 mm，雄花序长4~9 mm，具强烈的粪臭味。花期4~5月。

【分布】生于山地路旁、田间或疏林中。产于广西、广东、福建、浙江、江西、湖南、四川和云南等地。

【性能主治】块茎或全草味苦、辛，性温；有毒。具有解毒消肿、散瘀止血的功效。主治痈疽疔疮，无名肿毒，瘰疬，血管瘤，毒蛇咬伤，蜂蜇伤，跌打损伤，外伤出血。

【采收加工】秋季采收，洗净，鲜用或晒干。

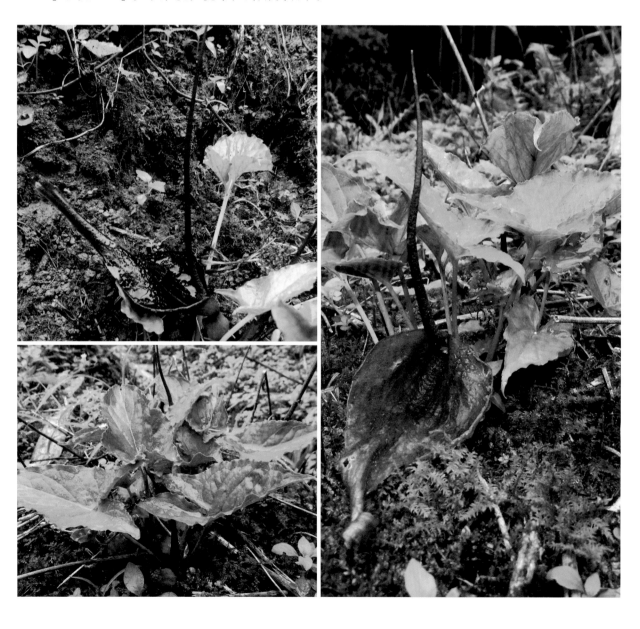

石蒜

【基原】为石蒜科石蒜*Lycoris radiata* (L'Hér.) Herb. 的鳞茎。

【别名】老鸦蒜、乌蒜、银锁匙。

【形态特征】多年生草本。鳞茎近球形，直径1~3 cm，外皮紫褐色。秋季出叶，叶片狭带状，长约15 cm，宽1 cm以下，顶端钝，深绿色。花葶先叶抽出，花茎高约30 cm；伞形花序具花4~7朵，花瓣广展而强烈反卷，鲜红色；花被裂片狭倒披针形；雄蕊显著伸出于花被外，比花被长1倍左右。花期8~9月，果期10月。

【分布】生于山地阴湿处、路边或石灰岩缝隙中。产于广西、广东、湖南、四川、贵州、云南、山东、江苏、浙江、湖北等地。

【性能主治】鳞茎味辛、甘，性温；有毒。具有祛痰催吐、解毒散结的功效。主治咽喉肿痛，痰涎壅塞，食物中毒，胸腹积水，恶疮肿毒，跌打损伤，风湿，关节痛，烫火伤，蛇咬伤。

【采收加工】秋季挖出鳞茎，洗净，晒干。野生品四季均可采挖，鲜用或晒干。

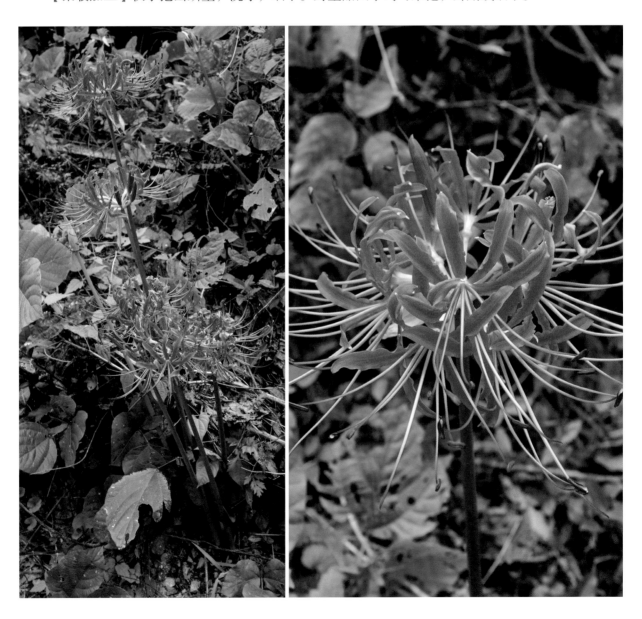

黄药子

【基原】为薯蓣科黄独*Dioscorea bulbifera* L. 的块茎。

【别名】零余薯、黄药根、雷公薯。

【形态特征】缠绕草质藤本植物。块茎卵圆形至梨形，浮于地面，外皮黑色并具多数须根，断面淡黄色；茎左旋，略带紫红色，光滑无毛，在叶腋内大小不等的珠芽。单叶互生；叶片卵状心形，两面无毛。雌花序与雄花序相似，常2个至数个丛生于叶腋；花鲜时紫色。蒴果三棱状长圆形，无毛。花期7~10月，果期8~11月。

【分布】生于山谷、河岸或杂木林边缘。产于广西、广东、云南、湖南、贵州、四川、河北、山东、湖北、浙江、安徽、江苏等地。

【性能主治】块茎味苦，性平；有小毒。具有化痰消瘿、止咳止血的功效。主治瘿瘤，痈肿疮毒，毒蛇咬伤，肿瘤，疝气，咯血，百日咳。

【采收加工】夏季至冬季采挖，洗去泥土，切片，鲜用或晒干。

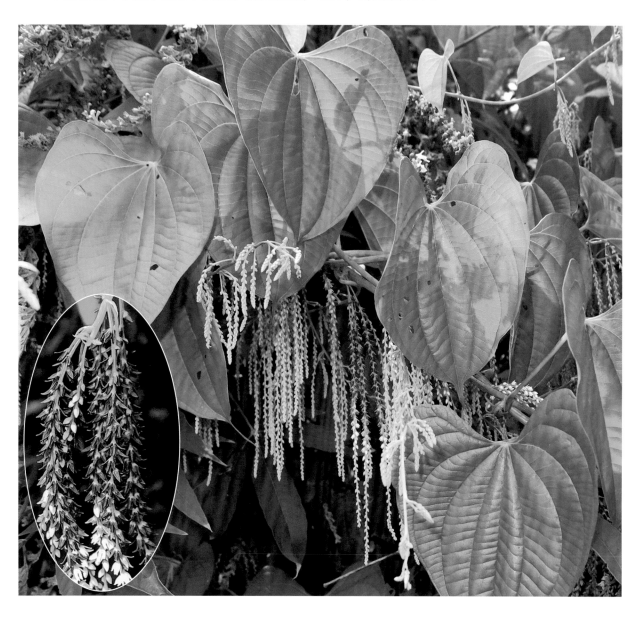

薯莨

【基原】为薯蓣科薯莨*Dioscorea cirrhosa* Lour. 的块茎。

【别名】红孩儿、牛血莲、染布薯。

【形态特征】多年生藤本。块茎生于表土层或几乎全露于地面，形状多样，外皮黑褐色，有疣状突起，断面新鲜时黄红色，干后变紫黑色；茎下部具刺。单叶，在茎下部的互生，中部以上的对生；叶片卵形至狭披针形。雌花序单生于叶腋，长达12 cm。蒴果近三棱状扁圆形，具3翅。花期4~6月，果期9~11月。

【分布】生于山坡、路旁、河谷边的杂木林、阔叶林下、灌木丛中或林边。分布于广西、广东、福建、台湾、湖南、江西、贵州等地。

【性能主治】块茎味苦、微酸、涩，性平；有毒。具有活血补血、收敛固涩的功效。主治咳血，咯血，呕血，鼻出血，尿血，便血，崩漏，月经不调。

【采收加工】5~8月采挖，洗净，捣碎鲜用或切片晒干。

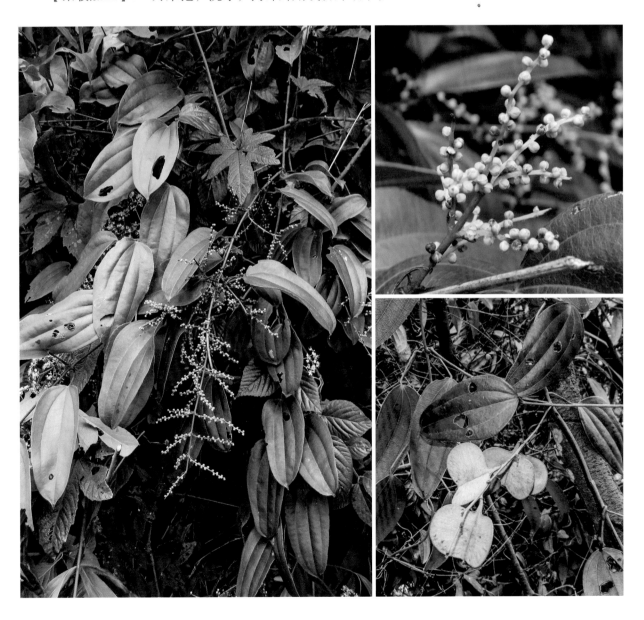

山药

【基原】为薯蓣科日本薯蓣*Dioscorea japonica* Thunb. 的根茎。

【别名】肥儿薯、光山药、山薯。

【形态特征】缠绕草质藤本。块茎断面白色或有时带黄白色。叶片常三角状披针形、长椭圆状窄三角形或长卵形，在茎下部的互生，中部以上的对生。雄花序为穗状花序；雄花绿白或淡黄色，花被片有紫色斑纹；雌花序为穗状花序。蒴果三棱状扁圆形。花期5~10月，果期7~11月。

【分布】生于山坡、路旁的杂木林下或草丛中。产于广西、广东、贵州、湖南、湖北等地。

【性能主治】根茎味甘，性平。具有生津益肺、补肾涩精、补脾养胃的功效。主治肺虚喘咳，脾虚食少，肾虚遗精，带下，尿频，虚热消渴，久泻不止。

【采收加工】冬季采挖，切去根头，洗净，除去外皮及须根，用硫黄熏后，干燥。也有选择肥大顺直的干燥山药，置清水中，浸至无干心，闷透，用硫黄熏后，切齐两端，用木板搓成圆柱状，晒干，打光，习称光山药。

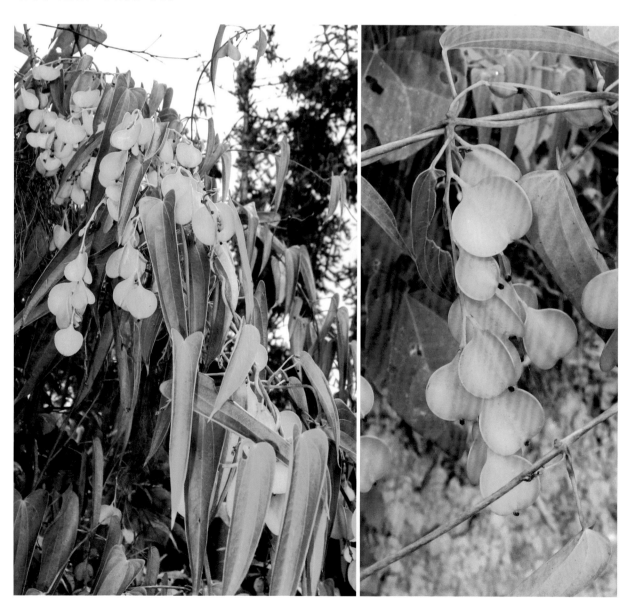

大地棕根

【基原】为仙茅科大叶仙茅*Curculigo capitulata* (Lour.) O. Kuntze 的根状茎。

【别名】野棕、竹灵芝、岩棕。

【形态特征】多年生草本，高达1 m。根状茎粗短，具走茎。叶基生，通常4~7片；叶片椭圆状披针形，长40~90 cm，宽5~14 cm，全缘，具折扇状平行脉。花葶长10~34 cm，通常短于叶，被褐色长柔毛；总状花序强烈缩短成头状，球形或近卵形；花黄色。浆果球形，熟时白色，无喙。花期5~6月，果期8~9月。

【分布】生于林下或阴湿处。产于广西、广东、台湾、福建、四川、贵州、云南、西藏等地。

【性能主治】根状茎味辛、微苦，性平。具有补肾壮阳、祛风除湿、活血调经的功效。主治肾虚咳喘，阳痿遗精，白浊带下，腰膝酸软，风湿痹痛，宫冷不孕，月经不调，崩漏，子宫脱垂，跌打损伤。

【采收加工】夏、秋季采挖，除去叶，洗净，切片，晒干。

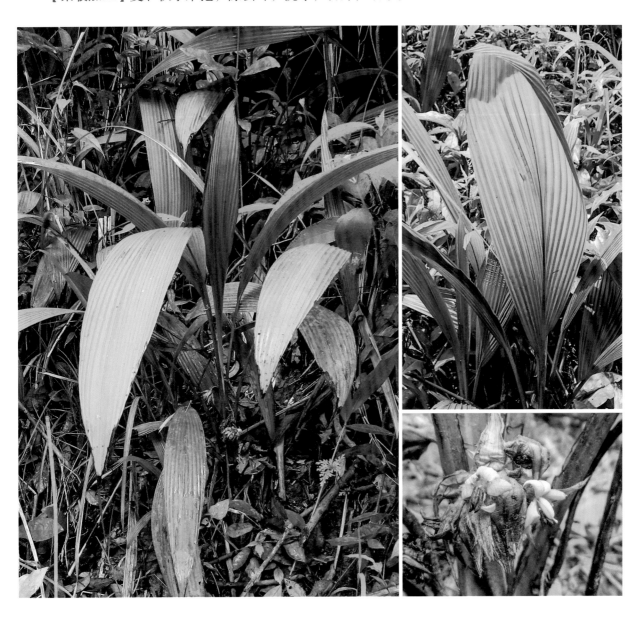

独脚仙茅

【基原】为仙茅科仙茅*Curculigo orchioides* Gaertn. 的根状茎。

【别名】黄茅参、独脚黄茅、仙茅参。

【形态特征】多年生草本。根状茎近圆柱状，直立。叶片较窄，线形、线状披针形，大小变化甚大，长10~45（90）cm，宽5~25 mm，两面散生疏柔毛或无毛；叶柄短或近无柄。花葶长2~7 cm；总状花序多少呈伞房状，通常具4~6朵花；花黄色。浆果近纺锤形，顶端具长喙。花果期4~9月。

【分布】生于林中、草地或荒坡上。产于广西、广东、云南、贵州、湖南、四川、福建等地。

【性能主治】根状茎味辛，性热；有毒。具有补肾壮阳、强筋骨、祛除寒湿的功效。主治阳痿精冷，腰膝冷痛，筋骨软弱，阳虚冷泻。

【采收加工】秋、冬季采挖，除去根头和须根，洗净，干燥。

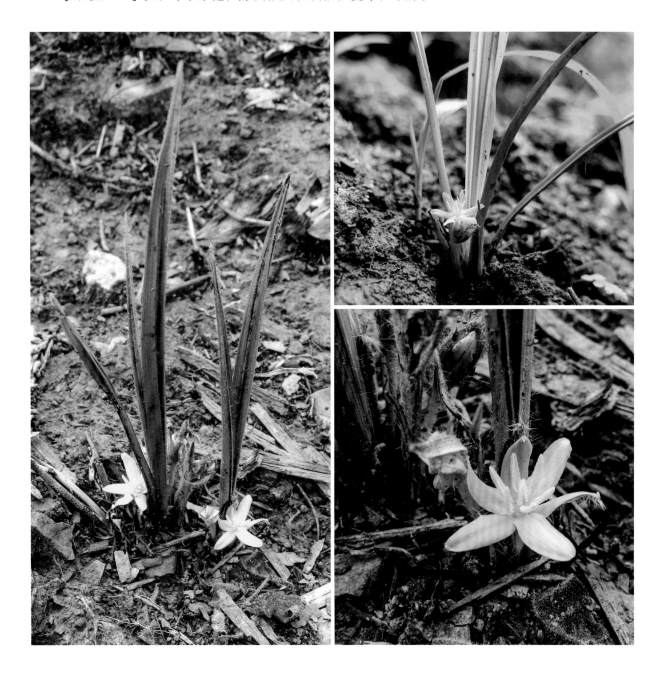

水田七

【基原】为蒟蒻薯科裂果薯*Schizocapsa plantaginea* Hance 的根状茎。

【别名】水鸡仔、屈头鸡、长须果。

【形态特征】多年生草本。根状茎块状粗短，常弯曲。叶基生；叶片狭椭圆形，基部下延，沿叶柄两侧有狭翅。花葶长6~13 cm，总苞片4片，卵形或三角状卵形；伞形花序有花10多朵；花被裂片6片，2轮，外面淡绿色，内面淡紫色。蒴果近倒卵形，3瓣开裂。花果期4~11月。

【分布】生于海拔200~600 m的沟边、山谷、林下、路边潮湿处。产于广西、广东、湖南、江西、贵州、云南等地。

【性能主治】根状茎味微甘、苦，性凉；有小毒。具有清热解毒、止咳祛痰、理气止痛、散瘀止血的功效。主治感冒发热，痰热咳嗽，百日咳，脘腹胀痛，泻痢腹痛，消化不良，小儿疳积，肝炎，咽喉肿痛，牙痛，痄腮，瘰疬，疮肿，烧烫伤，带状疱疹，跌打损伤，外伤出血。

【采收加工】秋季采挖，洗净，鲜用或切片晒干。

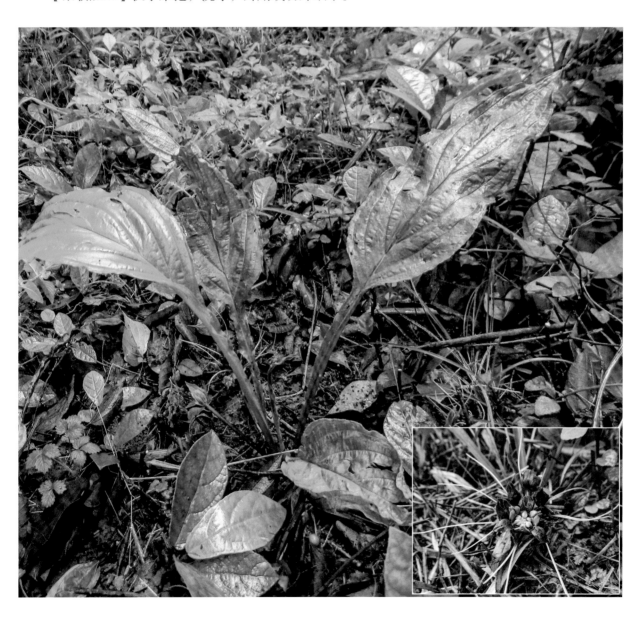

金线兰

【基原】为兰科金线兰*Anoectochilus roxburghii* (Wall.) Lindl. 的全草。

【别名】补血七、金丝线、金线莲。

【形态特征】地生兰。茎直立，具2~4片叶。叶片卵状椭圆形，长1.3~3.5 cm，宽0.8~3 cm，暗绿色并有金黄色脉网，背面淡紫红色。总状花序顶生，长3~5 cm，疏生2~6朵花；花序轴淡红色，和花序梗均被柔毛；花瓣白色带淡紫色晕，唇瓣白色，前端扩大成"Y"形，中部两侧裂成流苏状。花期9~11月。

【分布】生于林下阴湿处。产于广西、广东、云南、四川、浙江、江西、西藏（墨脱）等地。

【性能主治】全草味甘，性平。具有清热解毒、祛风除湿、凉血平肝、固肾的功效。主治咯血，咳嗽，虚烦失眠，消渴，黄疸，遗精，水肿，淋证。

【采收加工】秋季采收，洗净，鲜用或晒干。

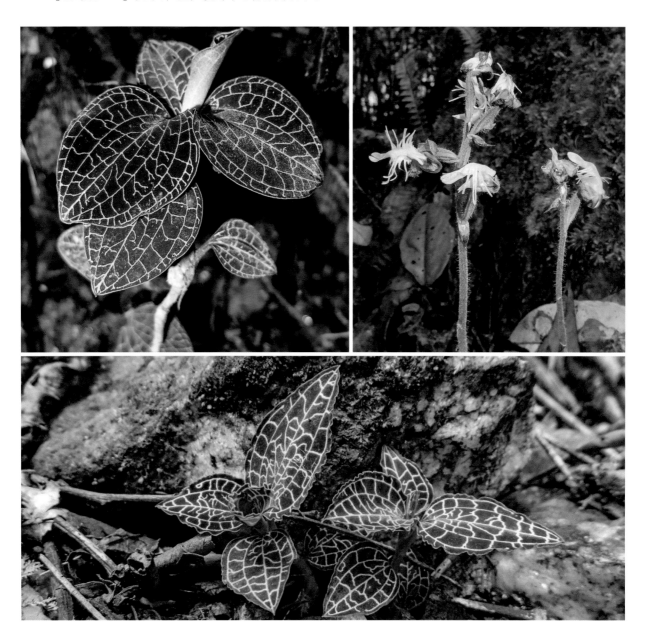

见血清

【基原】为兰科见血青*Liparis nervosa* (Thunb. ex A. Murray) Lindl. 的全草。

【别名】羊耳蒜、立地好、毛慈姑、岩芋。

【形态特征】地生兰。植株具圆柱形、多节肉质茎。叶（2）3~5片，草质或膜质，卵形至卵状椭圆形，全缘，基部收狭并下延成鞘状柄。花葶发自茎顶端，长10~25 cm；总状花序具数朵至十几朵花；花紫色，花瓣丝状，唇瓣长圆状倒卵形。花期2~7月，果期10月。

【分布】生于林中湿地、阴处或山谷水旁。产于广西、广东、云南、湖南南部、贵州、浙江南部、江西、福建、台湾、四川南部和西藏东南部。

【性能主治】全草味苦、涩，性凉。具有凉血止血、清热解毒的功效。主治胃热吐血，肺热咯血，肠风下血，崩漏，手术出血，创伤出血，疮疡肿毒，毒蛇咬伤，跌打损伤。

【采收加工】夏、秋季采收，鲜用或切段晒干。

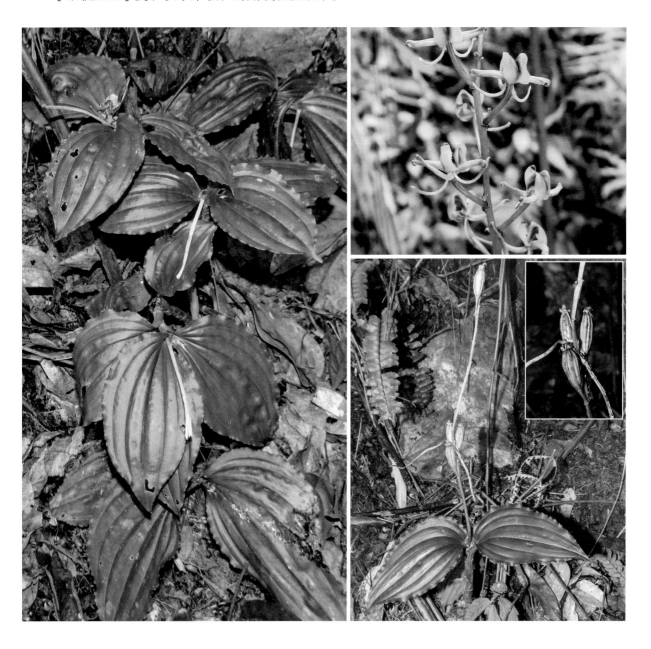

广东石豆兰

【基原】为兰科广东石豆兰*Bulbophyllum kwangtungense* Schltr. 的假鳞茎和全草。

【别名】单叶岩珠、岩枣。

【形态特征】附生草本。假鳞茎在根状茎上彼此疏离，圆柱状，顶生1片叶。叶片革质，长圆形，先端圆钝并且稍凹入。花葶1个，直立；总状花序缩短呈伞状，具2~4朵花；花淡黄色，萼片和花瓣狭披针形，先端长渐尖，唇瓣腹面具3~4条龙骨脊，其中央1条变成膜状褶片。花期5~8月。

【分布】生于山地林中树干或岩石上。产于广西、广东、香港、浙江、福建、江西、湖北、湖南、贵州、云南等地。

【性能主治】假鳞茎和全草味甘、淡，性凉。具有清热、滋阴、消肿的功效。主治风热咽痛，肺热咳嗽，阴虚内热，热病口渴，风湿痹痛，跌打损伤，乳腺炎。

【采收加工】夏、秋季采收，鲜用或蒸后晒干。

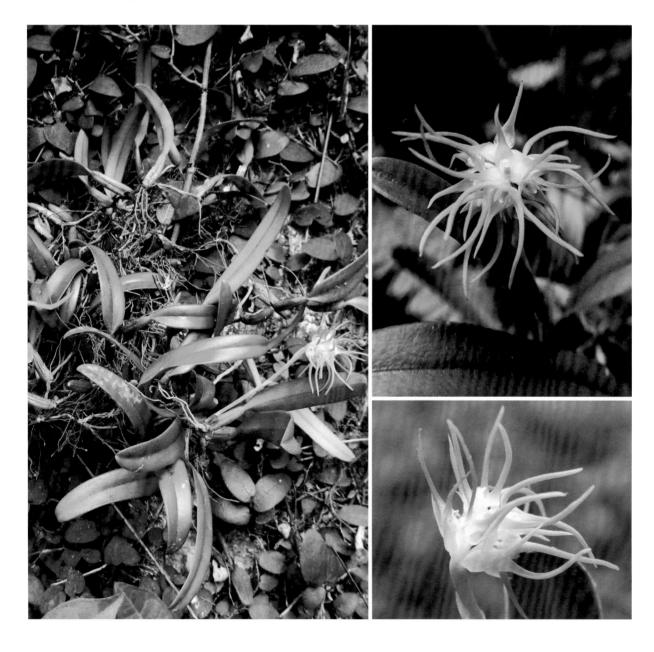

果上叶

【基原】为兰科密花石豆兰*Bulbophyllum odoratissimum* (J. E. Smith) Lindl. 的全草。

【别名】石串莲、香石豆兰。

【形态特征】地生兰。根状茎分枝，被筒状膜质鞘，在每相距4~8 cm处生1个假鳞茎。假鳞茎近圆柱形，长2.5~5 cm，顶生1片叶。叶片革质，长圆形，长4~13.5 cm，宽0.8~2.6 cm，先端钝且稍凹入，近无柄。花葶淡黄绿色；总状花序缩短呈伞状，密生10余朵花；花白色至橘黄色。花期4~8月。

【分布】生于混交林中树干上或山谷岩石上。产于广西、广东、香港、福建、四川等地。

【性能主治】全草味甘、淡，性凉。具有润肺化痰、通络止痛的功效。主治肺结核咯血，慢性气管炎，慢性咽炎，疝气疼痛，月经不调，风湿痹痛，跌打损伤。

【采收加工】全年均可采，洗净，鲜用或蒸后晒干。

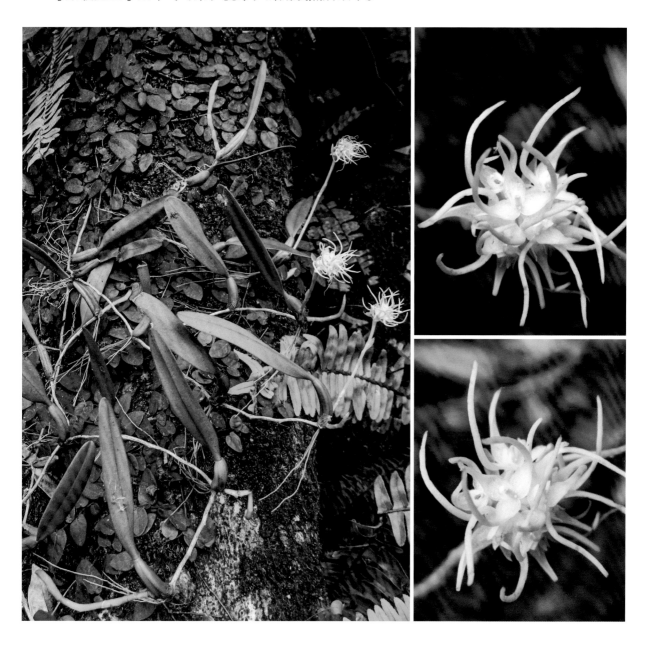

一匹草

【基原】为兰科梳帽卷瓣兰*Bulbophyllum andersonii* (Hook. f.) J. J. Smith 的全草。

【别名】一匹叶。

【形态特征】附生兰。假鳞茎在根状茎上彼此相距3~11 cm，卵状圆锥形或狭卵形，长2~5 cm，顶生1片叶。叶片革质，长圆形，先端钝并且稍凹入，基部具短柄。花葶从假鳞茎基部抽出，通常长约17 cm；伞形花序具数朵花；花浅白色，密布紫红色斑点；中萼片近先端处具齿，先端具1条芒，药帽黄色，先端边缘篦齿状。花期2~10月。

【分布】生于山地林中树干上或林下岩石上。产于广西、四川、贵州、云南等地。

【性能主治】全草味甘，性平。具有润肺止咳、益肾补虚、消食、祛风活血的功效。主治风热咳嗽，肺燥咳嗽，肺痨咳嗽，百日咳，肾亏体虚，小儿食积，风湿痹痛，跌打损伤。

【采收加工】全年均可采收，洗净，蒸后晒干。

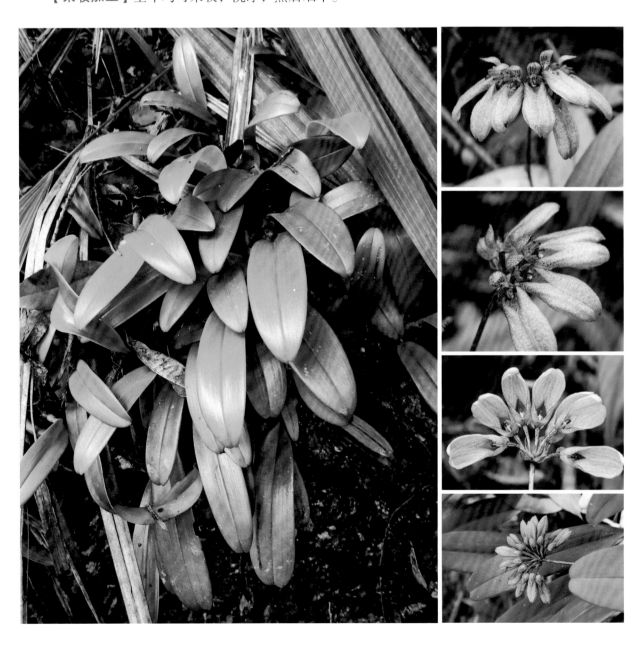

石仙桃

【基原】为兰科石仙桃*Pholidota chinensis* Lindl. 的全草。

【别名】石穿盘、石上莲、石橄榄。

【形态特征】附生兰。假鳞茎狭卵状长圆形，大小变化甚大。叶2片，生于假鳞茎顶端，长圆形或椭圆形；叶柄长1~5 cm。花葶生于幼嫩假鳞茎顶端；总状花序下弯，具数朵至20多朵花；花白色或带浅黄色。蒴果倒卵状椭圆形，具6棱，3条棱上具翅。花期4~5月，果期9月至翌年1月。

【分布】附生于阔叶林树上、崖壁上或沟边石上。产于广西、广东、海南、浙江、福建、贵州、云南、西藏等地。

【性能主治】全草味甘、微苦，性凉。具有养阴润肺、清热解毒、利湿、消瘀的功效。主治肺热咳嗽，咳血，吐血，眩晕，头痛，梦遗，咽喉肿痛，风湿疼痛，湿热浮肿，痢疾，白带异常，疳积，瘰疬，跌打损伤。

【采收加工】秋季采收，鲜用，或用开水烫过后晒干。

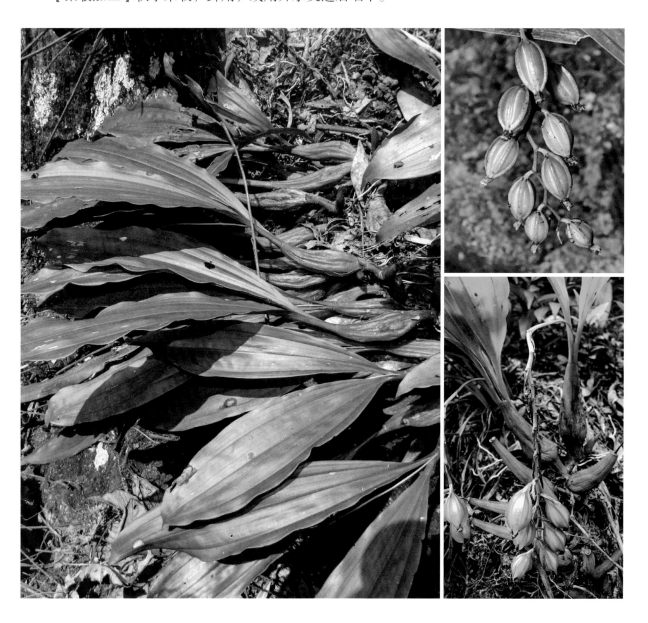

盘龙参

【基原】为兰科绶草*Spiranthes sinensis* (Pers.) Ames 的全草。

【别名】猪牙参、龙抱柱、扭兰、胜杖草。

【形态特征】草本高13~30 cm。根数条，指状，肉质，簇生于茎基部。茎较短，近基部生2~5片叶。叶片宽线形或宽线状披针形。花茎直立，长10~25 cm；总状花序具多数密生的花，长4~10 cm，呈螺旋状扭转；花苞片卵状披针形；花小，紫红色、粉红色或白色，在花序轴上呈螺旋状排生。花期7~8月。

【分布】生于山坡林下、灌木丛中、草地或沟边草丛。产于全国各地。

【性能主治】全草味甘、苦，性平。具有滋阴益气、清热解毒、润肺止咳的功效。主治病后虚弱，阴虚内热，咳嗽吐血，头晕，腰痛酸软，糖尿病，遗精，淋浊带下，咽喉肿痛，毒蛇咬伤，烫烧伤，疮疡痈肿。

【采收加工】夏、秋季采收，洗净，晒干。

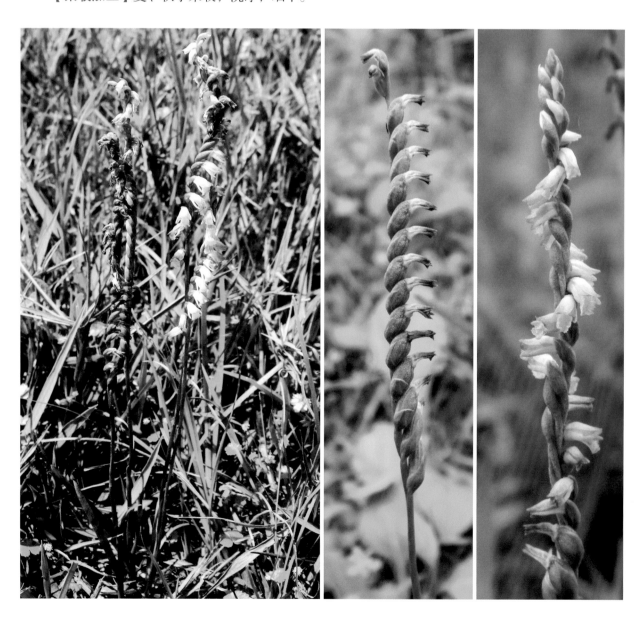

灯心草

【基原】为灯心草科灯心草*Juncus effusus* L. 的茎髓。

【别名】灯草、龙须草、水灯心。

【形态特征】多年生草本，高0.4~1 m。根状茎横走。茎丛生，圆柱形，淡绿色，有纵条纹，直径1.5~4 mm，茎内充满白色的髓心。叶鞘状，围生于茎基部，基部紫褐至黑褐色；叶片退化呈刺芒状。聚伞花序假侧生；总苞片圆柱形，生于顶端，似茎状延伸，顶端尖锐。蒴果长圆形。花期4~7月，果期6~9月。

【分布】生于河边、池旁、水沟、稻田旁、草地及沼泽湿处。产于广西、广东、云南、贵州、四川、西藏、江西、福建、台湾、湖南、湖北、安徽、浙江、江苏、山东、河南、河北等地。

【性能主治】茎髓味甘、淡，性微寒。具有清心火、利小便的功效。主治心烦失眠，尿少涩痛，口舌生疮。

【采收加工】夏末至秋季割取茎，除去杂质，晒干，取出茎髓，理直，扎成小把。

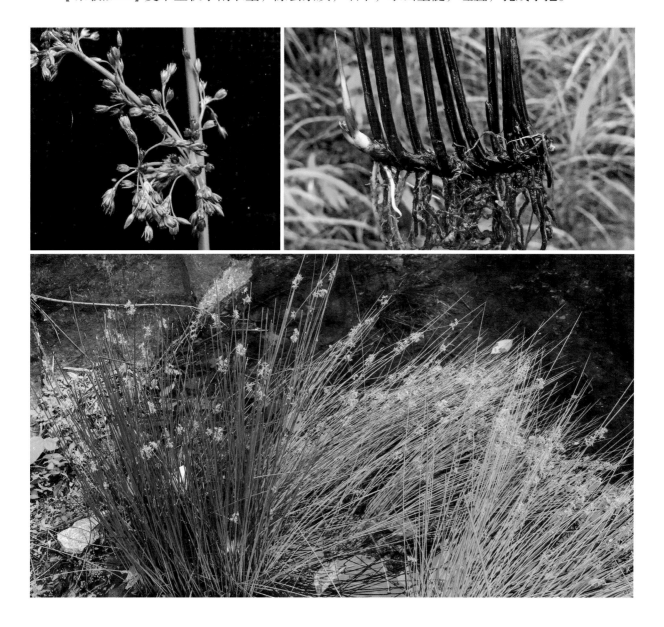

总名录

罗城县药用植物名录

真菌门 Eumycota

霜霉科 Peronosporaceae
禾生指梗霉

Sclerospora graminicola (Sacc.) Schrot.

功效来源：《广西中药资源名录》

肉座菌科 Hypocreaceae
藤仓赤霉

Gibberella fujikuroi (Saw.) Wollenw.

功效来源：《广西中药资源名录》

黑粉菌科 Ustilaginaceae
菰黑粉菌

Ustilago esculenta P. Henn.

功效来源：《广西中药资源名录》

玉黍蜀黑粉菌

Ustilago maydis (DC.) Corda

功效来源：《广西中药资源名录》

木耳科 Auriculariaceae
毛木耳

Auricularia polytricha (Mont.) Sacc.

功效来源：《广西中药资源名录》

裂褶菌科 Schizophyllaceae
裂褶菌

Schizophyllum commune Fr.

功效来源：《广西中药资源名录》

猴头菌科 Hericiaceae
猴头菌

Hericium erinaceus (Bull. ex Fr.) Pers.

功效来源：《广西中药资源名录》

多孔菌科 Polyporaceae
云芝

Polystictus versicolor (L.) Fr.

功效来源：《广西中药资源名录》

茯苓

Poria cocos (Schw.) Wolf

功效来源：《广西中药资源名录》

血朱栓菌

Trametes cinnabarina (Jacq.) Fr. var. *sanguinea* (L. ex Fr.) Pilat

功效来源：《广西中药资源名录》

口蘑科 Tricholomataceae
香菇

Lentinus edodes (Berk.) Sing.

功效来源：《广西中药资源名录》

雷丸

Omphalia lapidescens Schroet.

功效来源：《广西中药资源名录》

侧耳

Pleurotus ostreatus (Jacq. ex Fr.) Quel.

功效来源：《广西中药资源名录》

光柄菇科 Pluteaceae
草菇

Volvariella volvacea (Bull ex Fr.) Sing.

功效来源：《广西中药资源名录》

伞菌科 Agaricaceae
双孢蘑菇

Agaricus brunnescens Peck

功效来源：《广西中药资源名录》

苔藓植物门 Bryophyta

葫芦藓科 Funariaceae
葫芦藓

Funaria hygrometrica Hedw.

功效来源：《广西中药资源名录》

真藓科 Bryaceae
真藓

Bryum argenteum Hedw.

功效来源：《广西中药资源名录》

提灯藓科 Mniaceae
尖叶提灯藓

Mnium cuspidatum Hedw.

功效来源：《广西中药资源名录》

卷柏藓科 Racopilaceae
毛尖卷柏藓

Racopilum aristatun Mitt.

功效来源：《广西中药资源名录》

灰藓科 Hypnaceae
大灰藓
Hypnum plumaeforme Wils.
功效来源：《广西中药资源名录》

金发藓科 Polytrichaceae
东亚小金发藓
Pogonatum inflexum (Lindb.) Lac.
功效来源：《广西中药资源名录》

蛇苔科 Conocephalaceae
蛇苔
Conocephalum conicum (Linn.) Dum.
功效来源：《广西中药资源名录》

地钱科 Marchantiaceae
地钱
Marchantia polymorpha Linn.
功效来源：《广西中药资源名录》

蕨类植物门 Pteridophyta
F.2. 石杉科 Huperziaceae
石杉属 *Huperzia* Bernh.
蛇足石杉 千层塔
Huperzia serrata (Thunb.) Trevis.
凭证标本：罗城调查队 4-1-399（GXMI）
功效：全草，清热解毒、燥湿敛疮、止血定痛、散瘀、消肿。
功效来源：《中华本草》

马尾杉属 *Phlegmariurus* (Herter) Holub
华南马尾杉
Phlegmariurus austrosinicus (Ching) L. B. Zhang
功效：全草，消肿止痛、祛风止血、清热解毒、止咳、生肌。
功效来源：《药用植物辞典》
注：《广西中药资源名录》有记载。

福氏马尾杉 麂子草
Phlegmariurus fordii (Baker) Ching
功效：全草，祛风通络、消肿止痛、清热解毒。
功效来源：《中华本草》
注：《广西植物名录》有记载。

闽浙马尾杉 青丝龙
Phlegmariurus mingcheensis Ching
功效：全草，清热破血、消肿止痛、解毒。
功效来源：《中华本草》
注：《广西植物名录》有记载。

F.3. 石松科 Lycopodiaceae
藤石松属 *Lycopodiastrum* Holub ex Dixit
藤石松 舒筋草
Lycopodiastrum casuarinoides (Spring) Holub ex Dixit
凭证标本：罗城县普查队 451225130309017LY（IBK、GXMG、CMMI）
功效：地上部分，舒筋活血、祛风除湿。
功效来源：《广西壮族自治区瑶药材质量标准 第一卷》（2014年版）

石松属 *Lycopodium* L.
石松 伸筋草
Lycopodium japonicum Thunb. ex Murray
功效：干燥全草，祛风除湿、舒筋活络。
功效来源：《中国药典》（2020年版）
注：本种在罗城县域内普遍分布。

垂穗石松属 *Palhinhaea* Franco et Vasc. ex Vasc. et Franco
垂穗石松 伸筋草
Palhinhaea cernua (Linn.) Vasc. et Franco
凭证标本：罗城县普查队 451225121204034LY（IBK、GXMG、CMMI）
功效：全草，祛风散寒、除湿消肿、舒筋活血、止咳、解毒。
功效来源：《中华本草》

毛枝垂穗石松
Palhinhaea cernua (L.) Franco et Vasc. f. sikkimensis (Mueller) H. S. Kung
凭证标本：罗城北江公社医院 54803（GXMI）
功效：全草，祛风除湿、舒筋活络、活血止血。
功效来源：《药用植物辞典》

F.4. 卷柏科 Selaginellaceae
卷柏属 *Selaginella* P. Beauv.
薄叶卷柏
Selaginella delicatula (Desv.) Alston
凭证标本：罗城县普查队 451225130308020LY（IBK、GXMG、CMMI）
功效：全草，活血调血、清热解毒。
功效来源：《全国中草药汇编》

深绿卷柏 石上柏
Selaginella doederleinii Hieron.
凭证标本：罗城县普查队 451225130101022LY（IBK、GXMG、CMMI）
功效：全草，清热解毒、抗癌、止血。
功效来源：《广西壮族自治区壮药质量标准 第二卷》（2011年版）

疏松卷柏

Selaginella effusa Alston

凭证标本：秦仁昌 5789（IBK）

功效：全草，清热利湿、解毒。

功效来源：《中华本草》

兖州卷柏

Selaginella involvens (Sw.) Spring

凭证标本：罗城县普查队 451225130422021LY（IBK、GXMG、CMMI）

功效：全草，清热利湿、止咳、止血、解毒。

功效来源：《中药大辞典》

细叶卷柏

Selaginella labordei Heron. ex Christ

凭证标本：罗城县普查队 451225130101008LY（IBK、GXMG、CMMI）

功效：全草，清热利湿、消炎退热、止血、止喘。

功效来源：《全国中草药汇编》

江南卷柏

Selaginella moellendorffii Hieron.

凭证标本：罗城县普查队 451225121205011LY（IBK、GXMG、CMMI）

功效：全草，清热解毒、抗癌、止血。

功效来源：《广西壮族自治区壮药质量标准 第二卷》（2011年版）

翠云草

Selaginella uncinata (Desv.) Spring

凭证标本：罗城县普查队 451225121230022LY（IBK、GXMG、CMMI）

功效：全草，清热利湿、解毒、止血。

功效来源：《广西壮族自治区壮药质量标准 第一卷》（2008年版）

F.6. 木贼科 Equisetaceae

木贼属 *Equisetum* L.

披散木贼 密枝问荆

Equisetum diffusum D. Don

凭证标本：罗城县普查队 451225130721013LY（IBK、GXMG、CMMI）

功效：全草，清热利尿、明目退翳、接骨。

功效来源：《中华本草》

笔管草 笔筒草

Equisetum ramosissimum Desf. subsp. *debile* (Roxb. ex Vauch.) Hauke

功效：地上部分，疏风散热、明目退翳、止血。

功效来源：《广西壮族自治区壮药质量标准 第二卷》（2011年版）

注：《广西中药资源名录》有记载。

F.8. 阴地蕨科 Botrychiaceae

阴地蕨属 *Botrychium* Sw.

云南阴地蕨 云南小阴地蕨

Botrychium yunnanense Ching

凭证标本：罗城县普查队 451225131107031LY（IBK、GXMG、CMMI）

功效：全草，清热解毒、止咳平喘。

功效来源：《中华本草》

F.9. 瓶尔小草科 Ophioglossaceae

瓶尔小草属 *Ophioglossum* L.

瓶尔小草

Ophioglossum vulgatum L.

凭证标本：罗城县普查队 451225130424007LY（IBK、GXMG、CMMI）

功效：全草，清热解毒、消肿止痛。

功效来源：《全国中草药汇编》

F.11. 观音座莲科 Angiopteridaceae

观音座莲属 *Angiopteris* Hoffm.

福建观音座莲 马蹄蕨

Angiopteris fokiensis Hieron.

功效：干燥根状茎，清热凉血、祛瘀止血、镇痛安神。

功效来源：《广西壮族自治区壮药质量标准 第三卷》（2018年版）

注：《广西中药资源名录》有记载。

云南莲座蕨

Angiopteris yunnanensis Hieron.

凭证标本：罗城县普查队 451225130310039LY（IBK、GXMG、CMMI）

功效：根状茎，止咳止血、清热消肿、散瘀。

功效来源：《中华本草》

F.13. 紫萁科 Osmundaceae

紫萁属 *Osmunda* L.

紫萁 紫萁贯众

Osmunda japonica Thunb.

凭证标本：罗城县普查队 451225130720006LY（IBK、GXMG、CMMI）

功效：干燥根状茎和叶柄残基，清热解毒、止血、杀虫。

功效来源：《中国药典》（2020年版）

华南紫萁

Osmunda vachellii Hook.

凭证标本：罗城县普查队 451225130310002LY（IBK、

GXMG、CMMI）

功效：根状茎，凉血止血、清热解毒、驱虫。

功效来源：《广西中药材标准 第一册》

F.14. 瘤足蕨科 Plagiogyriaceae

瘤足蕨属 *Plagiogyria* Mett.

瘤足蕨 镰叶瘤足蕨

Plagiogyria adnata (Blume) Bedd.

凭证标本：R. C. Ching 5737（NAS）

功效：全草、根状茎，发表清热、祛风止痒、透疹。

功效来源：《中华本草》

华东瘤足蕨

Plagiogyria japonica Nakai

凭证标本：罗城县普查队 451225130727002LY（IBK、GXMG、CMMI）

功效：根状茎，清热解毒。

功效来源：《广西药用植物名录》

F.15. 里白科 Gleicheniaceae

芒萁属 *Dicranopteris* Bernh.

大芒萁

Dicranopteris ampla Ching et Chiu

凭证标本：罗城县普查队 451225130430019LY（IBK、GXMG、CMMI）

功效：髓心、嫩苗，解毒止血。

功效来源：《全国中草药汇编》

芒萁

Dicranopteris pedata (Houtt.) Nakaike

功效：幼叶、叶柄、根状茎，化瘀止血、清热利尿、解毒消肿。

功效来源：《中华本草》

注：《广西中药资源名录》有记载。

里白属 *Diplopterygium* (Diels) Nakai

中华里白

Diplopterygium chinense (Rosenst.) De Vol

凭证标本：罗城县普查队 451225130310041LY（IBK、GXMG、CMMI）

功效：根状茎，止血、接骨。

功效来源：《中华本草》

F.17. 海金沙科 Lygodiaceae

海金沙属 *Lygodium* Sw.

海南海金沙

Lygodium circinnatum (Burm. f.) Sw.

凭证标本：罗城县普查队 451225130308015LY（IBK、GXMG、CMMI）

功效：全草，清热利尿。

功效来源：《药用植物辞典》

曲轴海金沙 金沙藤

Lygodium flexuosum (L.) Sw.

凭证标本：罗城县普查队 451225130501019LY（IBK、GXMG、CMMI）

功效：干燥地上部分，清热解毒、利水通淋。

功效来源：《广西壮族自治区壮药质量标准 第三卷》（2018年版）

海金沙

Lygodium japonicum (Thunb.) Sw.

凭证标本：罗城县普查队 451225121204033LY（IBK、GXMG、CMMI）

功效：干燥成熟孢子、干燥地上部分，清利湿热、通淋止痛。

功效来源：《中国药典》（2020年版）

小叶海金沙 金沙藤

Lygodium microphyllum (Cav.) R. Br.

功效：干燥地上部分，清热解毒、利水通淋。

功效来源：《广西壮族自治区壮药质量标准 第三卷》（2018年版）

注：《广西中药资源名录》有记载。

F.18. 膜蕨科 Hymenophyllaceae

蕗蕨属 *Mecodium* Presl

蕗蕨

Mecodium badium (Hook. et Grev.) Copel.

凭证标本：罗城县普查队 451225121230011LY（IBK、GXMG、CMMI）

功效：全草，解毒清热、生肌止血。

功效来源：《中华本草》

F.19. 蚌壳蕨科 Dicksoniaceae

金毛狗属 *Cibotium* Kaulf.

金毛狗脊 狗脊

Cibotium barometz (L.) J. Sm.

凭证标本：罗城县普查队 451225121204014LY（IBK、GXMG、CMMI）

功效：根状茎，祛风湿、补肝肾、强腰膝。

功效来源：《中国药典》（2020年版）

F.20. 桫椤科 Cyatheaceae

桫椤属 *Alsophila* R. Br.

桫椤 龙骨风

Alsophila spinulosa (Wall. ex Hook.) R. M. Tryon

凭证标本：罗城县普查队 451225130310050LY（IBK、GXMG、CMMI）

功效：茎干，清肺胃热、祛风除湿。

功效来源：《中华本草》

F.22. 碗蕨科 Dennstaedtiaceae

鳞盖蕨属 *Microlepia* Presl

华南鳞盖蕨 边缘鳞盖蕨

Microlepia hancei Prantl

凭证标本：罗城县普查队 451225130425032LY （IBK、GXMG、CMMI）

功效：嫩叶，清热解毒、祛风活络。

功效来源：《中华本草》

边缘鳞盖蕨

Microlepia marginata (Panz.) C. Chr.

凭证标本：罗城县普查队 451225130308025LY （IBK、GXMG、CMMI）

功效：全草，清热解毒、祛风除湿。嫩枝，解毒、消肿。

功效来源：《药用植物辞典》

F.23. 鳞始蕨科 Lindsaeaceae

鳞始蕨属 *Lindsaea* Dry.

团叶鳞始蕨

Lindsaea orbiculata (Lam.) Mett.

凭证标本：罗城县普查队 451225130730005LY （IBK、GXMG、CMMI）

功效：全草，清热解毒、止血。

功效来源：《中华本草》

乌蕨属 *Sphenomeris* Maxon

乌蕨 金花草

Sphenomeris chinensis (L.) Maxon

功效：全草，清热解毒、利湿。

功效来源：《全国中草药汇编》

注：《广西中药资源名录》有记载。

F.26. 蕨科 Pteridiaceae

蕨属 *Pteridium* Scopoli

蕨

Pteridium aquilinum (L.) Kuhn var. *latiusculum* (Desv.) Underw. ex Heller

功效：根状茎或全草，清热利湿、消肿、安神。

功效来源：《全国中草药汇编》

注：《广西中药资源名录》有记载。

毛轴蕨 龙爪菜

Pteridium revolutum (Blume) Nakai

凭证标本：罗城县普查队 451225130310034LY （IBK、GXMG、CMMI）

功效：根状茎，解疮毒。

功效来源：《全国中草药汇编》

F.27. 凤尾蕨科 Pteridaceae

凤尾蕨属 *Pteris* L.

狭眼凤尾蕨

Pteris biaurita L.

凭证标本：罗城县普查队 451225130101015LY （IBK、GXMG、CMMI）

功效：全草，止痢、收敛止血。

功效来源：《中华本草》

刺齿半边旗 刺齿凤尾蕨

Pteris dispar Kunze

凭证标本：罗城县普查队 451225130606039LY （IBK、GXMG、CMMI）

功效：全草，清热解毒、祛瘀凉血。

功效来源：《中华本草》

剑叶凤尾蕨 井边茜

Pteris ensiformis Burm. f.

功效：全草，清热解毒、利尿。

功效来源：《全国中草药汇编》

注：《广西中药资源名录》有记载。

溪边凤尾蕨

Pteris excelsa Gaud.

凭证标本：罗城县普查队 451225130309001LY （IBK、GXMG、CMMI）

功效：全草，清热解毒、祛风解痉。

功效来源：《药用植物辞典》

井栏凤尾蕨 凤尾草

Pteris multifida Poir.

凭证标本：帅迁魁 54804（GXMI）

功效：全草，清热利湿、凉血止血、解毒止痢。

功效来源：《全国中草药汇编》

半边旗

Pteris semipinnata L.

功效：全草，清热解毒、凉血止血、解毒消肿。

功效来源：《广西壮族自治区壮药质量标准　第二卷》（2011年版）

注：《广西中药资源名录》有记载。

蜈蚣草

Pteris vittata L.

功效：根状茎或全草，祛风活血、解毒杀虫。

功效来源：《全国中草药汇编》

注：《广西中药资源名录》有记载。

F.30. 中国蕨科 Sinopteridaceae

粉背蕨属 *Aleuritopteris* Fée

银粉背蕨 通经草

Aleuritopteris argentea (Gmel.) Fée

凭证标本：罗城县普查队 451225130102018LY （IBK、GXMG、CMMI）

功效：全草，解毒消肿、活血通经、利湿、祛痰止咳。

功效来源：《中华本草》

碎米蕨属 *Cheilosoria* Trev.

毛轴碎米蕨 川层草

Cheilosoria chusana (Hook.) Ching et K. H. Shing

功效：全草，清热利湿、解毒。

功效来源：《中华本草》

注：《广西植物名录》有记载。

金粉蕨属 *Onychium* Kaulf.

野雉尾金粉蕨 小叶金花草

Onychium japonicum (Thunb.) Kunze

凭证标本：罗城县普查队 451225130102002LY （IBK、GXMG、CMMI）

功效：全草，清热解毒、利湿、止血。

功效来源：《广西壮族自治区壮药质量标准 第三卷》（2018年版）

F.31. 铁线蕨科 Adiantaceae

铁线蕨属 *Adiantum* L.

铁线蕨 猪鬃草

Adiantum capillus-veneris L. f. capillus-veneris

功效：全草，清热解毒、利尿消肿。

功效来源：《全国中草药汇编》

注：《广西植物名录》有记载。

条裂铁线蕨

Adiantum capillus-veneris L. f. dissectum (Mart. et Galeot.) Ching

功效：全草，清热解毒、软坚。

功效来源：《药用植物辞典》

注：《广西植物名录》有记载。

鞭叶铁线蕨

Adiantum caudatum L.

功效：全草，清热解毒、利水消肿。

功效来源：《中华本草》

注：《广西中药资源名录》有记载。

扇叶铁线蕨 铁线草

Adiantum flabellulatum L.

凭证标本：R. C. Ching 5262 （NAS）

功效：全草，清热解毒、利湿消肿。

功效来源：《广西中药材标准 第一册》

白垩铁线蕨

Adiantum gravesii Hance

凭证标本：罗城县普查队 451225121231005LY （IBK、GXMG、CMMI）

功效：全草，利水通淋、清热解毒。

功效来源：《中华本草》

假鞭叶铁线蕨 岩风子

Adiantum malesianum Ghatak

凭证标本：罗城县普查队 451225130606002LY （IBK、GXMG、CMMI）

功效：全草，利水通淋、清热解毒。

功效来源：《中华本草》

F.32. 水蕨科 Parkeriaceae

水蕨属 *Ceratopteris* Brongn.

水蕨

Ceratopteris thalictroides (L.) Brongn.

功效：全草，散瘀拔毒、镇咳、化痰、止痢、止血。

功效来源：《全国中草药汇编》

注：《广西中药资源名录》有记载。

F.35. 书带蕨科 Vittariaceae

书带蕨属 *Haplopteris* Presl

书带蕨

Haplopteris flexuosa (Fée) E. H. Crane.

凭证标本：罗城县普查队 451225130310062LY （IBK、GXMG、CMMI）

功效：全草，疏风清热、舒筋止痛、健脾消疳、止血。

功效来源：《中华本草》

F.36. 蹄盖蕨科 Athyriaceae

短肠蕨属 *Allantodia* R. Br. emend. Ching

毛柄短肠蕨

Allantodia dilatata (Blume) Ching

功效：根状茎，清热解毒、除湿驱虫、杀虫。

功效来源：《药用植物辞典》

注：《广西植物名录》有记载。

双盖蕨属 *Diplazium* Sw.

厚叶双盖蕨

Diplazium crassiusculum Ching

凭证标本：罗城县普查队 451225130101004LY （IBK、GXMG、CMMI）

功效：全株，清热凉血、利尿、通淋。

功效来源：《药用植物辞典》

单叶双盖蕨

Diplazium subsinuatum (Wall. ex Hook. et Grev.) Tagawa

凭证标本：罗城县普查队 451225130308022LY（IBK、GXMG、CMMI）

功效：全草，凉血止血、利尿通淋。

功效来源：《广西中药材标准 第一册》

F.37. 肿足蕨科 Hypodematiaceae

肿足蕨属 *Hypodematium* Kunze

肿足蕨

Hypodematium crenatum (Forsk.) Kuhn

凭证标本：罗城县普查队 451225121230005LY（IBK、GXMG、CMMI）

功效：全草，祛风利湿、止血、解毒。

功效来源：《全国中草药汇编》

F.38. 金星蕨科 Thelypteridaceae

毛蕨属 *Cyclosorus* Link

渐尖毛蕨

Cyclosorus acuminatus (Houtt.) Nakai

凭证标本：罗城县普查队 451225121205018LY（IBK、GXMG、CMMI）

功效：根状茎，清热解毒、祛风除湿、健脾。

功效来源：《中华本草》

干旱毛蕨

Cyclosorus aridus (D. Don) Tagawa

凭证标本：罗城县普查队 451225130430047LY（IBK、GXMG、CMMI）

功效：全草，清热解毒、止痢。

功效来源：《中华本草》

齿牙毛蕨 篦子舒筋草

Cyclosorus dentatus (Forssk.) Ching

凭证标本：罗城县普查队 451225130311039LY（IBK、GXMG、CMMI）

功效：根状茎，舒筋、活络、散寒。

功效来源：《全国中草药汇编》

华南毛蕨

Cyclosorus parasiticus (L.) Farwell.

凭证标本：罗城县普查队 451225121230030LY（IBK、GXMG、CMMI）

功效：全草，祛风、除湿。

功效来源：《中华本草》

针毛蕨属 *Macrothelypteris* (H. Ito) Ching

普通针毛蕨

Macrothelypteris torresiana (Gaud.) Ching

凭证标本：罗城县普查队 451225130519002LY（IBK、GXMG、CMMI）

功效：全株，用于治疗水肿、痈毒。

功效来源：《药用植物辞典》

卵果蕨属 Phegopteris Fée

延羽卵果蕨

Phegopteris decursive-pinnata (van Hall) Fée

功效：根状茎，利湿消肿、收敛解毒。

功效来源：《全国中草药汇编》

注：《广西植物名录》有记载。

新月蕨属 *Pronephrium* Presl

红色新月蕨

Pronephrium lakhimpurense (Rosenst.) Holttum

凭证标本：罗城县普查队 451225130309025LY（IBK、GXMG、CMMI）

功效：根状茎，清热解毒、祛瘀止血。

功效来源：《中华本草》

披针新月蕨 鸡血莲

Pronephrium penangianum (Hook.) Holttum

凭证标本：罗城县普查队 451225130423014LY（IBK、GXMG、CMMI）

功效：根状茎、叶，活血调经、散瘀止痛、除湿。

功效来源：《中华本草》

三羽新月蕨 蛇退步

Pronephrium triphyllum (Sw.) Holttum

凭证标本：罗城县普查队 451225130610013LY（IBK、GXMG、CMMI）

功效：全草，清热解毒、散瘀消肿、化痰止咳。

功效来源：《中药大辞典》

F.39. 铁角蕨科 Aspleniaceae

铁角蕨属 *Asplenium* L.

线裂铁角蕨

Asplenium coenobiale Hance

凭证标本：罗城县普查队 451225121205033LY（IBK、GXMG、CMMI）

功效：全草，用于风湿痹痛、小儿麻痹、月经不调。

功效来源：《广西中药资源名录》

厚叶铁角蕨 旋鸡尾

Asplenium griffithianum Hook.

凭证标本：罗城县普查队 451225130101016LY（IBK、GXMG、CMMI）

功效：根状茎，清热解毒、利湿。

功效来源：《中华本草》

倒挂铁角蕨 倒挂草

Asplenium normale D. Don

凭证标本：罗城县普查队 451225121204002LY（IBK、GXMG、CMMI）

功效：全草，清热解毒、止血。

功效来源：《中华本草》

北京铁角蕨 铁杆地柏枝
Asplenium pekinense Hance
功效：全草，化痰止咳、清热解毒、止血。
功效来源：《中华本草》
注：《广西植物名录》有记载。

长叶铁角蕨 倒生根
Asplenium prolongatum Hook.
凭证标本：罗城调查队 4-1-381（GXMI）
功效：干燥全草，活血化瘀、祛风除湿、通关节。
功效来源：《广西壮族自治区瑶药材质量标准 第一卷》（2014年版）

岭南铁角蕨
Asplenium sampsonii Hance
凭证标本：罗城县普查队 451225121205013LY（IBK、GXMG、CMMI）
功效：全草，清热解毒、止咳化痰、止血、消疳。
功效来源：《中华本草》

石生铁角蕨 石上铁角蕨
Asplenium saxicola Ros.
凭证标本：罗城县普查队 451225121231008LY（IBK、GXMG、CMMI）
功效：全草，清热润肺、解毒消肿。
功效来源：《中华本草》

都匀铁角蕨
Asplenium toramanum Makino
凭证标本：周厚高 2255（IBK）
功效：全草，外用治跌打损伤。
功效来源：《广西中药资源名录》

狭翅铁角蕨
Asplenium wrightii A. A. Eaton ex Hook.
凭证标本：罗城县普查队 451225130101011LY（IBK、GXMG、CMMI）
功效：根状茎，外用治伤口不收。
功效来源：《广西中药资源名录》

巢蕨属 *Neottopteris* J. Sm.
狭翅巢蕨 斩妖剑
Neottopteris antrophyoides (Christ) Ching
功效：全草，利尿通淋、解毒消肿。
功效来源：《中华本草》
注：《广西植物名录》有记载。

F.41. 球子蕨科 Onocleaceae
荚果蕨属 *Matteuccia* Todaro
荚果蕨 荚果蕨贯众
Matteuccia struthiopteris (L.) Todaro

功效：根状茎，清热解毒、杀虫、止血。
功效来源：《中华本草》
注：本种在罗城县域内零星分布。

F.42. 乌毛蕨科 Blechnaceae
乌毛蕨属 *Blechnum* L.
乌毛蕨 贯众
Blechnum orientale L.
凭证标本：罗城县普查队 451225130310032LY（IBK、GXMG、CMMI）
功效：根状茎，清热解毒、凉血止血、杀虫。
功效来源：《广西中药材标准 第一册》

狗脊属 *Woodwardia* Smith
狗脊
Woodwardia japonica (L. f.) Sm.
凭证标本：罗城县普查队 451225130310011LY（IBK）
功效：根状茎，用于虫积腹痛、流行性感冒、风湿痹痛、蛇咬伤。
功效来源：《广西中药资源名录》

F.45. 鳞毛蕨科 Dryopteridaceae
复叶耳蕨属 *Arachniodes* Blume
刺头复叶耳蕨 复叶耳蕨
Arachniodes exilis (Hance) Ching
功效：根状茎，清热解毒、敛疮。
功效来源：《中华本草》
注：《广西植物名录》有记载。

贯众属 *Cyrtomium* Presl
镰羽贯众
Cyrtomium balansae (Christ) C. Chr.
凭证标本：罗城县普查队 451225130310017LY（IBK、GXMG、CMMI）
功效：根状茎，清热解毒、驱虫。
功效来源：《中华本草》

贯众 小贯众
Cyrtomium fortunei J. Sm.
凭证标本：罗城县普查队 451225130420008LY（IBK、GXMG、CMMI）
功效：根状茎、叶柄残基，清热平肝、解毒杀虫、止血。
功效来源：《全国中草药汇编》

鳞毛蕨属 *Dryopteris* Adans.
阔鳞鳞毛蕨 润鳞鳞毛蕨
Dryopteris championii (Benth.) C. Chr.
功效：根状茎，敛疮、解毒。
功效来源：《全国中草药汇编》

注：《广西植物名录》有记载。

变异鳞毛蕨
Dryopteris varia (L.) Kuntze
凭证标本：罗城县普查队 451225130421055LY （IBK、GXMG、CMMI）
功效：根状茎，清热、止痛。
功效来源：《中华本草》

耳蕨属 *Polystichum* Roth
钝齿耳蕨
Polystichum deltodon (Baker) Diels var. *henryi* Christ
凭证标本：罗城县普查队 451225121230018LY （IBK、GXMG、CMMI）
功效：全草，活血止痛、消肿、利尿。
功效来源：《全国中草药汇编》

F.46. 叉蕨科 Tectariaceae
叉蕨属 *Tectaria* Cav.
三叉蕨 三羽叉蕨
Tectaria subtriphylla (Hook. et Arn.) Copel.
凭证标本：罗城县普查队 451225130311023LY （IBK、GXMG、CMMI）
功效：叶，祛风除湿、解毒止血。
功效来源：《中华本草》

F.47. 实蕨科 Bolbitidaceae
实蕨属 *Bolbitis* Schott
长叶实蕨
Bolbitis heteroclita (C. Presl) Ching
凭证标本：罗城县普查队 451225130501006LY （IBK、GXMG、CMMI）
功效：全草，清热止咳、凉血止血。
功效来源：《中华本草》

华南实蕨
Bolbitis subcordata (Copel.) Ching
功效：全草，清热解毒、凉血止血。
功效来源：《中华本草》
注：《广西植物名录》有记载。

F.49. 舌蕨科 Elapoglossaceae
舌蕨属 *Elaphoglossum* Schott
华南舌蕨
Elaphoglossum yoshinagae (Yatabe) Makino
功效：根，清热利湿。
功效来源：《中华本草》
注：本种在罗城县域内普遍分布。

F.50. 肾蕨科 Nephrolepidaceae
肾蕨属 *Nephrolepis* Schott
肾蕨
Nephrolepis cordifolia (L.) C. Presl
功效：块茎，清热利湿、止咳通淋、消肿解毒。
功效来源：《广西壮族自治区壮药质量标准 第二卷》（2011年版）
注：《广西植物名录》有记载。

F.52. 骨碎补科 Davalliaceae
阴石蕨属 *Humata* Cav.
阴石蕨 红毛蛇
Humata repens (L. f.) J. Small ex Diels
功效：根状茎，活血散瘀、清热利湿。
功效来源：《全国中草药汇编》
注：本种在县域内普遍分布。

圆盖阴石蕨 白毛蛇
Humata tyermannii T. Moore
凭证标本：罗城县普查队 451225130307006LY （IBK、GXMG、CMMI）
功效：根状茎，祛风除湿、止血、利尿。
功效来源：《全国中草药汇编》

F.54. 双扇蕨科 Dipteridaceae
双扇蕨属 *Dipteris* Reinw.
中华双扇蕨 半边藕
Dipteris chinensis Christ
功效：根状茎，清热利湿。
功效来源：《中华本草》
注：本种在罗城县域内零星分布。

F.56. 水龙骨科 Polypodiaceae
线蕨属 *Colysis* C. Presl
掌叶线蕨 石壁莲
Colysis digitata (Baker) Ching
凭证标本：罗城县普查队 451225130310066LY （IBK、GXMG、CMMI）
功效：叶，活血散瘀、解毒止痛、利尿通淋。
功效来源：《中华本草》

曲边线蕨
Colysis elliptica (Thunb.) Ching var. *flexiloba* (Christ) L. Shi et X. C. Zhang
功效：全株，活血祛瘀。
功效来源：《药用植物辞典》
注：本种在罗城县域内普遍分布。

宽羽线蕨
Colysis elliptica (Thunb.) Ching var. *pothifolia* Ching

凭证标本：罗城县普查队 451225130312014LY（IBK、GXMG、CMMI）

功效：根状茎、全草，祛风通络、散瘀止痛。

功效来源：《中华本草》

断线蕨

Colysis hemionitidea (C. Presl) C. Presl

凭证标本：罗城县普查队 451225130309038LY（IBK、GXMG、CMMI）

功效：叶，解毒、清热利尿。

功效来源：《中华本草》

伏石蕨属 *Lemmaphyllum* C. Presl

肉质伏石蕨 金鱼藤

Lemmaphyllum carnosum (J. Sm. ex Hook.) C. Presl

凭证标本：罗城县普查队 451225130311012LY（IBK、GXMG、CMMI）

功效：全草，清热止咳、活血散瘀、解毒消肿。

功效来源：《中华本草》

伏石蕨

Lemmaphyllum microphyllum C. Presl var. *microphyllum*

功效：全草，清热解毒、凉血止血、润肺止咳。

功效来源：《药用植物辞典》

注：《广西中药资源名录》有记载。

倒卵叶伏石蕨 上石田螺

Lemmaphyllum microphyllum C. Presl var. *obovatum* (Harr.) C. Chr.

凭证标本：蓝番福 4664（GXMI）

功效：全草，清肺止咳、凉血止血、通络止痛、清热解毒。

功效来源：《中华本草》

骨牌蕨属 *Lepidogrammitis* Ching

披针骨牌蕨

Lepidogrammitis diversa (Rosenst.) Ching

功效：全草，清热利湿、止痛止血。

功效来源：《药用植物辞典》

注：《广西植物名录》有记载。

抱石莲 鱼鳖金星

Lepidogrammitis drymoglossoides (Baker) Ching

功效：全草，清热解毒、祛风化痰、凉血祛瘀。

功效来源：《全国中草药汇编》

注：《广西植物名录》有记载。

骨牌蕨 上树咳

Lepidogrammitis rostrata (Bedd.) Ching

凭证标本：罗城县普查队 451225130101012LY（IBK、GXMG、CMMI）

功效：全草，清热利尿、止咳、除烦、解毒消肿。

功效来源：《中华本草》

瓦韦属 *Lepisorus* (J. Sm.) Ching

粤瓦韦

Lepisorus obscure-venulosus (Hayata) Ching

功效：全草，清热解毒、利尿消肿、止咳、止血、通淋。

功效来源：《药用植物辞典》

注：《广西植物名录》有记载。

瓦韦

Lepisorus thunbergianus (Kaulf.) Ching

凭证标本：罗城县普查队 451225130428009LY（IBK、GXMG、CMMI）

功效：全草，清热解毒、利尿消肿、止血、止咳。

功效来源：《全国中草药汇编》

阔叶瓦韦

Lepisorus tosaensis (Makino) H. Ito

凭证标本：罗城县普查队 451225130728018LY（IBK）

功效：全草，利尿通淋。

功效来源：《药用植物辞典》

星蕨属 *Microsorum* Link

江南星蕨 大叶骨牌草

Microsorum fortunei (T. Moore) Ching

凭证标本：罗城县普查队 451225121205019LY（IBK、GXMG、CMMI）

功效：全草，清热利湿、凉血解毒。

功效来源：《中华本草》

有翅星蕨

Microsorum pteropus (Blume) Copel.

凭证标本：罗城县普查队 451225130309035LY（IBK、GXMG、CMMI）

功效：全株，清热利尿。

功效来源：《药用植物辞典》

广叶星蕨

Microsorum steerei (Harr.) Ching

功效：全草，清热利尿、活血散瘀、消肿止痛。

功效来源：《药用植物辞典》

注：《广西植物名录》有记载。

盾蕨属 *Neolepisorus* Ching

盾蕨 大金刀

Neolepisorus ovatus (Bedd.) Ching

凭证标本：罗城县普查队 451225130426012LY（IBK、GXMG、CMMI）

功效：全草、叶，清热利湿、凉血止血。

功效来源：《全国中草药汇编》

假瘤蕨属 _Phymatopteris_ Pic. Serm.
大果假瘤蕨 金星草
Phymatopteris griffithiana (Hook.) Pic. Serm.
功效：全草，清热凉血、解毒消肿。
功效来源：《中华本草》
注：《广西植物名录》有记载。

瘤蕨属 _Phymatosorus_ Pic. Serm.
光亮瘤蕨 猪毛蕨
Phymatosorus cuspidatus (D. Don) Pic. Serm.
凭证标本：罗城县普查队 451225121205036LY（IBK、GXMG、CMMI）
功效：根状茎，补肾、活血消肿、接骨。
功效来源：《中华本草》

水龙骨属 _Polypodiodes_ Ching
友水龙骨
Polypodiodes amoena (Wall. ex Mett.) Ching
凭证标本：罗城县普查队 451225130101007LY（IBK、GXMG、CMMI）
功效：根状茎，清热解毒、祛风除湿。
功效来源：《全国中草药汇编》

日本水龙骨 水龙骨
Polypodiodes niponica (Mett.) Ching
功效：全草，祛湿清热、祛风通络、平肝明目。
功效来源：《云南中药资源名录》
注：《广西植物名录》有记载。

石韦属 _Pyrrosia_ Mirbel
光石韦
Pyrrosia calvata (Baker) Ching
凭证标本：罗城县普查队 451225121205015LY（IBK、GXMG、CMMI）
功效：全草，利尿通淋、清热止血。
功效来源：《广西壮族自治区壮药质量标准 第二卷》（2011年版）

石韦
Pyrrosia lingua (Thunb.) Farwell
凭证标本：罗城县普查队 451225130724006LY（IBK）
功效：干燥叶，利尿通淋、清肺止咳、凉血止血。
功效来源：《中国药典》（2020年版）

相似石韦
Pyrrosia similis Ching
功效：全草、叶，清热利尿、通淋、接骨。
功效来源：《药用植物辞典》
注：《广西植物名录》有记载。

中越石韦 宽尾石韦
Pyrrosia tonkinensis (Giesenh.) Ching
凭证标本：罗城县普查队 451225121205035LY（IBK、GXMG、CMMI）
功效：全草，清肺热、利尿通淋。
功效来源：《中华本草》

F.57. 槲蕨科 Drynariaceae
槲蕨属 _Drynaria_ (Bory) J. Sm.
团叶槲蕨
Drynaria bonii Christ
凭证标本：罗城县普查队 451225121205016LY（IBK、GXMG、CMMI）
功效：根状茎，益肾气、壮筋骨、散瘀止血。
功效来源：《中华本草》

槲蕨 骨碎补
Drynaria roosii Nakaike
凭证标本：罗城县普查队 451225130311014LY（IBK、GXMG、CMMI）
功效：干燥根状茎，疗伤止痛、补肾强骨、消风祛斑。
功效来源：《中国药典》（2020年版）

F.60. 剑蕨科 Loxogrammaceae
剑蕨属 _Loxogramme_ (Blume) C. Presl
中华剑蕨
Loxogramme chinensis Ching
功效：根状茎、全草，清热解毒、利尿。
功效来源：《中华本草》
注：《广西植物名录》有记载。

F.61. 蘋科 Marsileaceae
蘋属 _Marsilea_ L.
蘋
Marsilea quadrifolia L.
凭证标本：罗城县普查队 451225130519011LY（IBK）
功效：全草，清热解毒、消肿利湿、止血、安神。
功效来源：《新华本草纲要》

F.62. 槐叶蘋科 Salviniaceae
槐叶蘋属 _Salvinia_ Adans.
槐叶蘋
Salvinia natans (L.) All.
凭证标本：罗城县普查队 451225130427038LY（IBK）
功效：全草，用于虚劳发热；外用治湿疹、丹毒、疔疮。
功效来源：《广西中药资源名录》

F.63. 满江红科 Azollaceae

满江红属 *Azolla* Lam.

满江红 满江红根

Azolla pinnata R. Brown subsp. *asiatica* R. M. K. Saunders et K. Fowler

凭证标本：罗城县普查队 451225130425011LY（IBK、GXMG、CMMI）

功效：根，润肺止咳。

功效来源：《中华本草》

种子植物门 Spermatophyta

G.1. 苏铁科 Cycadaceae

苏铁属 *Cycas* L.

苏铁

Cycas revoluta Thunb.

功效：叶、根、大孢子叶及种子，收敛止血、解毒止痛。

功效来源：《全国中草药汇编》

注：民间常见栽培物种。

G.2. 银杏科 Ginkgoaceae

银杏属 *Ginkgo* L.

银杏

Ginkgo biloba L.

凭证标本：罗城县普查队 451225131108049LY（IBK、GXMG、CMMI）

功效：干燥叶及成熟种子，活血化瘀、通络止痛、敛肺平喘、化浊降脂。

功效来源：《中国药典》（2020年版）

G.4. 松科 Pinaceae

松属 *Pinus* L.

华南五针松

Pinus kwangtungensis Chun ex Tsiang

凭证标本：091-广东松-01（IBK）

功效：根、分枝节，用于风湿骨痛、关节不利。

功效来源：《广西中药资源名录》

马尾松 油松节

Pinus massoniana Lamb.

功效：分枝节、瘤状节，祛风除湿、通络止痛。花粉，收敛止血、燥湿敛疮。

功效来源：《中国药典》（2020年版）

注：《广西中药资源名录》有记载。

G.5. 杉科 Taxodiaceae

柳杉属 *Cryptomeria* DC.

日本柳杉 柳杉

Cryptomeria japonica (Thunb. ex L. f.) D. Don

功效：根皮、树皮，解毒杀虫、止痒。叶，清热解毒。

功效来源：《中华本草》

注：民间常见栽培物种。

杉木属 *Cunninghamia* R. Br.

杉木 杉木叶

Cunninghamia lanceolata (Lamb.) Hook.

功效：干燥叶或带叶嫩枝，祛风止痛、散瘀止血。

功效来源：《广西中药材标准 第一册》

注：《广西中药资源名录》有记载。

水杉属 *Metasequoia* Hu & W. C. Cheng

水杉

Metasequoia glyptostroboides Hu et W. C. Cheng

功效：叶、果实，清热解毒、消炎止痛。

功效来源：《药用植物辞典》

注：民间常见栽培物种。

G.6. 柏科 Cupressaceae

柏木属 *Cupressus* L.

柏木 柏树

Cupressus funebris Endl.

功效：种子，祛风清热、安神、止血。叶，止血生肌。树脂，解热、燥湿、镇痛。

功效来源：《全国中草药汇编》

注：民间常见栽培物种。

刺柏属 *Juniperus* L.

圆柏

Juniperus chinensis L.

功效：枝、叶、树皮，祛风散寒、活血消肿、解毒利尿。

功效来源：《全国中草药汇编》

注：民间常见栽培物种。

侧柏属 *Platycladus* Spach

侧柏

Platycladus orientalis (L.) Franco f. orientalis

凭证标本：罗城北江公社医院 4679（GXMI）

功效：干燥枝梢和叶、成熟种仁，凉血止血、化痰止咳、生发乌发。

功效来源：《中国药典》（2020年版）

垂枝侧柏 柏子仁

Platycladus orientalis (L.) Franco f. pendula Q. Q. Liu et H. Y. Ye

功效：种仁，养心安神、敛汗、润肠通便。叶，凉血止血、止咳祛痰、祛风除湿、散肿毒。

功效来源：《中华本草》

注：民间常见栽培物种。

千头柏
Platycladus orientalis (L.) Franco 'Sieboldii'
功效：枝梢、叶，用于肺热咳嗽、咳血。
功效来源：《广西中药资源名录》
注：民间常见栽培物种。

G.07. 罗汉松科 Podocarpaceae
鸡毛松属 *Dacrycarpus* (Endl.) de Laub.
鸡毛松
Dacrycarpus imbricatus (Blume) de Laub. var. *patulus* de Laub.
功效：全株，清热消肿、消炎、杀虫、止痒。
功效来源：《药用植物辞典》
注：《广西植物名录》有记载。

竹柏属 *Nageia* Gaertn.
竹柏
Nageia nagi (Thunb.) Kuntze
功效：叶，止血、接骨、消肿。树皮、根，祛风除湿。
功效来源：《药用植物辞典》
注：民间常见栽培物种。

罗汉松属 *Podocarpus* L'Her. ex Pers.
短叶罗汉松 小叶罗汉松
Podocarpus macrophyllus (Thunb.) Sweet var. *maki* Sieb. et Zucc.
功效：叶、根皮、种子，活血、补血、舒筋活络。
功效来源：《全国中草药汇编》
注：《广西中药资源名录》有记载。

百日青
Podocarpus neriifolius D. Don
凭证标本：韦光代 0102（IBK）
功效：果实，益气补中。
功效来源：《药用植物辞典》

G.08. 三尖杉科 Cephalotaxaceae
三尖杉属 *Cephalotaxus* Sieb. et Zucc.
三尖杉
Cephalotaxus fortunei Hook.
功效：种子及枝、叶，驱虫、消积。
功效来源：《全国中草药汇编》
注：本种在罗城县域内普遍分布。

海南粗榧
Cephalotaxus mannii Hook. f.
凭证标本：罗城县普查队 451225131108038LY （IBK、GXMG、CMMI）
功效：全株，用于急性白血病和淋巴肉瘤等。
功效来源：《广西中药资源名录》

G.09. 红豆杉科 Taxaceae
红豆杉属 *Taxus* L.
南方红豆杉
Taxus wallichiana Zucc. var. *mairei* (Lemée et H. Lév.) L. K. Fu et Nan Li
功效：叶，用于扁桃体炎。种子，用于食滞虫积。
功效来源：《广西中药资源名录》
注：本种在罗城县域内普遍分布。

G.10. 买麻藤科 Gnetaceae
买麻藤属 *Gnetum* L.
买麻藤
Gnetum montanum Markgr.
凭证标本：罗城县普查队 451225130426019LY （IBK、GXMG、CMMI）
功效：干燥藤茎，祛风活血、消肿止痛、化痰止咳。
功效来源：《广西中药材标准 第二册》（1996年）

小叶买麻藤 买麻藤
Gnetum parvifolium (Warb.) W. C. Cheng
凭证标本：罗城县普查队 451225130310009LY （IBK、GXMG、CMMI）
功效：干燥藤茎，祛风活血、消肿止痛、化痰止咳。
功效来源：《广西中药材标准 第二册》（1996年）

被子植物门 Angiospermae
1. 木兰科 Magnoliaceae
厚朴属 *Houpoëa* N. H. Xia et C. Y. Wu
厚朴
Houpoëa officinalis (Rehder et E. H. Wilson) N. H. Xia et C. Y. Wu
凭证标本：罗城县普查队 451225130807004LY （IBK、GXMG、CMMI）
功效：干燥树皮、根皮、枝皮及花蕾，燥湿消痰、下气除满。
功效来源：《中国药典》（2020年版）

长喙木兰属 *Lirianthe* Spach
香港木兰 长叶木兰
Lirianthe championii Benth.
凭证标本：罗城调查队 4-1-1509（GXMI）
功效：树皮，用于食滞腹胀痛。叶，用于咳嗽。花，用于头痛、鼻塞、痰多。
功效来源：《广西中药资源名录》

夜香木兰

Lirianthe coco (Lour.) N. H. Xia et C. Y. Wu

凭证标本：罗城县普查队 451225130421023LY（IBK、GXMG、CMMI）

功效：花，舒肝理气、活血化瘀、驳骨、安五脏。根皮，散瘀除湿。

功效来源：《药用植物辞典》

含笑属 *Michelia* L.

白兰 白兰花

Michelia alba DC.

功效：根、叶、花，芳香化湿、利尿、止咳化痰。

功效来源：《全国中草药汇编》

注：民间常见栽培物种。

含笑花

Michelia figo (Lour.) Spreng.

功效：花，用于月经不调。叶，用于跌打损伤。

功效来源：《药用植物辞典》

注：民间常见栽培物种。

醉香含笑

Michelia macclurei Dandy

功效：树皮、叶，用于腹泻。

功效来源：《广西中药资源名录》

注：《广西植物名录》有记载。

2a. 八角科 Illiciaceae

八角属 *Illicium* L.

假地枫皮

Illicium jiadifengpi B. N. Chang

功效：树皮，祛风除湿、行气止痛。

功效来源：《中华本草》

注：《广西植物名录》有记载。

短梗八角

Illicium pachyphyllum A. C. Sm.

功效：根、树皮，消肿止痛。

功效来源：《药用植物辞典》

注：《广西植物名录》有记载。

八角 八角茴香

Illicium verum Hook. f.

凭证标本：罗城县普查队 451225130430031LY（IBK、GXMG、CMMI）

功效：果实，温阳散寒、理气止痛。

功效来源：《中国药典》（2020年版）

3. 五味子科 Schisandraceae

南五味子属 *Kadsura* Juss.

狭叶南五味子

Kadsura angustifolia A. C. Sm.

凭证标本：罗城县普查队 451225130611017LY（IBK、GXMG、CMMI）

功效：全株、茎藤、根，用于风湿骨痛、骨折、跌打损伤、外伤出血。叶，外敷用于外伤出血、皮肤湿疹、乳腺炎。

功效来源：《药用植物辞典》

黑老虎 大钻

Kadsura coccinea (Lem.) A. C. Sm.

功效：干燥根，行气活血、祛风止痛。

功效来源：《广西壮族自治区壮药质量标准　第二卷》（2011年版）

注：《广西中药资源名录》有记载。

异形南五味子 海风藤

Kadsura heteroclita (Roxb.) Craib

功效：干燥藤茎，祛风散寒、行气止痛、舒筋活络。

功效来源：《广西壮族自治区壮药质量标准　第一卷》（2008年版）

注：《广西中药资源名录》有记载。

五味子属 *Schisandra* Michx.

绿叶五味子

Schisandra viridis A. C. Smith

功效：藤茎或根，祛风活血、行气止痛。

功效来源：《中华本草》

注：《广西植物名录》有记载。

东亚五味子

Schisandra elongata (Blume) Baill.

凭证标本：罗城专业队 4-1-029（GXMI）

功效：叶、果实，用于婴儿便秘、胃功能失调。

功效来源：《药用植物辞典》

翼梗五味子 紫金血藤

Schisandra henryi C. B. Clarke

凭证标本：罗城调查队 4-1-425（GXMI）

功效：藤茎、根，祛风除湿、行气止痛、活血止血。

功效来源：《中华本草》

8. 番荔枝科 Annonaceae

鹰爪花属 *Artabotrys* R. Br.

香港鹰爪花

Artabotrys hongkongensis Hance

凭证标本：罗城调查队 4-1-1663（GXMI）

功效：全株，用于风湿骨痛。花序梗，用于狂犬咬伤。

功效来源：《药用植物辞典》

瓜馥木属 *Fissistigma* Griff.

瓜馥木 钻山风

Fissistigma oldhamii (Hemsl.) Merr.

凭证标本：罗城县普查队 451225130501008LY （IBK、GXMG、CMMI）

功效：干燥根及藤茎，祛风镇痛、活血化瘀。

功效来源：《广西壮族自治区瑶药材质量标准 第一卷》（2014年版）

黑风藤 黑皮跌打

Fissistigma polyanthum (Hook. f. et Thomson) Merr.

凭证标本：罗城调查队 4-1-02 （GXMI）

功效：藤茎，祛风除湿、强筋骨、活血止痛。

功效来源：《广西壮族自治区壮药质量标准 第一卷》（2008年版）

凹叶瓜馥木

Fissistigma retusum (H. Lév.) Rehder

凭证标本：陈少卿 14957 （IBK）

功效：根、茎，用于风湿骨痛、跌打损伤、小儿麻痹症后遗症。

功效来源：《广西中药资源名录》

野独活属 *Miliusa* Lesch. ex A. DC.

野独活

Miliusa chunii W. T. Wang

凭证标本：罗城县普查队 451225130312011LY （IBK、GXMG、CMMI）

功效：根、茎，用于心胃气痛、疝痛、肾虚腰痛、风湿痹痛、痛经。

功效来源：《广西中药资源名录》

11. 樟科 Lauraceae

无根藤属 *Cassytha* L.

无根藤

Cassytha filiformis L.

凭证标本：罗城县普查队 451225130311062LY （IBK、GXMG、CMMI）

功效：全草，清热利湿、凉血止血。

功效来源：《广西壮族自治区壮药质量标准 第一卷》（2008年版）

樟属 *Cinnamomum* Schaeff.

毛桂 山桂皮

Cinnamomum appelianum Schewe

功效：树皮，温中理气、发汗解肌。

功效来源：《中华本草》

注：本种在罗城县域内普遍分布。

华南桂 野桂皮

Cinnamomum austrosinense H. T. Chang

凭证标本：罗城县普查队 451225130428021LY （IBK、GXMG、CMMI）

功效：树皮，散寒、温中、止痛。

功效来源：《中华本草》

阴香

Cinnamomum burmanni (Nees et T. Nees) Blume

凭证标本：罗城县普查队 451225121205009LY （IBK、GXMG、CMMI）

功效：树皮或根，温中止痛、祛风散寒、解毒消肿、止血。

功效来源：《广西壮族自治区壮药质量标准 第二卷》（2011年版）

樟 香樟

Cinnamomum camphora (L.) Presl

功效：根，祛风散寒、行气止痛。

功效来源：《广西壮族自治区壮药质量标准 第一卷》（2008年版）

注：《广西中药资源名录》有记载。

肉桂

Cinnamomum cassia (L.) D. Don

凭证标本：罗城县普查队 451225130430032LY （IBK、GXMG、CMMI）

功效：干燥树皮，嫩枝，补火助阳、引火归元、散寒止痛、温通经脉。

功效来源：《中国药典》（2020年版）

沉水樟

Cinnamomum micranthum (Hayata) Hayata

凭证标本：韦占业 01050 （IBK）

功效：挥发油，含有松油醇、葵醛、十五烷醛。

功效来源：《药用植物辞典》

川桂 柴桂

Cinnamomum wilsonii Gamble

凭证标本：广西林业厅 21 （IBK）

功效：树皮，祛风止痛。

功效来源：《广西中药材标准 第一册》

厚壳桂属 *Cryptocarya* R. Br.

丛花厚壳桂

Cryptocarya densiflora Blume

凭证标本：陈文 84417 （IBK）

功效：茎皮，含侧厚壳桂花碱，此成分有抗癌活性，对鼻咽癌KB有细胞抑制作用，亦有抗单片性疱疹病毒作用。

功效来源：《药用植物辞典》

山胡椒属 *Lindera* Thunb.

山胡椒

Lindera glauca (Sieb. et Zucc.) Blume

凭证标本：罗城县普查队 451225130427027LY（IBK、GXMG、CMMI）

功效：果实及根，温中散寒、行气止痛、平喘。

功效来源：《中华本草》

网叶山胡椒 山香果

Lindera metcalfiana C. K. Allen var. dictyophylla (C. K. Allen) H. P. Tsui

凭证标本：罗城县普查队 451225130310016LY（IBK、GXMG、CMMI）

功效：果实，补肝肾、暖腰膝。

功效来源：《中华本草》

木姜子属 *Litsea* Lam.

毛豹皮樟 豹皮樟

Litsea coreana H. Lév. var. *lanuginosa* (Migo) Yen C. Yang et P. H. Huang

凭证标本：罗城县普查队 451225130718025LY（IBK、GXMG、CMMI）

功效：根、茎皮，温中止痛、理气行水。

功效来源：《中华本草》

山鸡椒 荜澄茄

Litsea cubeba (Lour.) Per.

凭证标本：罗城县普查队 451225130519032LY（IBK、GXMG、CMMI）

功效：果实，温中散寒、行气止痛。

功效来源：《中国药典》（2020年版）

黄丹木姜子

Litsea elongata (Wall. ex Ness) Hook. f.

凭证标本：陈少卿 14949（IBK）

功效：根，祛风除湿。

功效来源：《药用植物辞典》

毛叶木姜子

Litsea mollis Hemsl.

凭证标本：罗城县普查队 451225130610009LY（IBK、GXMG、CMMI）

功效：根，祛风消肿。

功效来源：《广西药用植物名录》

假柿木姜子

Litsea monopetala (Roxb.) Pers.

凭证标本：罗城县普查队 451225130426035LY（IBK、GXMG、CMMI）

功效：叶，用于骨折、脱臼。

功效来源：《广西药用植物名录》

木姜子

Litsea pungens Hemsl.

功效：果实、叶，祛风行气、健脾燥湿、消肿、消食、解毒。根，祛风散寒、温中理气。

功效来源：《药用植物辞典》

注：本种在罗城县域内零星分布。

鳄梨属 *Persea* Mill.

鳄梨 樟梨

Persea americana Mill.

功效：果实，生津止渴。

功效来源：《中华本草》

注：民间常见栽培物种。

楠属 *Phoebe* Nees

闽楠

Phoebe bournei (Hemsl.) Yang

凭证标本：广西林业厅 20（IBK）

功效：木材、枝叶、树皮，用于吐泻；外用治转筋、水肿。

功效来源：《药用植物辞典》

石山楠

Phoebe calcarea S. Lee et F. N. Wei

凭证标本：罗城县普查队 451225130427012LY（IBK、GXMG、CMMI）

功效：枝叶，用于风湿痹痛。

功效来源：《广西中药资源名录》

檫木属 *Sassafras* J. Presl

檫木 檫树

Sassafras tzumu (Hemsl.) Hemsl.

凭证标本：罗城县普查队 451225130519034LY（IBK、GXMG、CMMI）

功效：根、树皮、叶，祛风除湿、活血散瘀。

功效来源：《全国中草药汇编》

13a. 青藤科 Illigeraceae

青藤属 *Illigera* Blume

宽药青藤

Illigera celebica Miq.

凭证标本：罗城县普查队 451225130423032LY（IBK、GXMG、CMMI）

功效：根、茎藤，祛风除湿、行气止痛。

功效来源：《药用植物辞典》

15. 毛茛科 Ranunculaceae

乌头属 *Aconitum* L.

乌头 川乌

Aconitum carmichaelii Debeaux

功效：干燥母根，祛风除湿、温经止痛。

功效来源：《中国药典》（2020年版）

注：本种在罗城县域内零星分布。

银莲花属 *Anemone* L.

打破碗花花

Anemone hupehensis (Lemoine) Lemoine

凭证标本：罗城县普查队 451225130424033LY（IBK）

功效：全草，去湿、杀虫。

功效来源：《广西壮族自治区壮药质量标准 第二卷》（2011年版）

铁线莲属 *Clematis* L.

钝齿铁线莲 川木通

Clematis apiifolia DC. var. *argentilucida* (H. Lév. et Vaniot) W. T. Wang

凭证标本：罗城调查队 4–1–304（GXMI）

功效：藤茎，清热利尿、通经下乳。

功效来源：《广西中药材标准 第一册》

威灵仙

Clematis chinensis Osbeck

功效：干燥根及根茎，祛风除湿、通经活络。

功效来源：《中国药典》（2020年版）

注：《广西中药资源名录》有记载。

粗柄铁线莲

Clematis crassipes Chun et F. C. How

凭证标本：罗城县普查队 451225121230009LY（IBK、GXMG、CMMI）

功效：全株，外用治癣、疥、风疹、湿疹。

功效来源：《广西中药资源名录》

山木通

Clematis finetiana H. Lév. et Vaniot

凭证标本：罗城县普查队 451225130422024LY（IBK、GXMG、CMMI）

功效：根、茎、叶，祛风活血、利尿通淋。

功效来源：《中药大辞典》

小蓑衣藤

Clematis gouriana Roxb. ex DC.

凭证标本：陈文 84397（IBSC）

功效：藤茎、根，行气活血、利水通淋、祛风湿、通经止痛。

功效来源：《药用植物辞典》

绣毛铁线莲

Clematis leschenaultiana DC.

凭证标本：罗城县普查队 451225121204005LY（IBK、GXMG、CMMI）

功效：全株，用于风湿痹痛、骨鲠喉痛；外用治骨折、蛇咬伤、疮疖。

功效来源：《广西中药资源名录》

毛柱铁线莲 威灵仙

Clematis meyeniana Walp. var. *meyeniana*

凭证标本：罗城县普查队 451225130427021LY（IBK、GXMG、CMMI）

功效：根、根状茎，祛风除湿、通经活络。

功效来源：《中国药典》（2020年版）

沙叶铁线莲 软骨过山龙

Clematis meyeniana Walp. var. *granulata* Finet et Gagnep.

凭证标本：罗城县普查队 451225130307015LY（IBK、GXMG、CMMI）

功效：全株，清热利尿、通经活络。

功效来源：《全国中草药汇编》

裂叶铁线莲

Clematis parviloba Gardner et Champ.

凭证标本：罗城县普查队 451225130726015LY（IBK、GXMG、CMMI）

功效：藤、根，利尿消肿、通经下乳。茎叶，行气活血。

功效来源：《药用植物辞典》

扬子铁线莲

Clematis puberula Hook. f. et Thomson var. *ganpiniana* (H. Lév. et Vaniot) W. T. Wang

凭证标本：秦云程 10011（NAS）

功效：藤茎，清热利尿、舒筋活络、止痛。

功效来源：《药用植物辞典》

柱果铁线莲

Clematis uncinata Champ. ex Benth.

凭证标本：罗城县普查队 451225121205044LY（IBK、GXMG、CMMI）

功效：根及叶，祛风除湿、舒筋活络、镇痛。

功效来源：《全国中草药汇编》

翠雀属 *Delphinium* L.

还亮草

Delphinium anthriscifolium Hance

凭证标本：罗城县普查队 451225130426032LY（IBK、GXMG、CMMI）

功效：全草，祛风除湿、通络止痛、化食、解毒。

功效来源：《中华本草》

毛茛属 *Ranunculus* L.

禺毛茛 自扣草

Ranunculus cantoniensis DC.

凭证标本：罗城县普查队 451225130309046LY（IBK、GXMG、CMMI）

功效：全草，清肝明目、除湿解毒、截疟。

功效来源：《中华本草》

茴茴蒜

Ranunculus chinensis Bunge

功效：全草，消炎退肿、截疟、杀虫。

功效来源：《中华本草》

注：本种在罗城县域内普遍分布。

石龙芮

Ranunculus sceleratus L.

凭证标本：罗城县普查队 451225130429002LY（IBK、GXMG、CMMI）

功效：全草、果实，清热解毒、消肿散结、止痛、截疟。

功效来源：《中华本草》

扬子毛茛 鸭脚板草

Ranunculus sieboldii Miq.

凭证标本：罗城县普查队 451225130307026LY（IBK、GXMG、CMMI）

功效：全草，除痰、截疟、解毒消肿。

功效来源：《中华本草》

猫爪草

Ranunculus ternatus Thunb.

凭证标本：罗城县普查队 451225130420012LY（IBK、GXMG、CMMI）

功效：块根，化痰散结、解毒消肿。

功效来源：《中国药典》（2020年版）

天葵属 *Semiaquilegia* Makino

天葵 天葵子

Semiaquilegia adoxoides (DC.) Makino

凭证标本：罗城县普查队 451225130306014LY（IBK、GXMG、CMMI）

功效：干燥块根，清热解毒、消肿散结。

功效来源：《中国药典》（2020年版）

唐松草属 *Thalictrum* L.

尖叶唐松草

Thalictrum acutifolium (Hand.-Mazz.) B. Boivin

凭证标本：罗城调查队 4-1-26（GXMI）

功效：全草，清热解毒。

功效来源：《全国中草药汇编》

盾叶唐松草

Thalictrum ichangense Lecoy. ex Oliv.

凭证标本：罗城县普查队 451225130425007LY（IBK、

GXMG、CMMI）

功效：全草、根，清热解毒、除湿、通经、活血。

功效来源：《全国中草药汇编》

18. 睡莲科 Nymphaeaceae

芡属 *Euryale* Salisb.

芡实

Euryale ferox Salisb. ex K. D. Koenig et Sims

功效：干燥成熟种仁，益肾固精、补脾止泻、除湿止带。

功效来源：《中国药典》（2020年版）

注：民间常见栽培物种。

莲属 *Nelumbo* Adans.

莲 藕节

Nelumbo nucifera Gaertn.

功效：根状茎，收敛止血、化瘀。

功效来源：《中国药典》（2020年版）

注：民间常见栽培物种。

睡莲属 *Nymphaea* L.

睡莲

Nymphaea tetragona Georgi

功效：花，消暑、解酒、定惊。

功效来源：《中华本草》

注：民间常见栽培物种。

19. 小檗科 Berberidaceae

小檗属 *Berberis* L.

林地小檗

Berberis nemorosa Schneid.

功效：根、茎，用于上呼吸道感染、支气管肺炎、黄疸、消化不良、痢疾、肠胃炎、副伤寒、肝硬化腹水、泌尿系统感染、急性肾炎。

功效来源：《广西中药资源名录》

注：《广西植物名录》有记载。

鬼臼属 *Dysosma* Woodson

六角莲 八角莲叶

Dysosma pleiantha (Hance) Woodson

凭证标本：罗城县普查队 451225130425024LY（IBK）

功效：叶，清热解毒、止咳平喘。

功效来源：《中华本草》

八角莲

Dysosma versipellis (Hance) M. Cheng ex Ying

凭证标本：罗城县普查队 451225130612002LY（IBK、GXMG、CMMI）

功效：根状茎，清热解毒、化痰散结、祛瘀消肿。

功效来源：《广西壮族自治区壮药质量标准 第一

卷》（2008年版）

淫羊藿属 *Epimedium* L.

三枝九叶草　淫羊藿

Epimedium sagittatum (Sieb. et Zucc.) Maxim.

凭证标本：罗城县普查队 451225121231009LY （IBK、GXMG、CMMI）

功效：干燥叶，补肾阳、强筋骨、祛风除湿。

功效来源：《中国药典》（2020年版）

十大功劳属 *Mahonia* Nutt.

阔叶十大功劳　十大功劳

Mahonia bealei (Fortune) Carrière

凭证标本：罗城县普查队 451225130728014LY （IBK、GXMG、CMMI）

功效：茎，清热解毒、泻火。

功效来源：《中国药典》（2020年版）

短序十大功劳

Mahonia breviracema Y. S. Wang et P. G. Xiao

凭证标本：罗城县普查队 451225121230024LY （IBK、GXMG、CMMI）

功效：根、茎，用于肺结核潮热、骨蒸、腰膝酸痛、头晕耳鸣、痢疾、湿热腹泻、黄疸、妇科炎症、久咳、目赤肿痛。

功效来源：《广西中药资源名录》

南天竹属 *Nandina* Thunb.

南天竹

Nandina domestica Thunb.

凭证标本：罗城县普查队 451225130102005LY （IBK、GXMG、CMMI）

功效：根状茎，清热除湿、通经活络。果，止咳平喘。

功效来源：《全国中草药汇编》

21. 木通科 Lardizabalaceae

木通属 *Akebia* Decne.

三叶木通　八月炸

Akebia trifoliata (Thunb.) Koidz. subsp. *trifoliata*

功效：藤茎，利尿通淋、清心除烦、通经下乳。

功效来源：《中国药典》（2020年版）

注：《广西中药资源名录》有记载。

白木通　八月炸

Akebia trifoliata (Thunb.) Koidz. subsp. *australis* (Diels) T. Shimizu

凭证标本：罗城县普查队 451225130428026LY （IBK、GXMG、CMMI）

功效：藤茎，利尿通淋、清心除烦、通经下乳。

功效来源：《中国药典》（2020年版）

野木瓜属 *Stauntonia* DC.

尾叶那藤　五指那藤

Stauntonia obovatifoliola Hayata subsp. *urophylla* (Hand.-Mazz.) H. N. Qin

功效：干燥藤茎，祛风止痛、舒筋活络、消肿散毒、清热利尿。

功效来源：《广西壮族自治区壮药质量标准　第二卷》（2011年版）

注：《广西植物名录》有记载。

22. 大血藤科 Sargentodoxaceae

大血藤属 *Sargentodoxa* Rehd. & Wils.

大血藤

Sargentodoxa cuneata (Oliv.) Rehder et E. H. Wilson

凭证标本：罗城县普查队 451225131108025LY （IBK、GXMG、CMMI）

功效：干燥藤茎，清热解毒、活血、祛风止痛。

功效来源：《中国药典》（2020年版）

23. 防己科 Menispermaceae

木防己属 *Cocculus* DC.

樟叶木防己　衡州乌药

Cocculus laurifolius DC.

凭证标本：罗城县普查队 451225130422022LY （IBK、GXMG、CMMI）

功效：根，顺气宽胸、祛风止痛。

功效来源：《中华本草》

木防己　小青藤

Cocculus orbiculatus (L.) DC.

功效：茎，祛风除湿、调气止痛、利水消肿。

功效来源：《中华本草》

注：《广西中药资源名录》有记载。

轮环藤属 *Cyclea* Arn. ex Wight

粉叶轮环藤　百解藤

Cyclea hypoglauca (Schauer) Diels

凭证标本：罗城县普查队 451225130310018LY （IBK、GXMG、CMMI）

功效：根，清热解毒、祛风止痛。

功效来源：《广西壮族自治区壮药质量标准　第一卷》（2008年版）

南轮环藤　银锁匙

Cyclea tonkinensis Gagnep.

凭证标本：罗城县普查队 451225130428010LY （IBK、GXMG、CMMI）

功效：根，清热解毒、活血止痛。

功效来源：《中华本草》

秤钩风属 *Diploclisia* Miers

秤钩风

Diploclisia affinis (Oliv.) Diels

功效：根、茎，祛风除湿、活血止痛、利尿解毒。

功效来源：《中华本草》

注：本种在罗城县域内零星分布。

苍白秤钩风

Diploclisia glaucescens (Bl.) Diels

凭证标本：罗城县普查队 451225130426038LY （IBK、GXMG、CMMI）

功效：藤茎、根、茎，清热解毒、祛风除湿。

功效来源：《中华本草》

细圆藤属 *Pericampylus* Miers

细圆藤 黑风散

Pericampylus glaucus (Lam.) Merr.

凭证标本：罗城县普查队 451225130423031LY （IBK、GXMG、CMMI）

功效：藤茎或叶，清热解毒、息风止痉、祛除风湿。

功效来源：《中华本草》

风龙属 *Sinomenium* Diels

风龙 青风藤

Sinomenium acutum (Thunb.) Rehder et E. H. Wilson

功效：藤茎，祛风除湿、通经络、利小便。

功效来源：《中国药典》（2020年版）

注：本种在罗城县域内零星分布。

千金藤属 *Stephania* Lour.

金线吊乌龟 白药子

Stephania cephalantha Hayata

凭证标本：罗城县普查队 451225130429043LY （IBK、GXMG、CMMI）

功效：块根，清热解毒、祛风止痛、凉血止血。

功效来源：《中华本草》

血散薯

Stephania dielsiana Y. C. Wu

凭证标本：罗城调查队 4-1-321（GXMI）

功效：块根，清热解毒、散瘀止痛。

功效来源：《中华本草》

粪箕笃

Stephania longa Lour.

凭证标本：罗城县普查队 451225130421048LY （IBK、GXMG、CMMI）

功效：茎、叶，清热解毒、利湿消肿、祛风活络。

功效来源：《广西壮族自治区壮药质量标准 第二卷》（2011年版）

马山地不容 山乌龟

Stephania mashanica H. S. Lo et B. N. Chang

凭证标本：罗城调查队 4-1-1590（GXMI）

功效：块根，散瘀止痛、清热解毒。

功效来源：《中华本草》

青牛胆属 *Tinospora* Miers

青牛胆 金果榄

Tinospora sagittata (Oliv.) Gagnep.

功效：块根，清热解毒、利咽、止痛。

功效来源：《中国药典》（2020年版）

注：《广西中药资源名录》有记载。

24. 马兜铃科 Aristolochiaceae

细辛属 *Asarum* L.

尾花细辛

Asarum caudigerum Hance

凭证标本：罗城县普查队 451225130309040LY （IBK、GXMG、CMMI）

功效：全草，温经散寒、消肿止痛、化痰止咳。

功效来源：《中华本草》

地花细辛 大块瓦

Asarum geophilum Hemsl.

凭证标本：罗城县普查队 451225121205020LY （IBK、GXMG、CMMI）

功效：根、根状茎或全草，疏风散寒、宣肺止咳、消肿止痛。

功效来源：《中华本草》

金耳环

Asarum insigne Diels

凭证标本：罗城调查队 4-1-184（GXMI）

功效：全草，祛风散寒、消肿止痛、祛痰。

功效来源：《广西壮族自治区壮药质量标准 第二卷》（2011年版）

慈姑叶细辛 土金耳环

Asarum sagittarioides C. F. Liang

凭证标本：罗城调查队 4-1-403（GXMI）

功效：全草，祛风止痛、散寒消肿。

功效来源：《广西中药材标准 第一册》

28. 胡椒科 Piperaceae

草胡椒属 *Peperomia* Ruiz et Pavón

硬毛草胡椒

Peperomia cavaleriei C. DC.

凭证标本：罗城县普查队 451225130426010LY （IBK、GXMG、CMMI）

功效：全草，用于皮肤湿疹。

功效来源：《药用植物辞典》

草胡椒

Peperomia pellucida (L.) Kunth

功效：全草，散瘀止痛、清热解毒。

功效来源：《中华本草》

注：《广西中药资源名录》有记载。

胡椒属 *Piper* L.

蒌叶

Piper betle L.

功效：全株或茎、叶，祛风散寒、行气化痰、消肿止痒。

功效来源：《中华本草》

注：《广西中药资源名录》有记载。

苎叶蒟 芦子藤

Piper boehmeriifolium (Miq.) Wall. ex C. DC.

凭证标本：罗城调查队 4-1-036（GXMI）

功效：全株，祛风除湿、除湿通络。

功效来源：《中华本草》

复毛胡椒

Piper bonii C. DC.

凭证标本：罗城县普查队 451225130422037LY（IBK、GXMG、CMMI）

功效：全草，活血通经、祛风消肿、温中散寒。

功效来源：《药用植物辞典》

山蒟

Piper hancei Maxim.

凭证标本：罗城县普查队 451225130426026LY（IBK、GXMG、CMMI）

功效：干燥藤茎，祛风除湿、强腰膝、止咳喘。

功效来源：《广西中药材标准 第二册》（1996年）

风藤 海风藤

Piper kadsura (Choisy) Ohwi

功效：全株，祛风除湿、通经络、止痹痛。

功效来源：《中国药典》（2020年版）

注：本种在罗城县域内普遍分布。

荜茇 荜芨

Piper longum L.

功效：干燥近成熟或成熟果穗，温中散寒、下气止痛。

功效来源：《中国药典》（2020年版）

注：《广西中药资源名录》有记载。

变叶胡椒

Piper mutabile C. DC.

凭证标本：陈文 84418（IBK）

功效：全草，活血、消肿止痛。

功效来源：《中华本草》

假蒟

Piper sarmentosum Roxb.

功效：干燥地上部分，温中散寒、祛风利湿、消肿止痛。

功效来源：《广西壮族自治区壮药质量标准 第二卷》（2011年版）

注：《广西中药资源名录》有记载。

小叶爬崖香

Piper sintenense Hatus.

功效：全株，祛风除湿、散寒止痛、活血舒筋。

功效来源：《中华本草》

注：《广西中药资源名录》有记载。

石南藤

Piper wallichii (Miq.) Hand.-Mazz.

凭证标本：罗城县普查队 451225130310071LY（IBK、GXMG、CMMI）

功效：干燥带叶茎枝，祛风湿、强腰膝、止咳、止痛。

功效来源：《广西中药材标准 第一册》

29. 三白草科 Saururaceae

蕺菜属 *Houttuynia* Thunb.

蕺菜 鱼腥草

Houttuynia cordata Thunb.

凭证标本：罗城县普查队 451225130425034LY（IBK、GXMG、CMMI）

功效：新鲜全草或干燥地上部分，清热解毒、消痈排脓、利尿通淋。

功效来源：《中国药典》（2020年版）

三白草属 *Saururus* L.

三白草

Saururus chinensis (Lour.) Baill.

凭证标本：罗城县普查队 451225130426027LY（IBK、GXMG、CMMI）

功效：干燥地上部分，利尿消肿、清热解毒。

功效来源：《中国药典》（2020年版）

30. 金粟兰科 Chloranthaceae

金粟兰属 *Chloranthus* Sw.

多穗金粟兰 四叶细辛

Chloranthus multistachys S. J. Pei

凭证标本：罗城县普查队 451225130426033LY（IBK、GXMG、CMMI）

功效：根、全草、根茎，活血散瘀、解毒消肿。

功效来源：《中华本草》

及己
Chloranthus serratus (Thunb.) Roem et Schult
凭证标本：罗城县普查队 451225130308017LY （IBK、GXMG、CMMI）
功效：根，活血散瘀、祛风止痛、解毒杀虫。
功效来源：《中华本草》

四川金粟兰 四块瓦
Chloranthus sessilifolius K. F. Wu
凭证标本：罗城调查队 4-1-1712 （GXMI）
功效：根，散寒止咳、活血止痛、散瘀解毒。
功效来源：《全国中草药汇编》

草珊瑚属 *Sarcandra* Gardn.
草珊瑚 肿节风
Sarcandra glabra (Thunb.) Nakai
凭证标本：罗城县普查队 451225130518041LY （IBK、GXMG、CMMI）
功效：全株，清热凉血、活血消斑、祛风通络。
功效来源：《中国药典》（2020年版）

33. 紫堇科 Fumariaceae
紫堇属 *Corydalis* DC.
北越紫堇
Corydalis balansae Prain
凭证标本：罗城县普查队 451225130426020LY （IBK、GXMG、CMMI）
功效：带根全草，清热解毒、消肿拔毒。
功效来源：《药用植物辞典》

岩黄连
Corydalis saxicola Bunting
功效：全草，清热解毒、利湿、止痛止血。
功效来源：《广西壮族自治区壮药质量标准 第一卷》（2008年版）
注：本种在罗城县域内零星分布。

护心胆
Corydalis sheareri Hand.-Mazz.
凭证标本：罗城县普查队 451225130307005LY （IBK、GXMG、CMMI）
功效：全草或块茎，活血止痛、清热解毒。
功效来源：《中华本草》

36. 白花菜科 Capparidaceae
山柑属 *Capparis* L.
广州山柑
Capparis cantoniensis Lour.
凭证标本：罗城县普查队 451225131109008LY （IBK、GXMG、CMMI）
功效：根、种子、茎叶，清热解毒、止咳、止痛。

功效来源：《中华本草》

小绿刺 尾叶山柑
Capparis urophylla F. Chun
凭证标本：罗城调查队 4-1-639 （GXMI）
功效：叶，解毒消肿。
功效来源：《全国中草药汇编》

鱼木属 *Crateva* L.
台湾鱼木
Crateva formosensis (M. Jacobs) B. S. Sun
凭证标本：罗城县普查队 451225130607014LY （IBK、GXMG、CMMI）
功效：叶，用于肠炎、痢疾、感冒。根及茎，用于痢疾、胃病、风湿、月内风。
功效来源：《药用植物辞典》

39. 十字花科 Brassicaceae
芸苔属 *Brassica* L.
芥菜 芥子
Brassica juncea (L.) Czern. var. *juncea*
凭证标本：罗城县普查队 451225130718022LY （IBK、GXMG、CMMI）
功效：成熟种子，温肺豁痰利气、散结通络止痛。
功效来源：《中国药典》（2020年版）

榨菜
Brassica juncea (L.) Czern. var. *tumida* M. Tsen et S. H. Lee
功效：种子，温肺豁痰利气、散结通络止痛。
功效来源：《中国药典》（2020年版）
注：民间常见栽培物种。

白花甘蓝
Brassica oleracea L. var. *albiflora* Kuntze
功效：叶，清热、止痛。
功效来源：《全国中草药汇编》
注：民间常见栽培物种。

花椰菜
Brassica oleracea L. var. *botrytis* L.
功效：茎、叶，有降胆固醇、抗癌作用和杀灭导致胃溃疡和胃癌的幽门螺旋杆菌。
功效来源：《药用植物辞典》
注：民间常见栽培物种。

甘蓝
Brassica oleracea L. var. *capitata* L.
功效：叶，清热、止痛。
功效来源：《全国中草药汇编》
注：民间常见栽培物种。

擘蓝

Brassica oleracea L. var. *gongylodes* L.

功效：球茎，蜜渍嚼服治胃及十二指肠溃疡、消化不良、食欲不振。

功效来源：《广西中药资源名录》

注：民间常见栽培物种。

白菜

Brassica rapa L. var. *glabra* Regel

功效：叶，消食下气、利肠胃、利尿。

功效来源：《药用植物辞典》

注：民间常见栽培物种。

芸薹

Brassica rapa L. var. *oleifera* DC.

凭证标本：罗城县普查队 451225130307027LY（IBK、GXMG、CMMI）

功效：种子，行血散瘀、消肿散结。茎、叶，散血消肿。

功效来源：《药用植物辞典》

荠属 *Capsella* Medik.

荠

Capsella bursa-pastoris (L.) Medik.

凭证标本：罗城县普查队 451225130306009LY（IBK、GXMG、CMMI）

功效：全草、花序、种子，凉肝止血、平肝明目、清热利湿。

功效来源：《中华本草》

碎米荠属 *Cardamine* L.

碎米荠 白带草

Cardamine hirsuta L.

凭证标本：罗城县普查队 451225130306010LY（IBK、GXMG、CMMI）

功效：全草，清热利湿、安神、止血。

功效来源：《中华本草》

水田碎米荠

Cardamine lyrata Bunge

凭证标本：罗城县普查队 451225130310010LY（IBK、GXMG、CMMI）

功效：全草，清热解毒、去翳。

功效来源：《全国中草药汇编》

菘蓝属 *Isatis* L.

菘蓝 板蓝根

Isatis indigotica Fortune

功效：根，清热解毒、凉血利咽。叶，清热解毒、凉血消斑。

功效来源：《中国药典》（2020年版）

注：民间常见栽培物种。

独行菜属 *Lepidium* L.

北美独行菜 葶苈子

Lepidium virginicum L.

凭证标本：罗城县普查队 451225130429010LY（IBK、GXMG、CMMI）

功效：种子，泻肺降气、祛痰平喘、利水消肿、泄逐邪。全草，清热解毒、利尿、通淋。

功效来源：《中华本草》

萝卜属 *Raphanus* L.

萝卜 莱菔子

Raphanus sativus L.

功效：种子，消食除胀、降气化痰。全草，消食止渴、祛热解毒。根，行气消积、化痰、解渴、利水消肿、消食、下气、止血、利尿。

功效来源：《中国药典》（2020年版）

注：民间常见栽培物种。

蔊菜属 *Rorippa* Scop.

蔊菜

Rorippa indica (L.) Hiern

凭证标本：罗城县普查队 451225130423004LY（IBK、GXMG、CMMI）

功效：全草，祛痰止咳、解表散寒、活血解毒、利湿退黄。

功效来源：《中华本草》

40. 堇菜科 Violaceae

堇菜属 *Viola* L.

如意草

Viola arcuata Blume

凭证标本：罗城县普查队 451225130309009LY（IBK、GXMG、CMMI）

功效：全草，清热解毒、散瘀止血。

功效来源：《中华本草》

戟叶堇菜

Viola betonicifolia Sm.

凭证标本：罗城县普查队 451225130308009LY（IBK、GXMG、CMMI）

功效：全草，清热解毒、祛瘀止痛、利湿。

功效来源：《药用植物辞典》

深圆齿堇菜

Viola davidii Franch.

凭证标本：罗城调查队 4-1-402（GXMI）

功效：全草，清热解毒、散瘀消肿。

功效来源：《药用植物辞典》

七星莲 地白草
Viola diffusa Ging.
凭证标本：罗城县普查队 451225130425004LY （IBK、GXMG、CMMI）
功效：全草，清热解毒、散瘀消肿。
功效来源：《中华本草》

柔毛堇菜
Viola fargesii H. Boissieu
凭证标本：罗城县普查队 451225130306011LY （IBK、GXMG、CMMI）
功效：全草，清热解毒、散结、祛瘀生新。
功效来源：《药用植物辞典》

长萼堇菜
Viola inconspicua Blume
功效：全草或带根全草，清热解毒、散瘀消肿。
功效来源：《药用植物辞典》
注：本种在县域内普遍分布。

白花堇菜
Viola lactiflora Nakai
凭证标本：罗城县普查队 451225130310035LY （IBK、GXMG、CMMI）
功效：全草，用于五劳七伤、全身疼痛。
功效来源：《药用植物辞典》

紫花地丁
Viola philippica Sasaki
凭证标本：罗城县普查队 451225130306012LY （IBK、GXMG、CMMI）
功效：全草，清热解毒、凉血消肿。
功效来源：《中国药典》（2020年版）

庐山堇菜
Viola stewardiana W. Becker
凭证标本：罗城县普查队 451225130608010LY （IBK、GXMG、CMMI）
功效：全草，清热解毒、消肿止痛。
功效来源：《药用植物辞典》

三角叶堇菜
Viola triangulifolia W. Becker
凭证标本：罗城调查队 4-1-413 （GXMI）
功效：全草，清热解毒、利湿。
功效来源：《药用植物辞典》

42. 远志科 Polygalaceae
远志属 *Polygala* L.
黄花倒水莲
Polygala fallax Hemsl.

凭证标本：罗城县普查队 451225130728002LY （IBK、GXMG、CMMI）
功效：干燥根，补益、强壮、祛湿、散瘀。
功效来源：《广西壮族自治区瑶药材质量标准 第一卷》（2014年版）

肾果小扁豆
Polygala furcata Royle
凭证标本：罗城县普查队 451225130804003LY （IBK、GXMG、CMMI）
功效：全草，祛痰止咳、解毒、散瘀、止血。
功效来源：《中华本草》

瓜子金
Polygala japonica Houtt.
凭证标本：罗城县普查队 451225130804002LY （IBK、GXMG、CMMI）
功效：干燥全草，镇咳、化痰、活血、止血、安神、解毒。
功效来源：《广西壮族自治区瑶药材质量标准 第一卷》（2014年版）

小花远志
Polygala polifolia C. Presl
凭证标本：方鼎等 54817 （GXMI）
功效：全草，散瘀止血、化痰止咳、解毒消肿、破血。
功效来源：《药用植物辞典》

长毛籽远志 木本远志
Polygala wattersii Hance
凭证标本：罗城县普查队 451225130311004LY （IBK、GXMG、CMMI）
功效：根或叶，解毒、散瘀。
功效来源：《中华本草》

齿果草属 *Salomonia* Lour.
齿果草 吹云草
Salomonia cantoniensis Lour.
凭证标本：罗城县普查队 451225130726002LY （IBK、GXMG、CMMI）
功效：全草，解毒消肿、散瘀止痛。
功效来源：《中华本草》

椭圆叶齿果草 金瓜草
Salomonia oblongifolia DC.
凭证标本：方鼎等 54816 （GXMI）
功效：全草，解毒消肿。
功效来源：《中华本草》

45. 景天科 Crassulaceae

落地生根属 Bryophyllum Salisb.

落地生根

Bryophyllum pinnatum (L. f.) Oken

凭证标本：罗城县普查队 451225130607009LY （IBK）

功效：根、全草，解毒消肿、活血止痛、拔毒。

功效来源：《中华本草》

伽蓝菜属 Kalanchoe Adans.

伽蓝菜

Kalanchoe ceratophylla Haw.

功效：全草，清热解毒、消肿、散瘀止痛。

功效来源：《药用植物辞典》

注：民间常见栽培物种。

景天属 Sedum L.

珠芽景天 珠芽半枝

Sedum bulbiferum Makino

凭证标本：罗城县普查队 451225130501026LY （IBK、GXMG、CMMI）

功效：全草，散寒、理气、止痛、截疟。

功效来源：《全国中草药汇编》

凹叶景天 马牙半支

Sedum emarginatum Migo

凭证标本：罗城县普查队 451225130310012LY （IBK、GXMG、CMMI）

功效：全草，清热解毒、凉血止血、利湿。

功效来源：《中华本草》

佛甲草

Sedum lineare Thunb.

凭证标本：罗城县普查队 451225130422042LY （IBK、GXMG、CMMI）

功效：茎、叶，清热解毒、利湿、止血。

功效来源：《中华本草》

火焰草

Sedum stellariifolium Franch

凭证标本：罗城调查队 4–1–761 （GXMI）

功效：全草，清热解毒、凉血止血。

功效来源：《中华本草》

47. 虎耳草科 Saxifragaceae

金腰属 Chrysosplenium L.

肾萼金腰

Chrysosplenium delavayi Franch.

凭证标本：罗城县普查队 451225130309036LY （IBK、GXMG、CMMI）

功效：全草，清热解毒、生肌。

功效来源：《中华本草》

虎耳草属 Saxifraga L.

虎耳草

Saxifraga stolonifera Curtis

凭证标本：罗城县普查队 451225130426009LY （IBK、GXMG、CMMI）

功效：全草，疏风、清热、凉血解毒。

功效来源：《中华本草》

48. 茅膏菜科 Droseraceae

茅膏菜属 Drosera L.

茅膏菜

Drosera peltata Sm. ex Willd.

功效：全草，祛风活络、活血止痛。

功效来源：《全国中草药汇编》

注：《广西植物名录》有记载。

52. 沟繁缕科 Elatinaceae

田繁缕属 Bergia L.

倍蕊田繁缕

Bergia serrata Blanco

功效：全草，用于蛇毒咬伤。

功效来源：《广西中药资源名录》

注：《广西中药资源名录》有记载。

53. 石竹科 Caryophyllaceae

荷莲豆草属 Drymaria Willd. ex Schult.

荷莲豆草 荷莲豆菜

Drymaria cordata (L.) Willd. ex Schult.

凭证标本：罗城县普查队 451225130610017LY （IBK、GXMG、CMMI）

功效：全草，清热解毒、利湿、消食化痰。

功效来源：《广西壮族自治区壮药质量标准　第二卷》（2011年版）

鹅肠菜属 Myosoton Moench

鹅肠菜 鹅肠草

Myosoton aquaticum (L.) Moench

凭证标本：罗城县普查队 451225130307004LY （IBK、GXMG、CMMI）

功效：全草，清热解毒、散瘀消肿。

功效来源：《中华本草》

繁缕属 Stellaria L.

雀舌草 天蓬草

Stellaria alsine Grimm

凭证标本：罗城县普查队 451225130307021LY （IBK、GXMG、CMMI）

功效：全草，祛风散寒、续筋接骨、活血止痛、解毒。

功效来源：《全国中草药汇编》

繁缕

Stellaria media (L.) Vill.

功效：全草，清热解毒、化瘀止痛、催乳。

功效来源：《全国中草药汇编》

注：《广西中药资源名录》有记载。

56. 马齿苋科 Portulacaceae

马齿苋属 *Portulaca* L.

大花马齿苋 午时花

Portulaca grandiflora Hook.

功效：全草，散瘀止痛、解毒消肿。

功效来源：《全国中草药汇编》

注：民间常见栽培物种。

马齿苋

Portulaca oleracea L.

凭证标本：罗城县普查队 451225130718010LY（IBK、GXMG、CMMI）

功效：全草，清热解毒、凉血止血、止痢。

功效来源：《中国药典》（2020年版）

土人参属 *Talinum* Adans.

土人参

Talinum paniculatum (Jacq.) Gaertn.

凭证标本：罗城县普查队 451225130422044LY（IBK、GXMG、CMMI）

功效：根，补气润肺、止咳、调经。

功效来源：《中华本草》

57. 蓼科 Polygonaceae

金线草属 *Antenoron* Raf.

金线草

Antenoron filiforme (Thunb.) Roberty et Vautier

功效：全草，凉血止血、清热解毒、散瘀止痛。

功效来源：《广西壮族自治区壮药质量标准 第二卷》（2011年版）

注：《广西中药资源名录》有记载。

荞麦属 *Fagopyrum* Mill.

金荞麦

Fagopyrum dibotrys (D. Don) H. Hara

凭证标本：罗城县普查队 451225130519008LY（IBK、GXMG、CMMI）

功效：干燥根状茎，清热解毒、排脓祛瘀。

功效来源：《中国药典》（2020年版）

荞麦

Fagopyrum esculentum Moench

凭证标本：罗城县普查队 451225130429028LY（IBK、GXMG、CMMI）

功效：茎、叶，降压、止血。种子，健胃、收敛。

功效来源：《全国中草药汇编》

何首乌属 *Fallopia* Adans.

何首乌

Fallopia multiflora (Thunb.) Haraldson

凭证标本：罗城县普查队 451225130428007LY（IBK、GXMG、CMMI）

功效：干燥块根，解毒、消痈、截疟、润肠通便。

功效来源：《中国药典》（2020年版）

竹节蓼属 *Homalocladium* (F. Muell.) L. H. Bailey

竹节蓼

Homalocladium platycladum (F. Muell. ex Hook.) L. H. Bailey

凭证标本：罗城县普查队 451225130612001LY（IBK、GXMG、CMMI）

功效：茎、叶，行血祛瘀、消肿止痛。

功效来源：《全国中草药汇编》

蓼属 *Polygonum* L.

褐鞘蓼 萹蓄

Polygonum aviculare L.

功效：干燥地上部分，利尿通淋、杀虫、止痒。

功效来源：《中国药典》（2020年版）

注：本种在罗城县域内普遍分布。

头花蓼 石莽草

Polygonum capitatum Buch.-Ham. ex D. Don

凭证标本：罗城县普查队 451225130101005LY（IBK、GXMG、CMMI）

功效：全草，清热利湿、活血止痛。

功效来源：《中华本草》

火炭母

Polygonum chinense L.

凭证标本：罗城县普查队 451225130501031LY（IBK、GXMG、CMMI）

功效：干燥全草，清热解毒、利湿止痒、明目退翳。

功效来源：《广西壮族自治区壮药质量标准 第一卷》（2008年版）

水蓼 辣蓼

Polygonum hydropiper L.

功效：全草，除湿、化滞。

功效来源：《广西壮族自治区壮药质量标准 第二卷》（2011年版）

注：《广西中药资源名录》有记载。

愉悦蓼

Polygonum jucundum Meissn.

凭证标本：陈少卿 14947（WUK）

功效：全草，外用治风湿肿痛、跌打损伤、扭挫伤肿痛。

功效来源：《广西中药资源名录》

酸模叶蓼 大马蓼

Polygonum lapathifolium L.

凭证标本：罗城县普查队 451225130310030LY（IBK、GXMG、CMMI）

功效：全草，清热解毒、利湿止痒。

功效来源：《全国中草药汇编》

小蓼花

Polygonum muricatum Meissn.

凭证标本：陈文 84313（IBK）

功效：全草，清热解毒、祛风除湿、活血止痛。

功效来源：《药用植物辞典》

掌叶蓼

Polygonum palmatum Dunn

凭证标本：罗城县普查队 451225130806002LY（IBK、GXMG、CMMI）

功效：全草，止血、清热。

功效来源：《中华本草》

杠板归 扛板归

Polygonum perfoliatum L.

凭证标本：罗城县普查队 451225130606024LY（IBK、GXMG、CMMI）

功效：干燥地上部分，利水消肿，清解热毒，止咳。

功效来源：《广西壮族自治区壮药质量标准　第一卷》（2008年版）

习见蓼 小萹蓄

Polygonum plebeium R. Br.

凭证标本：罗城县普查队 451225130501029LY（IBK、GXMG、CMMI）

功效：全草，清热解毒、通淋利尿、化湿杀虫。

功效来源：《中华本草》

丛枝蓼

Polygonum posumbu Buch.-Ham. ex D. Don

凭证标本：陈少卿 14947（IBK）

功效：全草，清热解毒、凉血止血、散瘀止痛、祛风利湿、杀虫止痒。

功效来源：《药用植物辞典》

伏毛蓼

Polygonum pubescens Blume

功效：全草，清热解毒、祛风利湿、消滞、散瘀、止痛、止血、杀虫。

功效来源：《药用植物辞典》

注：本种在罗城县域内零星分布。

赤胫散

Polygonum runcinatum Buch.-Ham. ex D. Don var. *sinense* Hemsl.

凭证标本：罗城调查队 4-1-360（GXMI）

功效：全草，清热解毒、活血舒筋。

功效来源：《中华本草》

刺蓼

Polygonum senticosum (Meisn.) Franch. et Sav.

凭证标本：罗城县普查队 451225130421024LY（IBK、GXMG、CMMI）

功效：全草，解毒消肿、利湿止痒。

功效来源：《全国中草药汇编》

粘蓼

Polygonum viscoferum Mak.

凭证标本：罗城县普查队 451225130607019LY（IBK、GXMG、CMMI）

功效：全草，杀虫、止痛。

功效来源：《药用植物辞典》

虎杖属 *Reynoutria* Houtt.

虎杖

Reynoutria japonica Houtt.

凭证标本：罗城县普查队 451225130608004LY（IBK、GXMG、CMMI）

功效：干燥根状茎和根，消痰、软坚散结、利水消肿。

功效来源：《中国药典》（2020年版）

酸模属 *Rumex* L.

羊蹄

Rumex japonicus Houtt.

凭证标本：罗城县普查队 451225130429007LY（IBK、GXMG、CMMI）

功效：根或全草，清热解毒、止血、通便、杀虫。

功效来源：《全国中草药汇编》

59. 商陆科 Phytolaccaceae

商陆属 *Phytolacca* L.

商陆

Phytolacca acinosa Roxb.

凭证标本：罗城县普查队 451225130429035LY（IBK、GXMG、CMMI）

功效：干燥根，逐水消肿、通利二便。

功效来源：《中国药典》（2020年版）

垂序商陆 商陆

Phytolacca americana L.

凭证标本：罗城县普查队 451225130609004LY（IBK、GXMG、CMMI）

功效：干燥根，逐水消肿、通利二便。

功效来源：《中国药典》（2020年版）

61. 藜科 Chenopodiaceae

甜菜属 *Beta* L.

莙荙菜 莙荙子

Beta vulgaris L. var. *cicla* L.

凭证标本：罗城县普查队 451225130606016LY （IBK、GXMG、CMMI）

功效：果实，清热解毒、凉血止血。

功效来源：《中华本草》

藜属 *Chenopodium* L.

藜

Chenopodium album L.

功效：全草，清热祛湿、解毒消肿、杀虫止痒。果实或种子，清热祛湿、杀虫止痒。

功效来源：《中华本草》

注：《广西中药资源名录》有记载。

小藜

Chenopodium ficifolium Sm.

功效：全草，清热解毒、祛湿、止痒透疹、杀虫。

功效来源：《药用植物辞典》

注：本种在罗城县域内普遍分布。

刺藜属 *Dysphania*

土荆芥

Dysphania ambrosioides (L.) Mosyakin et Clemants

凭证标本：罗城县普查队 451225130607023LY （IBK、GXMG、CMMI）

功效：干燥地上部分，杀虫、祛风、通经止痛。

功效来源：《广西壮族自治区壮药质量标准 第三卷》（2018年版）

菠菜属 *Spinacia* L.

菠菜

Spinacia oleracea L.

功效：全草，滋阴平肝、止咳润肠。

功效来源：《全国中草药汇编》

注：《广西中药资源名录》有记载。

63. 苋科 Amaranthaceae

牛膝属 *Achyranthes* L.

土牛膝 倒扣草

Achyranthes aspera L.

凭证标本：罗城县普查队 451225130517018LY （IBK、GXMG、CMMI）

功效：干燥全草，解表清热、利湿。

功效来源：《广西壮族自治区壮药质量标准 第一卷》（2008年版）

牛膝

Achyranthes bidentata Blume

凭证标本：罗城县普查队 451225130101019LY （IBK、GXMG、CMMI）

功效：干燥根，逐瘀通经、补肝肾、强筋骨、利尿通淋、引血下行。

功效来源：《中国药典》（2020年版）

柳叶牛膝 土牛膝

Achyranthes longifolia (Makino) Makino

功效：根及根状茎，活血化瘀、泻火解毒、利尿通淋。

功效来源：《中华本草》

注：本种在罗城县域内普遍分布。

白花苋属 *Aerva* Forssk.

少毛白花苋

Aerva glabrata Hook. f.

凭证标本：陈文 84155 （IBK）

功效：根，散瘀止痛、消肿除湿、止咳、止痢、调经。

功效来源：《药用植物辞典》

莲子草属 *Alternanthera* Forssk.

喜旱莲子草 空心苋

Alternanthera philoxeroides (Mart.) Griseb.

功效：干燥全草，清热利尿、凉血解毒。

功效来源：《广西壮族自治区壮药质量标准 第三卷》（2018年版）

注：本种在罗城县域内普遍分布。

莲子草 节节花

Alternanthera sessilis (L.) R. Br. ex DC.

功效：全草，凉血散瘀、清热解毒、除湿通淋。

功效来源：《中华本草》

注：《广西中药资源名录》有记载。

苋属 *Amaranthus* L.

刺苋

Amaranthus spinosus L.

凭证标本：罗城县普查队 451225121206002LY （IBK、GXMG、CMMI）

功效：干燥全草，清热利湿、解毒消肿、凉血止血。

功效来源：《广西壮族自治区壮药质量标准 第三卷》（2018年版）

苋

Amaranthus tricolor L.

凭证标本：罗城县普查队 451225130606018LY （IBK、GXMG、CMMI）

功效：茎、叶，清肝明目、通利二便。

功效来源：《中华本草》

皱果苋 野苋菜
Amaranthus viridis L.
功效：全草，清热利湿。
功效来源：《全国中草药汇编》
注：《广西中药资源名录》有记载。

青葙属 *Celosia* L.
青葙 青葙子
Celosia argentea L.
凭证标本：罗城县普查队 451225130518039LY （IBK、GXMG、CMMI）
功效：干燥成熟种子，清虚热、除骨蒸、解暑热、截疟、退黄。
功效来源：《中国药典》（2020年版）

鸡冠花
Celosia cristata L.
功效：花序，收敛止血、止带、止痢。
功效来源：《中国药典》（2020年版）
注：民间常见栽培物种。

千日红属 *Gomphrena* L.
千日红
Gomphrena globosa L.
功效：花序，止咳平喘、平肝明目。
功效来源：《全国中草药汇编》
注：民间常见栽培物种。

64. 落葵科 Basellaceae
落葵薯属 *Anredera* Juss.
落葵薯 藤三七
Anredera cordifolia (Ten.) Steenis
凭证标本：罗城县普查队 451225121230001LY （IBK、GXMG、CMMI）
功效：干燥瘤块状珠芽，补肾强腰、散瘀消肿。
功效来源：《中华本草》

65. 亚麻科 Linaceae
亚麻属 *Linum* L.
亚麻 亚麻子
Linum usitatissimum L.
功效：种子，润肠通便、养血祛风。
功效来源：《全国中草药汇编》
注：《广西中药资源名录》有记载。

青篱柴属 *Tirpitzia* Hallier f.
米念芭 白花柴
Tirpitzia ovoidea Chun et How ex Sha

凭证标本：罗城县普查队 451225130721004LY （IBK、GXMG、CMMI）
功效：枝、茎、叶，活血散瘀、舒筋活络。
功效来源：《全国中草药汇编》

青篱柴
Tirpitzia sinensis (Hemsl.) H. Hallier
凭证标本：罗城县普查队 451225121205028LY （IBK、GXMG、CMMI）
功效：根，用于风湿骨痛、跌打扭伤。叶，用于白带异常；外用治骨折、跌打肿痛。
功效来源：《广西中药资源名录》

67. 牻牛儿苗科 Geraniaceae
老鹳草属 *Geranium* L.
野老鹳草 老鹳草
Geranium carolinianum L.
凭证标本：罗城县普查队 451225130429003LY （IBK、GXMG、CMMI）
功效：干燥地上部分，祛风湿、通经络、止泻利。
功效来源：《中国药典》（2020年版）

天竺葵属 *Pelargonium* L'Her.
天竺葵 石蜡红
Pelargonium hortorum L. H. Bailey
功效：花，清热消炎。
功效来源：《全国中草药汇编》
注：民间常见栽培物种。

69. 酢浆草科 Oxalidaceae
阳桃属 *Averrhoa* L.
阳桃
Averrhoa carambola L.
凭证标本：陈文 84368 （IBSC）
功效：根，祛风除湿、行气止痛、涩精止带。
功效来源：《广西壮族自治区壮药质量标准 第一卷》（2008年版）

酢浆草属 *Oxalis* L.
酢浆草
Oxalis corniculata L.
凭证标本：罗城县普查队 451225130721007LY （IBK、GXMG、CMMI）
功效：全草，清热利湿、凉血散瘀、解毒消肿。
功效来源：《广西壮族自治区壮药质量标准 第二卷》（2011年版）

红花酢浆草 铜锤草
Oxalis corymbosa DC.
凭证标本：罗城县普查队 451225130307020LY （IBK、GXMG、CMMI）

功效：全草，散瘀消肿、清热利湿、解毒。

功效来源：《中华本草》

70. 金莲花科 Tropaeolaceae

旱金莲属 _Tropaeolum_ L.

旱金莲 旱莲花

Tropaeolum majus L.

功效：全草，清热解毒、凉血止血。

功效来源：《中华本草》

注：民间常见栽培物种。

71. 凤仙花科 Balsaminaceae

凤仙花属 _Impatiens_ L.

大叶凤仙花

Impatiens apalophylla Hook. f.

凭证标本：罗城县普查队 451225131107019LY （IBK、GXMG、CMMI）

功效：全草，散瘀通经。

功效来源：《中华本草》

凤仙花

Impatiens balsamina L.

凭证标本：罗城县普查队 451225130519022LY （IBK、GXMG、CMMI）

功效：花，祛风除湿、活血止痛、解毒杀虫。

功效来源：《中华本草》

睫毛萼凤仙花

Impatiens blepharosepala Pritz. ex Diels

凭证标本：陈文 84358 （IBSC）

功效：根，用于贫血、外伤出血。

功效来源：《药用植物辞典》

黄金凤

Impatiens siculifer Hook. f.

凭证标本：罗城县普查队 451225121204040LY （IBK、GXMG、CMMI）

功效：根、全草、种子，祛瘀消肿、清热解毒、祛风、活血止痛。

功效来源：《药用植物辞典》

72. 千屈菜科 Lythraceae

紫薇属 _Lagerstroemia_ L.

紫薇

Lagerstroemia indica L.

凭证标本：陈文 84363 （IBK）

功效：根、树皮，活血、止血、解毒、消肿。

功效来源：《全国中草药汇编》

节节菜属 _Rotala_ L.

节节菜 水马齿苋

Rotala indica (Willd.) Koehne

功效：全草，清热解毒、止泻。

功效来源：《中华本草》

注：《广西中药资源名录》有记载。

圆叶节节菜 水苋菜

Rotala rotundifolia (Buch.-Ham. ex Roxb.) Koehne

凭证标本：罗城县普查队 451225130425036LY （IBK、GXMG、CMMI）

功效：全草，清热利湿、解毒。

功效来源：《全国中草药汇编》

75. 安石榴科 Punicaceae

石榴属 _Punica_ L.

石榴 石榴皮

Punica granatum L.

功效：果皮，涩肠止泻、止血、驱虫。

功效来源：《中国药典》（2020年版）

注：民间常见栽培物种。

77. 柳叶菜科 Onagraceae

丁香蓼属 _Ludwigia_ L.

水龙 过塘蛇

Ludwigia adscendens (L.) Hara

功效：全草，清热解毒、利尿消肿。

功效来源：《广西中药材标准 第一册》

注：《广西中药资源名录》有记载。

毛草龙

Ludwigia octovalvis (Jacq.) P. H. Raven

凭证标本：陈文 84364 （IBSC）

功效：全草，清热利湿、解毒消肿。

功效来源：《中华本草》

丁香蓼

Ludwigia prostrata Roxb.

功效：全草，清热解毒、利湿消肿。

功效来源：《全国中草药汇编》

注：本种在县域内零星分布。

77a. 菱科 Trapaceae

菱属 _Trapa_ L.

细果野菱 野菱

Trapa incisa Sieb. et Zucc.

功效：坚果，补脾健胃、生津止渴、解毒消肿。

功效来源：《中华本草》

注：本种在罗城县域内零星分布。

78. 小二仙草科 Haloragaceae
小二仙草属 Gonocarpus Thunb.
小二仙草
Gonocarpus micrantha Thunb.
凭证标本：罗城县普查队 451225130501041LY（IBK、GXMG、CMMI）
功效：全草，止咳平喘、清热利湿、调经活血。
功效来源：《中华本草》

狐尾藻属 Myriophyllum L.
穗状狐尾藻
Myriophyllum spicatum L.
功效：全草，用于痢疾；外用治烧烫伤。
功效来源：《广西中药资源名录》
注：《广西中药资源名录》有记载。

狐尾藻
Myriophyllum verticillatum L.
凭证标本：罗城县普查队 451225130607004LY（IBK、GXMG、CMMI）
功效：全草，清热解毒。
功效来源：《药用植物辞典》

81. 瑞香科 Thymelaeaceae
瑞香属 Daphne L.
长柱瑞香
Daphne championii Benth.
凭证标本：罗城调查队 4-1-391（GXMI）
功效：根皮、茎皮，祛风除湿、解毒消肿、消疳散积。全株，消疳散积、消炎。
功效来源：《药用植物辞典》

白瑞香 软皮树
Daphne papyracea Wall. ex Steud.
凭证标本：罗城调查队 4-1-380（GXMI）
功效：根皮、茎皮或全株，祛风止痛、活血调经。
功效来源：《中华本草》

荛花属 Wikstroemia Endl.
了哥王
Wikstroemia indica (L.) C. A. Mey.
凭证标本：罗城县普查队 451225130428014LY（IBK、GXMG、CMMI）
功效：茎、叶，消热解毒、化痰散结、消肿止痛。
功效来源：《广西壮族自治区壮药质量标准 第一卷》（2008年版）

北江荛花
Wikstroemia monnula Hance
凭证标本：罗城调查队 4-1-0113（GXMI）
功效：根，散结散瘀、清热消肿、通经逐水。

功效来源：《药用植物辞典》

83. 紫茉莉科 Nyctaginaceae
叶子花属 Bougainvillea Comm. ex Juss.
光叶子花 紫三角
Bougainvillea glabra Choisy
凭证标本：罗城县普查队 451225130427030LY（IBK、GXMG、CMMI）
功效：花，调和气血。
功效来源：《全国中草药汇编》

紫茉莉属 Mirabilis L.
紫茉莉
Mirabilis jalapa L.
凭证标本：罗城县普查队 451225130517010LY（IBK、GXMG、CMMI）
功效：叶、果实，清热解毒、祛风渗湿、活血。
功效来源：《中华本草》

84. 山龙眼科 Proteaceae
山龙眼属 Helicia Lour.
小果山龙眼
Helicia cochinchinensis Lour.
功效：根、叶，行气活血、祛瘀止痛。
功效来源：《药用植物辞典》
注：《广西中药资源名录》有记载。

网脉山龙眼
Helicia reticulata W. T. Wang
凭证标本：罗城县普查队 451225130727005LY（IBK、GXMG、CMMI）
功效：枝、叶，止血。
功效来源：《中华本草》

87. 马桑科 Coriariaceae
马桑属 Coriaria L.
马桑
Coriaria nepalensis Wall.
凭证标本：罗城县普查队 451225130427001LY（IBK、GXMG、CMMI）
功效：根，祛风除湿、镇痛、杀虫。
功效来源：《广西中药材标准 第二册》（1996年）

88. 海桐花科 Pittosporaceae
海桐花属 Pittosporum Banks ex Sol.
光叶海桐
Pittosporum glabratum Lindl. var. *glabratum*
功效：叶，消肿解毒、止血。根或根皮，祛风除湿、活血通络、止咳涩精。种子，清热利咽、止泻。
功效来源：《中华本草》

注：《广西植物名录》有记载。

狭叶海桐 金刚口摆

Pittosporum glabratum Lindl. var. *neriifolium* Rehder et E. H. Wilson

功效：果实或全株，清热利湿。

功效来源：《中华本草》

注：《广西植物名录》有记载。

卵果海桐

Pittosporum ovoideum Gowda

凭证标本：罗城县普查队 451225130429026LY（IBK、GXMG、CMMI）

功效：叶，止血。

功效来源：《药用植物辞典》

薄萼海桐

Pittosporum leptosepalum Gowda

凭证标本：罗城县普查队 451225121230003LY（IBK、GXMG、CMMI）

功效：根皮，祛风湿。叶，止血。

功效来源：《药用植物辞典》

少花海桐 海金子

Pittosporum pauciflorum Hook. et Arn.

凭证标本：罗城县调查队 4-1-097（GXMI）

功效：干燥茎、枝，祛风活络、散寒止痛、镇静。

功效来源：《广西壮族自治区壮药质量标准　第二卷》（2011年版）

缝线海桐

Pittosporum perryanum Gowda

凭证标本：罗城县普查队 451225130519037LY（IBK、GXMG、CMMI）

功效：果实及种子，利湿退黄。

功效来源：《药用植物辞典》

海桐 海桐花

Pittosporum tobira (Thunb.) W. T. Aiton

凭证标本：罗城县普查队 451225131107022LY（IBK、GXMG、CMMI）

功效：枝、叶，杀虫、外用煎水洗疥疮。

功效来源：《全国中草药汇编》

四子海桐

Pittosporum tonkinense Gagnep.

凭证标本：罗城调查队 4-1-1292（GXMI）

功效：全株，用于肝区疼痛、风湿痹痛。

功效来源：《广西中药资源名录》

93. 大风子科 Flacourtiaceae
山桂花属 *Bennettiodendron* Merr.
山桂花

Bennettiodendron leprosipes (Clos) Merr.

凭证标本：罗城县普查队 451225121230013LY（IBK、GXMG、CMMI）

功效：树皮、叶，清热解毒、消炎、止血生肌。

功效来源：《药用植物辞典》

柞木属 *Xylosma* G. Forst.
南岭柞木

Xylosma controversa Clos

凭证标本：罗城县调查队（沙文兰）4-1-1304（GXMI）

功效：根、叶，清热、凉血、散瘀消肿、止痛、止血、接骨、催生、利窍。

功效来源：《药用植物辞典》

101. 西番莲科 Passifloraceae
西番莲属 *Passiflora* L.
西番莲 转心莲

Passiflora caerulea L.

功效：根、藤和果，祛风除湿、活血止痛。

功效来源：《全国中草药汇编》

注：民间常见栽培物种。

蝴蝶藤

Passiflora papilio H. L. Li

凭证标本：罗城县普查队 451225130726016LY（IBK、GXMG、CMMI）

功效：全草，活血止血、祛湿止痛、清热解毒。

功效来源：《中华本草》

103. 葫芦科 Cucurbitaceae
冬瓜属 *Benincasa* Savi
冬瓜 冬瓜皮

Benincasa hispida (Thunb.) Cogn. var. *hispida*

功效：果皮，利尿消肿。

功效来源：《中国药典》（2020年版）

注：民间常见栽培物种。

节瓜

Benincasa hispida (Thunb.) Cogn. var. *chiehqua* F. C. How

凭证标本：罗城县普查队 451225130718029LY（IBK、GXMG、CMMI）

功效：果实，生津止渴、驱暑、健脾、下气利水。皮、种子，润肺化痰、利水消肿。

功效来源：《药用植物辞典》

西瓜属 *Citrullus* Schrad.

西瓜 西瓜霜

Citrullus lanatus (Thunb.) Matsum. et Nakai

功效：果实与皮硝，清热泻火、消肿止痛。

功效来源：《中国药典》（2020年版）

注：民间常见栽培物种。

黄瓜属 *Cucumis* L.

甜瓜 甜瓜子

Cucumis melo L. var. *melo*

功效：种子，清肺、润肠、化瘀、排脓、疗伤止痛。

功效来源：《中国药典》（2020年版）

注：民间常见栽培物种。

菜瓜

Cucumis melo L. var. *conomon* (Thunb.) Makino

功效：果实，除烦热、生津液、利小便。果实腌制品，健胃和中、生津止渴。

功效来源：《中华本草》

注：民间常见栽培物种。

黄瓜

Cucumis sativus L.

功效：黄瓜，清热利尿。黄瓜藤，消炎、祛痰、镇痉。黄瓜秧，用于高血压。黄瓜霜，清热消肿、用于扁桃体炎。

功效来源：《全国中草药汇编》

注：民间常见栽培物种。

南瓜属 *Cucurbita* L.

南瓜 南瓜干

Cucurbita moschata (Duch. ex Lam.) Duch. ex Poir.

凭证标本：罗城县普查队 451225130718028LY （IBK、GXMG、CMMI）

功效：成熟果实，补中益气、消炎止痛、解毒杀虫。

功效来源：《广西中药材标准　第一册》

西葫芦 桃南瓜

Cucurbita pepo L.

功效：果实，平喘、宁嗽。

功效来源：《全国中草药汇编》

注：民间常见栽培物种。

绞股蓝属 *Gynostemma* Blume

绞股蓝

Gynostemma pentaphyllum (Thunb.) Makino

功效：干燥全草，清热解毒、止咳祛痰、益气养阴、延缓衰老。

功效来源：《广西壮族自治区壮药质量标准　第三卷》（2018年版）

注：本种在罗城县域内普遍分布。

雪胆属 *Hemsleya* Cogn. ex F. B. Forbes & Hemsl.

翼蛇莲

Hemsleya dipterygia Kuang et A. M. Lu

凭证标本：罗城调查队 41-330（GXMI）

功效：全草，用于炎症发热、喉痛、胃痛、腹痛、跌打损伤、疮疖。

功效来源：《广西中药资源名录》

油渣果属 *Hodgsonia* Hook. f. & Thomson

油渣果

Hodgsonia macrocarpa (Blume) Cogn.

凭证标本：罗城县普查队 451225130803005LY （IBK、GXMG、CMMI）

功效：种仁，凉血止血、解毒消肿。根，杀菌、催吐。

功效来源：《全国中草药汇编》

葫芦属 *Lagenaria* Ser.

葫芦

Lagenaria siceraria (Molina) Standl. var. *siceraria*

功效：果皮及种子，利尿、消肿、散结。

功效来源：《全国中草药汇编》

注：民间常见栽培物种。

瓠瓜 瓢瓜

Lagenaria siceraria (Molina) Standl. var. *depressa* (Ser.) Hara

功效：果皮，利湿消肿。

功效来源：《全国中草药汇编》

注：民间常见栽培物种。

丝瓜属 *Luffa* Mill.

广东丝瓜 丝瓜络

Luffa acutangula (L.) Roxb.

功效：果实的维管束，通络、活血、祛风。

功效来源：《广西中药材标准　第一册》

注：民间常见栽培物种。

丝瓜 丝瓜络

Luffa cylindrica Roem.

功效：果实的维管束，祛风、通络、活血、下乳。

功效来源：《中国药典》（2020年版）

注：《广西中药资源名录》有记载。

苦瓜属 *Momordica* L.

苦瓜 苦瓜干

Momordica charantia L.

凭证标本：罗城县普查队 451225130718020LY （IBK、GXMG、CMMI）

功效：果实，清暑涤热、明目、解毒。

功效来源：《广西壮族自治区壮药质量标准　第二

卷》（2011年版）

凹萼木鳖

Momordica subangulata Blume

凭证标本：罗城县普查队 451225130719004LY （IBK、GXMG、CMMI）

功效：根，用于结膜炎、腮腺炎、喉咙肿痛、瘰疬、疮疡肿毒。

功效来源：《广西中药资源名录》

佛手瓜属 *Sechium* P. Browne

佛手瓜

Sechium edule (Jacq.) Sw.

功效：叶，清热消肿。

功效来源：《药用植物辞典》

注：民间常见栽培物种。

茅瓜属 *Solena* Lour.

茅瓜

Solena amplexicaulis (Lam.) Gandhi

凭证标本：罗城县普查队 451225130606028LY （IBK、GXMG、CMMI）

功效：块根、叶，清热解毒、化瘀散结、化痰利湿。

功效来源：《中华本草》

赤瓟儿属 *Thladiantha* Bunge

球果赤瓟

Thladiantha globicarpa A. M. Lu et Z. Y. Zhang

凭证标本：罗城调查队 4-1-305 （GXMI）

功效：全草，用于深部脓肿、各种化脓性感染、骨髓炎。

功效来源：《广西中药资源名录》

南赤瓟

Thladiantha nudiflora Hemsl. ex Forbes et Hemsl.

凭证标本：罗城县普查队 451225130728009LY （IBK、GXMG、CMMI）

功效：根，清热、利胆、通便、通乳、消肿、解毒、排脓。果实，理气、活血、祛痰利湿。

功效来源：《药用植物辞典》

栝楼属 *Trichosanthes* L.

王瓜

Trichosanthes cucumeroides (Ser.) Maxim.

凭证标本：罗城县普查队 451225130609003LY （IBK、GXMG、CMMI）

功效：种子、果实，清热利湿、凉血止血。

功效来源：《中华本草》

全缘栝楼 实葫芦根

Trichosanthes ovigera Blume

凭证标本：罗城县普查队 451225130518025LY （IBK、GXMG、CMMI）

功效：根，散瘀消肿、清热解毒。

功效来源：《中华本草》

趾叶栝楼 石蟾蜍

Trichosanthes pedata Merr. et Chun

凭证标本：罗城县普查队 451225131108022LY （IBK、GXMG、CMMI）

功效：带根全草，清热解毒。

功效来源：《中华本草》

中华栝楼

Trichosanthes rosthornii Harms var. *rosthornii*

凭证标本：罗城县普查队 451225130722003LY （IBK、GXMG、CMMI）

功效：干燥根、干燥成熟果实、干燥成熟种子，清热泻火、生津止渴、消肿排脓。

功效来源：《中国药典》（2020年版）

多卷须栝楼

Trichosanthes rosthornii Harms var. *multicirrata* (C. Y. Cheng et C. H. Yueh) S. K. Chen

凭证标本：罗城调查队 4-1-1673 （GXMI）

功效：根，用于热病烦渴、肺热燥咳、消渴、疮疡肿毒。果实，用于肺热咳嗽、痰浊黄稠、胸痹心痛、结胸痞满、乳痈、肠痈、疮痈、肿痛、大便秘结。种子，用于燥咳痰黏、肠燥便秘。

功效来源：《药用植物辞典》

马㼎儿属 *Zehneria* Endl.

马㼎儿 马交儿

Zehneria indica (Lour.) Keraudren

凭证标本：罗城县普查队 451225121204031LY （IBK、GXMG、CMMI）

功效：根或叶，清热解毒、消肿散结。

功效来源：《全国中草药汇编》

钮子瓜

Zehneria maysorensis (Wight et Arn.) Arn.

凭证标本：罗城县普查队 451225121206005LY （IBK、GXMG、CMMI）

功效：全草或根，清热解毒、通淋。

功效来源：《中华本草》

104. 秋海棠科 Begoniaceae

秋海棠属 *Begonia* L.

四季秋海棠

Begonia cucullata Willd.

功效：全草，清热解毒、散结消肿。花、叶，清热解毒。

功效来源：《药用植物辞典》

注：民间常见栽培物种。

食用秋海棠

Begonia edulis H. Lév.

凭证标本：黄长春 16978（GXMI）

功效：根状茎，清热解毒、凉血润肺。

功效来源：《药用植物辞典》

紫背天葵 红天葵

Begonia fimbristipula Hance

凭证标本：罗城县普查队 451225130610035LY （IBK、GXMG、CMMI）

功效：叶，清热凉血、散瘀消肿、止咳化痰。

功效来源：《广西中药材标准 第一册》

粗喙秋海棠 肉半边莲

Begonia longifolia Blume

凭证标本：罗城县普查队 451225130610020LY （IBK、GXMG、CMMI）

功效：根状茎，清热解毒、消肿止痛。

功效来源：《广西壮族自治区壮药质量标准 第二卷》（2011年版）

裂叶秋海棠 红孩儿

Begonia palmata D. Don

凭证标本：罗城县普查队 451225130310045LY （IBK、GXMG、CMMI）

功效：根状茎，清热解毒、消肿止痛。

功效来源：《广西壮族自治区壮药质量标准 第二卷》（2011年版）

106. 番木瓜科 Caricaceae

番木瓜属 *Carica* L.

番木瓜

Carica papaya L.

功效：果实，健胃消食、滋补催乳、舒筋通络。

功效来源：《全国中草药汇编》

注：民间常见栽培物种。

107. 仙人掌科 Cactaceae

叶团扇属 *Brasiliopuntia* A. Berger

叶团扇 猪耳掌

Brasiliopuntia brasiliensis (Willd.) Haw.

功效：茎，软坚散结。

功效来源：《中华本草》

注：民间常见栽培物种。

昙花属 *Epiphyllum* Haw.

昙花

Epiphyllum oxypetalum (DC.) Haw.

功效：花，清肺止咳、凉血止血、养心安神。茎，清热解毒。

功效来源：《中华本草》

注：民间常见栽培物种。

量天尺属 *Hylocereus* (A. Berger) Britton et Rose

量天尺

Hylocereus undatus (Haw.) Britton et Rose

功效：茎，舒筋活络、解毒消肿。

功效来源：《中华本草》

注：民间常见栽培物种。

仙人杖属 Nyctocereus (A. Berger) Britton et Rose

仙人鞭

Nyctocereus serpentinus (Lag. et Rodr.) Britt. et Rose

功效：茎，理气消痞、清热解毒、泻水。

功效来源：《药用植物辞典》

注：民间常见栽培物种。

仙人掌属 *Opuntia* Mill.

单刺仙人掌

Opuntia monacantha (Willd.) Haw.

功效：全草、肉质茎、根，清热解毒、散结祛瘀、消肿、健胃止痛、镇咳。

功效来源：《药用植物辞典》

注：民间常见栽培物种。

仙人掌

Opuntia stricta (Haw.) Haw. var. *dillenii* (Ker-Gawl.) L. D. Benson

凭证标本：罗城县普查队 451225130728015LY （IBK、GXMG、CMMI）

功效：干燥地上部分，行气活血、清热解毒。

功效来源：《广西壮族自治区壮药质量标准 第二卷》（2011年版）

仙人指属 *Schlumbergera* Lem.

蟹爪兰

Schlumbergera truncata (Haw.) Moran

功效：地上部分，解毒消肿。

功效来源：《中华本草》

注：民间常见栽培物种。

108. 山茶科 Theaceae

杨桐属 *Adinandra* Jack

亮叶杨桐

Adinandra nitida Merr. ex H. L. Li

凭证标本：罗城调查队 4-1-1551 （GXMI）

功效：叶，消炎、退热、降压、止血。

功效来源：《药用植物辞典》

山茶属 *Camellia* L.

长尾毛蕊茶

Camellia caudata Wall.

功效：茎、叶、花，活血止血、祛腐生新。

功效来源：《药用植物辞典》

注：《广西植物名录》有记载。

山茶 山茶花

Camellia japonica L.

功效：根、花，收敛凉血、止血。

功效来源：《全国中草药汇编》

注：民间常见栽培物种。

油茶

Camellia oleifera Abel.

凭证标本：罗城县普查队 451225130421041LY（IBK、GXMG、CMMI）

功效：根和茶子饼，清热解毒、活血散瘀、止痛。

功效来源：《全国中草药汇编》

茶 茶叶

Camellia sinensis (L.) O. Kuntze

凭证标本：罗城县普查队 451225130608005LY（IBK、GXMG、CMMI）

功效：干燥嫩叶或嫩芽，清头目、除烦渴、消食、化痰、利尿、止泻。

功效来源：《广西壮族自治区壮药质量标准 第三卷》（2018年版）

柃木属 *Eurya* Thunb.

短柱柃

Eurya brevistyla Kobuski

凭证标本：罗城县普查队 451225130519048LY（IBK、GXMG、CMMI）

功效：叶，用于烧烫伤。

功效来源：《药用植物辞典》

岗柃

Eurya groffii Merr.

凭证标本：罗城县普查队 451225130425027LY（IBK、GXMG、CMMI）

功效：叶，化痰镇咳、消肿止痛。

功效来源：《全国中草药汇编》

微毛柃

Eurya hebeclados Ling

凭证标本：罗城调查队 4-1-6（GXMI）

功效：根、茎、果实、枝叶，截疟、祛风、消肿、止血、解毒。

功效来源：《药用植物辞典》

细枝柃

Eurya loquaiana Dunn

凭证标本：罗城调查队 4-1-1548（GXMI）

功效：茎、叶，祛风通络、活血止痛。

功效来源：《中华本草》

黑柃

Eurya macartneyi Champ.

凭证标本：罗城县普查队 451225130307036LY（IBK、GXMG、CMMI）

功效：茎、叶，清热解毒。

功效来源：《药用植物辞典》

窄叶柃

Eurya stenophylla Merr.

功效：根、枝、叶，清热、补虚。

功效来源：《药用植物辞典》

注：《广西植物名录》有记载。

四角柃

Eurya tetragonoclada Merr. et Chun

凭证标本：罗城调查队 4-1-374（GXMI）

功效：根，消肿止痛。

功效来源：《药用植物辞典》

木荷属 *Schima* Reinw. ex Blume

木荷 木荷叶

Schima superba Gardner et Champ.

凭证标本：陈文 84284（IBK）

功效：叶，解毒疗疮。

功效来源：《中华本草》

厚皮香属 *Ternstroemia* Mutis ex L. f.

厚皮香

Ternstroemia gymnanthera (Wight et Arn.) Bedd.

凭证标本：梅啟祥 01654（IBK）

功效：叶、花、果实，清热解毒、消痈肿。

功效来源：《药用植物辞典》

尖萼厚皮香

Ternstroemia luteoflora L. K. Ling

凭证标本：罗城调查队 4-1-316（GXMI）

功效：根、叶，清热解毒、舒筋活络、消肿止痛、止泻。

功效来源：《药用植物辞典》

112. 猕猴桃科 Actinidiaceae

猕猴桃属 *Actinidia* Lindl.

柱果猕猴桃

Actinidia cylindrica C. F. Liang

凭证标本：李瑞高等 1046（IBK）

功效：根皮、叶、果实，清热生津、消肿解毒。

功效来源：《药用植物辞典》

毛花猕猴桃 毛冬瓜

Actinidia eriantha Benth.

凭证标本：罗城县普查队 451225130425018LY（IBK、GXMG、CMMI）

功效：根、根皮及叶，抗癌、解毒消肿、清热利湿。

功效来源：《全国中草药汇编》

条叶猕猴桃

Actinidia fortunatii Finet et Gagnep.

凭证标本：罗城县普查队 451225130425039LY（IBK、GXMG、CMMI）

功效：根，用于跌打损伤。

功效来源：《药用植物辞典》

糙毛猕猴桃

Actinidia fulvicoma Hance var. *hirsuta* Finet et Gagnep.

凭证标本：罗城调查队 4-1-1539（GXMI）

功效：根，消积、消疮。果实，滋补强壮。

功效来源：《药用植物辞典》

蒙自猕猴桃

Actinidia henryi Dunn

凭证标本：罗城调查队 4-1-363（GXMI）

功效：茎，用于口腔炎。

功效来源：《广西中药资源名录》

阔叶猕猴桃 多花猕猴桃茎叶

Actinidia latifolia (Gardn. et Champ.) Merr.

凭证标本：罗城县普查队 451225130430021LY（IBK、GXMG、CMMI）

功效：茎、叶，清热解毒、消肿止痛、除湿。

功效来源：《中华本草》

113. 水东哥科 Saurauiaceae

水东哥属 *Saurauia* Willd.

聚锥水东哥

Saurauia thyrsiflora C. F. Liang et Y. S. Wang

凭证标本：罗城县普查队 451225131109004LY（IBK、GXMG、CMMI）

功效：叶，外用治烧烫伤。

功效来源：《药用植物辞典》

水东哥 水枇杷

Saurauia tristyla DC.

凭证标本：罗城县普查队 451225131109017LY（IBK、GXMG、CMMI）

功效：根或叶，疏风清热、止咳、止痛。

功效来源：《中华本草》

114. 金莲木科 Ochnaceae

合柱金莲木属 *Sauvagesia* L.

合柱金莲木

Sauvagesia rhodoleuca (Diels) M. C. E. Amaral

凭证标本：091-合柱金莲木-01（IBK）

功效：全株，用于疥疮。

功效来源：《药用植物辞典》

118. 桃金娘科 Myrtaceae

岗松属 *Baeckea* L.

岗松

Baeckea frutescens L.

凭证标本：罗城县普查队 451225130308004LY（IBK、GXMG、CMMI）

功效：带花果的叶，清利湿热、杀虫止痒。

功效来源：《广西壮族自治区壮药质量标准　第一卷》（2008年版）

红千层属 *Callistemon* R. Br.

红千层

Callistemon rigidus R. Br.

凭证标本：罗城县普查队 451225130517019LY（IBK、GXMG、CMMI）

功效：小枝、叶，祛痰泻热。

功效来源：《药用植物辞典》

子楝树属 *Decaspermum* J. R. Forst. et G. Forst.

子楝树 子楝树叶

Decaspermum gracilentum (Hance) Merr. et Perry

凭证标本：罗城县普查队 451225130422023LY（IBK、GXMG、CMMI）

功效：叶，理气化湿、解毒杀虫。

功效来源：《中华本草》

桉属 *Eucalyptus* L'Her.

窿缘桉 窿缘桉叶

Eucalyptus exserta F. V. Muell.

功效：叶，祛风止痒、燥湿杀虫。

功效来源：《中华本草》

注：民间常见栽培物种。

桉 大叶桉

Eucalyptus robusta Sm.

功效：干燥叶，清热泻火、燥湿解毒。

功效来源：《广西壮族自治区壮药质量标准　第一卷》（2008年版）

注：民间常见栽培物种。

番石榴属 *Psidium* L.

番石榴

Psidium guajava L.

功效：叶和果，收敛止泻、消炎止血。

功效来源：《广西壮族自治区壮药质量标准　第一卷》（2008年版）

注：民间常见栽培物种。

桃金娘属 *Rhodomyrtus* (DC.) Rchb.

桃金娘

Rhodomyrtus tomentosa (Ait.) Hassk.

凭证标本：罗城县普查队 451225130608030LY（IBK、GXMG、CMMI）

功效：根，理气止痛、利湿止泻、化瘀止血、益肾养血。果实，补血滋养、涩肠固精。

功效来源：《广西壮族自治区壮药质量标准　第一卷》（2008年版）

蒲桃属 *Syzygium* R. Br. ex Gaertn.

华南蒲桃

Syzygium austrosinense (Merr. et L. M. Perry) H. T. Chang et R. H. Miao

功效：全株，收敛、涩肠止泻。

功效来源：《药用植物辞典》

注：《广西植物名录》有记载。

赤楠

Syzygium buxifolium Hook. et Arn. var. *buxifolium*

凭证标本：罗城调查队 4-1-1839（GXMI）

功效：根或根皮，健脾利湿、平喘、散瘀消肿。叶，清热解毒。

功效来源：《中华本草》

轮叶蒲桃 山乌珠

Syzygium buxifolium Hook. et Arn. var. *verticillatum* C. Chen

凭证标本：陈文 84187（IBSC）

功效：根、叶，祛风散寒、活血破瘀。

功效来源：《全国中草药汇编》

120. 野牡丹科 Melastomataceae

柏拉木属 *Blastus* Lour.

匙萼柏拉木

Blastus cavaleriei H. Lév. et Vaniot

功效：叶，用于白带异常。

功效来源：《广西中药资源名录》

注：《广西植物名录》有记载。

柏拉木 山崩砂

Blastus cochinchinensis Lour.

凭证标本：罗城县普查队 451225130310046LY（IBK、GXMG、CMMI）

功效：根，收敛止血、消肿解毒。

功效来源：《全国中草药汇编》

金花树

Blastus dunnianus H. Lév.

凭证标本：罗城县普查队 451225131109023LY（IBK、GXMG、CMMI）

功效：全株，祛风湿、止血。

功效来源：《药用植物辞典》

野海棠属 *Bredia* Blume

叶底红

Bredia fordii (Hance) Diels

凭证标本：罗城县普查队 451225130728012LY（IBK、GXMG、CMMI）

功效：全株，养血调经。

功效来源：《中华本草》

野牡丹属 *Melastoma* L.

地态

Melastoma dodecandrum Lour.

凭证标本：罗城县普查队 451225130422007LY（IBK、GXMG、CMMI）

功效：全株，清热解毒、活血止血。

功效来源：《广西壮族自治区壮药质量标准　第三卷》（2018年版）

细叶野牡丹

Melastoma intermedium Dunn

凭证标本：罗城县普查队 451225130728010LY（IBK、GXMG、CMMI）

功效：全株，清热解毒、消肿。

功效来源：《中华本草》

野牡丹

Melastoma malabathricum L.

凭证标本：罗城县普查队 451225131109025LY（IBK、GXMG、CMMI）

功效：干燥根及茎，收敛止血、消食、清热解毒。

功效来源：《广西壮族自治区瑶药材质量标准　第一卷》（2014年版）

谷木属 *Memecylon* L.

谷木

Memecylon ligustrifolium Champ.

凭证标本：罗城调查队 4-1-672（GXMI）

功效：枝、叶，活血祛瘀、止血。

功效来源：《药用植物辞典》

金锦香属 *Osbeckia* L.

金锦香 天香炉

Osbeckia chinensis L.

凭证标本：罗城县普查队 451225130724002LY（IBK、GXMG、CMMI）

功效：全草或根，化痰利湿、祛瘀止血、解毒消肿。

功效来源：《中华本草》

朝天罐

Osbeckia opipara C. Y. Wu et C. Chen

功效：根、枝、叶，止血、解毒。

功效来源：《广西壮族自治区壮药质量标准　第三卷》（2018年版）

注：《广西中药资源名录》有记载。

星毛金锦香

Osbeckia stellata Buch.-Ham. ex Kew Gawler

凭证标本：陈文 84387（IBK）

功效：全株，收敛、清热、止血。

功效来源：《药用植物辞典》

锦香草属 *Phyllagathis* Blume

锦香草

Phyllagathis cavaleriei (Lévl. et Van.) Guillaum. var. *cavaleriei*

功效：全草，清热凉血、利湿。

功效来源：《中华本草》

注：《广西植物名录》有记载。

短毛熊巴掌

Phyllagathis cavaleriei (Lévl. et Van.) Guillaum. var. *tankahkeei* (Merr.) C. Y. Wu ex C. Chen

功效：全株，清热解毒、利湿消肿、清凉、滋补。

功效来源：《药用植物辞典》

注：《广西中药资源名录》有记载。

肉穗草属 *Sarcopyramis* Wall.

楮头红

Sarcopyramis nepalensis Wall.

凭证标本：罗城县普查队 451225130425014LY（IBK、GXMG、CMMI）

功效：全草，清肺热、祛肝火。

功效来源：《药用植物辞典》

121. 使君子科 Combretaceae

风车子属 *Combretum* Loefl.

风车子 华风车子

Combretum alfredii Hance

凭证标本：罗城县普查队 451225130719006LY（IBK、GXMG、CMMI）

功效：根，清热、利胆。叶，驱虫。

功效来源：《全国中草药汇编》

石风车子 石风车子叶

Combretum wallichii DC.

凭证标本：罗城县普查队 451225130311002LY（IBK、GXMG、CMMI）

功效：叶，祛风除湿、解毒、驱虫。

功效来源：《中华本草》

使君子属 *Quisqualis* L.

使君子

Quisqualis indica L.

功效：干燥成熟果实，杀虫消积。

功效来源：《中国药典》（2020年版）

注：《广西中药资源名录》有记载。

122. 红树科 Rhizophoraceae

竹节树属 *Carallia* Roxb.

旁杞木

Carallia pectinifolia W. C. Ko

凭证标本：罗城县普查队 451225130101024LY（IBK、GXMG、CMMI）

功效：根、枝、叶，清热凉血、利尿消肿、接骨。

功效来源：《药用植物辞典》

123. 金丝桃科 Hypericaceae

金丝桃属 *Hypericum* L.

地耳草

Hypericum japonicum Thunb.

凭证标本：罗城县普查队 451225130423003LY（IBK、GXMG、CMMI）

功效：干燥全草，清利湿热、散瘀消肿。

功效来源：《广西壮族自治区壮药质量标准　第二卷》（2011年版）

金丝桃

Hypericum monogynum L.

凭证标本：罗城县普查队 451225130423001LY（IBK、GXMG、CMMI）

功效：全株、果实，清热解毒、散瘀止痛。

功效来源：《中华本草》

元宝草

Hypericum sampsonii Hance

凭证标本：罗城县普查队 451225130518027LY（IBK、GXMG、CMMI）

功效：全草，凉血止血、清热解毒、活血调经、祛风通络。

功效来源：《中华本草》

126. 藤黄科 Guttiferae

藤黄属 *Garcinia* L.

木竹子

Garcinia multiflora Champ. ex Benth.

凭证标本：罗城县普查队 451225130501002LY（IBK、GXMG、CMMI）

功效：树皮、果实，清热解毒、收敛生肌。

功效来源：《中华本草》

金丝李

Garcinia paucinervis Chun et F. C. How

凭证标本：罗城县普查队 451225131109014LY（IBK、GXMG、CMMI）

功效：枝叶、树皮，清热解毒、消肿。

功效来源：《中华本草》

128. 椴树科 Tiliaceae

黄麻属 *Corchorus* L.

甜麻 野黄麻

Corchorus aestuans L.

凭证标本：陈文 84435（IBK）

功效：全草，清热利湿、消肿拔毒。

功效来源：《全国中草药汇编》

黄麻

Corchorus capsularis L.

凭证标本：陈文 84362（IBK）

功效：根，利尿、止泻、止痢。叶，理气止血、排脓生肌。种子，麻醉、强心。

功效来源：《药用植物辞典》

扁担杆属 *Grewia* L.

扁担杆

Grewia biloba G. Don

凭证标本：罗城调查队 4-1-746（GXMI）

功效：根或全株，健脾益气、固精止带、祛风除湿。

功效来源：《全国中草药汇编》

刺蒴麻属 *Triumfetta* L.

单毛刺蒴麻

Triumfetta annua L.

凭证标本：罗城县普查队 451225121204003LY（IBK、GXMG、CMMI）

功效：叶，解毒、止血。根，祛风、活血、镇痛。

功效来源：《药用植物辞典》

刺蒴麻 黄花地桃花

Triumfetta rhomboidea Jacquem.

凭证标本：罗城县普查队 451225131108009LY（IBK、GXMG、CMMI）

功效：根或全草，清热利湿、通淋化石。

功效来源：《中华本草》

128a. 杜英科 Elaeocarpaceae

杜英属 *Elaeocarpus* L.

山杜英

Elaeocarpus sylvestris (Lour.) Poir.

凭证标本：吕清华 05254（IBK）

功效：根皮，散瘀、消肿。

功效来源：《药用植物辞典》

猴欢喜属 *Sloanea* L.

薄果猴欢喜

Sloanea leptocarpa Diels

功效：根，消肿止痛、祛风除湿。

功效来源：《药用植物辞典》

注：《广西中药资源名录》有记载。

130. 梧桐科 Sterculiaceae

梧桐属 *Firmiana* Marsili

梧桐

Firmiana simplex (L.) W. Wight

功效：根、树皮、花、种子，祛风除湿、调经止血、解毒疗疮。

功效来源：《中华本草》

注：《广西中药资源名录》有记载。

翅子树属 *Pterospermum* Schreb.

翻白叶树

Pterospermum heterophyllum Hance

凭证标本：罗城县普查队 451225130723001LY（IBK、GXMG、CMMI）

功效：干燥全株，祛风除湿、舒筋活络。

功效来源：《广西壮族自治区瑶药材质量标准 第一卷》（2014年版）

梭罗树属 *Reevesia* Lindl.

梭罗树

Reevesia pubescens Mast.

凭证标本：罗城调查队 4-1-398（GXMI）

功效：树皮或根皮，祛风除湿、消肿止痛。

功效来源：《药用植物辞典》

苹婆属 *Sterculia* L.

粉苹婆

Sterculia euosma W. W. Sm.

凭证标本：罗城县普查队 451225130422030LY（IBK、GXMG、CMMI）

功效：树皮，止咳平喘。

功效来源：《药用植物辞典》

假苹婆 红郎伞

Sterculia lanceolata Cav.

凭证标本：罗城县普查队 451225130421047LY （IBK、GXMG、CMMI）

功效：叶，散瘀止痛。

功效来源：《全国中草药汇编》

132. 锦葵科 Malvaceae

秋葵属 *Abelmoschus* Medik.

黄葵

Abelmoschus moschatus (L.) Medik.

凭证标本：罗城县普查队 451225130518033LY （IBK、GXMG、CMMI）

功效：根、叶、花，清热利湿、拔毒排脓。

功效来源：《全国中草药汇编》

苘麻属 *Abutilon* Mill.

金铃花

Abutilon pictum (Gillies ex Hooker) Walp.

功效：花，清热解毒、活血。叶，活血。

功效来源：《药用植物辞典》

注：民间常见栽培物种。

蜀葵属 *Alcea* L.

蜀葵

Alcea rosea L.

功效：种子，利尿通淋、解毒排脓、润肠。花，活血止血、解毒散结。根，清热利湿、凉血止血、解毒排脓。

功效来源：《中华本草》

注：民间常见栽培物种。

棉属 *Gossypium* L.

草棉 棉花根

Gossypium herbaceum L.

功效：根，补气、止咳、平喘。种子，温肾、通乳、活血止血。

功效来源：《全国中草药汇编》

注：民间常见栽培物种。

陆地棉 棉花根

Gossypium hirsutum L.

功效：根，补气、止咳、平喘。种子，温肾、通乳、活血止血。

功效来源：《全国中草药汇编》

注：民间常见栽培物种。

木槿属 *Hibiscus* L.

大麻槿

Hibiscus cannabinus L.

凭证标本：罗城县普查队 451225130804001LY （IBK、GXMG、CMMI）

功效：叶，清热消肿。种子，祛风、明目、解毒散结、止痢、通乳、消炎、利尿、润肠。

功效来源：《药用植物辞典》

美丽芙蓉

Hibiscus indicus (Burm. f.) Hochr.

凭证标本：罗城县普查队 451225130806003LY （IBK、GXMG、CMMI）

功效：根、叶，消痈解毒、消食散积、通淋止血。

功效来源：《药用植物辞典》

木芙蓉 芙蓉叶

Hibiscus mutabilis L.

功效：叶，清热解毒、消肿止痛、凉血止血。

功效来源：《中国药典》（2020年版）

注：本种在县域内普遍分布。

木槿 木槿花

Hibiscus syriacus L.

凭证标本：罗城县普查队 451225130519029LY （IBK、GXMG、CMMI）

功效：花，清湿热、凉血。

功效来源：《广西壮族自治区壮药质量标准 第一卷》（2008年版）

黄槿

Hibiscus tiliaceus L.

功效：叶，外用治痈疮肿毒。花、嫩枝，用于木薯中毒。

功效来源：《广西中药资源名录》

注：民间常见栽培物种。

锦葵属 *Malva* L.

野葵 冬葵根

Malva verticillata L.

功效：根，清热利水、解毒。种子，利水通淋、滑肠通便、下乳。

功效来源：《中华本草》

注：《广西中药资源名录》有记载。

赛葵属 *Malvastrum* A. Gray

赛葵

Malvastrum coromandelianum (L.) Garcke

凭证标本：罗城县普查队 451225130429038LY （IBK、GXMG、CMMI）

功效：全草，清热利湿、解毒消肿。

功效来源：《中华本草》

悬铃花属 *Malvaviscus* Fabr.

垂花悬铃花

Malvaviscus penduliflorus DC.

功效：根、树皮、叶，清热解毒、拔毒消肿、收湿敛疮、生肌定痛。

功效来源：《药用植物辞典》

注：民间常见栽培物种。

黄花稔属 *Sida* L.

桤叶黄花稔 黄花稔

Sida alnifolia L. var. *alnifolia*

功效：全株，清热利湿、排脓止痛。

功效来源：《全国中草药汇编》

注：《广西植物名录》有记载。

小叶黄花稔

Sida alnifolia L. var. *microphylla* (Cav.) S. Y. Hu

凭证标本：罗城县普查队 451225130518044LY（IBK、GXMG、CMMI）

功效：叶或根，清热解毒、消肿止痛、收敛生肌。

功效来源：《药用植物辞典》

梵天花属 *Urena* L.

地桃花

Urena lobata L.

凭证标本：罗城县普查队 451225130427023LY（IBK、GXMG、CMMI）

功效：干燥地上部分，祛风利湿、消热解毒、活血消肿。

功效来源：《广西壮族自治区壮药质量标准 第一卷》（2008年版）

133. 金虎尾科 Malpighiaceae

盾翅藤属 *Aspidopterys* A. Juss.

盾翅藤

Aspidopterys glabriuscula (Wall.) A. Juss.

凭证标本：罗城县普查队 451225130311068LY（IBK、GXMG、CMMI）

功效：茎藤，消炎利尿、清热排石。

功效来源：《中药大辞典》

135. 古柯科 Erythroxylaceae

古柯属 *Erythroxylum* P. Browne

东方古柯

Erythroxylum sinense C. Y. Wu

凭证标本：罗城调查队 4-1-1540（GXMI）

功效：叶，提神、强壮、局部麻醉。根，用于腹痛。

功效来源：《药用植物辞典》

136. 大戟科 Euphorbiaceae

铁苋菜属 *Acalypha* L.

铁苋菜 铁苋

Acalypha australis L.

功效：地上部分，清热解毒、利湿、收敛止血。

功效来源：《广西壮族自治区壮药质量标准 第二卷》（2011年版）

注：《广西中药资源名录》有记载。

山麻杆属 *Alchornea* Sw.

红背山麻杆 红背娘

Alchornea trewioides (Benth.) Müll. Arg. var. *trewioides*

凭证标本：R. C. Ching 5243（IBSC）

功效：干燥全株，清热解毒、杀虫止痒。

功效来源：《广西壮族自治区壮药质量标准 第三卷》（2018年版）

绿背山麻杆

Alchornea trewioides (Benth.) Müll. Arg. var. *sinica* (Benth.) Müll. Arg.

功效：根，用于肾炎水肿。枝叶，用于外伤出血、疮疡肿毒。

功效来源：《广西中药资源名录》

注：《广西植物名录》有记载。

五月茶属 *Antidesma* L.

黄毛五月茶

Antidesma fordii Hemsl.

凭证标本：罗城调查队 4-1-911（GXMI）

功效：根，用于风湿腰痛

功效来源：《广西中药资源名录》

日本五月茶

Antidesma japonicum Sieb. et Zucc.

凭证标本：陈少卿 14952（IBK）

功效：全株，祛风除湿。叶、根，止泻、生津。

功效来源：《药用植物辞典》

小叶五月茶

Antidesma montanum Blume var. *microphyllum* Petra ex Hoffmam.

凭证标本：罗城县普查队 451225130611021LY（IBK、GXMG、CMMI）

功效：根、叶，收敛止泻、生津止渴、行气活血。全株，祛风寒、止吐血。

功效来源：《药用植物辞典》

秋枫属 *Bischofia* Blume

秋枫

Bischofia javanica Blume

功效：根、树皮及叶，行气活血、消肿解毒。

功效来源：《全国中草药汇编》

注：本种在罗城县域内普遍分布。

黑面神属 *Breynia* J. R. Forst. & G. Forst.

黑面神 鬼画符

Breynia fruticosa (L.) Hook. f.

凭证标本：罗城县普查队 451225130424016LY（IBK、GXMG、CMMI）

功效：全株，清热解毒、散瘀止痛、收敛止痒。

功效来源：《广西壮族自治区壮药质量标准 第一卷》（2008年版）

喙果黑面神

Breynia rostrata Merr.

凭证标本：罗城县普查队 451225130423028LY（IBK、GXMG、CMMI）

功效：根、叶，清热解毒、止血止痛。

功效来源：《药用植物辞典》

小叶黑面神 小叶黑面叶

Breynia vitis-idaea (Burm.) C. E. C. Fisch.

凭证标本：罗城县普查队 451225130429041LY（IBK、GXMG、CMMI）

功效：根、叶，清热解毒、止血止痛。

功效来源：《全国中草药汇编》

棒柄花属 *Cleidion* Blume

棒柄花 大树三台

Cleidion brevipetiolatum Pax et K. Hoffm.

凭证标本：罗城县普查队 451225130308023LY（IBK、GXMG、CMMI）

功效：树皮，消炎解表、利湿解毒、通便。

功效来源：《广西壮族自治区壮药质量标准 第一卷》（2008年版）

变叶木属 *Codiaeum* A. Juss.

洒金榕

Codiaeum variegatum (L.) A. Juss.

功效：叶，散瘀消肿、清热理肺。根，外用治梅毒溃疡。

功效来源：《药用植物辞典》

注：民间常见栽培物种。

巴豆属 *Croton* L.

巴豆

Croton tiglium L.

凭证标本：罗城县普查队 451225130607048LY（IBK、GXMG、CMMI）

功效：种子，泻下祛积、逐水消肿。根，温中散寒、祛风活络。叶，外用治冻疮、杀孑孓及蝇蛆。

功效来源：《中国药典》（2020年版）

大戟属 *Euphorbia* L.

猩猩草

Euphorbia cyathophora Murray

功效：全草，调经、止血、止咳、接骨、消肿。

功效来源：《药用植物辞典》

注：《广西中药资源名录》有记载。

乳浆大戟 猫眼草

Euphorbia esula L.

凭证标本：罗城县普查队 451225130306004LY（IBK、GXMG、CMMI）

功效：全草，利尿消肿、拔毒止痒。

功效来源：《全国中草药汇编》

飞扬草

Euphorbia hirta L.

凭证标本：罗城县普查队 451225121206004LY（IBK、GXMG、CMMI）

功效：干燥全草，清热解毒、止痒利湿、通乳。

功效来源：《中国药典》（2020年版）

地锦草

Euphorbia humifusa Willd. ex Schltdl.

功效：干燥全草，清热解毒、凉血止血、利湿退黄。

功效来源：《中国药典》（2020年版）

注：本种在罗城县域内普遍分布。

通奶草

Euphorbia hypericifolia L.

凭证标本：陈文 84327（IBSC）

功效：全草，清热解毒、散血止血、利水、健脾、通奶。茎、叶，解热。

功效来源：《药用植物辞典》

铁海棠

Euphorbia milii Des Moul.

功效：花，止血。茎、叶，拔毒消肿。

功效来源：《全国中草药汇编》

注：民间常见栽培物种。

金刚纂

Euphorbia neriifolia L.

功效：茎，消肿、通便、杀虫。叶，清热化滞、解毒行瘀。花蕊，解毒消肿。

功效来源：《药用植物辞典》

注：民间常见栽培物种。

大戟 京大戟

Euphorbia pekinensis Rupr.

凭证标本：夏康标等 16（GXMI）

功效：干燥根，泻下逐水、消肿散结。

功效来源：《中国药典》（2020年版）

一品红 猩猩木

Euphorbia pulcherrima Willd. ex Klotzsch

凭证标本：罗城县普查队 451225130519019LY（IBK、GXMG、CMMI）

功效：全株，调经止血、接骨消肿。

功效来源：《全国中草药汇编》

黄苞大戟

Euphorbia sikkimensis Boiss.

凭证标本：罗城调查队 4-1-359（GXMI）

功效：树皮，叶，清热解毒、逐水消肿。

功效来源：《药用植物辞典》

千根草 小飞扬草

Euphorbia thymifolia L.

功效：全草，清热利湿、收敛止痒。

功效来源：《全国中草药汇编》

注：本种在罗城县域内普遍分布。

白饭树属 *Flueggea* Willd.

白饭树

Flueggea virosa (Roxb. ex Willd.) Voigt

凭证标本：罗城县普查队 451225130519010LY（IBK、GXMG、CMMI）

功效：全株，祛风湿、清湿热、化瘀止痛、杀虫止痒。

功效来源：《广西壮族自治区壮药质量标准　第三卷》（2018年版）

算盘子属 *Glochidion* J. R. Forst. & G. Forst.

毛果算盘子

Glochidion eriocarpum Champ. ex Benth.

凭证标本：罗城县普查队 451225130421057LY（IBK、GXMG、CMMI）

功效：干燥地上部分，清热利湿、散瘀消肿、解毒止痒。

功效来源：《广西壮族自治区壮药质量标准　第一卷》（2008年版）

厚叶算盘子

Glochidion hirsutum (Roxb.) Voigt

凭证标本：罗城县普查队 451225130718009LY（IBK、GXMG、CMMI）

功效：根、叶，收敛固脱、祛风消肿。

功效来源：《药用植物辞典》

艾胶算盘子

Glochidion lanceolarium (Roxb.) Voigt

凭证标本：罗城县普查队 451225130718017LY（IBK、GXMG、CMMI）

功效：茎、叶，散瘀、消炎止痛。根，退黄。

功效来源：《药用植物辞典》

算盘子

Glochidion puberum (L.) Hutch.

凭证标本：罗城县普查队 451225130608029LY（IBK、GXMG、CMMI）

功效：干燥全株，清热利湿、解毒消肿。

功效来源：《广西壮族自治区壮药质量标准　第三卷》（2018年版）

雀舌木属 *Leptopus* Decne.

尾叶雀舌木

Leptopus esquirolii (H. Lév.) P. T. Li

凭证标本：罗城调查队（沙文兰）4-1-1286（GXMI）

功效：叶，止血固脱。

功效来源：《药用植物辞典》

血桐属 *Macaranga* Thouars

草鞋木

Macaranga henryi (Pax et K. Hoffm.) Rehder

凭证标本：罗城县普查队 451225130309023LY（IBK、GXMG、CMMI）

功效：根，外用治风湿痹痛。有毒。

功效来源：《广西中药资源名录》

野桐属 *Mallotus* Lour.

白背叶

Mallotus apelta (Lour.) Müll. Arg.

功效：叶，清热解毒、利湿、止痛止血。

功效来源：《广西壮族自治区壮药质量标准　第一卷》（2008年版）

注：本种在县域内普遍分布。

毛桐

Mallotus barbatus (Wall.) Müll. Arg.

凭证标本：罗城县普查队 451225130421058LY（IBK、GXMG、CMMI）

功效：干燥根，清热利尿。

功效来源：《广西壮族自治区壮药质量标准　第三卷》（2018年版）

崖豆藤野桐

Mallotus millietii H. Lév.

凭证标本：罗城调查队 4-1-1670（GXMI）

功效：全株，祛风散寒、散瘀消肿。

功效来源：《药用植物辞典》

尼泊尔野桐 山桐子

Mallotus nepalensis Müll. Arg.

凭证标本：罗城县普查队 451225130606011LY（IBK、GXMG、CMMI）

功效：根、皮，生新解毒。

功效来源：《全国中草药汇编》

白楸
Mallotus paniculatus (Lam.) Müll. Arg.
凭证标本：杨善超 0075（IBK）
功效：根、茎、叶、果实，固脱、止痢、消炎。
功效来源：《药用植物辞典》

粗糠柴 粗糠柴根
Mallotus philippinensis (Lam.) Müll. Arg.
凭证标本：罗城县普查队 451225130427033LY（IBK、GXMG、CMMI）
功效：根，清热利湿、解毒消肿。
功效来源：《广西壮族自治区壮药质量标准 第一卷》（2008年版）

石岩枫 杠香藤
Mallotus repandus (Willd.) Müll. Arg.
凭证标本：罗城县普查队 451225130420003LY（IBK、GXMG、CMMI）
功效：根、茎、叶，祛风除湿、活血通络、解毒消肿、驱虫止痒。
功效来源：《中华本草》

木薯属 *Manihot* Mill.
木薯
Manihot esculenta Crantz
功效：叶或根，解毒消肿。
功效来源：《中华本草》
注：民间常见栽培物种。

珠子木属 *Phyllanthodendron* Hemsl.
珠子木
Phyllanthodendron anthopotamicum (Hand.-Mazz.) Croiz.
凭证标本：罗城调查队（沙文兰）4-1-1243 GXMI）
功效：全株，止痛。
功效来源：《药用植物辞典》

枝翅珠子木
Phyllanthodendron dunnianum H. Lév.
凭证标本：罗城县普查队 451225130427003LY（IBK、GXMG、CMMI）
功效：根，止血、止痢。
功效来源：《药用植物辞典》

叶下珠属 *Phyllanthus* L.
小果叶下珠 红鱼眼
Phyllanthus reticulatus Poir.
凭证标本：罗城县普查队 451225130518024LY（IBK、GXMG、CMMI）
功效：茎，祛风活血、散瘀消肿。
功效来源：《广西中药材标准 第一册》

叶下珠
Phyllanthus urinaria L.
凭证标本：罗城县普查队 451225130611023LY（IBK、GXMG、CMMI）
功效：全草，平肝清热、利水解毒。
功效来源：《广西壮族自治区壮药质量标准 第二卷》（2011年版）

黄珠子草
Phyllanthus virgatus G. Forst.
凭证标本：罗城县普查队 451225130606012LY（IBK、GXMG、CMMI）
功效：全草，健脾消积、利尿通淋、清热解毒。
功效来源：《中华本草》

蓖麻属 *Ricinus* L.
蓖麻 蓖麻子
Ricinus communis L.
凭证标本：罗城县普查队 451225121230004LY（IBK、GXMG、CMMI）
功效：成熟种子，消肿拔毒、泻下通滞。
功效来源：《中国药典》（2020年版）

乌桕属 *Sapium* Jacq.
山乌桕
Sapium discolor (Champ. ex Benth.) Müll. Arg.
凭证标本：陈文 84293（IBK）
功效：根皮、树皮及叶，泻下逐水、消肿散瘀。
功效来源：《全国中草药汇编》

圆叶乌桕
Sapium rotundifolium Hemsl.
功效：叶或果实，解毒消肿、杀虫。
功效来源：《中华本草》
注：《广西植物名录》有记载。

乌桕 乌桕根
Sapium sebiferum (L.) Roxb.
凭证标本：罗城县普查队 451225130519026LY（IBK、GXMG、CMMI）
功效：根，泻下逐水、消肿散结、解蛇虫毒。
功效来源：《广西壮族自治区壮药质量标准 第二卷》（2011年版）

地构叶属 *Speranskia* Baill.
广东地构叶 蛋不老
Speranskia cantonensis (Hance) Pax et K. Hoffm.
凭证标本：罗城县普查队 451225130428050LY（IBK、GXMG、CMMI）
功效：全草，祛风除湿、通经络、破瘀止痛。
功效来源：《中华本草》

油桐属 *Vernicia* Lour.

油桐

Vernicia fordii (Hemsl.) Airy Shaw

功效：根、叶、花、果实、种子所榨出的油，下气消积、利水化痰、驱虫。

功效来源：《中华本草》

注：《广西中药资源名录》有记载。

木油桐

Vernicia montana Lour.

凭证标本：罗城县普查队 451225130425010LY （IBK、GXMG、CMMI）

功效：根、叶、果实，杀虫止痒、拔毒生肌。

功效来源：《药用植物辞典》

136a. 虎皮楠科 Daphniphyllaceae

虎皮楠属 *Daphniphyllum* Blume

牛耳枫

Daphniphyllum calycinum Benth.

凭证标本：陈文 84280（IBK）

功效：全株，清热解毒、活血舒筋。

功效来源：《广西壮族自治区壮药质量标准 第一卷》（2008年版）

虎皮楠

Daphniphyllum oldhamii (Hemsl.) Rosenthal

功效：根、叶，清热解毒、活血散瘀。

功效来源：《中华本草》

注：《广西中药资源名录》有记载。

139a. 鼠刺科 Escalloniaceae

鼠刺属 *Itea* L.

毛鼠刺

Itea indochinensis Merr. var. *indochinensis*

凭证标本：罗城县普查队 451225130609009LY （IBK、GXMG、CMMI）

功效：茎，用于风湿痹痛、跌打损伤。叶，外用治骨折。

功效来源：《广西中药资源名录》

毛脉鼠刺

Itea indochinensis Merr. var. *pubinervia* (H. T. Chang) C. Y. Wu

功效：叶，止血、消肿。

功效来源：《药用植物辞典》

注：《广西植物名录》有记载。

142. 绣球花科 Hydrangeaceae

常山属 *Dichroa* Lour.

常山

Dichroa febrifuga Lour.

凭证标本：罗城县普查队 451225130425017LY （IBK、GXMG、CMMI）

功效：根，涌吐痰涎、截疟。

功效来源：《中国药典》（2020年版）

绣球属 *Hydrangea* L.

粤西绣球

Hydrangea kwangsiensis Hu

凭证标本：罗城调查队 4-1-182 （GXMI）

功效：根、叶，用于跌打损伤、刀伤出血。

功效来源：《药用植物辞典》

圆锥绣球 土常山

Hydrangea paniculata Sieb.

凭证标本：罗城县普查队 451225130727006LY （IBK、GXMG、CMMI）

功效：根，截疟退热、消积和中。

功效来源：《全国中草药汇编》

蜡莲绣球 土常山

Hydrangea strigosa Rehder

凭证标本：罗城县普查队 451225130724004LY （IBK、GXMG、CMMI）

功效：根，截疟、消食、清热解毒、祛痰散结。

功效来源：《中华本草》

冠盖藤属 *Pileostegia* Hook. f. & Thomson

冠盖藤 青棉花藤叶

Pileostegia viburnoides Hook. f. et Thoms.

功效：根，祛风除湿、散瘀止痛、消肿解毒。

功效来源：《中华本草》

注：《广西植物名录》有记载。

143. 蔷薇科 Rosaceae

龙芽草属 *Agrimonia* L.

龙芽草 仙鹤草

Agrimonia pilosa Ledeb.

凭证标本：罗城县普查队 451225130719003LY （IBK、GXMG、CMMI）

功效：地上部分，收敛止血、截疟、止痢、解毒、补虚。

功效来源：《中国药典》（2020年版）

桃属 *Amygdalus* L.

桃 桃花

Amygdalus persica L.

凭证标本：罗城县普查队 451225130424017LY （IBK、GXMG、CMMI）

功效：花，泻下通便、利水消肿。

功效来源：《全国中草药汇编》

杏属 *Armeniaca* Scop.

梅 梅花
Armeniaca mume Sieb.
功效：花蕾，疏肝和中、化痰散结。
功效来源：《中国药典》（2020年版）
注：民间常见栽培物种。

蛇莓属 *Duchesnea* Sm.

蛇莓
Duchesnea indica (Andrews) Focke
凭证标本：罗城县普查队 451225130311059LY（IBK、GXMG、CMMI）
功效：全草、根，清热解毒、散瘀消肿、凉血止血。
功效来源：《中华本草》

枇杷属 *Eriobotrya* Lindl.

大花枇杷
Eriobotrya cavaleriei (H. Lév.) Rehder
凭证标本：罗城县普查队 451225130426034LY（IBK、GXMG、CMMI）
功效：叶，清肺止咳。花、叶、根皮，清肺、止咳、平喘、消肿止痛。
功效来源：《药用植物辞典》

枇杷 枇杷叶
Eriobotrya japonica (Thunb.) Lindl.
功效：干燥叶，清肺止咳、降逆止呕。
功效来源：《中国药典》（2020年版）
注：《广西中药资源名录》有记载。

路边青属 *Geum* L.

柔毛路边青 蓝布正
Geum japonicum Thunb. var. *chinense* F. Bolle
凭证标本：罗城县普查队 451225131108027LY（IBK、GXMG、CMMI）
功效：干燥全草，益气健脾、补血养阴、润肺化痰。
功效来源：《中国药典》（2020年版）

桂樱属 *Laurocerasus* Duham.

腺叶桂樱
Laurocerasus phaeosticta (Hance) C. K. Schneid.
凭证标本：罗城调查队 4-1-352（GXMI）
功效：全株、种子，活血祛瘀、镇咳利尿、润燥滑肠。
功效来源：《药用植物辞典》

石楠属 *Photinia* Lindl.

中华石楠
Photinia beauverdiana C. K. Schneid.
凭证标本：罗城调查队 4-1-1528（GXMI）
功效：果，补肾强筋。根或叶，行气活血、祛风止痛。
功效来源：《中华本草》

光叶石楠
Photinia glabra (Thunb.) Maxim.
凭证标本：罗城调查队 4-1-100（GXMI）
功效：果，杀虫、止血、涩肠、生津、解酒。叶，清热利尿、消肿止痛。
功效来源：《中华本草》

小叶石楠
Photinia parvifolia (E. Pritz.) C. K. Schneid.
凭证标本：罗城县普查队 451225130611020LY（IBK、GXMG、CMMI）
功效：根，清热解毒、活血止痛。
功效来源：《中华本草》

石楠
Photinia serratifolia (Desf.) Kalkman
凭证标本：罗城县普查队 451225130426011LY（IBK、GXMG、CMMI）
功效：根、叶，祛风止痛。
功效来源：《全国中草药汇编》

光萼石楠
Photinia villosa (Thunb.) DC. var. *glabricalycina* L.T.Lu et C.L.Li
凭证标本：罗城调查队 4-1-411（GXMI）
功效：根，清热除湿、消肿止痛、止吐泻、止痢。果实，除湿热、止吐泻、消肿止痛。
功效来源：《药用植物辞典》

庐山石楠
Photinia villosa (Thunb.) DC. var. *sinica* Rehder et E. H. Wilson
凭证标本：罗城县调查队 4-1-039（GXMI）
功效：叶，祛风通络、益肾。
功效来源：《药用植物辞典》

委陵菜属 *Potentilla* L.

翻白草
Potentilla discolor Bunge
凭证标本：罗城县普查队 451225130721001LY（IBK、GXMG、CMMI）
功效：干燥全草，清热解毒、止痢、止血。
功效来源：《中国药典》（2020年版）

三叶委陵菜 地蜂子
Potentilla freyniana Bornm.
凭证标本：罗城县普查队 451225130308011LY（IBK、GXMG、CMMI）

功效：根或全草，清热解毒、止痛止血。

功效来源：《全国中草药汇编》

蛇含委陵菜 蛇含

Potentilla kleiniana Wight et Arn.

凭证标本：罗城县普查队 451225130428003LY （IBK、GXMG、CMMI）

功效：带根全草，清热定惊、截疟、止咳化痰、解毒活血。

功效来源：《中华本草》

李属 *Prunus* L.

李

Prunus salicina Lindl.

凭证标本：罗城县普查队 451225130420010LY （IBK、GXMG、CMMI）

功效：根，清热解毒、利湿、止痛。种仁，活血祛瘀、滑肠、利水。

功效来源：《全国中草药汇编》

火棘属 *Pyracantha* M. Roem.

全缘火棘

Pyracantha atalantioides (Hance) Stapf

凭证标本：罗城县普查队 451225130428039LY （IBK、GXMG、CMMI）

功效：叶、果实，清热解毒、止血。

功效来源：《中华本草》

梨属 *Pyrus* L.

豆梨

Pyrus calleryana Decne.

凭证标本：罗城县普查队 451225130102013LY （IBK、GXMG、CMMI）

功效：根皮、果，清热解毒、敛疮、健脾消食、涩肠止痢。

功效来源：《中华本草》

沙梨

Pyrus pyrifolia (Burm. f.) Nakai

功效：果实，生津、润燥、清热、化痰。

功效来源：《广西壮族自治区壮药质量标准 第三卷》（2018年版）

注：民间常见栽培物种。

石斑木属 *Rhaphiolepis* Lindl.

石斑木

Rhaphiolepis indica (L.) Lindl.

功效：根，活血祛风、止痛、消肿解毒。叶，清热解毒、散寒、消肿、止血。

功效来源：《药用植物辞典》

注：《广西中药资源名录》有记载。

蔷薇属 *Rosa* L.

木香花

Rosa banksiae Ait.

功效：根、叶，收敛止痛、止血。

功效来源：《全国中草药汇编》

注：民间常见栽培物种。

月季花

Rosa chinensis Jacquem.

功效：花，活血调经、疏肝解郁。

功效来源：《中国药典》（2020年版）

注：民间常见栽培物种。

小果蔷薇 金樱根

Rosa cymosa Tratt.

凭证标本：罗城县普查队 451225130422029LY （IBK、GXMG、CMMI）

功效：根及根状茎，清热解毒、利湿消肿、收敛止血、活血散瘀、固涩益肾。

功效来源：《广西壮族自治区瑶药材质量标准 第一卷》（2014年版）

金樱子

Rosa laevigata Michx.

凭证标本：罗城县普查队 451225130517014LY （IBK、GXMG、CMMI）

功效：成熟果实，固精缩尿、固崩止带、涩肠止泻。

功效来源：《中国药典》（2020年版）

野蔷薇

Rosa multiflora Thunb.

功效：根、果实，活血通络、收敛解毒。

功效来源：《药用植物辞典》

注：本种在罗城县域内普遍分布。

单瓣缫丝花

Rosa roxburghii Tratt. f. *normalis* Rehder et E. H. Wilson

功效：果实，解暑、消食。

功效来源：《药用植物辞典》

注：《广西中药资源名录》有记载。

悬钩子蔷薇

Rosa rubus H. Lév. et Vaniot

凭证标本：罗城县普查队 451225130607045LY （IBK、GXMG、CMMI）

功效：根，清热利湿、收敛、固涩。果实，清肝热、解毒。内皮，敛毒、除湿。叶，止血化瘀。

功效来源：《药用植物辞典》

玫瑰

Rosa rugosa Thunb.

功效：花蕾，行气解郁、和血、止痛。

功效来源：《中国药典》（2020年版）

注：民间常见栽培物种。

悬钩子属 *Rubus* L.

粗叶悬钩子

Rubus alceifolius Poir.

凭证标本：罗城县普查队 451225130608042LY （IBK、GXMG、CMMI）

功效：根、叶，清热利湿、止血、散瘀。

功效来源：《中华本草》

毛萼莓

Rubus chroosepalus Focke

凭证标本：罗城县普查队 451225130429042LY （IBK、GXMG、CMMI）

功效：根，清热解毒、活血祛瘀、止泻。

功效来源：《药用植物辞典》

小柱悬钩子

Rubus columellaris Tutcher

凭证标本：罗城调查队 4-1-307 （GXMI）

功效：根，外用治跌打损伤。

功效来源：《药用植物辞典》

山莓

Rubus corchorifolius L. f.

凭证标本：罗城县普查队 451225130308013LY （IBK、GXMG、CMMI）

功效：根、叶，活血、止血、祛风利湿。

功效来源：《全国中草药汇编》

华南悬钩子

Rubus hanceanus Kuntze

凭证标本：罗城县普查队 451225130426016LY （IBK、GXMG、CMMI）

功效：根、叶，用于跌打肿痛、刀伤出血、月经不调、产后恶露不尽。

功效来源：《药用植物辞典》

拟覆盆子

Rubus idaeopsis Focke

凭证标本：罗城调查队 4-1-368 （GXMI）

功效：果实，补肾固精、助阳明目、益髓。

功效来源：《药用植物辞典》

灰毛泡

Rubus irenaeus Focke

功效：根、叶，理气止痛、散毒生肌。

功效来源：《药用植物辞典》

注：《广西植物名录》有记载。

高粱泡 高粱泡叶

Rubus lambertianus Ser.

凭证标本：罗城县普查队 451225121205017LY （IBK、GXMG、CMMI）

功效：叶，清热凉血、解毒疗疮。

功效来源：《中华本草》

白花悬钩子

Rubus leucanthus Hance

凭证标本：罗城县普查队 451225130421049LY （IBK、GXMG、CMMI）

功效：根，用于赤痢、腹泻。

功效来源：《广西中药资源名录》

棠叶悬钩子

Rubus malifolius Focke

凭证标本：罗城县普查队 451225130519042LY （IBK、GXMG、CMMI）

功效：根、叶、茎，消肿止痛、收敛。

功效来源：《药用植物辞典》

红泡刺藤 紫泡

Rubus niveus Thunb.

凭证标本：罗城县普查队 451225130423010LY （IBK、GXMG、CMMI）

功效：根、果，止泻痢、祛风止痛、清热利湿、消炎。

功效来源：《全国中草药汇编》

茅莓

Rubus parvifolius L.

凭证标本：罗城县普查队 451225130424012LY （IBK、GXMG、CMMI）

功效：地上部分，清热解毒、活血消肿、祛风除湿。

功效来源：《广西壮族自治区壮药质量标准 第一卷》（2008年版）

大乌泡

Rubus pluribracteatus L. T. Lu et Boufford

凭证标本：罗城调查队 4-1-046 （GXMI）

功效：根及全株，清热利湿、止血接骨。

功效来源：《全国中草药汇编》

深裂悬钩子 七爪风

Rubus reflexus Ker Gawl. var. *lanceolobus* F. P. Metcalf

凭证标本：罗城县普查队 451225130425041LY （IBK、GXMG、CMMI）

功效：根，祛风除湿、活血通络。

功效来源：《全国中草药汇编》

空心泡 倒触伞

Rubus rosifolius Sm.

凭证标本：罗城县普查队 451225130307001LY（IBK、GXMG、CMMI）

功效：根或嫩枝叶，清热、止咳、收敛止血、解毒、接骨。

功效来源：《中华本草》

红腺悬钩子 牛奶莓

Rubus sumatranus Miq.

凭证标本：罗城县普查队 451225130310065LY（IBK、GXMG、CMMI）

功效：根，清热解毒、开胃、利水。

功效来源：《中华本草》

红毛悬钩子

Rubus wallichianus Wight et Arn.

凭证标本：罗城调查队 4-1-327（GXMI）

功效：根、叶，祛风除湿、散瘀、补肾。

功效来源：《药用植物辞典》

黄脉莓

Rubus xanthoneurus Focke

凭证标本：罗城县普查队 451225130426039LY（IBK、CMMI）

功效：根，止血、消肿。

功效来源：《药用植物辞典》

绣线菊属 *Spiraea* L.

绣球绣线菊 珍珠绣球

Spiraea blumei G. Don

凭证标本：罗城县普查队 451225121230007LY（IBK、GXMG、CMMI）

功效：根、果实，调气、止痛、散瘀利湿。

功效来源：《全国中草药汇编》

麻叶绣线菊

Spiraea cantoniensis Lour.

凭证标本：罗城县普查队 451225130721006LY（IBK、GXMG、CMMI）

功效：枝叶，外用治疮疖。

功效来源：《广西中药资源名录》

渐尖绣线菊 吹火筒

Spiraea japonica L. f. var. *acuminata* Franch.

功效：全株，通经、通便、利尿。

功效来源：《全国中草药汇编》

注：《广西植物名录》有记载。

野珠兰属 *Stephanandra* Sieb. et Zucc.

野珠兰

Stephanandra chinensis Hance

凭证标本：罗城县普查队 451225131108032LY（IBK、

GXMG、CMMI）

功效：根，清热解毒、调经。

功效来源：《药用植物辞典》

146. 含羞草科 Mimosaceae

猴耳环属 *Abarema* Pittier

围涎树 尿桶弓

Abarema clypearia (Jack.) Kosterm.

凭证标本：罗城县普查队 451225130307030LY（IBK、GXMG、CMMI）

功效：枝叶，祛风消肿、凉血解毒、收敛生肌。

功效来源：《中华本草》

亮叶猴耳环

Abarema lucida (Benth.) Kosterm.

功效：枝、叶，消肿、祛风除湿、凉血、消炎生肌。

功效来源：《药用植物辞典》

注：《广西中药资源名录》有记载。

金合欢属 *Acacia* Mill.

儿茶

Acacia catechu (L. f.) Willd.

功效：去皮枝干燥煎膏，活血止痛、止血生肌、收湿敛疮、清肺化痰。

功效来源：《中国药典》（2020年版）

注：民间常见栽培物种。

台湾相思

Acacia confusa Merr.

凭证标本：罗城县普查队 451225130429023LY（IBK、GXMG、CMMI）

功效：枝、叶，去腐生肌。

功效来源：《药用植物辞典》

海红豆属 *Adenanthera* L.

海红豆

Adenanthera pavonina L. var. *pavonina*

凭证标本：罗城县普查队 451225130427035LY（IBK、GXMG、CMMI）

功效：种子，疏风清热、燥湿止痒、润肤养颜。

功效来源：《中华本草》

小籽海红豆 海红豆

Adenanthera pavonina L. var. *microsperma* (Teijsm. et Binn.) I. C. Nielsen

凭证标本：罗城调查队 4-1-1224（GXMI）

功效：种子，疏风清热、燥湿止痒、润肤养颜。

功效来源：《中华本草》

合欢属 *Albizia* Durazz.

楹树

Albizia chinensis (Osbeck) Merr.

功效：树皮，固涩止泻、收敛生肌。

功效来源：《药用植物辞典》

注：《广西中药资源名录》有记载。

山槐

Albizia kalkora (Roxb.) Prain

凭证标本：陈少卿 14971（IBK）

功效：根、树皮、花，舒筋活络、活血、消肿止痛、解郁安神。

功效来源：《药用植物辞典》

牛蹄豆属 *Archidendron* F. Muell.

大叶合欢

Archidendron turgidum (Merr.) I. C. Nielsen

功效：根，杀虫、止痛。

功效来源：《药用植物辞典》

注：《广西植物名录》有记载。

含羞草属 *Mimosa* L.

含羞草

Mimosa pudica L.

功效：全草，凉血解毒、清热利湿、镇静安神。

功效来源：《中华本草》

注：《广西中药资源名录》有记载。

147. 苏木科 Caesalpiniaceae

羊蹄甲属 *Bauhinia* L.

刀果鞍叶羊蹄甲

Bauhinia brachycarpa Wall. ex Benth. var. *cavaleriei* (H. Lév.) T. C. Chen

凭证标本：罗城县普查队 451225130721014LY（IBK、GXMG、CMMI）

功效：根、嫩枝叶、种子，清热润肺、敛阴安神、除湿、杀虫。

功效来源：《药用植物辞典》

龙须藤 九龙藤

Bauhinia championii (Benth.) Benth.

凭证标本：罗城县普查队 451225121231022LY（IBK、GXMG、CMMI）

功效：藤茎，祛风除湿、活血止痛、健脾理气。

功效来源：《广西壮族自治区壮药质量标准 第一卷》（2008年版）

粉叶羊蹄甲

Bauhinia glauca (Wall. ex Benth.) Benth.

功效：根，清热利湿、消肿止痛、收敛止血。

功效来源：《药用植物辞典》

注：《广西植物名录》有记载。

囊托羊蹄甲

Bauhinia touranensis Gagnep.

功效：茎，祛风活络。

功效来源：《药用植物辞典》

注：《广西植物名录》有记载。

洋紫荆 羊蹄甲

Bauhinia variegata L.

凭证标本：罗城县普查队 451225130429031LY（IBK、GXMG、CMMI）

功效：根，止血、健脾。树皮，健脾燥湿。叶，润肺止咳。花，消炎。

功效来源：《全国中草药汇编》

云实属 *Caesalpinia* L.

华南云实

Caesalpinia crista L.

凭证标本：陈文 84178（IBSC）

功效：叶，祛瘀止痛、清热解毒。种子，行气祛瘀、消肿止痛、泻火解毒。根，祛瘀活血、利尿。

功效来源：《药用植物辞典》

云实 云实根

Caesalpinia decapetala (Roth) Alston

凭证标本：罗城县普查队 451225130102007LY（IBK、GXMG、CMMI）

功效：根或茎，解表散寒、祛风除湿。

功效来源：《广西中药材标准 第一册》

大叶云实

Caesalpinia magnifoliolata F. P. Metcalf

凭证标本：罗城调查队 4-1-409（GXMI）

功效：根，活血消肿。

功效来源：《中华本草》

喙荚云实 南蛇簕

Caesalpinia minax Hance

功效：干燥茎，清热利湿、散瘀止痛。干燥成熟果实，泻火解毒、祛湿。

功效来源：《广西壮族自治区壮药质量标准 第二卷》（2011年版）

注：《广西中药资源名录》有记载。

金凤花

Caesalpinia pulcherrima (L.) Sw.

功效：花，解热、止咳、驱虫。根，镇惊。

功效来源：《药用植物辞典》

注：民间常见栽培物种。

矮含羞草属 *Chamaecrista* Moench

含羞草决明

Chamaecrista mimosoides (L.) Greene

功效：全草，清热解毒、散瘀化积、利尿、通便。种子，利尿、健胃。

功效来源：《药用植物辞典》

注：民间常见栽培物种。

短叶决明

Chamaecrista nictitans (L.) Moench subsp. *patellaris* (DC. ex Collad.) H. S. Irwin et Barneby var. *glabrata* (Vogel) H. S. Irwin et Barneby

凭证标本：陈文 84430（IBSC）

功效：种子，清热利湿、散瘀化积。根，清热解毒、平肝、安神、消肿排脓。全草，泻下。

功效来源：《药用植物辞典》

皂荚属 *Gleditsia* L.

小果皂荚 小果皂角

Gleditsia australis Hemsl.

凭证标本：罗城县普查队 451225130722013LY（IBK、GXMG、CMMI）

功效：果，驱虫、解毒消肿。

功效来源：《中华本草》

皂荚

Gleditsia sinensis Lam.

功效：干燥棘刺、干燥不育果实，消肿托毒、排脓、杀虫。

功效来源：《中国药典》（2020年版）

注：本种在罗城县域内普遍分布。

老虎刺属 *Pterolobium* R. Br. ex Wight et Arn.

老虎刺

Pterolobium punctatum Hemsl.

凭证标本：陈文 84174（IBK）

功效：根，消炎、解热、止痛。

功效来源：《全国中草药汇编》

山扁豆属 *Senna* Mill.

望江南 望江南子

Senna occidentalis (L.) Link var. *occidentalis*

凭证标本：陈文 84172（IBK）

功效：种子，清肝明目、健胃、通便、解毒。

功效来源：《广西中药材标准 第一册》

槐叶决明

Senna occidentalis (L.) Link var. *sophera* (L.) X. Y. Zhu

凭证标本：罗城调查队 4-1-1836（GXMI）

功效：根，强壮利尿、健胃、消炎、止痛。种子，清热、解毒、除痰止咳。

功效来源：《药用植物辞典》

决明 决明子

Senna tora (L.) Roxb.

凭证标本：罗城县普查队 451225131107001LY（IBK、GXMG、CMMI）

功效：成熟种子，清热明目、润肠通便。

功效来源：《中国药典》（2020年版）

148. 蝶形花科 Papilionaceae

合萌属 *Aeschynomene* L.

合萌 梗通草

Aeschynomene indica L.

凭证标本：罗城县普查队 451225131107026LY（IBK、GXMG、CMMI）

功效：茎的木质部，清热、利尿、通乳、明目。根，清热利湿、消积、解毒。叶，解毒、消肿、止血。

功效来源：《中华本草》

落花生属 *Arachis* L.

落花生 花生衣

Arachis hypogaea L.

凭证标本：罗城县普查队 451225130606021LY（IBK、GXMG、CMMI）

功效：种皮，止血、散瘀、消肿。

功效来源：《全国中草药汇编》

黄芪属 *Astragalus* L.

紫云英 红花菜

Astragalus sinicus L.

凭证标本：罗城县普查队 451225130420002LY（IBK、GXMG、CMMI）

功效：全草，清热解毒、祛风明目、凉血止血。

功效来源：《中华本草》

木豆属 *Cajanus* Adans.

木豆

Cajanus cajan (L.) Huth

功效：根，利湿消肿、散瘀止痛。

功效来源：《全国中草药汇编》

注：《广西中药资源名录》有记载。

蔓草虫豆

Cajanus scarabaeoides (L.) Thouars

凭证标本：罗城县普查队 451225130102004LY（IBK、GXMG、CMMI）

功效：叶，解暑利尿、止血生肌。

功效来源：《全国中草药汇编》

昆明鸡血藤属 *Callerya* Endl.

绿花崖豆藤
Callerya championii (Benth.) X. Y. Zhu
凭证标本：罗城县普查队 451225130424029LY （IBK、GXMG、CMMI）
功效：根或根皮，凉血散瘀、驱风通络、消肿。
功效来源：《药用植物辞典》

异果崖豆藤
Callerya dielsiana Harms var. *herterocarpa* (Chun ex T. C. Chen) X. Y. Zhu
凭证标本：罗城县普查队 451225130607046LY （IBK、GXMG、CMMI）
功效：根、茎藤，补血行血、活血祛瘀。
功效来源：《药用植物辞典》

宽序崖豆藤
Callerya eurybotrya (Drake) Schot
凭证标本：罗城县普查队 451225130501033LY （IBK、GXMG、CMMI）
功效：全株、茎藤，祛风湿、解毒。
功效来源：《药用植物辞典》

亮叶崖豆藤
Callerya nitida (Benth.) R. Geesink
功效：根、藤茎，活血补血、通经活络、解热解毒、止痢。
功效来源：《药用植物辞典》
注：《广西植物名录》有记载。

海南崖豆藤
Callerya pachyloba (Drake) H. Sun
功效：全株、根、茎、叶，杀虫止痒、逐湿痹、祛瘀、消炎止痛。
功效来源：《药用植物辞典》
注：本种在罗城县域内零星分布。

网脉崖豆藤 鸡血藤
Callerya reticulata (Benth.) Schot var. *reticulata*
凭证标本：罗城县普查队 451225130429024LY （IBK、GXMG、CMMI）
功效：藤茎，补血、活血、通络。
功效来源：《中国药典》（2020年版）

线叶崖豆藤 拐子药
Callerya reticulata (Benth.) Schot var. *stenophylla* (Merr. et Chun) X. Y. Zhu
功效：根、茎，用于跌打内外伤、蛇咬伤。
功效来源：《广西中药资源名录》
注：《广西中药资源名录》有记载。

美丽崖豆藤 牛大力

Callerya speciosa (Champ. ex Benth.) Schot
功效：根，补虚润肺、强筋活络。
功效来源：《广西壮族自治区壮药质量标准 第一卷》（2008年版）
注：本种在县域内普遍分布。

刀豆属 *Canavalia* Adans.

直生刀豆
Canavalia ensiformis (L.) DC.
功效：种子，温中、下气、止呃、补肾。豆荚，益肾、温中、除湿。
功效来源：《药用植物辞典》
注：本种在罗城县域内零星分布。

蝙蝠草属 *Christia* Moench

铺地蝙蝠草 半边钱
Christia obcordata (Poir.) Bakh. f. ex Meeuwen
凭证标本：罗城县普查队 451225130719001LY （IBK、GXMG、CMMI）
功效：全株，利水通淋、散瘀止血、清热解毒。
功效来源：《中华本草》

香槐属 *Cladrastis* Raf.

翅荚香槐 香槐
Cladrastis platycarpa (Maxim.) Makino
凭证标本：罗城调查队（沙文兰）4-1-1227 （GXMI）
功效：根或果实，祛风止痛。
功效来源：《中华本草》

舞草属 *Codariocalyx* Hassk.

小叶三点金
Codariocalyx microphyllus (Thunb.) H. Ohashi
功效：根，清热利湿、止血、通络。
功效来源：《药用植物辞典》
注：《广西中药资源名录》有记载。

猪屎豆属 *Crotalaria* L.

响铃豆
Crotalaria albida B. Heyne ex Roth
凭证标本：罗城县普查队 451225130606035LY （IBK、GXMG、CMMI）
功效：根及全草，清热解毒、止咳平喘。
功效来源：《全国中草药汇编》

大猪屎豆 自消容
Crotalaria assamica Benth.
凭证标本：罗城县普查队 451225131109029LY （IBK、GXMG、CMMI）
功效：茎叶，清热解毒、凉血止血、利水消肿。
功效来源：《中华本草》

中国猪屎豆

Crotalaria chinensis L.

凭证标本：罗城县普查队 451225130309005LY（IBK、GXMG、CMMI）

功效：全草，外用治跌打损伤、狂犬咬伤。根、叶，用于小儿疳积、外用治毒蛇咬伤。

功效来源：《药用植物辞典》

菽麻

Crotalaria juncea L.

功效：根、种子，清热解毒、消肿止痛、利尿通淋、麻醉。

功效来源：《药用植物辞典》

注：本种在罗城县域内零星分布。

三尖叶猪屎豆

Crotalaria micans Link

功效：全草，祛风除湿、消肿止痛、抗肿瘤。

功效来源：《药用植物辞典》

注：《广西中药资源名录》有记载。

野百合

Crotalaria sessiliflora L.

凭证标本：罗城县普查队 451225130518030LY（IBK、GXMG、CMMI）

功效：全草，清热、利湿、解毒、痢疾、疮疖、小儿疳积。

功效来源：《中药大辞典》

黄檀属 *Dalbergia* L. f.

南岭黄檀

Dalbergia balansae Prain

功效：木材，行气止痛、解毒消肿。

功效来源：《中华本草》

注：《广西中药资源名录》有记载。

藤黄檀

Dalbergia hancei Benth.

凭证标本：罗城县普查队 451225130311066LY（IBK、GXMG、CMMI）

功效：根，理气止痛、舒筋活络、强壮筋骨。

功效来源：《广西壮族自治区壮药质量标准 第二卷》（2011年版）

假木豆属 *Dendrolobium* (Wight & Arn.) Benth.

假木豆

Dendrolobium triangulare (Retz.) Schindl.

凭证标本：罗城县普查队 451225130102017LY（IBK、GXMG、CMMI）

功效：根或叶，清热凉血、舒筋活络、健脾利湿。

功效来源：《中华本草》

鱼藤属 *Derris* Lour.

毛果鱼藤 藤子甘草

Derris eriocarpa F. C. How

功效：藤或根，利尿除湿、镇咳化痰。

功效来源：《中药大辞典》

注：《广西植物名录》有记载。

中南鱼藤 毒鱼藤

Derris fordii Oliv. var. *fordii*

凭证标本：罗城调查队 4-1-1594（GXMI）

功效：茎、叶，解毒、杀虫。

功效来源：《中华本草》

亮叶中南鱼藤

Derris fordii Oliv. var. *lucida* F. C. How

凭证标本：罗城调查队（沙文兰）4-1-1270（GXMI）

功效：果实，凉血、补血。

功效来源：《药用植物辞典》

鱼藤

Derris trifoliata Lour.

凭证标本：罗城县普查队 451225130422013LY（IBK、GXMG、CMMI）

功效：全株及根状茎，散瘀止痛、杀虫。

功效来源：《全国中草药汇编》

山蚂蝗属 *Desmodium* Desv.

大叶山蚂蝗 红母鸡草

Desmodium gangeticum (L.) DC.

凭证标本：罗城调查队 4-1-1837（GXMI）

功效：茎叶，祛瘀调经、解毒、止痛。

功效来源：《中华本草》

假地豆 山花生

Desmodium heterocarpon (L.) DC.

功效：全草，清热解毒、消肿止痛。

功效来源：《全国中草药汇编》

注：《广西中药资源名录》有记载。

小叶三点金草 小叶三点金

Desmodium microphyllum (Thunb.) DC.

功效：根及全草，健脾利湿、止咳平喘、解毒消肿。

功效来源：《全国中草药汇编》

注：本种在罗城县域内普遍分布。

饿蚂蝗

Desmodium multiflorum DC.

功效：全株，活血止痛、解毒消肿。

功效来源：《中华本草》

注：本种在罗城县域内普遍分布。

鸡头薯属 Eriosema (DC.) D. Don
鸡头薯 猪仔笠
Eriosema chinense Vogel
凭证标本：罗城县普查队 451225130611001LY（IBK、GXMG、CMMI）
功效：块根，清肺化痰、生津止渴、消肿。
功效来源：《中华本草》

千斤拔属 Flemingia Roxb. ex W. T. Aiton
大叶千斤拔 千斤拔
Flemingia macrophylla (Willd.) Kuntze ex Prain
凭证标本：罗城县普查队 451225130427015LY（IBK、GXMG、CMMI）
功效：根，祛风利湿、强筋壮骨、消瘀解毒。
功效来源：《广西壮族自治区壮药质量标准 第一卷》（2008年版）

千斤拔
Flemingia prostrata Roxb. f. ex Roxb.
功效：根，祛风利湿、强筋壮骨、消瘀解毒。
功效来源：《广西壮族自治区壮药质量标准 第一卷》（2008年版）
注：《广西中药资源名录》有记载。

大豆属 Glycine Willd.
大豆 淡豆豉
Glycine max (L.) Merr.
功效：种子，解表、除烦、宣发郁热。
功效来源：《中国药典》（2020年版）
注：民间常见栽培物种。

木蓝属 Indigofera L.
深紫木蓝 野饭豆
Indigofera atropurpurea Buch.-Ham. ex Hornem.
凭证标本：罗城县普查队 451225130518013LY（IBK、GXMG、CMMI）
功效：根，祛风、消炎、止痛、截疟。
功效来源：《全国中草药汇编》

庭藤 铜罗伞
Indigofera decora Lindl. var. *decora*
功效：根或全草，续筋接骨、散瘀止痛。
功效来源：《中华本草》
注：《广西植物名录》有记载。

宜昌木蓝
Indigofera decora Lindl. var. *ichangensis* (Craib) Y. Y. Fang et C. Z. Zheng
凭证标本：罗城调查队 4-1-1857（GXMI）
功效：根、根状茎，清热解毒、消肿、止痛。
功效来源：《药用植物辞典》

野青树
Indigofera suffruticosa Mill.
凭证标本：陈文 84324（IBSC）
功效：全株，凉血解毒、消炎止痛。茎、叶及种子，清热解毒、凉血定惊、透疹。
功效来源：《药用植物辞典》

鸡眼草属 Kummerowia (A. K.) Schindl.
鸡眼草
Kummerowia striata (Thunb.) Schindl.
凭证标本：罗城县普查队 451225130608028LY（IBK、GXMG、CMMI）
功效：全草，清热解毒、健脾利湿、活血止血。
功效来源：《中华本草》

扁豆属 Lablab Adans.
扁豆 白扁豆
Lablab purpureus (L.) Sw.
功效：种子，健脾化湿、和中消暑。
功效来源：《中国药典》（2020年版）
注：《广西中药资源名录》有记载。

胡枝子属 Lespedeza Michx.
截叶铁扫帚 铁扫帚
Lespedeza cuneata (Dum. Cours.) G. Don
功效：地上部分，补肝肾、益肺阴、散瘀消肿。
功效来源：《广西壮族自治区壮药质量标准 第一卷》（2008年版）
注：本种在罗城县域内普遍分布。

美丽胡枝子 马扫帚
Lespedeza formosa (Vogel) Koehne
凭证标本：罗城县普查队 451225121205042LY（IBK、GXMG、CMMI）
功效：根、全株，清热凉血、消肿止痛。
功效来源：《全国中草药汇编》

苜蓿属 Medicago L.
天蓝苜蓿
Medicago lupulina L.
功效：全草，清热利湿、凉血止血、舒筋活络。
功效来源：《全国中草药汇编》
注：本种在罗城县域内普遍分布。

鸡血藤属 Millettia Wight & Arn.
厚果崖豆藤 苦檀子
Millettia pachycarpa Benth.
凭证标本：罗城县普查队 451225130421004LY（IBK、GXMG、CMMI）
功效：根、叶及种子，散瘀消肿。
功效来源：《全国中草药汇编》

疏叶崖豆 玉郎伞

Millettia pulchra (Benth.) Kurz var. *laxior* (Dunn) Z. Wei

凭证标本：罗城县普查队 451225130610027LY （IBK、GXMG、CMMI）

功效：块根，散瘀、消肿、止痛、宁神。

功效来源：《广西壮族自治区壮药质量标准　第一卷》（2008年版）

油麻藤属 *Mucuna* Adans.

白花油麻藤

Mucuna birdwoodiana Tutcher

凭证标本：罗城县普查队 451225130724008LY （IBK、GXMG、CMMI）

功效：藤茎，补血、通经络、强筋骨。

功效来源：《全国中草药汇编》

山蚂蝗属 *Desmodinm* Desv.

小槐花

Desmodium caudatum (Thunb.) DC

凭证标本：罗城县普查队 451225131109003LY （IBK、GXMG、CMMI）

功效：根或全株，清热解毒、祛风利湿。

功效来源：《广西壮族自治区壮药质量标准　第一卷》（2008年版）

红豆树属 *Ormosia* Jacks.

肥荚红豆

Ormosia fordiana Oliv.

凭证标本：罗城县普查队 451225131109019LY （IBK、GXMG、CMMI）

功效：茎皮、根、叶，清热解毒、消肿止痛。

功效来源：《全国中草药汇编》

排钱树属 *Phyllodium* Desv.

毛排钱树

Phyllodium elegans (Lour.) Desv.

功效：根及地上部分，清热利湿、散瘀消肿、活血。叶，接骨。全草，开胃健脾、清热利湿。

功效来源：《药用植物辞典》

注：《广西中药资源名录》有记载。

排钱树

Phyllodium pulchellum (L.) Desv.

凭证标本：陈文 84428 （IBK）

功效：根、地上部分，清热利水。

功效来源：《广西壮族自治区壮药质量标准　第一卷》（2008年版）

豌豆属 *Pisum* L.

豌豆

Pisum sativum L.

功效：种子，和中下气、强壮、利小便、解疮毒。花、叶，清热除湿、清凉解暑、消肿散结。

功效来源：《药用植物辞典》

注：民间常见栽培物种。

葛属 *Pueraria* DC.

葛 葛根

Pueraria montana (Lour.) Merr. var. *lobata* (Willd.) Maesen et S. M. Almeida ex Sanjappa et Predeep

功效：干燥根，解肌退热、生津止渴、透疹、升阳止泻、通经活络、解酒毒。

功效来源：《广西壮族自治区瑶药材质量标准　第一卷》（2014年版）

注：《广西中药资源名录》有记载。

鹿藿属 *Rhynchosia* Lour.

鹿藿

Rhynchosia volubilis Lour.

凭证标本：罗城县普查队 451225130723004LY （IBK、GXMG、CMMI）

功效：根、茎叶，活血止痛、解毒、消积。

功效来源：《中华本草》

田菁属 *Sesbania* Scop.

田菁

Sesbania cannabina (Retz.) Poir.

功效：叶、种子，消炎、止痛。

功效来源：《全国中草药汇编》

注：《广西中药资源名录》有记载。

槐属 *Sophora* L.

苦参

Sophora flavescens Aiton

功效：根，清热燥湿、杀虫、利尿。

功效来源：《中国药典》（2020年版）

注：《广西植物名录》有记载。

槐

Sophora japonica L.

凭证标本：罗城县普查队 451225130428048LY （IBK、GXMG、CMMI）

功效：干燥花及花蕾、干燥成熟果实，凉血止血、清肝泻火。

功效来源：《中国药典》（2020年版）

越南槐 山豆根

Sophora tonkinensis Gagnep.

功效：根及根状茎，清热解毒、消肿利咽。

功效来源：《中国药典》（2020年版）

注：《广西植物名录》有记载。

葫芦茶属 *Tadehagi* H. Ohashi
葫芦茶
Tadehagi triquetrum (L.) H. Ohashi
凭证标本：罗城县普查队 451225130724003LY （IBK、GXMG、CMMI）
功效：根、枝叶，清热止咳、拔毒散结。
功效来源：《广西壮族自治区壮药质量标准　第一卷》（2008年版）

车轴草属 *Trifolium* L.
红车轴草
Trifolium pratense L.
功效：花序及带花枝叶，止咳、止喘、镇痉。
功效来源：《全国中草药汇编》
注：民间常见栽培物种。

白车轴草
Trifolium repens L.
功效：全草，清热、凉血、宁心。
功效来源：《全国中草药汇编》
注：民间常见栽培物种。

狸尾豆属 *Uraria* Desv.
狸尾豆 狸尾草
Uraria lagopodioides (L.) Desv. ex DC.
凭证标本：罗城县普查队 451225130722014LY （IBK、GXMG、CMMI）
功效：全草，清热解毒、散结消肿。
功效来源：《全国中草药汇编》

山野豌豆属 *Vicia* L.
蚕豆
Vicia faba L.
功效：花，凉血止血、止带降压。豆，健脾利湿。豆荚，敛疮。梗，止血止泻。叶，解毒。
功效来源：《全国中草药汇编》
注：民间常见栽培物种。

豇豆属 *Vigna* Savi
赤豆 赤小豆
Vigna angularis (Willd.) Ohwi et H. Ohashi
功效：种子，利水消肿、解毒排脓。
功效来源：《中国药典》（2020年版）
注：民间常见栽培物种。

绿豆
Vigna radiata (L.) R. Wilczek
功效：种皮，消暑止渴、利尿解毒、退目翳。种子，清热、消暑、利水、解毒。
功效来源：《中华本草》
注：民间常见栽培物种。

豇豆
Vigna unguiculata (L.) Walp. subsp. *unguiculata*
功效：种子、叶、果皮、根，健脾利湿、清热解毒、止血。
功效来源：《全国中草药汇编》
注：民间常见栽培物种。

短豇豆
Vigna unguiculata (L.) Walp. subsp. *cylindrica* (L.) Verdc.
功效：种子，调中益气、健脾益肾。
功效来源：《药用植物辞典》
注：民间常见栽培物种。

长豇豆
Vigna unguiculata (L.) Walp. subsp. *sesquipedalis* (L.) Verde.
凭证标本：罗城县普查队 451225130606017LY （IBK、GXMG、CMMI）
功效：种子，健胃、补气。
功效来源：《药用植物辞典》

紫藤属 *Wisteria* Nutt.
紫藤
Wisteria sinensis (Sims) Sweet
功效：茎皮、花及种子，止痛、杀虫。
功效来源：《全国中草药汇编》
注：民间常见栽培物种。

151. 金缕梅科 Hamamelidaceae
蕈树属 *Altingia* Noronha
蕈树 半边风
Altingia chinensis (Champ. ex Benth.) Oliv. ex Hance
凭证标本：罗城县普查队 451225131108033LY （IBK、GXMG、CMMI）
功效：根，祛风除湿、通经络。
功效来源：《中华本草》

蜡瓣花属 *Corylopsis* Sieb. et Zucc.
瑞木
Corylopsis multiflora Hance
凭证标本：罗城调查队 4-1-347 （GXMI）
功效：根皮、叶，用于恶性发热、呕逆、恶心呕吐、心悸不安、烦乱昏迷、白喉、内伤出血。
功效来源：《药用植物辞典》

蜡瓣花 蜡瓣花根
Corylopsis sinensis Hemsl.
功效：根或根皮，疏风和胃、宁心安神。
功效来源：《中华本草》
注：本种在罗城县域内零星分布。

蚊母树属 *Distylium* Sieb. & Zucc.

杨梅叶蚊母树

Distylium myricoides Hemsl.

凭证标本：黄道春等 116（IBK）

功效：根，通络、消肿。

功效来源：《药用植物辞典》

马蹄荷属 *Exbucklandia* R. W. Br.

马蹄荷

Exbucklandia populnea (R. Br. ex Griff.) R. W. Br.

凭证标本：罗城县普查队 451225121205005LY（IBK、GXMG、CMMI）

功效：茎枝，祛风活络、止痛。

功效来源：《中华本草》

枫香树属 *Liquidambar* L.

枫香树 枫香脂

Liquidambar formosana Hance

凭证标本：陈文 84167（IBK）

功效：树脂，活血止痛、解毒生肌、凉血止血。

功效来源：《中国药典》（2020年版）

檵木属 *Loropetalum* R. Br. ex Rchb.

檵木 檵花

Loropetalum chinense (R. Br.) Oliv.

凭证标本：罗城县普查队 451225130306008LY（IBK、GXMG、CMMI）

功效：花，清热、止血。

功效来源：《中药大辞典》

红花荷属 *Rhodoleia* Champ. ex Hook.

小花红花荷

Rhodoleia parvipetala Tong

凭证标本：罗城县普查队 451225121204027LY（IBK、GXMG、CMMI）

功效：叶，止血、外用治刀伤。

功效来源：《药用植物辞典》

半枫荷属 *Semiliquidambar* H. T. Chang

半枫荷 金缕半枫荷叶

Semiliquidambar cathayensis H. T. Chang

凭证标本：罗城县普查队 451225131109028LY（IBK、GXMG、CMMI）

功效：叶，祛风止痛、通络止痛。

功效来源：《中华本草》

152. 杜仲科 Eucommiaceae

杜仲属 *Eucommia* Oliv.

杜仲

Eucommia ulmoides Oliv.

功效：干燥树皮、叶，强筋骨、补肝肾、安胎。

功效来源：《中国药典》（2020年版）

注：民间常见栽培物种。

154. 黄杨科 Buxaceae

黄杨属 *Buxus* L.

匙叶黄杨 细叶黄杨

Buxus harlandii Hance

凭证标本：罗城县普查队 451225130422001LY（IBK、GXMG、CMMI）

功效：鲜叶，清热解毒。

功效来源：《全国中草药汇编》

156. 杨柳科 Salicaceae

杨属 *Populus* L.

响叶杨

Populus adenopoda Maxim.

功效：根、叶、茎，散瘀活血、止痛。

功效来源：《全国中草药汇编》

注：民间常见栽培物种。

柳属 *Salix* L.

垂柳 柳枝

Salix babylonica L.

功效：枝条，祛风、利湿、止痛、消肿。

功效来源：《广西中药材标准 第一册》

注：民间常见栽培物种。

159. 杨梅科 Myricaceae

杨梅属 *Myrica* L.

毛杨梅 毛杨梅根皮

Myrica esculenta Buch.-Ham. ex D. Don

凭证标本：李光照 12172（IBK）

功效：根皮，收涩止泻、活血止痛、杀虫、敛疮。树皮，涩肠止泻、止血、止痛。

功效来源：《中华本草》

杨梅

Myrica rubra (Lour.) Siebold et Zucc.

凭证标本：罗城县普查队 451225130308002LY（IBK、GXMG、CMMI）

功效：果实，生津解烦、和中消食、解酒、止血。

功效来源：《中华本草》

163. 壳斗科 Fagaceae

栗属 *Castanea* Mill.

栗

Castanea mollissima Blume

凭证标本：罗城县普查队 451225130428006LY（IBK、GXMG、CMMI）

功效：果实，滋阴补肾。花序，止泻。

功效来源：《全国中草药汇编》

锥属 *Castanopsis* (D. Don) Spach

栲

Castanopsis fargesii Franch.

凭证标本：陈少卿 149721（IBK）

功效：总苞，清热、消炎、消肿止痛、止泻。

功效来源：《药用植物辞典》

黧蒴锥

Castanopsis fissa (Champ. ex Benth.) Rehder et E. H. Wilson

凭证标本：罗城县普查队 451225130430026LY（IBK、GXMG、CMMI）

功效：叶，外用治跌打损伤、疮疖。果实，用于咽喉肿痛。

功效来源：《药用植物辞典》

栎属 *Quercus* L.

麻栎

Quercus acutissima Carruth.

功效：树皮、叶，收敛、止痢。果，解毒消肿。

功效来源：《全国中草药汇编》

注：本种在罗城县域内零星分布。

165. 榆科 Ulmaceae

朴属 *Celtis* L.

紫弹树

Celtis biondii Pamp.

凭证标本：罗城县普查队 451225121230006LY（IBK、GXMG、CMMI）

功效：叶、根皮、茎、枝，清热解毒、祛痰、利小便。

功效来源：《全国中草药汇编》

假玉桂 香胶木叶

Celtis timorensis Span.

凭证标本：罗城县普查队 451225130427009LY（IBK、GXMG、CMMI）

功效：叶，祛瘀止血。

功效来源：《中华本草》

青檀属 *Pteroceltis* Maxim.

青檀

Pteroceltis tatarinowii Maxim.

凭证标本：罗城调查队 4-1-1284（GXMI）

功效：茎、叶，祛风、止血、止痛。

功效来源：《药用植物辞典》

山黄麻属 *Trema* Lour.

光叶山黄麻

Trema cannabina Lour.

凭证标本：罗城县调查队 451225121204009LY（IBK、GXMG、CMMI）

功效：根皮、全株，利水、解毒、活血祛瘀。

功效来源：《中华本草》

异色山黄麻 山黄麻

Trema orientalis (L.) Blume

功效：根、叶，散瘀、消肿、止血。

功效来源：《全国中草药汇编》

注：《广西中药资源名录》有记载。

山黄麻

Trema tomentosa (Roxb.) H. Hara

功效：全株，清热解毒、止咳化痰、祛风止痒。

功效来源：《广西壮族自治区壮药质量标准 第三卷》（2018年版）

注：《广西中药资源名录》有记载。

167. 桑科 Moraceae

波罗蜜属 *Artocarpus* J. R. Forst. et G. Forst.

桂木

Artocarpus nitidus Tréc subsp. *lingnanensis* (Merr.) F. M. Jarrett

凭证标本：罗城县普查队 451225130729009LY（IBK、GXMG、CMMI）

功效：果实，生津止血、敛气、开胃化痰。

功效来源：《药用植物辞典》

构属 *Broussonetia* L'Her. ex Vent.

藤构 谷皮藤

Broussonetia kaempferi Sieb. var. *australis* T. Suzuki

功效：全株，清热养阴、平肝、益肾。

功效来源：《中华本草》

注：本种在罗城县域内普遍分布。

小构树 谷皮树

Broussonetia kazinoki Sieb. et Zucc.

凭证标本：罗城县普查队 451225130306015LY（IBK、GXMG、CMMI）

功效：根、根皮，散瘀止痛。叶、树皮汁，解毒、杀虫。

功效来源：《全国中草药汇编》

构树 楮实子

Broussonetia papyrifera (L.) L'Her. ex Vent.

凭证标本：罗城县普查队 451225130311056LY（IBK、GXMG、CMMI）

功效：成熟果实，明目、补肾、强筋骨、利尿。

功效来源：《中国药典》（2020年版）

水蛇麻属 *Fatoua* Gaudich.
水蛇麻
Fatoua villosa (Thunb.) Nakai
凭证标本：陈文 84409（IBK）
功效：根皮，清热解毒、凉血止血。全株，清热解毒。

功效来源：《药用植物辞典》

榕属 *Ficus* L.
石榕树
Ficus abelii Miq.
凭证标本：罗城县普查队 451225130311070LY（IBK、GXMG、CMMI）
功效：叶，清热解毒、止血、消肿止痛、祛腐生新。根、茎，清热利尿、止痛。

功效来源：《药用植物辞典》

无花果
Ficus carica L.
功效：果实，润肺止咳、清热润肠。
功效来源：《全国中草药汇编》
注：《广西中药资源名录》有记载。

雅榕 小叶榕
Ficus concinna (Miq.) Miq.
凭证标本：45（KUN）
功效：根，祛风除湿、行气活血。
功效来源：《中华本草》

歪叶榕
Ficus cyrtophylla (Wall. ex Miq.) Miq.
功效：叶，用于支气管炎。
功效来源：《广西中药资源名录》
注：本种在罗城县域内普遍分布。

矮小天仙果 天仙果
Ficus erecta Thunb.
凭证标本：罗城县普查队 451225130501024LY（IBK、GXMG、CMMI）
功效：果实，润肠通便、解毒消肿。茎、叶，补中健脾、祛风湿、活血通络。根，益气健脾、活血通络、祛风除湿。

功效来源：《中华本草》

黄毛榕
Ficus esquiroliana H. Lév.
凭证标本：罗城县普查队 451225131109020LY（IBK、GXMG、CMMI）
功效：根皮，益气健脾、活血祛风。

功效来源：《中华本草》

台湾榕 奶汁树
Ficus formosana Maxim.
凭证标本：罗城县普查队 451225121204008LY（IBK、GXMG、CMMI）
功效：根、叶，活血补血、催乳、祛风利湿、清热解毒。

功效来源：《中华本草》

金毛榕 黄毛榕
Ficus fulva Reinw. ex Blume
功效：根皮，健脾益气、活血祛风。
功效来源：《全国中草药汇编》
注：《广西中药资源名录》有记载。

菱叶冠毛榕
Ficus gasparriniana Miq. var. *laceratifolia* (Lév. et Vant.) Corner
凭证标本：罗城调查队（沙文兰）4-1-1300（GXMI）
功效：根，清热解毒。果序托，下乳。
功效来源：《药用植物辞典》

大叶水榕
Ficus glaberrima Blume
凭证标本：罗城县普查队 451225130102001LY（IBK）
功效：树皮，用于消化不良、泄泻、白带异常。
功效来源：《广西中药资源名录》

异叶榕 奶浆果
Ficus heteromorpha Hemsl.
凭证标本：吕清华 4118（KUN）
功效：果实，下乳补血。
功效来源：《全国中草药汇编》

粗叶榕 五指毛桃
Ficus hirta Vahl
凭证标本：罗城县普查队 451225130307034LY（IBK、GXMG、CMMI）
功效：根，健脾补肺、行气利湿、舒筋活络。
功效来源：《广西壮族自治区壮药质量标准 第二卷》（2011年版）

对叶榕
Ficus hispida L. f.
凭证标本：罗城县普查队 451225130426015LY（IBK、GXMG、CMMI）
功效：根、茎，清热利湿、消积化痰。
功效来源：《广西壮族自治区壮药质量标准 第一卷》（2008年版）

榕树

Ficus microcarpa L. f.

功效：叶，清热祛湿、化痰止咳、活血散瘀。气根，发汗、清热、透疹。

功效来源：《广西壮族自治区壮药质量标准 第二卷》（2011年版）

注：本种在罗城县域内普遍分布。

琴叶榕 五爪龙

Ficus pandurata Hance

凭证标本：罗城县普查队 451225130421059LY （IBK、GXMG、CMMI）

功效：全株，祛风除湿、解毒消肿、活血通经。

功效来源：《广西壮族自治区壮药质量标准 第三卷》（2018年版）

褐叶榕

Ficus pubigera (Wall. ex Miq.) Kurz

凭证标本：罗城调查队 4-1-1688 （GXMI）

功效：叶，消肿止痛、止血。

功效来源：《药用植物辞典》

薜荔 王不留行

Ficus pumila L.

凭证标本：罗城县普查队 451225121231023LY （IBK、GXMG、CMMI）

功效：花序托，补肾固精、利湿通乳。

功效来源：《广西壮族自治区壮药质量标准 第一卷》（2008年版）

舶梨榕 梨果榕

Ficus pyriformis Hook. et Arn.

凭证标本：李中提 601236 （KUN）

功效：茎，清热利水、止痛。

功效来源：《中华本草》

菩提树

Ficus religiosa L.

凭证标本：53977 （KUN）

功效：果实、缓下、消食。

功效来源：《药用植物辞典》

乳源榕

Ficus ruyuanensis S. S. Chang

功效：根，用于贫血、风湿痹痛。

功效来源：《广西中药资源名录》

注：《广西植物名录》有记载。

珍珠榕 珍珠莲

Ficus sarmentosa Buch.-Ham. ex Sm. var. *henryi* (King ex Oliv.) Corner

凭证标本：罗城调查队 4-1-615 （GXMI）

功效：藤、根，祛风除湿、消肿解毒、杀虫。

功效来源：《全国中草药汇编》

薄叶爬藤榕

Ficus sarmentosa Buch.-Ham. ex Sm. var. *lacrymans* (Lév.) Corner

凭证标本：罗城县普查队 451225130423027LY （IBK、GXMG、CMMI）

功效：根、藤、种子，清热解毒、祛风通络、舒筋活血、止痛。

功效来源：《药用植物辞典》

竹叶榕

*Ficus stenophyll*a Hemsl.

凭证标本：罗城县普查队 451225130501017LY （IBK、GXMG、CMMI）

功效：全株，祛痰止咳、行气活血、祛风除湿。

功效来源：《全国中草药汇编》

地果 地瓜果

Ficus tikoua Bureau

凭证标本：罗城县普查队 451225130423009LY （IBK、GXMG、CMMI）

功效：榕果，清热解毒、涩精止遗。

功效来源：《中华本草》

斜叶榕

Ficus tinctoria G. Forst. subsp. *gibbosa* (Blume) Corner

凭证标本：罗城县普查队 451225121205032LY （IBK、GXMG、CMMI）

功效：树皮，清热利湿、解毒。

功效来源：《中华本草》

变叶榕

Ficus variolosa Lindl. ex Benth.

凭证标本：袁淑芬 6576 （KUN）

功效：根，祛风除湿、活血止痛。

功效来源：《中华木草》

突脉榕

Ficus vasculosa Wall. ex Miq.

凭证标本：罗城县普查队 451225130430038LY （IBK、GXMG、CMMI）

功效：根，用于腹痛、腹泻。

功效来源：《药用植物辞典》

黄葛树 雀榕叶

Ficus virens Aiton

凭证标本：罗城县普查队 451225121206006LY （IBK、GXMG、CMMI）

功效：叶，清热解毒、除湿止痒。根，清热解毒。

功效来源：《中华本草》

柘属 *Maclura* Nutt.

构棘 穿破石

Maclura cochinchinensis (Lour.) Corner

凭证标本：罗城县普查队 451225131108028LY （IBK、GXMG、CMMI）

功效：根，祛风通络、清热除湿、解毒消肿。

功效来源：《广西壮族自治区壮药质量标准 第三卷》（2018年版）

柘

Maclura tricuspidata Carrière

凭证标本：罗城县普查队 451225130420006LY （IBK、GXMG、CMMI）

功效：根，祛风通络、清热除湿、解毒消肿。

功效来源：《广西壮族自治区壮药质量标准 第三卷》（2018年版）

牛筋藤属 *Malaisia* Blanco

牛筋藤

Malaisia scandens (Lour.) Planch.

功效：根，祛风除湿、止痛。

功效来源：《药用植物辞典》

注：《广西植物名录》有记载。

桑属 *Morus* L.

桑 桑椹

Morus alba L.

凭证标本：罗城县普查队 451225130311060LY （IBK、GXMG、CMMI）

功效：干燥果穗，补血滋阴、生津润燥。

功效来源：《中国药典》（2020年版）

鸡桑 鸡桑叶

Morus australis Poir.

功效：叶，清热解表、宣肺止咳。根或根皮，清肺、凉血、利湿。

功效来源：《中华本草》

注：《广西中药资源名录》有记载。

蒙桑

Morus mongolica (Bureau) C. K. Schneid

功效：叶，清热、祛风、清肺止咳、凉血明目。根皮，利尿消肿、止咳平喘。果实，益肠胃、补肝肾、养血祛风。

功效来源：《药用植物辞典》

注：《广西中药资源名录》有记载。

169. 荨麻科 Urticaceae

苎麻属 *Boehmeria* Jacq.

野线麻 水禾麻

Boehmeria japonica (L. f.) Miq.

凭证标本：罗城调查队 4-1-689 （GXMI）

功效：全草，祛风除湿、接骨、解表寒。

功效来源：《中药大辞典》

苎麻 苎麻根

Boehmeria nivea (L.) Gaudich. var. *nivea*

功效：根及根状茎，清热毒、凉血止血。

功效来源：《广西壮族自治区壮药质量标准 第一卷》（2008年版）

注：《广西中药资源名录》有记载。

青叶苎麻 青叶苎麻根

Boehmeria nivea (L.) Gaudich. var. *tenacissima* (Gaudich.) Miq.

功效：根，止泻。

功效来源：《中华本草》

注：本种在罗城县域内普遍分布。

长叶苎麻 水苎麻

Boehmeria penduliflora Wedd. ex Long

凭证标本：罗城县普查队 451225131108031LY （IBK、GXMG、CMMI）

功效：全草，祛风除湿、通络止痛。

功效来源：《中华本草》

水麻属 *Debregeasia* Gaudich.

水麻 冬里麻

Debregeasia orientalis C. J. Chen

凭证标本：罗城县普查队 451225130310003LY （IBK、GXMG、CMMI）

功效：枝叶，疏风止咳、清热透疹、化瘀止血。

功效来源：《中华本草》

鳞片水麻

Debregeasia squamata King ex Hook. f.

凭证标本：罗城县普查队 451225121204013LY （IBK、GXMG、CMMI）

功效：全株，止血、活血。

功效来源：《中华本草》

楼梯草属 *Elatostema* J. R. Forst. et G. Forst.

宜昌楼梯草

Elatostema ichangense H. Schroet.

凭证标本：罗城调查队 4-1-1696 （GXMI）

功效：全草，消炎、拔毒、接骨。

功效来源：《药用植物辞典》

狭叶楼梯草 豆瓣七

Elatostema lineolatum Wight

凭证标本：罗城县普查队 451225130310055LY （IBK、GXMG、CMMI）

功效：全草，活血通络、消肿止痛、清热解毒。
功效来源：《中华本草》

糯米团属 Gonostegia Turcz.

糯米团 糯米藤

Gonostegia hirta (Blume ex Hassk.) Miq.

凭证标本：罗城县普查队 451225130427019LY （IBK、GXMG、CMMI）

功效：全草，清热解毒、止血、健脾。
功效来源：《中华本草》

五蕊糯米团

Gonostegia pentandra (Roxb.) Miq.

凭证标本：罗城县普查队 451225130718018LY （IBK、GXMG、CMMI）

功效：根、茎、叶，外用治外伤出血、拔恶血。
功效来源：《药用植物辞典》

艾麻属 Laportea Gaudich.

葡萄叶艾麻 麻风草根

Laportea violacea Gagnep.

功效：根，健胃镇静。
功效来源：《广西中药材标准 第一册》
注：本种在罗城县域内普遍分布。

花点草属 Nanocnide Blume

毛花点草 雪药

Nanocnide lobata Wedd.

凭证标本：罗城县普查队 451225130421010LY （IBK、GXMG、CMMI）

功效：全草，通经活血。
功效来源：《中华本草》

紫麻属 Oreocnide Miq.

紫麻

Oreocnide frutescens (Thunb.) Miq.

凭证标本：罗城县普查队 451225130311042LY （IBK、GXMG、CMMI）

功效：全株，行气、活血。
功效来源：《中华本草》

广西紫麻 广西花点草根

Oreocnide kwangsiensis Hand.-Mazz.

凭证标本：罗城县普查队 451225121231003LY （IBK、GXMG、CMMI）

功效：根，接骨愈伤、解毒消肿。
功效来源：《中华本草》

凹尖紫麻

Oreocnide obovata (C. H. Wright) Merr. var. *paradoxa* (Gagnep.) C. J. Chen

凭证标本：罗城县普查队 451225121205004LY （IBK、GXMG、CMMI）

功效：根，接骨、祛风除湿、祛瘀止痛。
功效来源：《药用植物辞典》

赤车属 Pellionia Gaudich.

赤车

Pellionia radicans (Sieb. et Zucc.) Wedd.

功效：根或全草，祛瘀、消肿、解毒、止痛。
功效来源：《全国中草药汇编》
注：《广西植物名录》有记载。

冷水花属 Pilea Lindl.

圆瓣冷水花

Pilea angulata (Blume) Blume subsp. *angulata*

凭证标本：罗城县普查队 451225130423019LY （IBK、GXMG、CMMI）

功效：全草，祛风通络、活血止痛。
功效来源：《中华本草》

长柄冷水花

Pilea angulata (Blume) Blume subsp. *petiolaris* (Sieb. et Zucc.) C. J. Chen

凭证标本：罗城县普查队 451225130312008LY （IBK、GXMG、CMMI）

功效：全草，清热解毒、祛风除湿、安胆。
功效来源：《药用植物辞典》

基心叶冷水花 接骨风

Pilea basicordata W. T. Wang ex C. J. Chen

凭证标本：罗城县普查队 451225130311050LY （IBK、GXMG、CMMI）

功效：全草，清热解毒、散瘀消肿。
功效来源：《中华本草》

石油菜

Pilea cavaleriei H. Lév.

凭证标本：罗城县普查队 451225130307010LY （IBK、GXMG、CMMI）

功效：全草，清热解毒、润肺止咳、消肿止痛。
功效来源：《全国中草药汇编》

长茎冷水花 白淋草

Pilea longicaulis Hand.-Mazz.

凭证标本：罗城县普查队 451225121230016LY （IBK、GXMG、CMMI）

功效：全草，散瘀消肿、解毒敛疮。
功效来源：《中华本草》

长序冷水花 大冷水麻

Pilea melastomoides (Poir.) Wedd.

凭证标本：罗城县普查队 451225121204023LY（IBK、GXMG、CMMI）

功效：全草，祛瘀止痛、清热解毒。

功效来源：《中华本草》

盾叶冷水花 背花疮

Pilea peltata Hance

凭证标本：罗城县普查队 451225130422033LY（IBK、GXMG、CMMI）

功效：全草，清热解毒、祛痰化瘀。

功效来源：《中华本草》

矮冷水花 水石油菜

Pilea peploides (Gaudich.) Hook. et Arn.

凭证标本：罗城县普查队 451225130311045LY（IBK、GXMG、CMMI）

功效：全草，清热解毒、祛瘀止痛。

功效来源：《全国中草药汇编》

疣果冷水花

Pilea verrucosa Hand.-Mazz.

凭证标本：罗城调查队 4-1-335（GXMI）

功效：全草，清热解毒、消肿。

功效来源：《中华本草》

雾水葛属 *Pouzolzia* Gaudich.

雾水葛

Pouzolzia zeylanica (L.) Benn. et R. Br.

功效：全草，清热利湿、解毒排脓。

功效来源：《全国中草药汇编》

注：本种在罗城县域内普遍分布。

荨麻属 *Urtica* L.

荨麻 白活麻

Urtica fissa E. Pritz.

凭证标本：罗城县普查队 451225130606044LY（IBK、GXMG、CMMI）

功效：全草，祛风除湿。

功效来源：《全国中草药汇编》

170. 大麻科 Cannabinaceae

大麻属 *Cannabis* L.

大麻 火麻仁

Cannabis sativa L.

功效：果实，润肠通便。

功效来源：《中国药典》（2020年版）

注：《广西中药资源名录》有记载。

171. 冬青科 Aquifoliaceae

冬青属 *Ilex* L.

满树星

Ilex aculeolata Nakai

凭证标本：罗城调查队 4-1-031（GXMI）

功效：根皮或叶，清热解毒、止咳化痰。

功效来源：《中华本草》

冬青 四季青

Ilex chinensis Sims

凭证标本：罗城乔头卫生院 54811（GXMI）

功效：根皮、叶及种子，清热解毒、生肌敛疮、活血止血。

功效来源：《全国中草药汇编》

榕叶冬青 上山虎

Ilex ficoidea Hemsl.

凭证标本：罗城调查队 4-1-393（GXMI）

功效：根，清热解毒、活血止痛。

功效来源：《中华本草》

海南冬青 山绿茶

Ilex hainanensis Merr.

凭证标本：罗城县普查队 451225121204032LY（IBK、GXMG、CMMI）

功效：叶，清热平肝、消肿止痛、活血通脉。

功效来源：《广西壮族自治区壮药质量标准 第一卷》（2008年版）

大果冬青

Ilex macrocarpa Oliv. var. *macrocarpa*

凭证标本：罗城县普查队 451225130802003LY（IBK、GXMG、CMMI）

功效：根、枝、叶，清热解毒、清肝明目、消肿止痒、润肺消炎、止咳祛痰。

功效来源：《药用植物辞典》

长梗冬青

Ilex macrocarpa Oliv. var. *longipedunculata* S. Y. Hu

凭证标本：罗城调查队 4-1-1572（GXMI）

功效：根、枝、叶，清热解毒、消肿止痒、祛瘀、止血固精。

功效来源：《药用植物辞典》

毛冬青

Ilex pubescens Hook. et Arn.

功效：根，凉血、活血、通脉、消炎解毒。

功效来源：《广西壮族自治区壮药质量标准 第二卷》（2011年版）

注：《广西中药资源名录》有记载。

铁冬青 救必应
Ilex rotunda Thunb.
功效：干燥树皮，清热解毒、利湿止痛。
功效来源：《中国药典》（2020年版）
注：《广西中药资源名录》有记载。

黔桂冬青
Ilex stewardii S. Y. Hu
凭证标本：罗城县普查队 451225130501010LY （IBK、GXMG、CMMI）
功效：叶，清热解毒、通经。
功效来源：《药用植物辞典》

三花冬青 小冬青
Ilex triflora Blume
凭证标本：罗城调查队 4-1-1536（GXMI）
功效：根，清热解毒。
功效来源：《桂本草》第二卷上

173. 卫矛科 Celastraceae

南蛇藤属 *Celastrus* L.

青江藤
Celastrus hindsii Benth.
凭证标本：罗城调查队 4-1-1632（GXMI）
功效：根，通经、利尿。
功效来源：《中华本草》

独子藤 窄叶南蛇藤
Celastrus monospermus Roxb.
凭证标本：罗城县普查队 451225130309033LY （IBK、GXMG、CMMI）
功效：根、茎，祛风除湿、解毒消肿、活血行气。
功效来源：《中华本草》

窄叶南蛇藤
Celastrus oblanceifolius C. H. Wang et P. C. Tsoong
功效：根、茎，祛风除湿、活血行气、解毒消肿。
功效来源：《中华本草》
注：本种在罗城县域内零星分布。

短梗南蛇藤 短柄南蛇藤根
Celastrus rosthornianus Loes. var. *rosthornianus*
凭证标本：罗城县普查队 451225130424021LY （IBK、GXMG、CMMI）
功效：根、根皮、茎、叶，祛风除湿、活血止痛、解毒消肿。果实，宁心安神。
功效来源：《中华本草》

宽叶短梗南蛇藤
Celastrus rosthornianus Loes. var. *loeseneri* (Rehder et E. H. Wilson) C. Y. Wu

凭证标本：罗城县普查队 451225130424005LY （IBK、GXMG、CMMI）
功效：根，祛风除湿、行气散血、消肿解毒。茎藤，祛风除湿、活血脉。
功效来源：《药用植物辞典》

皱叶南蛇藤
Celastrus rugosus Rehder et E. H. Wilson
凭证标本：罗城县普查队 451225130310056LY （IBK、GXMG、CMMI）
功效：根，用于风湿症、劳伤、小儿麻疹、瘾疹。
功效来源：《药用植物辞典》

显柱南蛇藤 无毛南蛇藤
Celastrus stylosus Wall.
凭证标本：罗城县普查队 451225130519049LY （IBK、GXMG、CMMI）
功效：茎，祛风消肿、解毒消炎。
功效来源：《全国中草药汇编》

卫矛属 *Euonymus* L.

裂果卫矛
Euonymus dielsianus Loes. et Diels
凭证标本：罗城调查队 4-1-1558（GXMI）
功效：根、茎皮、果实，活血化瘀、强筋健骨。
功效来源：《药用植物辞典》

棘刺卫矛
Euonymus echinatus Wall.
凭证标本：罗城乔头卫生院（GXMI）
功效：树皮，充杜仲用，用于腰酸背痛。
功效来源：《药用植物辞典》

扶芳藤
Euonymus fortunei (Turcz.) Hand.-Mazz.
凭证标本：罗城县普查队 451225130428013LY （IBK、GXMG、CMMI）
功效：地上部分，益气血、补肝肾、舒筋活络。
功效来源：《广西壮族自治区壮药质量标准 第一卷》（2008年版）

冬青卫矛 扶芳藤
Euonymus japonicus Thunb.
凭证标本：黄道年 A032（IBK）
功效：地上部分，益气血、补肝肾、舒筋活络。
功效来源：《广西中药材标准 第一册》

疏花卫矛 山杜仲
Euonymus laxiflorus Champ. ex Benth.
凭证标本：罗城县普查队 451225131108048LY （IBK、GXMG、CMMI）
功效：根皮、树皮，祛风除湿、强筋骨。

功效来源：《全国中草药汇编》

大果卫矛
Euonymus myrianthus Hemsl.
凭证标本：罗城县普查队 451225131108016LY（IBK、GXMG、CMMI）
功效：根、茎，益肾壮腰、化瘀利湿。
功效来源：《中华本草》

中华卫矛
Euonymus nitidus Benth.
凭证标本：罗城县普查队 451225130307032LY（IBK、GXMG、CMMI）
功效：全株，舒筋活络、强筋健骨。
功效来源：《药用植物辞典》

178. 翅子藤科 Hippocrateaceae
五层龙属 *Salacia* L.
五层龙 桫拉木
Salacia prinoides (Willd.) DC.
凭证标本：罗城调查队 4-1-1649（GXMI）
功效：根，祛风通络、通经活血。
功效来源：《中华本草》

179. 茶茱萸科 Icacinaceae
粗丝木属 *Gomphandra* Wall. ex Lindl.
毛粗丝木
Gomphandra mollis Merr.
凭证标本：罗城调查队 4-1-1627（GXMI）
功效：用作强壮剂。
功效来源：《药用植物辞典》

粗丝木
Gomphandra tetrandra (Wall.) Sleum.
凭证标本：罗城县普查队 451225130312022LY（IBK、GXMG、CMMI）
功效：根，清热利湿、解毒。
功效来源：《药用植物辞典》

微花藤属 *Iodes* Blume
微花藤
Iodes cirrhosa Turcz.
凭证标本：罗城县普查队 451225130311043LY（IBK、GXMG、CMMI）
功效：根，祛风除湿、止痛。
功效来源：《药用植物辞典》

瘤枝微花藤
Iodes seguinii (H. Lév.) Rehder
凭证标本：罗城调查队 4-1-1686（GXMI）
功效：茎，用于风湿痹痛、内伤积瘀疼痛、小儿疳

积、胃痛、消化不良。枝叶，用于毒蛇咬伤。
功效来源：《广西中药资源名录》

小果微花藤 吹风藤
Iodes vitiginea (Hance) Hemsl.
凭证标本：罗城县普查队 451225130424003LY（IBK、GXMG、CMMI）
功效：根及藤茎，祛风散寒、除湿通络。
功效来源：《中华本草》

定心藤属 *Mappianthus* Hand.-Mazz.
定心藤 甜果藤
Mappianthus iodoides Hand.-Mazz.
凭证标本：罗城调查队 4-1-1622（GXMI）
功效：根、藤茎，活血调经、祛风除湿。
功效来源：《中华本草》

182. 铁青树科 Olacaceae
赤苍藤属 *Erythropalum* Blume
赤苍藤 腥藤
Erythropalum scandens Blume
凭证标本：罗城县普查队 451225130423008LY（IBK、GXMG、CMMI）
功效：全株，清热利湿、祛风活血。
功效来源：《中华本草》

青皮木属 *Schoepfia* Schreb.
华南青皮木 碎骨仔树
Schoepfia chinensis Gardner et Champ.
凭证标本：罗城调查队 4-1-1525（GXMI）
功效：根、树枝、叶，清热利湿、活血止痛。
功效来源：《中华本草》

青皮木 脆骨风
Schoepfia jasminodora Sieb. et Zucc.
凭证标本：罗城调查队 4-1-056（GXMI）
功效：全株，散瘀、消肿止痛。
功效来源：《全国中草药汇编》

185. 桑寄生科 Loranthaceae
离瓣寄生属 *Helixanthera* Lour.
离瓣寄生 五瓣寄生
Helixanthera parasitica Lour.
凭证标本：罗城县普查队 451225130102012LY（IBK、GXMG、CMMI）
功效：带叶茎枝，祛风除湿、止咳、止痢。
功效来源：《广西药用植物名录》

油茶离瓣寄生
Helixanthera sampsonii (Hance) Danser
凭证标本：罗城县普查队 451225130427016LY（IBK、

GXMG、CMMI）

功效：全株，用于肺结核咳嗽、风湿痹痛。叶，外用治鹤膝风。

功效来源：《广西中药资源名录》

鞘花属 *Macrosolen* (Blume) Rchb.

双花鞘花

Macrosolen bibracteolatus (Hance) Danser

凭证标本：刘达雨4-1-1876（GXMI）

功效：带叶茎枝，祛风湿。

功效来源：《中华本草》

鞘花 杉寄生

Macrosolen cochinchinensis (Lour.) Tiegh.

凭证标本：罗城县普查队 451225130421002LY（IBK、GXMG、CMMI）

功效：茎枝、叶，祛风除湿、补肝肾、活血止痛、止咳。

功效来源：《中华本草》

梨果寄生属 *Scurrula* L.

红花寄生

Scurrula parasitica L.

凭证标本：罗城调查队 4-1-1656（GXMI）

功效：枝叶，祛风湿、强筋骨、活血解毒。

功效来源：《中华本草》

钝果寄生属 *Taxillus* Tiegh.

广寄生 桑寄生

Taxillus chinensis (DC.) Danser

凭证标本：罗城县普查队 451225130424027LY（IBK、GXMG、CMMI）

功效：带叶茎枝，补肝肾、强筋骨、祛风除湿、安胎元。

功效来源：《中国药典》（2020年版）

锈毛钝果寄生

Taxillus levinei (Merr.) H. S. Kiu

凭证标本：罗城县普查队 451225130102020LY（IBK、GXMG、CMMI）

功效：带叶茎枝，清肺止咳、祛风湿。

功效来源：《中华本草》

毛叶钝果寄生

Taxillus nigrans (Hance) Danser

功效：枝叶，补肝肾、强筋骨、祛风湿、安胎。

功效来源：《药用植物辞典》

注：本种在罗城县域内零星分布。

大苞寄生属 *Tolypanthus* (Blume) Blume

大苞寄生

Tolypanthus maclurei (Merr.) Danser

凭证标本：罗城县普查队 451225130428016LY（IBK、

GXMG、CMMI）

功效：带叶茎枝，补肝肾、强筋骨、祛风除湿。

功效来源：《中华本草》

槲寄生属 *Viscum* L.

扁枝槲寄生 枫香寄生

Viscum articulatum Burm. f.

凭证标本：陆文光 554836（GXMI）

功效：全株，祛风利湿、舒筋活络、止血。

功效来源：《中华本草》

棱枝槲寄生 柿寄生

Viscum diospyrosicola Hayata

功效：带叶茎枝，祛风除湿、强筋骨、止咳、降压。

功效来源：《中华本草》

注：《广西中药资源名录》有记载。

枫香槲寄生 枫香寄生

Viscum liquidambaricolum Hayata

凭证标本：罗城县普查队 451225130612006LY（IBK、GXMG、CMMI）

功效：带叶茎枝，祛风除湿、舒筋活血。

功效来源：《中华本草》

柄果槲寄生

Viscum multinerve (Hayata) Hayata

凭证标本：S. S. Sin 3974（IBSC）

功效：全草，祛风除湿、散结消肿。

功效来源：《药用植物辞典》

瘤果槲寄生 柚树寄生

Viscum ovalifolium DC.

凭证标本：罗城县普查队 451225130612005LY（IBK、GXMG、CMMI）

功效：带叶茎枝，祛风除湿、化痰止咳、解毒。

功效来源：《中华本草》

186. 檀香科 Santalaceae

沙针属 *Osyris* L.

沙针 干檀香

Osyris quadripartita Salzm. ex Decne.

凭证标本：罗城县普查队 451225121205043LY（IBK、GXMG、CMMI）

功效：全株，疏风解表、活血调经。

功效来源：《中华本草》

189. 蛇菰科 Balanophoraceae

蛇菰属 *Balanophora* J. R. Forst. et G. Forst.

疏花蛇菰 鹿仙草

Balanophora laxiflora Hemsl.

凭证标本：罗城县普查队 451225131107024LY（IBK、

GXMG、CMMI）

功效：全草，益肾养阴、清热止血。

功效来源：《中华本草》

190. 鼠李科 Rhamnaceae

勾儿茶属 *Berchemia* Neck. ex DC.

多花勾儿茶

Berchemia floribunda (Wall.) Brongn.

凭证标本：罗城县普查队 451225130427026LY（IBK、GXMG、CMMI）

功效：根，健脾利湿、通经活络。茎、叶，清热解毒、利尿。

功效来源：《药用植物辞典》

牯岭勾儿茶 牯岭勾儿茶

Berchemia kulingensis C. K. Schneid.

凭证标本：罗城县普查队 451225130306001LY（IBK、GXMG、CMMI）

功效：根，祛风利湿、活血止痛。

功效来源：《全国中草药汇编》

多叶勾儿茶 鸭公藤

Berchemia polyphylla Wall. ex Lawson var. *polyphylla*

凭证标本：罗城县普查队 451225130428044LY（IBK、GXMG、CMMI）

功效：全株，清热利湿、解毒散结。

功效来源：《中华本草》

光枝勾儿茶

Berchemia polyphylla Wall. ex Lawson var. *leioclada* (Hand.-Mazz.) Hand.-Mazz.

凭证标本：罗城县普查队 451225121230027LY（IBK、GXMG、CMMI）

功效：根，止咳、祛痰、平喘、安神。

功效来源：《全国中草药汇编》

咀签属 *Gouania* Jacq.

毛咀签

Gouania javanica Miq.

凭证标本：罗城县普查队 451225130102021LY（IBK、GXMG、CMMI）

功效：茎、叶，清热解毒、收敛止血。

功效来源：《药用植物辞典》

枳椇属 *Hovenia* Thunb.

枳椇 枳椇子

Hovenia acerba Lindl.

凭证标本：罗城调查队 4-1-1299（GXMI）

功效：带果序轴的果实，止渴除烦、解酒毒、利尿通便。

功效来源：《广西壮族自治区壮药质量标准 第二卷》（2011年版）

马甲子属 *Paliurus* Mill.

铜钱树 金钱木根

Paliurus hemsleyanus Rehder

凭证标本：罗城调查队 4-1-053（GXMI）

功效：根，补气。

功效来源：《中华本草》

马甲子 铁篱笆

Paliurus ramosissimus (Lour.) Poir.

凭证标本：罗城县普查队 451225130519007LY（IBK、GXMG、CMMI）

功效：刺、花及叶，清热解毒。

功效来源：《中华本草》

猫乳属 *Rhamnella* Miq.

苞叶木 十两叶

Rhamnella rubrinervis (H. Lév.) Rehder

凭证标本：罗城县普查队 451225121230025LY（IBK、GXMG、CMMI）

功效：全株，利胆退黄、祛风止痛。

功效来源：《中华本草》

鼠李属 *Rhamnus* L.

山绿柴

Rhamnus brachypoda C. Y. Wu ex Y. L. Chen

凭证标本：罗城县普查队 451225130430013LY（IBK、GXMG、CMMI）

功效：根，用于牙痛、喉痛、胃痛、腹痛泄泻。

功效来源：《广西中药资源名录》

长叶冻绿 黎辣根

Rhamnus crenata Sieb. et Zucc.

凭证标本：罗城县普查队 451225130517017LY（IBK、GXMG、CMMI）

功效：根或根皮，清热解毒、杀虫、利湿。

功效来源：《中华本草》

黄鼠李

Rhamnus fulvotincta Metcalf

凭证标本：罗城县普查队 451225130307009LY（IBK、GXMG、CMMI）

功效：全株、根，解毒、祛风除湿、清肝明目。

功效来源：《药用植物辞典》

薄叶鼠李 绛梨木

Rhamnus leptophylla C. K. Schneid.

凭证标本：罗城县普查队 451225130518009LY（IBK、GXMG、CMMI）

功效：根、果实，消食顺气、活血祛瘀。

功效来源：《全国中草药汇编》

尼泊尔鼠李

Rhamnus napalensis (Wall.) Lawson

凭证标本：罗城县普查队 451225131107006LY （IBK、GXMG、CMMI）

功效：叶、根、果实，祛风除湿、利水消肿。

功效来源：《药用植物辞典》

小冻绿树

Rhamnus rosthornii E. Pritz. ex Diels

凭证标本：罗城县普查队 451225130428012LY （IBK、GXMG、CMMI）

功效：根、叶、果实，活血消积、理气止痛、收敛。

功效来源：《药用植物辞典》

冻绿

Rhamnus utilis Decne.

凭证标本：罗城县普查队 451225121205039LY （IBK、GXMG、CMMI）

功效：叶、果实，止痛、消食。

功效来源：《中华本草》

翼核果属 *Ventilago* Gaertn.

毛叶翼核果

Ventilago leiocarpa Benth. var. *pubescens* Y. L. Chen et P. K. Chou

凭证标本：方鼎等 54821（GXMI）

功效：根、茎，祛风除湿、消肿止痛。叶，止痛。

功效来源：《药用植物辞典》

枣属 *Ziziphus* Mill.

印度枣

Ziziphus incurva Roxb.

凭证标本：罗城调查队 4-1-1592 （GXMI）

功效：根，外用治跌打损伤。

功效来源：《广西中药资源名录》

无刺枣

Ziziphus jujuba Mill. var. *inermis* (Bunge) Rehder

凭证标本：罗城县普查队 451225130611005LY （IBK、GXMG、CMMI）

功效：果实，解药毒。

功效来源：《药用植物辞典》

191. 胡颓子科 Elaeagnaceae

胡颓子属 *Elaeagnus* L.

蔓胡颓子

Elaeagnus glabra Thunb.

功效：果实，收敛止泻、健脾消食、止咳平喘、止血。

功效来源：《中华本草》

注：《广西植物名录》有记载。

攀缘胡颓子

Elaeagnus sarmentosa Rehder

凭证标本：罗城县普查队 451225131108045LY （IBK、GXMG、CMMI）

功效：根、叶、果实，止咳定喘、收敛止泻。

功效来源：《药用植物辞典》

193. 葡萄科 Vitaceae

蛇葡萄属 *Ampelopsis* Michx.

广东蛇葡萄 甜茶藤

Ampelopsis cantoniensis (Hook. et Arn.) K. Koch

凭证标本：罗城县普查队 451225130422045LY （IBK、GXMG、CMMI）

功效：茎、叶、根，清热解毒、利湿消肿。

功效来源：《中华本草》

羽叶蛇葡萄

Ampelopsis chaffanjonii (H. Lév.) Rehder

凭证标本：罗城县普查队 451225130606022LY （IBK、GXMG、CMMI）

功效：茎藤，祛风除湿。

功效来源：《药用植物辞典》

三裂蛇葡萄 金刚散

Ampelopsis delavayana Planch. ex Franch. var. *delavayana*

凭证标本：罗城调查队（沙文兰）4-1-1278（GXMI）

功效：根、茎藤，清热利湿、活血通络、止血生肌、解毒消肿。

功效来源：《中华本草》

掌裂蛇葡萄

Ampelopsis delavayana Planch. ex Franch. var. *glabra* (Diels et Gilg) C. L. Li

凭证标本：罗城调查队 4-1-40（GXMI）

功效：块根，清热解毒、豁痰。

功效来源：《药用植物辞典》

毛三裂蛇葡萄

Ampelopsis delavayana Planch. ex Franch. var. *setulosa* (Diels et Gilg) C. L. Li

功效：根皮，散瘀、消肿、消炎止痛、止血。

功效来源：《药用植物辞典》

注：《广西中药资源名录》有记载。

蛇葡萄 蝙蝠葛

Ampelopsis glandulosa (Wall.) Momiy. var. *glandulosa*

凭证标本：罗城调查队编号（GXMI）

功效：根或根状茎，利尿、消炎、止血。叶，清热解毒、消肿止痛。

功效来源：《广西壮族自治区壮药质量标准 第三卷》（2018年版）

光叶蛇葡萄

Ampelopsis glandulosa (Wall.) Momiy. var. *hancei* (Planch.) Momiy.

凭证标本：罗城调查队 4-1-1574（GXMI）

功效：根状茎，利尿、消肿、止血、消炎解毒。

功效来源：《药用植物辞典》

显齿蛇葡萄 甜茶藤

Ampelopsis grossedentata (Hand.-Mazz.) W. T. Wang

凭证标本：罗城县普查队 451225130608002LY（IBK、GXMG、CMMI）

功效：茎、叶或根，清热解毒、利湿消肿。

功效来源：《中华本草》

乌蔹莓属 *Cayratia* Juss.

膝曲乌蔹莓

Cayratia geniculata (Blume) Gagnep.

凭证标本：罗城县普查队 451225130311069LY（IBK、GXMG、CMMI）

功效：茎，平喘。

功效来源：《药用植物辞典》

乌蔹莓

Cayratia japonica (Thunb.) Gagnep.

功效：全草，解毒消肿、清热利湿。

功效来源：《中华本草》

注：本种在罗城县域内普遍分布。

白粉藤属 *Cissus* L.

苦郎藤 风叶藤

Cissus assamica (M. A. Lawson) Craib

凭证标本：罗城县普查队 451225130609007LY（IBK、GXMG、CMMI）

功效：根，拔脓消肿、散瘀止痛。

功效来源：《全国中草药汇编》

翼茎白粉藤 四方藤

Cissus pteroclada Hayata

凭证标本：罗城县普查队 451225130310068LY（IBK、GXMG、CMMI）

功效：藤茎，祛风除湿、活血通络。

功效来源：《广西壮族自治区壮药质量标准 第一卷》（2008年版）

地锦属 *Parthenocissus* Planch.

栓翅地锦

Parthenocissus suberosa Hand.-Mazz.

凭证标本：罗城县普查队 451225130518029LY（IBK、GXMG、CMMI）

功效：根、茎，破瘀血、消肿毒。

功效来源：《药用植物辞典》

崖爬藤属 *Tetrastigma* (Miq.) Planch.

三叶崖爬藤 三叶青

Tetrastigma hemsleyanum Diels et Gilg

功效：全草，清热解毒、活血祛风、舒筋活络。

功效来源：《广西壮族自治区壮药质量标准 第三卷》（2018年版）

注：本种在罗城县域内普遍分布。

扁担藤

Tetrastigma planicaule (Hook.) Gagnep.

凭证标本：罗城县普查队 451225130727009LY（IBK、GXMG、CMMI）

功效：藤茎，祛风除湿、舒筋活络。

功效来源：《广西壮族自治区壮药质量标准 第二卷》（2011年版）

葡萄属 *Vitis* L.

小果葡萄

Vitis balansana Planch.

凭证标本：罗城县普查队 451225130424001LY（IBK、GXMG、CMMI）

功效：根皮，舒筋活血、清热解毒、生肌利湿。茎叶，解毒、止痛、消肿。

功效来源：《药用植物辞典》

葛藟葡萄 葛藟

Vitis flexuosa Thunb.

凭证标本：罗城调查队 4-1-199（GXMI）

功效：根、茎、果实，补五脏、续筋骨、长肌肉。

功效来源：《全国中草药汇编》

绵毛葡萄

Vitis retordii Roman.

凭证标本：罗城县普查队 451225130518017LY（IBK、GXMG、CMMI）

功效：根，用于风湿、跌打损伤。

功效来源：《药用植物辞典》

葡萄

Vitis vinifera L.

功效：果，解表透疹、利尿、安胎。根、藤，祛风除湿、利尿。

功效来源：《全国中草药汇编》

注：民间常见栽培物种。

194. 芸香科 Rutaceae

柑橘属 *Citrus* L.

酸橙 枳壳

Citrus aurantium L.

功效：果皮，理气宽中、行滞消胀。

功效来源：《中国药典》（2020年版）

注：民间常见栽培物种。

柠檬

Citrus limon (L.) Burm. f.

凭证标本：罗城县普查队 451225131108015LY （IBK、GXMG、CMMI）

功效：果皮，行气、和胃、止痛。根，行气止血、止痛、止咳。叶，化痰止咳、理气和胃、止泻。果实，生津止渴、和胃安胎。

功效来源：《中华本草》

黎檬 柠檬

Citrus limonia Osbeck

凭证标本：091–黎檬–01 （IBK）

功效：果实，化痰止咳、生津健胃。根，行气止痛、止咳平喘。

功效来源：《全国中草药汇编》

柚 橘红

Citrus maxima (Burm.) Merr.

凭证标本：罗城县普查队 451225130426008LY （IBK、GXMG、CMMI）

功效：未成熟或近成熟的外层果皮，理气宽中、燥湿化痰。

功效来源：《中国药典》（2020年版）

香橼

Citrus medica L. var. *medica*

功效：果实，疏肝理气、宽中、化痰。

功效来源：《中国药典》（2020年版）

注：民间常见栽培物种。

佛手

Citrus medica L. var. *sarcodactylis* Swingle

功效：果实，疏肝理气、和胃止痛、燥湿化痰。

功效来源：《中国药典》（2020年版）

注：民间常见栽培物种。

柑橘 青皮

Citrus reticulata Blanco

凭证标本：S. S. Sin 8165 （IBSC）

功效：幼果或未成熟果实的果皮，疏肝破气、消积化滞。

功效来源：《中国药典》（2020年版）

甜橙 枳实

Citrus sinensis (L.) Osbeck

功效：幼果，破气消积、化痰散痞。

功效来源：《中国药典》（2020年版）

注：民间常见栽培物种。

黄皮属 *Clausena* Burm. f.

细叶黄皮 小叶黄皮

Clausena anisum-olens (Blanco) Merr.

凭证标本：罗城县普查队 451225130518010LY （IBK、GXMG、CMMI）

功效：根、果实，用于感冒发热、疟疾、水肿、胃脘痛、风湿痹痛。

功效来源：《广西中药资源名录》

齿叶黄皮 野黄皮

Clausena dunniana H. Lév.

凭证标本：罗城县普查队 451225121205041LY （IBK、GXMG、CMMI）

功效：叶、根，疏风解表、除湿消肿、行气散瘀。

功效来源：《中华本草》

黄皮

Clausena lansium (Lour.) Skeels

凭证标本：罗城县普查队 451225130422041LY （IBK、GXMG、CMMI）

功效：叶，疏风解表、除痰行气。成熟种子，理气、消滞、散结、止痛。

功效来源：《广西壮族自治区壮药质量标准 第一卷》（2008年版）

金橘属 *Fortunella* Swingle

金柑 金橘

Fortunella japonica (Thunb.) Swingle

凭证标本：辛树帜 8999 （IBSC）

功效：种子，化痰散结、理气止痛。叶，舒肝解郁、理气散结。果实，理气解郁、消食化痰、醒酒。

功效来源：《中华本草》

蜜茱萸属 *Melicope* J. R. Forst. et G. Forst.

三桠苦 三叉苦

Melicope pteleifolia (Champ. ex Benth.) T. G. Hartley

凭证标本：罗城县普查队 451225130307035LY （IBK、GXMG、CMMI）

功效：茎，清热解毒、祛风除湿、消肿止痛。

功效来源：《广西壮族自治区壮药质量标准 第一卷》（2008年版）

小芸木属 *Micromelum* Blume

小芸木

Micromelum integerrimum (Buch.-Ham. ex Colebr.) M. Roem.

凭证标本：罗城县普查队 451225121230032LY（IBK、GXMG、CMMI）

功效：根、树皮或叶，疏风解表、温中行气、散瘀消肿。

功效来源：《中华本草》

九里香属 *Murraya* J. exotica L.

豆叶九里香 穿花针

Murraya euchrestifolia Hayata

凭证标本：罗城县普查队 451225130428027LY（IBK、GXMG、CMMI）

功效：叶或带嫩枝的叶，祛风解表、行气止痛、活血化瘀。

功效来源：《广西壮族自治区壮药质量标准　第一卷》（2008年版）

九里香

Murraya exotica L.

功效：干燥叶和带叶嫩枝，行气止痛、活血散瘀。

功效来源：《中国药典》（2020年版）

注：《广西中药资源名录》有记载。

千里香 九里香

Murraya paniculata (L.) Jack.

凭证标本：罗城县普查队 451225121231001LY（IBK、GXMG、CMMI）

功效：干燥叶和带叶嫩枝，行气止痛、活血散瘀。

功效来源：《中国药典》（2020年版）

黄檗属 *Phellodendron* Rupr.

秃叶黄檗 黄柏

Phellodendron chinense C. K. Schneid. var. *glabriusculum* C. K. Schneid

功效：干燥树皮，清热燥湿、泻火解毒。

功效来源：《中国药典》（2020年版）

注：《广西植物名录》有记载。

茵芋属 *Skimmia* Thunb.

乔木茵芋 茵芋

Skimmia arborescens T. Anderson ex Gamble

凭证标本：S. S. Sin 3739（IBSC）

功效：茎、叶，祛风除湿。

功效来源：《中华本草》

茵芋

Skimmia reevesiana (Fortune) Fortune

功效：茎叶，祛风除湿。

功效来源：《中华本草》

注：《广西植物名录》有记载。

吴茱萸属 *Tetradium* Lour.

华南吴萸

Tetradium austrosinense (Hand.-Mazz.) Hartley

凭证标本：S. S. Sin 3525（IBSC）

功效：果实，温中散寒、行气止痛。

功效来源：《药用植物辞典》

吴茱萸

Tetradium ruticarpum (A. Juss.) Hartley

凭证标本：陈文 84311（IBK）

功效：果实，散寒止痛、降逆止呕、助阳止泻。

功效来源：《中国药典》（2020年版）

飞龙掌血属 *Toddalia* Juss.

飞龙掌血

Toddalia asiatica (L.) Lam.

凭证标本：罗城县普查队 451225121205031LY（IBK、GXMG、CMMI）

功效：干燥根，祛风止痛、散瘀止血。

功效来源：《广西壮族自治区壮药质量标准　第二卷》（2011年版）

花椒属 *Zanthoxylum* L.

椿叶花椒 浙桐皮

Zanthoxylum ailanthoides Sieb. et Zucc.

凭证标本：杨善超 0109（IBK）

功效：树皮，祛风除湿、通经络。

功效来源：《中药大辞典》

竹叶花椒

Zanthoxylum armatum DC.

凭证标本：罗城县普查队 451225130307008LY（IBK、GXMG、CMMI）

功效：干燥成熟果实，散寒、止痛、驱蛔。

功效来源：《广西中药材标准　第一册》

岭南花椒 搜山虎

Zanthoxylum austrosinense C. C. Huang

凭证标本：罗城县普查队 451225130421062LY（IBK、CMMI）

功效：根，祛风解表、行气活血、消肿止痛。

功效来源：《中华本草》

刺壳花椒 单面针

Zanthoxylum echinocarpum Hemsl. var. *echinocarpum*

凭证标本：罗城县普查队 451225121230020LY（IBK、GXMG、CMMI）

功效：根、根皮或茎、叶，消食助运、行气止痛。

功效来源：《中华本草》

毛刺壳花椒
Zanthoxylum echinocarpum Hemsl. var. *tomentosum* C. C. Huang
功效：根，用于跌打损伤、扭挫伤、风湿痹痛。
功效来源：《药用植物辞典》
注：《广西中药资源名录》有记载。

拟蚬壳花椒
Zanthoxylum laetum Drake
凭证标本：罗城县普查队 451225130311046LY （IBK、GXMG、CMMI）
功效：根，用于跌打损伤、扭挫伤、风湿痹痛、牙痛、疝气、月经过多。
功效来源：《药用植物辞典》

两面针
Zanthoxylum nitidum (Roxb.) DC.
凭证标本：罗城县普查队 451225130312018LY （IBK、GXMG、CMMI）
功效：根，行气止痛、活血化瘀、祛风通络。
功效来源：《中国药典》（2020年版）

异叶花椒 羊山刺
Zanthoxylum ovalifolium Wight
功效：枝叶，散寒燥湿。
功效来源：《中华本草》
注：《广西中药资源名录》有记载。

195. 苦木科 Simaroubaceae
鸦胆子属 *Brucea* J. F. Mill.
柔毛鸦胆子
Brucea mollis Wall. ex Kurz
凭证标本：罗城县普查队 451225130311074LY （IBK、GXMG、CMMI）
功效：果实，用于痢疾、痔疮出血。
功效来源：《药用植物辞典》

苦树属 *Picrasma* Blume
苦树 苦木
Picrasma quassioides (D. Don) Benn.
凭证标本：罗城调查队（沙文兰）4-1-1228（GXMI）
功效：枝、叶，清热解毒、燥湿杀虫。
功效来源：《广西壮族自治区壮药质量标准 第一卷》（2008年版）

196. 橄榄科 Burseraceae
橄榄属 *Canarium* L.
乌榄
Canarium pimela K. D. Koenig

功效：根，舒筋活络、祛风祛湿。叶，清热解毒、消肿止痛。
功效来源：《全国中草药汇编》
注：民间常见栽培物种。

197. 楝科 Meliaceae
米仔兰属 *Aglaia* Lour.
米仔兰
Aglaia odorata Lour.
功效：枝叶，活血化瘀、消肿止痛。花，行气解郁。
功效来源：《全国中草药汇编》
注：本种在罗城县域内普遍分布。

麻楝属 *Chukrasia* A. Juss.
麻楝
Chukrasia tabularis A. Juss.
功效：树皮，退热、祛风止痒。根，清热润肺、止咳。
功效来源：《药用植物辞典》
注：《广西中药资源名录》有记载。

浆果楝属 *Cipadessa* Blume
灰毛浆果楝 野茶辣
Cipadessa baccifera (Roth) Miq.
凭证标本：罗城县普查队 451225121230031LY （IBK、GXMG、CMMI）
功效：根、叶，祛风化湿、行气止痛。
功效来源：《中华本草》

鹧鸪花属 *Heynea* Roxb. ex Sims
鹧鸪花
Heynea trijuga Roxb.
凭证标本：罗城调查队 4-1-1532 （GXMI）
功效：根，清热解毒、祛风除湿、利咽喉。
功效来源：《药用植物辞典》

楝属 *Melia* L.
楝 苦楝皮
Melia azedarach L.
凭证标本：罗城县普查队 451225130611026LY （IBK、GXMG、CMMI）
功效：树皮及根皮，驱虫、疗癣。
功效来源：《中国药典》（2020年版）

川楝
Melia toosendan Sieb. et Zucc.
功效：树皮、根皮、叶，清肝理气、止痛、杀虫、驱虫疗癣。果实，舒肝行气、止痛、驱虫。
功效来源：《药用植物辞典》
注：本种在罗城县域内零星分布。

香椿属 *Toona* (Endl.) M. Roem.

香椿

Toona sinensis (Juss.) Roem.

功效：果实、树皮或根皮韧皮部、花、树干流出的液汁，祛风、散寒、止痛。

功效来源：《中华本草》

注：民间常见栽培物种。

198. 无患子科 Sapindaceae

黄梨木属 *Boniodendron* Gagnep.

黄梨木

Boniodendron minius (Hemsl.) T. C. Chen

凭证标本：罗城调查队 4-1-1814（GXMI）

功效：花、果实，外用治目赤、眼皮溃烂。

功效来源：《广西中药资源名录》

倒地铃属 *Cardiospermum* L.

倒地铃 三角泡

Cardiospermum halicacabum L.

功效：全草，清热利湿、凉血解毒。

功效来源：《广西壮族自治区壮药质量标准 第二卷》（2011年版）

注：《广西中药资源名录》有记载。

龙眼属 *Dimocarpus* Lour.

龙眼 龙眼肉

Dimocarpus longan Lour.

凭证标本：0149（IBK）

功效：假种皮，补益心脾、养血安神。

功效来源：《广西壮族自治区壮药质量标准 第二卷》（2011年版）

车桑子属 *Dodonaea* Mill.

车桑子

Dodonaea viscosa Jacquem.

功效：根，消肿解毒。叶，清热解毒、祛瘀消肿、消炎镇咳、祛风除湿。

功效来源：《药用植物辞典》

注：《广西中药资源名录》有记载。

栾树属 *Koelreuteria* Laxm.

复羽叶栾树

Koelreuteria bipinnata Franch.

功效：根，消肿止痛、活血、驱虫。花，清肝明目、清热止咳。

功效来源：《药用植物辞典》

注：《广西中药资源名录》有记载。

荔枝属 *Litchi* Sonn.

荔枝 荔枝核

Litchi chinensis Sonn.

凭证标本：罗城县普查队 451225130730006LY（IBK、GXMG、CMMI）

功效：果实，行气散结、祛寒止痛。

功效来源：《广西壮族自治区壮药质量标准 第二卷》（2011年版）

无患子属 *Sapindus* L.

无患子

Sapindus saponaria L.

功效：种子，清热、祛痰、消积、杀虫。

功效来源：《广西壮族自治区壮药质量标准 第一卷》（2008年版）

注：《广西中药资源名录》有记载。

198a. 七叶树科 Hippocastanaceae

掌叶木属 *Handeliodendron* Rehd.

掌叶木

Handeliodendron bodinieri (H. Lév.) Rehder

凭证标本：091-掌叶木-01（IBK）

功效：树皮，用于腹泻、热病。

功效来源：《药用植物辞典》

200. 槭树科 Aceraceae

槭属 *Acer* L.

紫果槭

Acer cordatum Pax

凭证标本：罗城县普查队 451225130721015LY（IBK、GXMG、CMMI）

功效：叶芽，清热明目。

功效来源：《药用植物辞典》

青榨槭

Acer davidii Franch.

凭证标本：罗城调查队 4-1-102（GXMI）

功效：根、根皮、树皮，消炎、止痛、止血、祛风除湿、活血化瘀。枝叶，清热解毒、行气止痛。

功效来源：《药用植物辞典》

罗浮槭 蝴蝶果

Acer fabri Hance

凭证标本：罗城调查队 4-1-387（GXMI）

功效：果实，清热、利咽喉。

功效来源：《广西中药材标准 第一册》

五裂槭

Acer oliverianum Pax

凭证标本：罗城调查队 4-1-065（GXMI）

功效：枝、叶，清热解毒、理气止痛。

功效来源：《药用植物辞典》

中华械

Acer sinense Pax

凭证标本：罗城县普查队 451225130430007LY（IBK、GXMG、CMMI）

功效：根、根皮，接骨、利关节、止痛。

功效来源：《药用植物辞典》

角叶械

Acer sycopseoides Chun

凭证标本：罗城调查队 4-1-1634（GXMI）

功效：根，祛风除湿。

功效来源：《药用植物辞典》

201. 清风藤科 Sabiaceae

泡花树属 *Meliosma* Blume

香皮树

Meliosma fordii Hemsl.

凭证标本：陈少卿 14960（IBK）

功效：树皮、叶，滑肠通便。

功效来源：《药用植物辞典》

清风藤属 *Sabia* Colebr.

簇花清风藤 小发散

Sabia fasciculata Lecomte ex L. Chen

凭证标本：S. S. Sin 8922（IBSC）

功效：全株，祛风除湿、散瘀消肿。

功效来源：《中华本草》

柠檬清风藤

Sabia limoniacea Wall. ex Hook. f. et Thomson

凭证标本：罗城调查队 4-1-029（GXMI）

功效：根、茎，用于产后瘀血不尽、风湿痹痛。

功效来源：《药用植物辞典》

尖叶清风藤

Sabia swinhoei Hemsl.

凭证标本：罗城调查队（沙文兰）4-1-1267（GXMI）

功效：根、茎、叶，祛风止痛。

功效来源：《药用植物辞典》

204. 省沽油科 Staphyleaceae

野鸦椿属 *Euscaphis* Sieb. et Zucc.

野鸦椿

Euscaphis japonica (Thunb.) Dippel

凭证标本：罗城调查队 4-1-367（GXMI）

功效：根、果实、花，清热解表、利湿。

功效来源：《中华本草》

山香圆属 *Turpinia* Vent.

锐尖山香圆 山香圆叶

Turpinia arguta Seem. var. *arguta*

凭证标本：罗城调查队 4-1-1518（GXMI）

功效：叶，清热解毒、消肿止痛。

功效来源：《中国药典》（2020年版）

茸毛锐尖山香圆

Turpinia arguta Seem. var. *pubescens* T. Z. Hsu

凭证标本：罗城调查队 4-1-23（GXMI）

功效：全株，用于产后或病后虚弱。叶，外用治骨折。

功效来源：《广西中药资源名录》

205. 漆树科 Anacardiaceae

南酸枣属 *Choerospondias* Burtt et A. W. Hill

南酸枣 广枣

Choerospondias axillaris (Roxb.) B. L. Burtt et A. W. Hill

凭证标本：罗城县普查队 451225130426037LY（IBK、GXMG、CMMI）

功效：干燥果实，行气活血、养心安神。

功效来源：《中国药典》（2020年版）

杧果属 *Mangifera* L.

杧果 杧果核

Mangifera indica L.

功效：干燥叶，行气疏滞、祛痧积。干燥成熟果核，清热消滞。

功效来源：《广西壮族自治区壮药质量标准 第一卷》（2008年版）

注：民间常见栽培物种。

藤漆属 *Pegia* Colebr.

利黄藤 脉果漆

Pegia sarmentosa (Lecomte) Hand.-Mazz.

凭证标本：罗城县普查队 451225130421014LY（IBK、GXMG、CMMI）

功效：茎、叶，清湿热、解毒。

功效来源：《中华本草》

黄连木属 *Pistacia* L.

黄连木 黄楝树

Pistacia chinensis Bunge

功效：叶芽、叶或根、树皮，清热解毒、生津。

功效来源：《中华本草》

注：《广西中药资源名录》有记载。

清香木 紫油木叶

Pistacia weinmanniifolia J. Poisson ex Franch.

凭证标本：罗城县普查队 451225130307018LY（IBK、

GXMG、CMMI）

功效：嫩叶，清热、祛湿、导滞。

功效来源：《中华本草》

盐肤木属 Rhus L.

盐肤木 五倍子

Rhus chinensis Mill. var. *chinensis*

功效：虫瘿，敛肺降火、涩肠止泻、敛汗止血、收湿敛疮。

功效来源：《中国药典》（2020年版）

注：《广西中药资源名录》有记载。

滨盐肤木 盐酸树

Rhus chinensis Mill. var. *roxburghii* (DC.) Rehder

功效：根、叶，解毒消肿、散瘀止痛。

功效来源：《中华本草》

注：《广西中药资源名录》有记载。

漆属 Toxicodendron Mill.

野漆 野漆树

Toxicodendron succedaneum (L.) Kuntze

功效：叶，散瘀止血、解毒。

功效来源：《中华本草》

注：《广西中药资源名录》有记载。

山漆树 木蜡树

Toxicodendron sylvestre (Sieb. et Zucc.) Kuntze

功效：根，祛瘀、止痛、止血。

功效来源：《中华本草》

注：《广西中药资源名录》有记载。

漆

Toxicodendron vernicifluum (Stokes) F. A. Barkley

凭证标本：罗城县普查队 451225130519035LY （IBK、GXMG、CMMI）

功效：干皮或根皮，接骨。木心，行气、镇痛。

功效来源：《药用植物辞典》

207. 胡桃科 Juglandaceae

喙核桃属 Annamocarya A. Chev.

喙核桃

Annamocarya sinensis (Dode) J.-F. Leroy

凭证标本：091–喙核桃–01 （IBK）

功效：枝、叶，杀虫、止痒。果实，滋润。

功效来源：《药用植物辞典》

黄杞属 Engelhardia Lesch. ex Bl.

黄杞 罗汉茶

Engelhardia roxburghiana Wall.

功效：叶，清热解毒、生津解渴、解暑利湿。

功效来源：《广西壮族自治区壮药质量标准　第二卷》（2011年版）

注：《广西中药资源名录》有记载。

胡桃属 Juglans L.

胡桃 核桃仁

Juglans regia L.

凭证标本：农德球 0120 （IBK）

功效：种仁，温补肺肾、润肺定喘、润肠通便、固精。根，杀虫、攻毒。叶，解毒消肿。外果皮，消肿止痒。

功效来源：《药用植物辞典》

化香树属 Platycarya Sieb. et Zucc.

化香树

Platycarya strobilacea Sieb. et Zucc.

凭证标本：罗城县普查队 451225130519038LY （IBK、GXMG、CMMI）

功效：果实，顺气祛风、消肿止痛、燥湿杀虫。叶，理气、解毒、消肿止痛、杀虫止痒。

功效来源：《药用植物辞典》

枫杨属 Pterocarya Kunth

枫杨

Pterocarya stenoptera C. DC.

凭证标本：罗城县普查队 451225130429030LY （IBK、GXMG、CMMI）

功效：树皮，解毒、杀虫止痒、祛风止痛。

功效来源：《药用植物辞典》

207a. 马尾树科 Rhoipteleaceae

马尾树属 Rhoiptelea Diels et Hand.-Mazz.

马尾树

Rhoiptelea chiliantha Diels et Hand.-Mazz.

凭证标本：罗城县普查队 451225131108019LY （IBK、GXMG、CMMI）

功效：树皮，收敛止血。

功效来源：《药用植物辞典》

209. 山茱萸科 Cornaceae

桃叶珊瑚属 Aucuba Thunb.

桃叶珊瑚 天脚板

Aucuba chinensis Benth.

凭证标本：辛树帜 20122 （IBSC）

功效：叶，清热解毒、消肿止痛。

功效来源：《中华本草》

倒心叶珊瑚 倒心叶桃叶珊瑚

Aucuba obcordata (Rehd.) Fu ex W. K. Hu et Z. P. Soong

凭证标本：辛树帜 2029 （IBSC）

功效：叶，活血调经、解毒消肿。

功效来源：《中华本草》

山茱萸属 Cornus L.
灯台树
Cornus controversa Hemsl.
凭证标本：罗城调查队 4-1-060（GXMI）
功效：树皮或根皮、叶，清热、消肿止痛。
功效来源：《中华本草》

香港四照花
Cornus hongkongensis Hemsl.
凭证标本：辛树帜 22220（IBSC）
功效：叶、花，收敛止血。
功效来源：《中华本草》

毛梾
Cornus walteri Wangerin
凭证标本：罗城调查队（沙文兰）4-1-1272（GXMI）
功效：枝、叶、果实，清热解毒、止痛。
功效来源：《药用植物辞典》

青荚叶属 Helwingia Willd.
西域青荚叶 叶上珠
Helwingia himalaica Hook. f. et Thomson ex C. B. Clarke
凭证标本：罗城调查队 4-1-186（GXMI）
功效：叶，祛风除湿、活血解毒。
功效来源：《中华本草》

青荚叶 小通草
Helwingia japonica (Thunb. ex Murray) F. Dietr.
凭证标本：R. C. Ching 6012（IBSC）
功效：茎髓，清热、利尿、下乳。
功效来源：《中国药典》（2020年版）

209a. 鞘柄木科 Toricelliaceae
鞘柄木属 Toricellia DC.
角叶鞘柄木 水冬瓜花
Toricellia angulata Oliv.
功效：花，破血通经、止咳平喘。叶，清热解毒、利湿。
功效来源：《中华本草》
注：《广西植物名录》有记载。

210. 八角枫科 Alangiaceae
八角枫属 Alangium Lam.
八角枫
Alangium chinense (Lour.) Harms
凭证标本：罗城县普查队 451225130421036LY（IBK、GXMG、CMMI）
功效：根、叶、花，祛风除湿、舒筋活络、散瘀止痛。

功效来源：《广西壮族自治区壮药质量标准 第一卷》（2008年版）

小花八角枫 五代同堂
Alangium faberi Oliv. var. *faberi*
凭证标本：罗城县普查队 451225130501011LY（IBK、GXMG、CMMI）
功效：根，理气活血、祛风除湿。
功效来源：《中华本草》

阔叶八角枫 五代同堂根
Alangium faberi Oliv. var. *platyphyllum* Chun et F. C. How
凭证标本：罗城调查队 4-1-1735（GXMI）
功效：根，理气活血、祛风除湿。
功效来源：《中华本草》

211. 珙桐科 Nyssaceae
喜树属 Camptotheca Decne.
喜树
Camptotheca acuminata Decne.
凭证标本：罗城县普查队 451225130611025LY（IBK、GXMG、CMMI）
功效：果实，抗癌、散结、破血化瘀。
功效来源：《广西壮族自治区壮药质量标准 第一卷》（2008年版）

212. 五加科 Araliaceae
楤木属 Aralia L.
黄毛楤木 楤木
Aralia decaisneana Hance.
功效：根皮和茎皮，祛风除湿、利尿消肿、活血止痛。
功效来源：《全国中草药汇编》
注：本种在罗城县域内零星分布。

罗伞属 Brassaiopsis Decne. et Planch.
罗伞 鸭脚罗伞
Brassaiopsis glomerulata (Blume) Regel
凭证标本：罗城县普查队 451225131107016LY（IBK、GXMG、CMMI）
功效：根、树皮或叶，祛风除湿、散瘀止痛。
功效来源：《中华本草》

树参属 Dendropanax Decne. et Planch.
树参 枫荷桂
Dendropanax dentiger (Harms) Merr.
功效：茎枝，祛风除湿、活血消肿。
功效来源：《广西壮族自治区瑶药材质量标准 第一卷》（2014年版）
注：《广西植物名录》有记载。

刺五加属 *Eleutherococcus* Maxim.

细柱五加 五加皮

Eleutherococcus nodiflorus (Dunn) S. Y. Hu

功效：根皮，祛风除湿、补肝肾、强筋骨。

功效来源：《中国药典》（2020年版）

注：本种在罗城县域内普遍分布。

白簕 三加

Eleutherococcus trifoliatus (L.) S. Y. Hu

凭证标本：罗城县普查队 451225121205030LY（IBK、GXMG、CMMI）

功效：根及茎，清热解毒、祛风利湿、舒筋活血。

功效来源：《广西壮族自治区壮药质量标准 第一卷》（2008年版）

常春藤属 *Hedera* L.

常春藤 常春藤子

Hedera sinensis (Tobler) Hand.-Mazz.

凭证标本：罗城县普查队 451225131108043LY（IBK、GXMG、CMMI）

功效：果实，补肝肾、强腰膝、行气止痛。

功效来源：《中华本草》

鹅掌柴属 *Schefflera* J. R. Forst.et G. Forst.

鹅掌柴 鸭脚木根

Schefflera heptaphylla (L.) Frodin

凭证标本：罗城县普查队 451225121204025LY（IBK、GXMG、CMMI）

功效：根皮、树皮，发汗解表、祛风除湿、舒筋活络、消肿止痛。

功效来源：《广西壮族自治区壮药质量标准 第二卷》（2011年版）

213. 伞形科 Apiaceae

莳萝属 *Anethum* L.

莳萝 莳萝苗

Anethum graveolens L.

凭证标本：罗城调查队 4-1-43（GXMI）

功效：嫩茎叶或全草，行气利膈、降逆止呕、化痰止咳。

功效来源：《中华本草》

当归属 *Angelica* L.

杭白芷 白芷

Angelica dahurica (Fisch. ex Hoffmann) Benth. et Hook. f. ex Franch. et Sav. 'Hangbaizlii'

功效：根，解表散寒、祛风止痛、宣通鼻窍、燥湿止带、消肿排脓。

功效来源：《中国药典》（2020年版）

注：民间常见栽培物种。

紫花前胡 前胡

Angelica decursiva (Miq.) Franch. et Sav.

功效：根，降气化痰、散风清热。

功效来源：《中国药典》（2020年版）

注：《广西中药资源名录》有记载。

芹属 *Apium* L.

旱芹

Apium graveolens L.

功效：全草，平肝、清热、祛风、利水、止血、解毒。

功效来源：《桂本草》第一卷上

注：《广西中药资源名录》有记载。

积雪草属 *Centella* L.

积雪草

Centella asiatica (L.) Urb.

凭证标本：罗城县普查队 4512251304240011LY（IBK、GXMG、CMMI）

功效：干燥全草，清热利湿、解毒消肿。

功效来源：《中国药典》（2020年版）

蛇床属 *Cnidium* Cuss.

蛇床 蛇床子

Cnidium monnieri (L.) Cusson

功效：果实，燥湿祛风、杀虫止痒、温肾壮阳。

功效来源：《中国药典》（2020年版）

注：本种在罗城县域内普遍分布。

芫荽属 *Coriandrum* L.

芫荽 胡荽

Coriandrum sativum L.

凭证标本：罗城县普查队 451225130519021LY（IBK、GXMG、CMMI）

功效：根及全草，发表透疹、消食开胃、止痛解毒。

功效来源：《中华本草》

鸭儿芹属 *Cryptotaenia* DC.

鸭儿芹

Cryptotaenia japonica Hassk.

功效：茎、叶，祛风止咳、活血祛瘀。

功效来源：《中华本草》

注：本种在罗城县域内普遍分布。

胡萝卜属 *Daucus* L.

胡萝卜

Daucus carota L. var. *sativa* Hoffm.

功效：根，健脾和胃、滋肝明目、化痰止咳、清热解毒。

功效来源：《中华本草》

注：民间常见栽培物种。

茴香属 *Foeniculum* Mill.

茴香 小茴香
Foeniculum vulgare Mill.
功效：果实，散寒止痛、理气和胃。
功效来源：《中国药典》（2020年版）
注：民间常见栽培物种。

天胡荽属 *Hydrocotyle* L.

红马蹄草
Hydrocotyle nepalensis Hook.
凭证标本：罗城县普查队451225130310038LY（IBK、GXMG、CMMI）
功效：全草，清肺止咳、止血活血。
功效来源：《中华本草》

天胡荽
Hydrocotyle sibthorpioides Lam. var. *sibthorpioides*
功效：全草，清热利尿、解毒消肿、祛痰止咳。
功效来源：《药用植物辞典》
注：《广西中药资源名录》有记载。

破铜钱 天胡荽
Hydrocotyle sibthorpioides Lam. var. *batrachium* (Hance) Hand.-Mazz. ex Shan
凭证标本：罗城县普查队451225130607006LY（IBK、GXMG、CMMI）
功效：全草，清热利湿、解毒消肿。
功效来源：《广西中药材标准 第一册》

肾叶天胡荽 毛叶天胡荽
Hydrocotyle wilfordii Maxim.
凭证标本：罗城县普查队451225130425029LY（IBK、GXMG、CMMI）
功效：全草，清热解毒、利湿。
功效来源：《中华本草》

水芹属 *Oenanthe* L.

水芹
Oenanthe javanica (Blume) DC.
凭证标本：罗城县普查队451225130421052LY（IBK、GXMG、CMMI）
功效：根及全草，清热利湿、止血、降血压。
功效来源：《全国中草药汇编》

茴芹属 *Pimpinella* L.

异叶茴芹 鹅脚板
Pimpinella diversifolia DC.
凭证标本：罗城调查队4-1-423（GXMI）
功效：全草、根，祛风活血、解毒消肿。
功效来源：《中华本草》

囊瓣芹属 *Pternopetalum* Franch.

五匹青 紫金沙
Pternopetalum vulgare (Dunn) Hand.-Mazz.
凭证标本：罗城调查队4-1-353（GXMI）
功效：根，散寒、理气、止痛。
功效来源：《全国中草药汇编》

变豆菜属 *Sanicula* L.

薄片变豆菜 大肺筋草
Sanicula lamelligera Hance
凭证标本：罗城县普查队451225130428001LY（IBK、GXMG、CMMI）
功效：全草，祛风发表、化痰止咳、活血调经。
功效来源：《中华本草》

野鹅脚板
Sanicula orthacantha S. Moore
凭证标本：罗城调查队4-1-379（GXMI）
功效：全草，清热、解毒。
功效来源：《全国中草药汇编》

窃衣属 *Torilis* Adans.

窃衣
Torilis scabra (Thunb.) DC.
凭证标本：罗城县普查队451225130420004LY（IBK、GXMG、CMMI）
功效：果实、全草，杀虫止泻、除湿止痒。
功效来源：《中华本草》

214. 桤叶树科 Clethraceae

山柳属 *Clethra* L.

单毛桤叶树
Clethra bodinieri H. Lév.
凭证标本：罗城调查队4-1-1546（GXMI）
功效：根，外用治疮疖肿毒。
功效来源：《药用植物辞典》

215. 杜鹃花科 Ericaceae

白珠树属 *Gaultheria* Kalm ex L.

毛滇白珠
Gaultheria leucocarpa Blume var. *crenulata* (Kurz) T. Z. Hsu
凭证标本：罗城调查队4-1-1754（GXMI）
功效：叶、全株，祛风除湿、舒筋活络、活血止痛。
功效来源：《药用植物辞典》

滇白珠 白珠树
Gaultheria leucocarpa Blume var. *yunnanensis* (Franch.) T. Z. Hsu et R. C. Fang
凭证标本：罗城县普查队451225131108041LY（IBK、

GXMG、CMMI）

功效：全株，祛风除湿、散寒止痛、活血通络、化痰止咳。

功效来源：《广西壮族自治区壮药质量标准 第二卷》（2011年版）

珍珠花属 *Lyonia* Nutt.

珍珠花 南烛

Lyonia ovalifolia (Wall.) Drude var. *ovalifolia*

凭证标本：罗城县普查队 451225130425031LY （IBK、GXMG、CMMI）

功效：茎、叶、果，活血、祛瘀、止痛。

功效来源：《全国中草药汇编》

小果珍珠花 緱木

Lyonia ovalifolia (Wall.) Drude var. *elliptica* (Sieb. et Zucc.) Hand.-Mazz.

凭证标本：罗城县普查队 451225130724005LY （IBK、GXMG、CMMI）

功效：根、果、叶，健脾止泻、活血、强筋。

功效来源：《全国中草药汇编》

毛果珍珠花

Lyonia ovalifolia (Wall.) Drude var. *hebecarpa* (Franch. ex F. B. Forbes et Hemsl.) Chun

凭证标本：罗城县普查队 451225130425031LY （IBK、GXMG、CMMI）

功效：根、叶，活血、健脾、止泻。

功效来源：《药用植物辞典》

狭叶珍珠花

Lyonia ovalifolia (Wall.) Drude var. *lanceolata* (Wall.) Hand.-Mazz.

凭证标本：罗城调查队 4-1-1535（GXMI）

功效：全株，用于感冒、痢疾、痧症夹色、骨鲠喉。叶，外用治骨折。

功效来源：《广西中药资源名录》

杜鹃花属 *Rhododendron* L.

多花杜鹃

Rhododendron cavaleriei H. Lév.

凭证标本：罗城县普查队 451225130309021LY （IBK、GXMG、CMMI）

功效：枝、叶，清热解毒、止血通络。

功效来源：《药用植物辞典》

岭南杜鹃

Rhododendron mariae Hance

凭证标本：罗城调查队 4-1-1753（GXMI）

功效：叶，镇咳、祛痰、平喘。

功效来源：《全国中草药汇编》

羊踯躅 闹羊花

Rhododendron molle (Blume) G. Don

凭证标本：罗城调查队 4-1-1315（GXMI）

功效：花，祛风除湿、散瘀定痛。

功效来源：《中国药典》（2020年版）

毛棉杜鹃 丝线吊芙蓉

Rhododendron moulmainense Hook. f.

凭证标本：罗城调查队 4-1-110（GXMI）

功效：根皮、茎皮，利水、活血。

功效来源：《中华本草》

杜鹃 杜鹃花根

Rhododendron simsii Planch.

功效：根及根状茎，祛风除湿、活血去瘀、止血。

功效来源：《广西中药材标准 第一册》

注：《广西中药资源名录》有记载。

216. 乌饭树科 Vacciniaceae

越桔属 *Vaccinium* L.

黄背越桔

Vaccinium iteophyllum Hance

凭证标本：罗城调查队 4-1-071（GXMI）

功效：全株，祛风除湿、利尿消肿、舒筋活络、消炎止痛。

功效来源：《药用植物辞典》

刺毛越桔

Vaccinium trichocladum Merr. et F. P. Metcalf

凭证标本：罗城县普查队 451225130608012LY （IBK、GXMG、CMMI）

功效：果实，消食化积。

功效来源：《药用植物辞典》

221. 柿科 Ebenaceae

柿属 *Diospyros* L.

柿 柿叶

Diospyros kaki Thunb.

凭证标本：罗城县普查队 451225130421035LY （IBK、GXMG、CMMI）

功效：叶，止咳定喘、生津止渴、活血止血。

功效来源：《广西壮族自治区壮药质量标准 第二卷》（2011年版）

罗浮柿

Diospyros morrisiana Hance

凭证标本：罗城调查队 4-1-371（GXMI）

功效：叶、茎皮，解毒消炎、收敛止泻。

功效来源：《中华本草》

油柿

Diospyros oleifera Cheng

凭证标本：罗城县普查队 451225130424020LY （IBK、GXMG、CMMI）

功效：果实，清热、润肺。

功效来源：《药用植物辞典》

石山柿

Diospyros saxatilis S. Lee

凭证标本：罗城县普查队 451225121230002LY （IBK、GXMG、CMMI）

功效：全株，用于口腔炎、泄泻、淋浊、白带异常。

功效来源：《广西中药资源名录》

223. 紫金牛科 Myrsinaceae

紫金牛属 *Ardisia* Sw.

罗伞树 波叶紫金牛

Ardisia affinis Hemsl.

凭证标本：罗城调查队（沙文兰）4-1-1229 （GXMI）

功效：全株，利咽止咳、理气活血。

功效来源：《中华本草》

少年红

Ardisia alyxiaefolia Tsiang ex C. Chen

凭证标本：罗城县普查队 451225121205024LY （IBK、GXMG、CMMI）

功效：全株，止咳平喘、活血化瘀。

功效来源：《中华本草》

九管血 血党

Ardisia brevicaulis Diels

凭证标本：罗城县普查队 451225130101010LY （IBK、GXMG、CMMI）

功效：全株，祛风除湿、活血调经、消肿止痛。

功效来源：《广西壮族自治区壮药质量标准 第二卷》（2011年版）

散花紫金牛

Ardisia conspersa E. Walker

凭证标本：罗城调查队 4-1-057 （GXMI）

功效：根，清热、止痛。

功效来源：《药用植物辞典》

朱砂根

Ardisia crenata Sims

凭证标本：罗城县普查队 451225130308012LY （IBK、GXMG、CMMI）

功效：干燥根，行血祛风、解毒消肿。

功效来源：《中国药典》（2020年版）

百两金

Ardisia crispa (Thunb.) A. DC

凭证标本：罗城县普查队 451225131107028LY （IBK、GXMG、CMMI）

功效：根及根状茎，清热利咽、祛痰利湿、活血解毒。

功效来源：《中华本草》

剑叶紫金牛

Ardisia ensifolia E. Walker

凭证标本：罗城县普查队 451225130102006LY （IBK、GXMG、CMMI）

功效：全株，镇咳祛痰、活血、利尿、解毒。

功效来源：《药用植物辞典》

月月红

Ardisia faberi Hemsl.

凭证标本：罗城调查队 4-1-157 （GXMI）

功效：全株，清热解毒、祛痰利湿、活血止血。

功效来源：《药用植物辞典》

灰色紫金牛

Ardisia fordii Hemsl.

凭证标本：罗城县普查队 451225130101006LY （IBK、GXMG、CMMI）

功效：全株，活血消肿。

功效来源：《药用植物辞典》

走马胎

Ardisia gigantifolia Stapf

凭证标本：罗城县普查队 451225130610040LY （IBK、GXMG、CMMI）

功效：根及根状茎，祛风除湿、壮筋骨、活血祛瘀。

功效来源：《广西壮族自治区壮药质量标准 第一卷》（2008年版）

郎伞树 凉伞盖珍珠

Ardisia hanceana Mez

凭证标本：陈少卿 14951 （IBK）

功效：根，活血止痛。

功效来源：《中华本草》

紫金牛 矮地茶

Ardisia japonica (Thunb.) Blume

凭证标本：罗城县普查队 451225130722002LY （IBK、GXMG、CMMI）

功效：全草，止咳化痰、清热利湿、活血化瘀。

功效来源：《中国药典》（2020年版）

山血丹

Ardisia lindleyana D. Dietr.

凭证标本：罗城调查队 4-1-1726 （GXMI）

功效：全株及根，活血调经、祛风除湿。

功效来源：《药用植物辞典》

心叶紫金牛 红云草
Ardisia maclurei Merr.
凭证标本：罗城调查队 4-1-043（GXMI）
功效：干燥全株，活血止血、调经通络。
功效来源：《广西壮族自治区瑶药材质量标准 第一卷》（2014年版）

虎舌红 红毛走马胎
Ardisia mamillata Hance
凭证标本：罗城县普查队 451225130310070LY（IBK、GXMG、CMMI）
功效：全株，散瘀止血、清热利湿、去腐生肌。
功效来源：《中华本草》

纽子果 豹子眼睛果
Ardisia polysticta Miq.
凭证标本：罗城县普查队 451225130501016LY（IBK、GXMG、CMMI）
功效：根，清热解毒、散瘀止痛。
功效来源：《中华本草》

莲座紫金牛 铺地罗伞
Ardisia primulifolia Gardner et Champ.
凭证标本：罗城县普查队 451225130309007LY（IBK、GXMG、CMMI）
功效：全株，祛风通络、散瘀止血、解毒消痈。
功效来源：《中华本草》

九节龙 小青
Ardisia pusilla A. DC.
凭证标本：罗城县普查队 451225121205026LY（IBK、GXMG、CMMI）
功效：全株或叶，清热利湿、活血消肿。
功效来源：《中华本草》

海南罗伞树 大罗伞树
Ardisia quinquegona Blume
凭证标本：罗城县普查队 451225130308010LY（IBK、GXMG、CMMI）
功效：地上部分，止咳化痰、祛风解毒、活血止痛。
功效来源：《广西壮族自治区壮药质量标准 第三卷》（2018年版）

酸藤子属 *Embelia* Burm. f.
酸藤子
Embelia laeta (L.) Mez
功效：根，清热解毒、散瘀止血。
功效来源：《广西壮族自治区瑶药材质量标准 第一卷》（2014年版）
注：本种在罗城县域内普遍分布。

当归藤
Embelia parviflora Wall. ex A. DC.
凭证标本：罗城县普查队 451225121204018LY（IBK、GXMG、CMMI）
功效：根及老茎，补血、活血、强壮腰膝。
功效来源：《中华本草》

白花酸藤子 咸酸蓎
Embelia ribes Burm. f. subsp. *ribes*
凭证标本：罗城县普查队 451225130310059LY（IBK、GXMG、CMMI）
功效：根或叶，活血调经、清热利湿、消肿解毒。
功效来源：《中华本草》

厚叶白花酸藤子 咸酸蓎
Embelia ribes Burm. f. subsp. *pachyphylla* (Chun ex C. Y. Wu et C. Chen) Pipoly et C. Chen
凭证标本：罗城县普查队 451225130430040LY（IBK、GXMG、CMMI）
功效：根或叶，活血调经、清热利湿、消肿解毒。
功效来源：《中华本草》

网脉酸藤子 了哥利
Embelia rudis Hand.-Mazz.
凭证标本：罗城县普查队 451225121204006LY（IBK、GXMG、CMMI）
功效：根、茎，活血通经。
功效来源：《中华本草》

瘤皮孔酸藤子 假刺藤
Embelia scandens (Lour.) Mez
凭证标本：罗城县普查队 451225121231015LY（IBK、GXMG、CMMI）
功效：根或叶，舒筋活络、敛肺止咳。
功效来源：《中华本草》

密齿酸藤子 打虫果
Embelia vestita Roxb.
凭证标本：罗城县普查队 451225130309011LY（IBK、GXMG、CMMI）
功效：果实，驱虫。
功效来源：《中华本草》

杜茎山属 *Maesa* Forssk.
杜茎山
Maesa japonica (Thunb.) Moritzi et Zoll.
凭证标本：罗城县普查队 451225130310023LY（IBK、GXMG、CMMI）
功效：根、茎叶，祛风邪、解疫毒、消肿胀。
功效来源：《中华本草》

金珠柳

Maesa montana A. DC.

凭证标本：罗城县普查队 451225121205023LY（IBK、GXMG、CMMI）

功效：叶、根，清湿热。

功效来源：《中华本草》

鲫鱼胆

Maesa perlarius (Lour.) Merr.

凭证标本：罗城县普查队 451225130312010LY（IBK、GXMG、CMMI）

功效：全株，接骨消肿、生肌祛腐。

功效来源：《全国中草药汇编》

铁仔属 *Myrsine* L.

密花树

Myrsine seguinii H. Lév.

凭证标本：罗城调查队 4-1-427（GXMI）

功效：根皮、叶，清热解毒、凉血、祛湿。

功效来源：《药用植物辞典》

224. 安息香科 Styracaceae

赤杨叶属 *Alniphyllum* Matsum.

赤杨叶 豆渣树

Alniphyllum fortunei (Hemsl.) Makino

功效：根、叶，祛风除湿、利水消肿。

功效来源：《中华本草》

注：《广西中药资源名录》有记载。

陀螺果属 *Melliodendron* Hand.-Mazz.

陀螺果

Melliodendron xylocarpum Hand.-Mazz.

凭证标本：罗城县普查队 451225130310019LY（IBK、GXMG、CMMI）

功效：根、叶，清热、杀虫。枝叶，滑肠。

功效来源：《药用植物辞典》

安息香属 *Styrax* L.

赛山梅

Styrax confusus Hemsl.

凭证标本：罗城调查队 4-1-058（GXMI）

功效：果实，清热解毒、消痈散结。全株，止泻、止痒。

功效来源：《药用植物辞典》

白花龙

Styrax faberi Perkins

凭证标本：罗城县普查队 451225130430027LY（IBK、GXMG、CMMI）

功效：全株，止泻、止痒。叶，止血、生肌、消肿。

功效来源：《药用植物辞典》

越南安息香 安息香

Styrax tonkinensis (Pierre) Craib ex Hartwich

凭证标本：罗城调查队 4-1-1530（GXMI）

功效：树脂，开窍醒神、行气活血、止痛。

功效来源：《中国药典》（2020年版）

225. 山矾科 Symplocaceae

山矾属 *Symplocos* Jacq.

越南山矾

Symplocos cochinchinensis (Lour.) S. Moore var. *cochinchinensis*

凭证标本：陈文 84308（IBK）

功效：根，用于咳嗽、腹痛、泄泻。

功效来源：《广西中药资源名录》

黄牛奶树

Symplocos cochinchinensis (Lour.) S. Moore var. *laurina* (Retz.) Noot.

凭证标本：陈少卿 14978（IBK）

功效：根、树皮，散热、清热。

功效来源：《药用植物辞典》

长毛山矾

Symplocos dolichotricha Merr.

凭证标本：陈文 84383（IBSC）

功效：根，用于黄疸肝炎、水肿、腹泻、脾虚消化不良、痧症。

功效来源：《广西中药资源名录》

光叶山矾 刀灰树

Symplocos lancifolia Sieb. et Zucc.

凭证标本：罗城调查队（沙文兰）4-1-1248（GXMI）

功效：全株，和肝健脾、止血生肌。

功效来源：《全国中草药汇编》

白檀

Symplocos paniculata (Thunb.) Miq.

凭证标本：罗城县普查队 451225130429021LY（IBK、GXMG、CMMI）

功效：根、叶、花、种子，清热解毒、调气散结、祛风止痒。

功效来源：《中华本草》

山矾

Symplocos sumuntia Buch.-Ham. ex D. Don

凭证标本：罗城调查队 4-1-109（GXMI）

功效：花，化痰解郁、生津止渴。根，清热利湿、凉血止血、祛风止痛。叶，清热解毒、收敛止血。

功效来源：《中华本草》

228. 马钱科 Loganiaceae

醉鱼草属 *Buddleja* L.

白背枫 白鱼尾

Buddleja asiatica Lour.

凭证标本：罗城县普查队 451225130309008LY（IBK、GXMG、CMMI）

功效：全株，祛风利湿、行气活血。

功效来源：《中华本草》

醉鱼草

Buddleja lindleyana Fortune

凭证标本：罗城县普查队 451225130720004LY（IBK、GXMG、CMMI）

功效：茎叶，祛风除湿、壮筋骨、活血祛瘀。

功效来源：《中华本草》

密蒙花

Buddleja officinalis Maxim.

凭证标本：罗城县普查队 451225130310013LY（IBK、GXMG、CMMI）

功效：花蕾及其花序，清热养肝、明目退翳。

功效来源：《中国药典》（2020年版）

钩吻属 *Gelsemium* Juss.

钩吻 断肠草

Gelsemium elegans (Gardn. et Champ.) Benth.

凭证标本：罗城县普查队 451225121204028LY（IBK、GXMG、CMMI）

功效：根、茎，祛风、攻毒、止痛。

功效来源：《广西壮族自治区壮药质量标准 第一卷》（2008年版）

尖帽花属 *Mitrasacme* Labill.

水田白

Mitrasacme pygmaea R. Br.

凭证标本：方鼎等 54815（GXMI）

功效：全草，用于小儿疳积、小儿急惊风

功效来源：《广西中药资源名录》

229. 木犀科 Oleaceae

素馨属 *Jasminum* L.

白萼素馨

Jasminum albicalyx Kobuski

凭证标本：罗城县普查队 451225130102014LY（IBK、GXMG、CMMI）

功效：根，驱虫。叶、全株，生肌。

功效来源：《药用植物辞典》

扭肚藤

Jasminum elongatum (Bergius) Willd.

功效：枝叶，清热利湿、解毒、消滞。

功效来源：《中华本草》

注：《广西中药资源名录》有记载。

清香藤 破骨风

Jasminum lanceolaria Roxb.

凭证标本：罗城县普查队 451225130424030LY（IBK、GXMG、CMMI）

功效：全株，逐血破瘀、理气止痛。

功效来源：《广西壮族自治区瑶药材质量标准 第一卷》（2014年版）

桂叶素馨

Jasminum laurifolium Gagnep. var. *brachylobum* Kurz

功效：全株，用于风热赤眼、疟疾、尿路感染、膀胱炎、肾炎水肿。

功效来源：《广西中药资源名录》

注：《广西中药资源名录》有记载。

青藤仔

Jasminum nervosum Lour.

凭证标本：罗城县普查队 451225130420007LY（IBK、GXMG、CMMI）

功效：地上部分，清热利湿、消肿拔脓。

功效来源：《广西壮族自治区壮药质量标准 第三卷》（2018年版）

迎春花 迎春花叶、迎春花

Jasminum nudiflorum Lindl.

功效：叶，解毒消肿、止血、止痛。花，清热利尿、解毒。

功效来源：《全国中草药汇编》

注：民间常见栽培物种。

厚叶素馨

Jasminum pentaneurum Hand.-Mazz.

凭证标本：罗城县普查队 451225130311008LY（IBK、GXMG、CMMI）

功效：全株，清热利胆、祛瘀生新、止痛、驳骨。

功效来源：《药用植物辞典》

茉莉花

Jasminum sambac (L.) Aiton

凭证标本：罗城调查队 4-1-732（GXMI）

功效：花蕾及初开的花，理气止痛、辟秽开郁。

功效来源：《广西壮族自治区壮药质量标准 第二卷》（2011年版）

亮叶素馨 亮叶茉莉

Jasminum seguinii H. Lév.

凭证标本：罗城调查队 4-1-1598（GXMI）

功效：根、叶，散瘀、止痛、止血。

功效来源：《中华本草》

华素馨 华清香藤

Jasminum sinense Hemsl.

凭证标本：谢世栋等 4-1-006（GXMI）

功效：全株，清热解毒。

功效来源：《中华本草》

女贞属 *Ligustrum* L.

女贞 女贞子

Ligustrum lucidum W. T. Aiton

凭证标本：罗城县普查队 451225130718011LY（IBK、GXMG、CMMI）

功效：干燥果实，滋补肝肾、明目乌发。

功效来源：《中国药典》（2020年版）

小蜡 小蜡树叶

Ligustrum sinense Lour. var. *sinense*

凭证标本：罗城县普查队 451225130422010LY（IBK、GXMG、CMMI）

功效：叶，清热利湿、解毒消肿。

功效来源：《广西壮族自治区壮药质量标准 第二卷》（2011年版）

光萼小蜡 毛女贞

Ligustrum sinense Lour. var. *myrianthum* (Diels) Hoefker

功效：枝、叶，泻火解毒。

功效来源：《中华本草》

注：《广西中药资源名录》有记载。

木犀榄属 *Olea* L.

木犀榄 毛女贞

Olea europaea L.

功效：种子油，外用治烧烫伤。

功效来源：《广西中药资源名录》

注：民间常见栽培物种。

木犀属 *Osmanthus* Lour.

桂花

Osmanthus fragrans (Thunb.) Lour.

功效：花，散寒破结、化痰止咳。果实，暖胃、平肝、散寒。根，祛风除湿、散寒。

功效来源：《全国中草药汇编》

注：民间常见栽培物种。

230. 夹竹桃科 Apocynaceae

香花藤属 *Aganosma* (Blume) G. Don

广西香花藤

Aganosma siamensis Craib

凭证标本：罗城调查队4-1-142（GXMI）

功效：全株，用于水肿。

功效来源：《药用植物辞典》

黄蝉属 *Allamanda* L.

黄蝉

Allamanda schottii Pohl

功效：全株，外用于杀虫、灭孑孓。

功效来源：《药用植物辞典》

注：《广西中药资源名录》有记载。

链珠藤属 *Alyxia* Banks ex R. Br.

筋藤

Alyxia levinei Merr.

凭证标本：罗城调查队 4-1-1660（GXMI）

功效：全株，祛风除湿、活血止痛。

功效来源：《中华本草》

海南链珠藤

Alyxia hainanensis Wall. ex G. Don

凭证标本：赵子恩 1808（HIB）

功效：茎、叶，清热解毒。

功效来源：《药用植物辞典》

狭叶链珠藤

Alyxia schlechteri H. Lév.

凭证标本：赵子恩 1802（HIB）

功效：全草、根、茎、叶，清热解毒、消肿止痛、祛风、利湿、活血通络。

功效来源：《药用植物辞典》

链珠藤 瓜子藤

Alyxia sinensis Champ. ex Benth.

凭证标本：罗城县普查队 451225130807002LY（IBK、GXMG、CMMI）

功效：全株，祛风活血、通经活络。

功效来源：《全国中草药汇编》

鳝藤属 *Anodendron* A. DC.

鳝藤

Anodendron affine (Hook. et Arn.) Druce

凭证标本：辛树帜 3683（IBSC）

功效：茎，祛风行气、燥湿健脾、通经络、解毒。

功效来源：《药用植物辞典》

清明花属 *Beaumontia* Wall.

清明花 炮弹果

Beaumontia grandiflora Wall.

功效：根、叶，祛风除湿、活血、止痛。

功效来源：《中华本草》

注：《广西植物名录》有记载。

长春花属 *Catharanthus* G. Don

长春花

Catharanthus roseus (L.) G. Don

功效：全草，抗癌、降血压。
功效来源：《全国中草药汇编》
注：民间常见栽培物种。

腰骨藤属 Ichnocarpus R. Br.
腰骨藤
Ichnocarpus frutescens (L.) W. T. Aiton
凭证标本：赵子恩 1803（HIB）
功效：种子，祛风除湿、通络止痛。
功效来源：《中华本草》

山橙属 Melodinus J. R. Forst. et G. Forst.
尖山橙
Melodinus fusiformis Champ. ex Benth.
凭证标本：罗城调查队 4-1-1637（GXMI）
功效：全株，祛风除湿、活血。
功效来源：《广西壮族自治区瑶药材质量标准 第一卷》（2014年版）

夹竹桃属 Nerium L.
夹竹桃
Nerium oleander L.
凭证标本：罗城县普查队 451225130427040LY（IBK、GXMG、CMMI）
功效：叶，强心利尿、祛痰杀虫。
功效来源：《全国中草药汇编》

同心结属 Parsonsia R. Br.
广西同心结
Parsonsia goniostemon Hand.-Mazz.
凭证标本：罗城调查队 4-1-1779（GXMI）
功效：全株，用于肝脾肿大。
功效来源：《药用植物辞典》

鸡蛋花属 Plumeria L.
鸡蛋花
Plumeria rubra L.
功效：干燥花，清热、解暑、利湿、止咳。
功效来源：《广西中药材标准 第一册》
注：民间常见栽培物种。

帘子藤属 Pottsia Hook. et Arn.
大花帘子藤 帘子藤
Pottsia grandiflora Markgr.
凭证标本：辛树帜 20375（IBSC）
功效：茎，用于产后虚弱。
功效来源：《广西中药资源名录》

帘子藤 花拐藤根
Pottsia laxiflora (Blume) Kuntze
凭证标本：S. S. Sin 3775（IBSC）

功效：根，祛风除湿、活血通络。
功效来源：《中华本草》

萝芙木属 Rauvolfia L.
萝芙木
Rauvolfia verticillata (Lour.) Baill.
凭证标本：罗城县普查队 451225130422012LY（IBK、GXMG、CMMI）
功效：全株，清风热、降肝火、消肿毒。
功效来源：《广西壮族自治区壮药质量标准 第一卷》（2008年版）

羊角拗属 Strophanthus DC.
羊角拗 羊角扭
Strophanthus divaricatus (Lour.) Hook. et Arn.
凭证标本：罗城县普查队 451225130430023LY（IBK、GXMG、CMMI）
功效：全株，祛风除湿、通经络、解疮毒、杀虫。
功效来源：《广西壮族自治区瑶药材质量标准 第一卷》（2014年版）

络石属 Trachelospermum Lem.
亚洲络石
Trachelospermum asiaticum (Sie. et Zucc.) Nakai
凭证标本：辛树帜 8943（IBSC）
功效：茎，祛风活络、活血止痛。
功效来源：《药用植物辞典》

紫花络石
Trachelospermum axillare Hook. f.
功效：全株，解表发汗、通经活络、止痛。
功效来源：《全国中草药汇编》
注：《广西植物名录》有记载。

短柱络石
Trachelospermum brevistylum Hand.-Mazz.
凭证标本：辛树帜 22307（IBSC）
功效：茎，用于风湿痹痛。
功效来源：《广西中药资源名录》

络石 络石藤
Trachelospermum jasminoides (Lindl.) Lem.
凭证标本：罗城县普查队 451225121205021LY（IBK、GXMG、CMMI）
功效：干燥带叶藤茎，凉血消肿、祛风通络。
功效来源：《中国药典》（2020年版）

水壶藤属 Urceola Roxb.
毛杜仲藤 杜仲藤
Urceola huaitingii (Chun et Tsiang) D. J. Middleton
凭证标本：罗城县农林水利科林业股 305（IBK）

功效：老茎及根，祛风活络、壮腰膝、强筋骨、消肿。

功效来源：《中华本草》

杜仲藤 红杜仲
Urceola micrantha (Wall. ex G. Don) D. J. Middleton
凭证标本：辛树帜 3542（IBSC）
功效：树皮，祛风活络、壮腰膝、强筋骨、消肿。
功效来源：《广西壮族自治区壮药质量标准　第二卷》（2011年版）

酸叶胶藤 红背酸藤
Urceola rosea (Hook. et Arn.) D. J. Middleton
凭证标本：罗城县普查队 451225130518015LY（IBK、GXMG、CMMI）
功效：根、叶，清热解毒、利尿消肿。
功效来源：《中华本草》

倒吊笔属 *Wrightia* R. Br.
个溥
Wrightia sikkimensis Gamble
凭证标本：罗城县普查队 451225130427008LY（IBK、GXMG、CMMI）
功效：全草，祛风活络、化瘀散结。叶，止血。
功效来源：《药用植物辞典》

231. 萝藦科 Asclepiadaceae
乳突果属 *Adelostemma* Hook. f.
乳突果
Adelostemma gracillimum (Wall. ex Wight) Hook. f.
凭证标本：罗城调查队 4-1-1792（GXMI）
功效：根，消食健胃、理气止痛。
功效来源：《药用植物辞典》

马利筋属 *Asclepias* L.
马利筋 莲生桂子花
Asclepias curassavica L.
凭证标本：罗城县普查队 451225130726003LY（IBK、GXMG、CMMI）
功效：全草，清热解毒、活血止血、消肿止痛。
功效来源：《中华本草》

白叶藤属 *Cryptolepis* R. Br.
古钩藤
Cryptolepis buchananii Schult.
凭证标本：赵子恩 1794（HIB）
功效：根，舒筋活络、消肿解毒、利尿。
功效来源：《中华本草》

白叶藤
Cryptolepis sinensis (Lour.) Merr.

凭证标本：罗城县普查队 451225130424022LY（IBK、GXMG、CMMI）
功效：全株，清热解毒、散瘀止痛、止血。
功效来源：《全国中草药汇编》

鹅绒藤属 *Cynanchum* L.
白薇
Cynanchum atratum Bunge
凭证标本：罗城县普查队 451225130523002LY（IBK、GXMG、CMMI）
功效：干燥根及根状茎，清热凉血、利尿通淋、解毒疗疮。
功效来源：《中国药典》（2020年版）

牛皮消 飞来鹤
Cynanchum auriculatum Royle ex Wight
功效：根、全草，健胃消积、解毒消肿。
功效来源：《全国中草药汇编》
注：《广西植物名录》有记载。

刺瓜
Cynanchum corymbosum Wight
凭证标本：罗城县普查队 451225131107027LY（IBK、GXMG、CMMI）
功效：全草，益气、催乳、解毒。
功效来源：《全国中草药汇编》

青羊参
Cynanchum otophyllum C. K. Schneid.
功效：根，祛风除湿、解毒镇痉。
功效来源：《全国中草药汇编》
注：《广西植物名录》有记载。

眼树莲属 *Dischidia* R. Br.
尖叶眼树莲
Dischidia australis Tsiang et P. T. Li
凭证标本：罗城县普查队 451225130427005LY（IBK、GXMG、CMMI）
功效：全株，清热解毒、止咳平喘、化痰、凉血、祛风。
功效来源：《药用植物辞典》

眼树莲 石瓜子
Dischidia chinensis Champ. ex Benth.
凭证标本：赵子恩 1792（HIB）
功效：全草，清肺热、化痰、凉血解毒。
功效来源：《全国中草药汇编》

纤冠藤属 *Gongronema* (Endl.) Decne.
纤冠藤
Gongronema napalense (Wall.) Decne.

凭证标本：罗城县普查队 451225130729005LY （IBK、GXMG、CMMI）

功效：全株，补精、通乳、祛风、活血。

功效来源：《药用植物辞典》

醉魂藤属 Heterostemma Wight et Arn.

醉魂藤

Heterostemma alatum Wight

功效：根、全株，除湿、解毒、截疟。

功效来源：《全国中草药汇编》

注：《广西中药资源名录》有记载。

台湾醉魂藤

Heterostemma brownii Hayata

凭证标本：罗城调查队（沙文兰）4-1-1254（GXMI）

功效：地上部分，用于肿瘤。

功效来源：《药用植物辞典》

球兰属 Hoya R. Br.

球兰

Hoya carnosa (L. f.) R. Br.

凭证标本：罗城县普查队 451225130427031LY （IBK、GXMG、CMMI）

功效：藤茎、叶，清热化痰、消肿止痛、通经下乳。

功效来源：《中华本草》

毛球兰

Hoya villosa Costantin

凭证标本：罗城县普查队 451225130421025LY （IBK、GXMG、CMMI）

功效：叶、全株，舒筋活络、除风祛湿。

功效来源：《药用植物辞典》

牛奶菜属 Marsdenia R. Br.

蓝叶藤

Marsdenia tinctoria R. Br.

凭证标本：罗城县普查队 451225130428025LY （IBK、GXMG、CMMI）

功效：果实，祛风除湿、化瘀散结。

功效来源：《中华本草》

山橙

Melodinus suaveolens (Hance) Champ. ex Benth.

凭证标本：罗城县普查队 451225130428015LY （IBK、GXMG、CMMI）

功效：果，行气止痛、消积化痰。

功效来源：《全国中草药汇编》

石萝藦属 Pentasachme Wall. ex Wight

石萝藦

Pentasachme caudatum Wall. ex Wight

凭证标本：罗城县普查队 451225130718019LY （IBK、GXMG、CMMI）

功效：全草，散风清热、解毒消肿。

功效来源：《中华本草》

鲫鱼藤属 Secamone R. Br.

鲫鱼藤

Secamone elliptica R. Br.

凭证标本：罗城县普查队 451225130422036LY （IBK、GXMG、CMMI）

功效：根，用于乳汁不足、风湿骨痛、跌打损伤。

功效来源：《广西药用植物名录》

催吐鲫鱼藤

Secamone minutiflora (Woodson) Tsiang

凭证标本：罗城调查队 4-1-1744（GXMI）

功效：根，催吐。

功效来源：《药用植物辞典》

吊山桃

Secamone sinica Hand.-Mazz.

凭证标本：赵子恩 1812（HIB）

功效：叶，强筋壮骨、补精催奶。

功效来源：《全国中草药汇编》

弓果藤属 Toxocarpus Wight et Arn.

西藏弓果藤

Toxocarpus himalensis Falc. ex Hook. f.

凭证标本：罗城专业队 4-1-144（GXMI）

功效：全草，破症瘕、消肿毒。

功效来源：《药用植物辞典》

弓果藤

Toxocarpus wightianus Hook. et Arn.

凭证标本：赵子恩 1815（HIB）

功效：全株，祛瘀止痛。

功效来源：《全国中草药汇编》

娃儿藤属 Tylophora R. Br.

娃儿藤

Tylophora ovata (Lindl.) Hook. ex Steud.

凭证标本：罗城县普查队 451225130306006LY （IBK、GXMG、CMMI）

功效：根，祛风化痰、解毒散瘀。

功效来源：《中药大辞典》

232. 茜草科 Rubiaceae

水团花属 Adina Salisb.

水团花

Adina pilulifera (Lam.) Franch. ex Drake

凭证标本：陈文 84171（IBK）

功效：根、枝叶、花果，清热利湿、解毒消肿。

功效来源：《中华本草》

细叶水团花 水杨梅

Adina rubella Hance

凭证标本：石崇德等 14（GXMI）

功效：根、茎皮、叶、花及果实，清热解毒、散瘀止痛。

功效来源：《全国中草药汇编》

茜树属 *Aidia* Lour.

茜树

Aidia cochinchinensis Lour.

凭证标本：罗城县普查队 4512251306610001LY（IBK、GXMG、CMMI）

功效：根，清热利湿、润肺止咳。全株，清热解毒、利湿消肿、润肺止咳。

功效来源：《药用植物辞典》

鱼骨木属 *Canthium* Lam.

鱼骨木

Canthium dicoccum (Gaertn.) Merr.

凭证标本：罗城县普查队 4512251306607033LY（IBK、GXMG、CMMI）

功效：树皮，解热。

功效来源：《广西药用植物名录》

猪肚木

Canthium horridum Blume

凭证标本：陈文 84302（IBSC）

功效：叶、根及树皮，清热利尿、活血解毒。

功效来源：《中华本草》

大叶鱼骨木 六大天王

Canthium simile Merr. et Chun

凭证标本：罗城县普查队 4512251303110013LY（IBK、GXMG、CMMI）

功效：根、叶、树皮，活血祛瘀、消肿止痛。

功效来源：《中华本草》

山石榴属 *Catunaregam* Wolf

山石榴

Catunaregam spinosa (Thunb.) Tirveng.

功效：根、叶、果，祛瘀消肿、解毒、止血。

功效来源：《中华本草》

注：《广西植物名录》有记载。

风箱树属 *Cephalanthus* L.

风箱树

Cephalanthus tetrandrus (Roxb.) Ridsdale et Bakh. f.

凭证标本：罗城县普查队 4512251306607016LY（IBK、GXMG、CMMI）

功效：根、叶、花序，清热解毒、散瘀止痛、止血生肌、祛痰止咳。

功效来源：《全国中草药汇编》

弯管花属 *Chasalia* D. Don

弯管花

Chasalia curviflora Thwaites

凭证标本：罗城县普查队 4512251305501021LY（IBK、GXMG、CMMI）

功效：根或全株，清热解毒、祛风除湿。

功效来源：《中华本草》

流苏子属 *Coptosapelta* Korth.

流苏子 流苏子根

Coptosapelta diffusa (Champ. ex Benth.) Steenis

凭证标本：罗城县普查队 4512251303310015LY（IBK、GXMG、CMMI）

功效：根，祛风除湿、止痒。

功效来源：《中华本草》

虎刺属 *Damnacanthus* Gaertn. f.

短刺虎刺 岩石羊

Damnacanthus giganteus (Makino) Nakai

凭证标本：罗城调查队 4-1-365（GXMI）

功效：根，养血、止血、除湿、舒筋。

功效来源：《中华本草》

云桂虎刺

Damnacanthus henryi (H. Lév.) H. S. Lo

功效：叶，疗伤止痛。

功效来源：《药用植物辞典》

注：本种在罗城县域内零星分布。

狗骨柴属 *Diplospora* DC.

毛狗骨柴

Diplospora fruticosa Hemsl.

凭证标本：罗城县普查队 4512251303310027LY（IBK、GXMG、CMMI）

功效：根，益气养血、收敛止血。

功效来源：《药用植物辞典》

拉拉藤属 *Galium* L.

原拉拉藤

Galium aparine L.

功效：全草，清热解毒、利尿通淋、消肿止血、祛瘀、止痛。

功效来源：《药用植物辞典》

注：本种在罗城县域内普遍分布。

楔叶葎
Galium asperifolium Wall. ex Roxb.
凭证标本：罗城县普查队 451225130307002LY（IBK、GXMG、CMMI）
功效：全草，清热解毒、除风祛湿、消肿散瘀、利尿通淋、止血。根，舒筋活络。
功效来源：《药用植物辞典》

四叶葎
Galium bungei Steud.
凭证标本：罗城调查队 4-1-406（GXMI）
功效：全草，清热解毒、利尿、止血、消食。
功效来源：《全国中草药汇编》

猪殃殃 八仙草
Galium spurium L.
功效：全草，清热解毒、利尿消肿。
功效来源：《全国中草药汇编》
注：《广西中药资源名录》有记载。

栀子属 *Gardenia* J. Ellis
栀子
Gardenia jasminoides J. Ellis
凭证标本：罗城县普查队 451225130422008LY（IBK、GXMG、CMMI）
功效：成熟果实，泻火除烦、清热利湿、凉血解毒、消肿止痛。
功效来源：《中国药典》（2020年版）

耳草属 *Hedyotis* L.
纤花耳草
Hedyotis angustifolia Cham. et Schltdl.
凭证标本：罗城县普查队 451225130730007LY（IBK、GXMG、CMMI）
功效：全草，清热解毒、消肿止痛。
功效来源：《全国中草药汇编》

金毛耳草
Hedyotis chrysotricha (Palib.) Merr.
凭证标本：罗城县普查队 451225130425030LY（IBK、GXMG、CMMI）
功效：全草，清热利湿、消肿解毒、舒筋活血。
功效来源：《药用植物辞典》

伞房花耳草 水线草
Hedyotis corymbosa (L.) Lam.
功效：全草，清热解毒、利尿消肿、活血止痛。
功效来源：《中药大辞典》
注：本种在罗城县域内普遍分布。

白花蛇舌草
Hedyotis diffusa Willd.

凭证标本：罗城县普查队 451225130427036LY（IBK、GXMG、CMMI）
功效：全草，清热解毒、利湿消肿。
功效来源：《广西壮族自治区壮药质量标准 第一卷》（2008年版）

牛白藤
Hedyotis hedyotidea (DC.) Merr.
凭证标本：罗城县普查队 451225130310043LY（IBK、GXMG、CMMI）
功效：全草，清热解暑、祛风活络、消肿解毒。
功效来源：《广西壮族自治区壮药质量标准 第一卷》（2008年版）

长节耳草
Hedyotis uncinella Hook. et Arn.
凭证标本：罗城县普查队 451225130608011LY（IBK、GXMG、CMMI）
功效：根、全草，消食、祛风散寒、除湿。
功效来源：《药用植物辞典》

粗叶耳草
Hedyotis verticillata (L.) Lam.
凭证标本：罗城调查队（沙文兰）4-1-1204（GXMI）
功效：全草，清热解毒、消肿止痛、止血、杀虫。
功效来源：《药用植物辞典》

龙船花属 *Ixora* L.
白花龙船花
Ixora henryi H. Lév.
凭证标本：罗城县普查队 451225130312005LY（IBK、GXMG、CMMI）
功效：全株，清热消肿、止痛、接骨。
功效来源：《广西药用植物名录》

粗叶木属 *Lasianthus* Jack
西南粗叶木
Lasianthus henryi Hutchins.
凭证标本：罗城调查队 4-1-684（GXMI）
功效：全株，清热、消炎、止咳、行气活血、祛湿强筋、止痛。
功效来源：《药用植物辞典》

日本粗叶木
Lasianthus japonicus Miq.
凭证标本：罗城调查队 4-1-0118（GXMI）
功效：全株，抗炎、抗菌。
功效来源：文献

巴戟天属 *Morinda* L.
印度羊角藤 羊角藤

Morinda umbellata L. subsp. *umbellata*
凭证标本：罗城调查队 4-1-1608 （GXMI）
功效：根及全株，祛风除湿、止痛止血。
功效来源：《全国中草药汇编》

羊角藤
Morinda umbellata L. subsp. *obovata* Y. Z. Ruan
凭证标本：罗城调查队 4-1-428 （GXMI）
功效：根及全株，止痛止血、祛风除湿。
功效来源：《全国中草药汇编》

玉叶金花属 *Mussaenda* L.
楠藤
Mussaenda erosa Champ. ex Benth.
凭证标本：罗城县普查队 451225130421042LY （IBK、GXMG、CMMI）
功效：茎叶，清热解毒。
功效来源：《中华本草》

贵州玉叶金花 大叶白纸扇
Mussaenda esquirolii H. Lév.
功效：茎叶或根，清热解毒、解暑利湿。
功效来源：《中华本草》
注：本种在罗城县域内零星分布。

粗毛玉叶金花
Mussaenda hirsutula Miq.
凭证标本：罗城县普查队 451225121204012LY （IBK、GXMG、CMMI）
功效：根、茎、叶，清热解毒、祛风利湿。
功效来源：《药用植物辞典》

大叶玉叶金花
Mussaenda macrophylla Wall.
凭证标本：罗城县普查队 451225130610002LY （IBK、GXMG、CMMI）
功效：叶，外用治黄水疮、皮肤溃疡。
功效来源：《药用植物辞典》

玉叶金花
Mussaenda pubescens W. T. Aiton
凭证标本：罗城县普查队 451225130518002LY （IBK、GXMG、CMMI）
功效：茎、根，清热利湿、解毒消肿。
功效来源：《广西壮族自治区壮药质量标准 第一卷》（2008年版）

腺萼木属 *Mycetia* Reinw.
华腺萼木
Mycetia sinensis (Hemsl.) Craib
凭证标本：罗城县普查队 451225130728011LY （IBK、GXMG、CMMI）
功效：根，祛风除湿、利尿通便。
功效来源：《药用植物辞典》

密脉木属 *Myrioneuron* R. Br. ex Hook. f.
密脉木
Myrioneuron faberi Hemsl.
凭证标本：罗城县普查队 451225130610008LY （IBK、GXMG、CMMI）
功效：全株，用于跌打损伤。
功效来源：《药用植物辞典》

新耳草属 *Neanotis* W. H. Lewis
薄叶新耳草
Neanotis hirsuta (L. f.) W. H. Lewis
凭证标本：罗城县普查队 451225130607002LY （IBK、GXMG、CMMI）
功效：全草，清热解毒、利尿退黄、消肿止痛。
功效来源：《药用植物辞典》

薄柱草属 *Nertera* Banks et Sol. ex Gaertn.
薄柱草
Nertera sinensis Hemsl.
功效：全草，清热解毒。
功效来源：《中华本草》
注：《广西植物名录》有记载。

蛇根草属 *Ophiorrhiza* L.
广州蛇根草 朱砂草
Ophiorrhiza cantoniensis Hance
凭证标本：罗城县普查队 451225130102008LY （IBK、GXMG、CMMI）
功效：根状茎，清热止咳、镇静安神、消肿止痛。
功效来源：《中华本草》

中华蛇根草
Ophiorrhiza chinensis H. S. Lo
功效：全草，用于咳嗽、关节炎、骨折。
功效来源：《广西中药资源名录》
注：《广西植物名录》有记载。

日本蛇根草 蛇根草
Ophiorrhiza japonica Blume
凭证标本：罗城县普查队 451225130307044LY （IBK、GXMG、CMMI）
功效：全草，止渴祛痰、活血调经。
功效来源：《全国中草药汇编》

鸡矢藤属 *Paederia* L.
耳叶鸡矢藤
*Paederia cavalerie*i H. Lév.

凭证标本：罗城县普查队 451225130608015LY（IBK、GXMG、CMMI）

功效：根、全草，祛风利湿、消食化积、止咳、止痛。

功效来源：《药用植物辞典》

白毛鸡矢藤

Paederia pertomentosa Merr. ex H. L. Li

凭证标本：陈文 84181（IBSC）

功效：根、叶，平肝熄风、健脾消食、壮肾固涩、祛风湿。

功效来源：《药用植物辞典》

鸡矢藤

Paederia scandens (Lour.) Merr. var. *scandens*

凭证标本：罗城县普查队 451225130102016LY（IBK、GXMG、CMMI）

功效：全草，除湿、消食、止痛、解毒。

功效来源：《广西壮族自治区壮药质量标准 第一卷》（2008年版）

毛鸡矢藤 鸡矢藤

Paederia scandens (Lour.) Merr. var. *tomentosa* (Blume) Hand.-Mazz.

凭证标本：罗城调查队 4-1-1606（GXMI）

功效：根或全草，祛风利湿、消食化积、止咳、止痛。

功效来源：《全国中草药汇编》

狭序鸡矢藤

Paederia stenobotrya Merr.

凭证标本：罗城调查队 4-1-1845（GXMI）

功效：地上部分，同猪耳炖汤用于耳鸣、耳聋。

功效来源：《广西中药资源名录》

云南鸡矢藤

Paederia yunnanensis (H. Lév.) Rehder

凭证标本：罗城县普查队 451225121230026LY（IBK、GXMG、CMMI）

功效：根，消炎、止痛、接骨。

功效来源：《全国中草药汇编》

大沙叶属 *Pavetta* L.

香港大沙叶 大沙叶

Pavetta hongkongensis Bremek.

凭证标本：罗城县普查队 451225130428051LY（IBK、GXMG、CMMI）

功效：全株、根、叶，清热解暑、活血祛瘀。

功效来源：《全国中草药汇编》

多花大沙叶

Pavetta polyantha R. Br. ex Bremek.

凭证标本：罗城县普查队 451225130610025LY（IBK、GXMG、CMMI）

功效：根，用于肺痨。叶，用于跌打损伤。

功效来源：《广西中药资源名录》

九节属 *Psychotria* L.

驳骨九节 花叶九节木

Psychotria prainii H. Lév.

凭证标本：罗城县普查队 451225130519033LY（IBK、GXMG、CMMI）

功效：全株，清热解毒、祛风止痛、散瘀止血。

功效来源：《中华本草》

九节 九节木

Psychotria rubra (Lour.) Poir.

凭证标本：罗城县普查队 451225130307033LY（IBK、GXMG、CMMI）

功效：地上部分，清热解毒、祛风除湿、活血止痛。

功效来源：《广西壮族自治区壮药质量标准 第三卷》（2018年版）

黄脉九节

Psychotria straminea Hutch.

凭证标本：罗城县普查队 451225130310064LY（IBK、GXMG、CMMI）

功效：全株，解毒、消肿、止血。

功效来源：《广西药用植物名录》

假九节

Psychotria tutcheri Dunn

凭证标本：罗城县普查队 451225130101014LY（IBK、GXMG、CMMI）

功效：全株，消肿、止痛、祛风。

功效来源：《广西药用植物名录》

茜草属 *Rubia* L.

茜草

Rubia cordifolia L.

凭证标本：罗城县普查队 451225130311033LY（IBK、GXMG、CMMI）

功效：根和根状茎，凉血、祛瘀、止血、通经。

功效来源：《中国药典》（2020年版）

多花茜草

Rubia wallichiana Decne.

功效：根状茎及根，清热凉血，用于血病、扩散伤热、肺肾热邪、大小肠热。

功效来源：《药用植物辞典》

注：《广西植物名录》有记载。

白马骨属 *Serissa* Comm. ex Juss.

白马骨

Serissa serissoides (DC.) Druce

凭证标本：罗城县普查队 451225121205027LY（IBK、GXMG、CMMI）

功效：全草，祛风利湿、清热解毒。

功效来源：《中华本草》

鸡仔木属 *Sinoadina* Ridsdale

鸡仔木 水冬瓜

Sinoadina racemosa (Sieb. et Zucc.) Ridsdale

凭证标本：陈文 84374（IBK）

功效：全株，清热解毒、活血散瘀。

功效来源：《中华本草》

乌口树属 *Tarenna* Gaertn.

白皮乌口树

Tarenna depauperata Hutch.

凭证标本：罗城县普查队 451225130518037LY（IBK、GXMG、CMMI）

功效：叶，用于痈疽溃疡。

功效来源：《广西药用植物名录》

钩藤属 *Uncaria* Schreb.

毛钩藤 钩藤

Uncaria hirsuta Havil.

凭证标本：罗城调查队 4-1-040（GXMI）

功效：带钩茎枝，清热平肝、息风定惊。

功效来源：《中国药典》（2020年版）

北越钩藤 四楞通

Uncaria homomalla Miq.

凭证标本：罗城县普查队 451225130430001LY（IBK、GXMG、CMMI）

功效：根，祛风通络、平肝息风。

功效来源：《中华本草》

钩藤

Uncaria rhynchophylla (Miq.) Miq. ex Havil.

功效：带钩茎枝，清热平肝、息风定惊。

功效来源：《中国药典》（2020年版）

注：《广西中药资源名录》有记载。

侯钩藤

Uncaria rhynchophylloides F. C. How

凭证标本：方鼎等 54822（GXMI）

功效：带钩枝条，清热平肝、息风定惊。根，舒筋活络、清热消肿。

功效来源：《药用植物辞典》

水锦树属 *Wendlandia* Bartl. ex DC.

水锦树

Wendlandia uvariifolia Hance

凭证标本：罗城县普查队 451225130311064LY（IBK、GXMG、CMMI）

功效：根、叶，祛风除湿、散瘀消肿、止血生肌。

功效来源：《全国中草药汇编》

233. 忍冬科 Caprifoliaceae

六道木属 *Abelia* R. Br.

糯米条

Abelia chinensis R. Br.

凭证标本：罗城调查队 4-1-1635（GXMI）

功效：茎、叶，清热解毒、凉血止血。

功效来源：《中华本草》

忍冬属 *Lonicera* L.

菰腺忍冬 山银花

Lonicera hypoglauca Miq. subsp. *hypoglauca*

凭证标本：罗城县普查队 451225130421045LY（IBK、GXMG、CMMI）

功效：干燥花蕾或带初开的花，清热解毒、疏散风热。

功效来源：《中国药典》（2020年版）

净花菰腺忍冬

Lonicera hypoglauca Miq. subsp. *nudiflora* P. S. Hsu et H. J. Wang

凭证标本：罗城县普查队 451225130422047LY（IBK、GXMG、CMMI）

功效：花蕾，清热解毒、疏散风热。嫩枝，清热解毒、通络。

功效来源：《药用植物辞典》

大花忍冬

Lonicera macrantha (D. Don) Spreng.

凭证标本：罗城调查队 4-1-338（GXMI）

功效：全株，镇惊、祛风、败毒、清热。花蕾、叶，祛热解毒、消炎。

功效来源：《药用植物辞典》

灰毡毛忍冬 山银花

Lonicera macranthoides Hand.-Mazz.

凭证标本：罗城县普查队 451225130518005LY（IBK、GXMG、CMMI）

功效：花蕾或带初开的花，清热解毒、疏散风热。

功效来源：《中国药典》（2020年版）

云雾忍冬

Lonicera nubium (Hand.-Mazz.) Hand.-Mazz.

凭证标本：罗城县普查队 451225130501032LY（IBK、

GXMG、CMMI）

功效：花蕾，清热解毒。

功效来源：《药用植物辞典》

短柄忍冬

Lonicera pampaninii H. Lév.

凭证标本：罗城县普查队 451225130428028LY（IBK、GXMG、CMMI）

功效：花蕾，清热解毒、舒筋通络、凉血止血、止痢、截疟。

功效来源：《药用植物辞典》

接骨木属 *Sambucus* L.

接骨草 走马风

Sambucus javanica Blume

凭证标本：罗城县普查队 451225130426004LY（IBK、GXMG、CMMI）

功效：全株，活血消肿、祛风除湿。

功效来源：《广西壮族自治区壮药质量标准 第一卷》（2008年版）

荚蒾属 *Viburnum* L.

短序荚蒾

Viburnum brachybotryum Hemsl.

凭证标本：罗城调查队 4-1-1512（GXMI）

功效：根，清热解毒、祛风除湿。

功效来源：《药用植物辞典》

伞房荚蒾

Viburnum corymbiflorum P. S. Hsu et S. C. Hsu

凭证标本：S. H. Chen 14948（IBSC）

功效：根、叶、种子，用于痈毒。

功效来源：《药用植物辞典》

水红木 揉白叶

Viburnum cylindricum Buch.-Ham. ex D. Don

功效：根、叶及花，清热解毒。

功效来源：《全国中草药汇编》

注：本种在罗城县域内普遍分布。

荚蒾

Viburnum dilatatum Thunb.

凭证标本：罗城县普查队 451225130427002LY（IBK、GXMG、CMMI）

功效：枝、叶，清热解毒、疏风解表。根，祛瘀消肿。

功效来源：《全国中草药汇编》

南方荚蒾 满山红

Viburnum fordiae Hance

凭证标本：罗城县普查队 451225130422003LY（IBK、GXMG、CMMI）

功效：根，祛风清热、散瘀活血。

功效来源：《广西壮族自治区壮药质量标准 第二卷》（2011年版）

淡黄荚蒾 罗盖叶

Viburnum lutescens Blume

凭证标本：陈少卿 14948（IBK）

功效：叶，活血、除湿。

功效来源：《中华本草》

吕宋荚蒾 牛伴木

Viburnum luzonicum Rolfe

凭证标本：陈少卿 14948（KUN）

功效：茎、叶，祛风除湿、活血。

功效来源：《中华本草》

珊瑚树 早禾树

Viburnum odoratissimum Ker-Gawl.

凭证标本：罗城县普查队 451225130421034LY（IBK、GXMG、CMMI）

功效：叶、树皮、根，祛风除湿、通经活络。

功效来源：《中华本草》

台东荚蒾 对叶油麻根

Viburnum taitoense Hayata

凭证标本：罗城县普查队 451225130429025LY（IBK、GXMG、CMMI）

功效：茎、叶，散瘀止痛、通便。

功效来源：《中华本草》

三脉叶荚蒾

Viburnum triplinerve Hand.-Mazz.

凭证标本：罗城县普查队 451225121231002LY（IBK、GXMG、CMMI）

功效：全株，止血、消肿止痛、接骨续筋。

功效来源：《药用植物辞典》

锦带花属 *Weigela* Thunb.

日本锦带花 水马桑

Weigela japonica Thunb. var. *sinica* (Rehder) Bailey

功效：根，补虚弱。

功效来源：《全国中草药汇编》

注：《广西植物名录》有记载。

235. 败酱科 Valerianaceae

败酱属 *Patrinia* Juss.

败酱

Patrinia scabiosifolia Fisch. ex Trevir.

功效：全草，清热解毒、活血排脓。

功效来源：《中华本草》

注：《广西中药资源名录》有记载。

白花败酱 败酱草

Patrinia villosa (Thunb.) Juss.

凭证标本：罗城县普查队 451225131108012LY （IBK、GXMG、CMMI）

功效：根状茎及根、全草，清热解毒、消痈排脓、活血行瘀。

功效来源：《全国中草药汇编》

238. 菊科 Asteraceae

下田菊属 *Adenostemma* J. R. Forst. et G. Forst.

下田菊

Adenostemma lavenia (L.) Kuntze

功效：全草，清热解毒、利湿、消肿。

功效来源：《全国中草药汇编》

注：《广西中药资源名录》有记载。

藿香蓟属 *Ageratum* L.

藿香蓟 胜红蓟

Ageratum conyzoides L.

凭证标本：罗城调查队 4-1-706（GXMI）

功效：全草，清热解毒、利咽消肿。

功效来源：《广西壮族自治区壮药质量标准 第三卷》（2018年版）

熊耳草

Ageratum houstonianum Mill.

凭证标本：罗城调查队 4-1-1828 （GXMI）

功效：全草，清热解毒、祛风、消炎、止血。

功效来源：《药用植物辞典》

兔儿风属 *Ainsliaea* DC.

杏香兔儿风 金边兔耳

Ainsliaea fragrans Champ. ex Benth.

功效：全草，清热补虚、凉血止血、利湿解毒。

功效来源：《中华本草》

注：《广西中药资源名录》有记载。

长穗兔儿风 二郎剑

Ainsliaea henryi Diels

功效：全草，散瘀清热、止咳平喘。

功效来源：《中华本草》

注：《广西中药资源名录》有记载。

香青属 *Anaphalis* DC.

线叶珠光香青

Anaphalis margaritacea (L.) Benth. et Hook. f. var. *japonica* (Sch. Bip.) Makino

功效：全草，清热化痰、补虚止痛、润肺止咳。

功效来源：《药用植物辞典》

注：本种在罗城县域内零星分布。

珠光香青 山萩

Anaphalis margaritacea (L.) Benth. et Hook. f. var. *margaritacea*

功效：全草或根，清热解毒、祛风通络、驱虫。

功效来源：《全国中草药汇编》

注：《广西植物名录》有记载。

山黄菊属 *Anisopappus* Hook. et Arn.

山黄菊

Anisopappus chinensis (L.) Hook. et Arn.

功效：花，清热化痰。

功效来源：《广西中药材标准 第一册》

注：《广西中药资源名录》有记载。

蒿属 *Artemisia* L.

黄花蒿 青蒿

Artemisia annua L.

功效：干燥地上部分，清虚热、除骨蒸、解暑热、截疟、退黄。

功效来源：《中国药典》（2020年版）

注：《广西中药资源名录》有记载。

奇蒿 刘寄奴

Artemisia anomala S. Moore var. *anomala*

凭证标本：罗城调查队 4-1-1712（GXMI）

功效：全草，清暑利湿、活血化瘀、通经止痛。

功效来源：《全国中草药汇编》

密毛奇蒿

Artemisia anomala S. Moore var. *tomentella* Hand.-Mazz.

功效：全草、花穗，清暑利湿、活血行瘀、通经止痛。

功效来源：《药用植物辞典》

注：《广西中药资源名录》有记载。

艾 艾叶

Artemisia argyi H. Lév. et Vaniot

功效：叶，温经止血、散寒止痛。

功效来源：《中国药典》（2020年版）

注：本种在罗城县域内普遍分布。

暗绿蒿

Artemisia atrovirens Hand.-Mazz.

功效：叶，散寒止痛、温经止血。

功效来源：《药用植物辞典》

注：本种在罗城县域内普遍分布。

青蒿

Artemisia carvifolia Buch.-Ham. ex Roxb.

功效：全草，清热、解暑、除蒸。

功效来源：《药用植物辞典》

注：本种在罗城县域内普遍分布。

五月艾

Artemisia indica Willd.

凭证标本：罗城县普查队 451225130427028LY（IBK、GXMG、CMMI）

功效：叶，理气血、逐寒湿、止血通经、安胎。全草，利膈开胃、温经。

功效来源：《药用植物辞典》

牡蒿 牡蒿根

Artemisia japonica Thunb.

功效：根，祛风、补虚、杀虫截疟。

功效来源：《中华本草》

注：本种在罗城县域内普遍分布。

白苞蒿 刘寄奴

Artemisia lactiflora Wall. ex DC.

功效：全草，活血散瘀、通经止痛、利湿消肿、消积除胀。

功效来源：《广西中药材标准 第一册》

注：《广西中药资源名录》有记载。

白莲蒿 万年蒿

Artemisia sacrorum Ledeb.

功效：全草，清热解毒、凉血止痛。

功效来源：《全国中草药汇编》

注：《广西中药资源名录》有记载。

猪毛蒿 茵陈

Artemisia scoparia Waldst. et Kit.

凭证标本：罗城县普查队 451225130518018LY（IBK、GXMG、CMMI）

功效：地上部分，清利湿热、利胆退黄。

功效来源：《中国药典》（2020年版）

紫菀属 *Aster* L.

钻叶紫菀 瑞连草

Aster subulatus Michx.

功效：全草，清热解毒。

功效来源：《全国中草药汇编》

注：《广西中药资源名录》有记载。

鬼针草属 *Bidens* L.

白花鬼针草 鬼针草

Bidens alba (L.) DC.

凭证标本：罗城县普查队 451225130608026LY（IBK、GXMG、CMMI）

功效：全草，疏表清热、解毒、散瘀。

功效来源：《广西壮族自治区壮药质量标准 第二卷》（2011年版）

鬼针草

Bidens pilosa L. var. *pilosa*

凭证标本：罗城县普查队 451225130608021LY（IBK、GXMG、CMMI）

功效：全草，疏表清热、解毒、散瘀。

功效来源：《广西壮族自治区壮药质量标准 第二卷》（2011年版）

三叶鬼针草 白花鬼针草

Bidens pilosa L. var. *radiata* Sch.-Bip.

凭证标本：罗城县普查队 451225130608026LY（IBK、GXMG、CMMI）

功效：全草，清热解毒、利湿退黄。

功效来源：《中华本草》

百能葳属 *Blainvillea* Cass.

百能葳 鱼鳞菜

Blainvillea acmella (L.) Philipson

功效：全草，疏风清热、止咳。

功效来源：《中华本草》

注：本种在罗城县域内普遍分布。

艾纳香属 *Blumea* DC.

节节红

Blumea fistulosa (Roxb.) Kurz

凭证标本：罗城县普查队 451225130423007LY（IBK、GXMG、CMMI）

功效：全草，用于身体虚弱。

功效来源：《广西药用植物名录》

毛毡草

Blumea hieracifolia (D. Don) DC.

凭证标本：罗城调查队 4-1-1822（GXMI）

功效：全草，清热解毒。

功效来源：《全国中草药汇编》

裂苞艾纳香

Blumea martiniana Vaniot

凭证标本：罗城县普查队 451225121204036LY（IBK、GXMG、CMMI）

功效：全草，用于风湿骨痛。

功效来源：《广西药用植物名录》

东风草

Blumea megacephala (Randeria) C. C. Chang et Y. Q. Tseng

凭证标本：罗城县普查队 451225121204035LY（IBK、GXMG、CMMI）

功效：全草，清热明目、祛风止痒、解毒消肿。

功效来源：《中华本草》

金盏花属 *Calendula* L.

金盏花 金盏菊根
Calendula officinalis L.
功效：根，活血散瘀、行气利尿。花，凉血、止血。
功效来源：《全国中草药汇编》
注：《广西中药资源名录》有记载。

天名精属 *Carpesium* L.

天名精 鹤虱
Carpesium abrotanoides L.
凭证标本：罗城县普查队 451225130519052LY （IBK、GXMG、CMMI）
功效：成熟果实，杀虫消积。
功效来源：《中国药典》（2020年版）

烟管头草 挖耳草
Carpesium cernuum L.
功效：全草，清热解毒、消肿止痛。
功效来源：《全国中草药汇编》
注：本种在罗城县域内普遍分布。

棉毛尼泊尔天名精 地朝阳
Carpesium nepalense Less. var. *lanatum* (Hook. f. et Thomson ex C. B. Clarke) Kitam.
功效：全草，清热解毒。
功效来源：《中华本草》
注：本种在罗城县域内普遍分布。

石胡荽属 *Centipeda* Lour.

石胡荽 鹅不食草
Centipeda minima (L.) A. Braun et Asch.
凭证标本：李家成 5315（GXMI）
功效：全草，发散风寒、通鼻窍、止咳。
功效来源：《中国药典》（2020年版）

飞机草属 *Chromolaena* DC.

飞机草
Chromolaena odorata (L.) R. King et H. Rob.
功效：全草，散瘀消肿、止血、杀虫。
功效来源：《全国中草药汇编》
注：本种在罗城县域内普遍分布。

菊蒿属 *Chrysanthemum* L.

野菊
Chrysanthemum indicum L.
凭证标本：罗城县普查队 451225121205038LY （IBK、GXMG、CMMI）
功效：头状花序，清热解毒、泻火平肝。
功效来源：《中国药典》（2020年版）

菊花
Chrysanthemum morifolium Ramat.
功效：花，散风清热、平肝明目、清热解毒。
功效来源：《中国药典》（2020年版）
注：民间常见栽培物种。

南茼蒿 茼蒿
Chrysanthemum segetum Forssk. ex DC.
功效：茎、叶，和脾胃、消痰饮、安心神。
功效来源：《中华本草》
注：本种在罗城县域内普遍分布。

蓟属 *Cirsium* Mill.

大蓟
Cirsium japonicum (Thunb.) Fisch. ex DC.
凭证标本：罗城县普查队 451225130422019LY （IBK、GXMG、CMMI）
功效：地上部分，凉血止血、祛瘀消肿。
功效来源：《中国药典》（2020年版）

线叶蓟
Cirsium lineare (Thunb.) Sch.-Bip.
功效：根、花序，活血散瘀、消肿解毒。全草，清热解毒、凉血、活血。
功效来源：《药用植物辞典》
注：本种在县域内普遍分布。

藤菊属 *Cissampelopsis* (DC.) Miq.

藤菊
Cissampelopsis volubilis (Blume) Miq.
凭证标本：罗城县普查队 451225130310014LY （IBK、GXMG、CMMI）
功效：藤茎，舒筋活络、祛风除湿。
功效来源：《药用植物辞典》

白酒草属 *Conyza* Less.

小蓬草 小飞蓬
Conyza canadensis (L.) Cronq.
功效：全草，清热利湿、散瘀消肿。
功效来源：《中华本草》
注：《广西中药资源名录》有记载。

白酒草
Conyza japonica (Thunb.) Less.
凭证标本：罗城调查队（沙文兰）、4-1-1297（GXMI）
功效：根，消炎镇痛、祛风化痰。
功效来源：《全国中草药汇编》

苏门白酒草 竹叶艾
Conyza sumatrensis (Retz.) Walker
凭证标本：陈少卿 14869 （KUN）

功效：全草，化痰、通络、止血。

功效来源：《中华本草》

秋英属 *Cosmos* Cav.

黄秋英

Cosmos sulphureus Cav.

凭证标本：罗城调查队 4-1-1803（GXMI）

功效：全草，清热解毒、明目化湿。

功效来源：《药用植物辞典》

野茼蒿属 *Crassocephalum* Moench

野茼蒿 假茼蒿

Crassocephalum crepidioides (Benth.) S. Moore

凭证标本：罗城县普查队 451225130519023LY （IBK、GXMG、CMMI）

功效：全草，清热解毒、健脾利湿。

功效来源：《广西壮族自治区壮药质量标准 第三卷》（2018年版）

大丽花属 *Dahlia* Cav.

大丽花

Dahlia pinnata Cav.

功效：块根，清热解毒、消炎去肿、止痛。

功效来源：《药用植物辞典》

注：民间常见栽培物种。

鱼眼草属 *Dichrocephala* L'Her. ex DC.

鱼眼草 蚯疽草

Dichrocephala auriculata (Thunb.) Druce

凭证标本：罗城县普查队 451225130309032LY （IBK、GXMG、CMMI）

功效：全草，活血调经、解毒消肿。

功效来源：《中华本草》

小鱼眼草

Dichrocephala benthamii C. B. Clarke

功效：全草，清热解毒、祛风明目。

功效来源：《全国中草药汇编》

注：本种在罗城县域内普遍分布。

鳢肠属 *Eclipta* L.

鳢肠 墨旱莲

Eclipta prostrata (L.) L.

凭证标本：罗城县普查队 451225130421003LY （IBK、GXMG、CMMI）

功效：地上部分，滋补肝肾、凉血止血。

功效来源：《中国药典》（2020年版）

地胆草属 *Elephantopus* L.

地胆草 苦地胆根

Elephantopus scaber L.

功效：全草，清热泻火、凉血解毒。

功效来源：《广西壮族自治区壮药质量标准 第一卷》（2008年版）

注：本种在罗城县域内普遍分布。

一点红属 *Emilia* (Cass.) Cass.

小一点红

Emilia prenanthoidea DC.

凭证标本：罗城县普查队 451225130501040LY （IBK、GXMG、CMMI）

功效：全草，清热解毒、利尿。

功效来源：《广西壮族自治区壮药质量标准 第一卷》（2008年版）

一点红

Emilia sonchifolia DC.

功效：全草，清热解毒、利尿。

功效来源：《广西壮族自治区壮药质量标准 第一卷》（2008年版）

注：《广西中药资源名录》有记载。

飞蓬属 *Erigeron* L.

飞蓬

Erigeron acer L.

凭证标本：罗城县普查队 451225130427017LY （IBK、GXMG、CMMI）

功效：全草，祛风利湿、散瘀消肿。

功效来源：《药用植物辞典》

一年蓬

Erigeron annuus Pers.

凭证标本：罗城县普查队 451225130519001LY （IBK、GXMG、CMMI）

功效：根、全草，清热解毒、助消化、截疟。

功效来源：《药用植物辞典》

泽兰属 *Eupatorium* L.

多须公 华泽兰

Eupatorium chinense L.

功效：根，清热解毒、凉血利咽。

功效来源：《广西中药材标准 第一册》

注：《广西中药资源名录》有记载。

佩兰

Eupatorium fortunei Turcz.

功效：地上部分，芳香化湿、醒脾开胃、发表解暑。

功效来源：《中国药典》（2020年版）

注：《广西中药资源名录》有记载。

白头婆 山佩兰

Eupatorium japonicum Thunb.

功效：全草，祛暑发表、化湿和中、理气活血、解毒。

功效来源：《中华本草》

注：《广西中药资源名录》有记载。

大丁草属 *Gerbera* L.

大丁草

Gerbera anandria (L.) Sch. Bip.

功效：全草，清热利湿、解毒消肿、止咳、止血。

功效来源：《全国中草药汇编》

注：本种在罗城县域内零星分布。

毛大丁草

Gerbera piloselloides (L.) Cass.

凭证标本：罗城县普查队 451225130424014LY （IBK、GXMG、CMMI）

功效：全草，清热解毒、止咳化痰，活血化瘀。

功效来源：《广西中药材标准 第一册》

鼠麴草属 *Gnaphalium* L.

鼠麴草 鼠曲草

Gnaphalium affine D. Don

凭证标本：罗城县普查队 451225130307023LY （IBK、GXMG、CMMI）

功效：全草，化痰止咳、祛风除湿、解毒。

功效来源：《中华本草》

细叶鼠麴草

Gnaphalium japonicum Thunb.

凭证标本：罗城县普查队 451225130424013LY （IBK、GXMG、CMMI）

功效：全草，用于结膜炎、角膜白斑、白喉。

功效来源：《广西药用植物名录》

匙叶鼠麴草

Gnaphalium pensylvanicum Willd.

凭证标本：罗城县普查队 451225130311058LY （IBK、GXMG、CMMI）

功效：全草，清热解毒、宣肺平喘。

功效来源：《药用植物辞典》

田基黄属 *Grangea* Adans.

田基黄

Grangea maderaspatana (L.) Poir.

功效：全草，清热利湿、解毒、散瘀消肿。

功效来源：《中华本草》

注：本种在罗城县域内普遍分布。

菊三七属 *Gynura* Cass.

红凤菜

Gynura bicolor (Roxb. ex Willd.) DC.

功效：根，行气、活血、截疟。全草，清热解毒、凉血止血、活血消肿。

功效来源：《药用植物辞典》

注：本种在罗城县域内普遍分布。

木耳菜 箐跌打

Gynura cusimbua (D. Don) S. Moore

凭证标本：罗城县普查队 451225130309014LY （IBK、GXMG、CMMI）

功效：全草，接筋续骨、消肿散瘀。

功效来源：《全国中草药汇编》

白子菜

Gynura divaricata (L.) DC.

凭证标本：罗城县普查队 451225130422039LY （IBK、GXMG、CMMI）

功效：全草，清热解毒、舒筋接骨、凉血止血。

功效来源：《全国中草药汇编》

平卧菊三七 蛇接骨

Gynura procumbens (Lour.) Merr.

凭证标本：罗城县普查队 451225130311038LY （IBK、GXMG、CMMI）

功效：全草，散瘀、消肿、清热止咳。

功效来源：《中华本草》

向日葵属 *Helianthus* L.

向日葵 向日葵茎髓

Helianthus annuus L.

功效：茎髓，清热、利尿、止咳。

功效来源：《中华本草》

注：民间常见栽培物种。

菊芋

Helianthus tuberosus L.

功效：块茎、茎叶，清热凉血、活血消肿、利尿、接骨。

功效来源：《药用植物辞典》

注：民间常见栽培物种。

泥胡菜属 *Hemistepta* Bunge

泥胡菜

Hemistepta lyrata (Bunge) Bunge

凭证标本：罗城县普查队 451225130307024LY （IBK、GXMG、CMMI）

功效：全草、根，清热解毒、利尿、消肿祛瘀、止咳、止血、活血。

功效来源：《药用植物辞典》

旋覆花属 *Inula* L.

羊耳菊

Inula cappa (Buch.-Ham. ex D. Don) DC.

凭证标本：罗城县普查队 451225131109009LY （IBK、GXMG、CMMI）

功效：地上部分，祛风、利湿、行气化滞。

功效来源：《广西壮族自治区壮药质量标准 第一卷》（2008年版）

小苦荬属 *Ixeridium* (A. Gray) Tzvelev

小苦荬

Ixeridium dentatum (Thunb.) Tzvel.

凭证标本：罗城县普查队 451225130606004LY （IBK、GXMG、CMMI）

功效：全草，活血止血、排脓祛瘀。

功效来源：《药用植物辞典》

细叶小苦荬

Ixeridium gracile (DC.) Shih

凭证标本：罗城调查队 4-1-217（GXMI）

功效：全草，清热解毒、消炎、消肿止痛。

功效来源：《药用植物辞典》

抱茎小苦荬

Ixeridium sonchifolium (Maxim.) C. Shih

功效：当年生幼苗，清热解毒、排脓、止痛、止泻痢。全草，清热解毒、凉血止血。

功效来源：《药用植物辞典》

注：《广西中药资源名录》有记载。

苦荬菜属 *Ixeris* (Cass.) Cass.

剪刀股

Ixeris japonica (Burm. f.) Nakai

功效：全草，清热解毒、消痈肿、凉血、利尿。

功效来源：《药用植物辞典》

注：《广西中药资源名录》有记载。

苦荬菜 多头苦荬

Ixeris polycephala Cass.

凭证标本：罗城县普查队 451225130424008LY （IBK、GXMG、CMMI）

功效：全草，清热解毒、利湿消痞、外用消炎退肿。

功效来源：《全国中草药汇编》

马兰属 *Kalimeris* (Cass.) Cass.

马兰 路边菊

Kalimeris indica (L.) Sch. Bip.

功效：全草，清热解毒、散瘀止血、消积。

功效来源：《广西壮族自治区壮药质量标准 第二卷》（2011年版）

注：《广西中药资源名录》有记载。

莴苣属 *Lactuca* L.

莴苣 莴苣子

Lactuca sativa L.

功效：种子，通乳汁、利小便、活血化瘀。

功效来源：《中华本草》

注：民间常见栽培物种。

栓果菊属 *Launaea* Cass.

光茎栓果菊 滑背草鞋

Launaea acaulis (Roxb.) Babc. ex Kerr

功效：全草，清热解毒、利尿。

功效来源：《中华本草》

注：《广西中药资源名录》有记载。

假福王草属 *Paraprenanthes* C. C. Chang ex C. Shih

假福王草 堆莴苣

Paraprenanthes sororia (Miq.) C. Shih

凭证标本：罗城调查队 4-1-13（GXMI）

功效：根及全草，清热解毒、止血。

功效来源：《中华本草》

银胶菊属 *Parthenium* L.

银胶菊

Parthenium hysterophorus L.

凭证标本：罗城调查队编号（GXMI）

功效：全草，强筋健骨、解热、通经、镇痛。

功效来源：《药用植物辞典》

翅果菊属 *Pterocypsela* C. Shih

翅果菊

Pterocypsela indica (L.) C. Shih

功效：全草，清热解毒、活血祛瘀、利湿排脓。

功效来源：《药用植物辞典》

注：《广西中药资源名录》有记载。

匹菊属 *Pyrethrum* Zinn.

除虫菊

Pyrethrum cinerariifolium Trevis.

功效：花或全草，杀虫。

功效来源：《全国中草药汇编》

注：民间常见栽培物种。

风毛菊属 *Saussurea* DC.

三角叶风毛菊

Saussurea deltoidea (DC.) Sch.-Bip.

凭证标本：罗城县普查队 451225131108030LY （IBK、GXMG、CMMI）

功效：根，祛风除湿、通经络、健脾消疳。

功效来源：《中华本草》

千里光属 *Senecio* L.

千里光

Senecio scandens Buch.-Ham. ex D. Don

凭证标本：罗城县普查队 451225121204007LY （IBK、GXMG、CMMI）

功效：全草，清热解毒、明目、利湿。

功效来源：《中国药典》（2020年版）

稀莶属 *Siegesbeckia* L.

稀莶 稀莶草

Siegesbeckia orientalis L.

功效：地上部分，祛风除湿、通经络、清热解毒。

功效来源：《广西壮族自治区壮药质量标准 第二卷》（2011年版）

注：《广西中药资源名录》有记载。

腺梗稀莶 稀莶

Siegesbeckia pubescens Makino

凭证标本：罗城县普查队 451225130519024LY （IBK、GXMG、CMMI）

功效：地上部分，祛风湿、通经络、清热解毒。

功效来源：《中华本草》

蒲儿根属 *Sinosenecio* B. Nord.

蒲儿根 肥猪苗

Sinosenecio oldhamianus (Maxim.) B. Nord.

凭证标本：罗城县普查队 451225130428005LY （IBK、GXMG、CMMI）

功效：全草，清热解毒、利湿、活血。

功效来源：《中华本草》

一枝黄花属 *Solidago* L.

一枝黄花

Solidago decurrens Lour.

功效：全草，清热解毒、疏散风热。

功效来源：《中国药典》（2020年版）

注：《广西中药资源名录》有记载。

苦苣菜属 *Sonchus* L.

苣荬菜

Sonchus arvensis L.

功效：全草，清热解毒、凉血利湿。

功效来源：《全国中草药汇编》

注：本种在罗城县域内普遍分布。

花叶滇苦菜

Sonchus asper (L.) Hill

功效：全草，清热解毒、消炎止血、消肿止痛、祛瘀。

功效来源：《药用植物辞典》

注：《广西中药资源名录》有记载。

苦苣菜 滇苦菜

Sonchus oleraceus L.

凭证标本：罗城县普查队 451225130519017LY （IBK、GXMG、CMMI）

功效：全草，清热解毒、凉血止血。

功效来源：《全国中草药汇编》

金钮扣属 *Spilanthes* Jacq.

金钮扣

Spilanthes paniculata Wall. ex DC.

功效：全草，清热解毒、消肿止痛、祛风除湿、止咳平喘。

功效来源：《广西壮族自治区壮药质量标准 第三卷》（2018年版）

注：本种在罗城县域内普遍分布。

金腰箭属 *Synedrella* Gaertn.

金腰箭

Synedrella nodiflora (L.) Gaertn.

凭证标本：罗城县普查队 451225130729008LY （IBK、GXMG、CMMI）

功效：全草，清热解毒、散瘀消肿。

功效来源：《全国中草药汇编》

合耳菊属 *Synotis* (C. B. Clarke) C. Jeffrey et Y. L. Chen

锯叶合耳菊 白叶火草

Synotis nagensium (C. B. Clarke) C. Jeffrey et Y. L. Chen

功效：全草，散风热、定喘咳、利水湿。

功效来源：《中华本草》

注：本种在罗城县域内普遍分布。

万寿菊属 *Tagetes* L.

万寿菊

Tagetes erecta L.

功效：花，清热解毒、化痰止咳。根，解毒消肿。

功效来源：《全国中草药汇编》

注：民间常见栽培物种。

蒲公英属 *Taraxacum* F. H. Wigg.

蒲公英

Taraxacum mongolicum Hand.-Mazz.

功效：干燥全草，清热解毒、消肿散结、利尿通淋。

功效来源：《中国药典》（2020年版）

注：《广西中药资源名录》有记载。

斑鸠菊属 *Vernonia* Schreb.

广西斑鸠菊 大阳关

Vernonia chingiana Hand.-Mazz.

凭证标本：罗城县普查队 451225130102022LY （IBK、GXMG、CMMI）

功效：根、叶，清热解毒、止痉。

功效来源：《中华本草》

夜香牛 伤寒草

Vernonia cinerea (L.) Less.

凭证标本：罗城调查队 4-1-1275（GXMI）

功效：干燥全草，疏风清热、凉血解毒、安神。

功效来源：《广西壮族自治区壮药质量标准　第三卷》（2018年版）

毒根斑鸠菊 发痧藤

Vernonia cumingiana Benth.

凭证标本：罗城县普查队 451225130310022LY（IBK、GXMG、CMMI）

功效：藤茎或根，祛风解表、舒筋活络。

功效来源：《中华本草》

咸虾花 狗仔花

Vernonia patula (Dryand.) Merr.

功效：全草，发表散寒、凉血解毒、清热止泻。

功效来源：《广西壮族自治区壮药质量标准　第三卷》（2018年版）

注：本种在罗城县域内普遍分布。

茄叶斑鸠菊 斑鸠木

Vernonia solanifolia Benth.

凭证标本：罗城调查队 4-1-027（GXMI）

功效：根和叶，凉血止血、润肺止咳。

功效来源：《全国中草药汇编》

折苞斑鸠菊

Vernonia spirei Gand.

功效：根和叶，祛邪截疟。

功效来源：《药用植物辞典》

注：本种在罗城县域内零星分布。

蟛蜞菊属 *Wedelia* Jacq.

蟛蜞菊

Wedelia chinensis (Osbeck) Merr.

凭证标本：罗城县普查队 451225130718021LY（IBK、GXMG、CMMI）

功效：全草，清热解毒、化痰止咳、凉血平肝。

功效来源：《全国中草药汇编》

麻叶蟛蜞菊 滴血根

Wedelia urticifolia DC.

凭证标本：罗城县普查队 451225130608025LY（IBK、GXMG、CMMI）

功效：根，补肾、养血、通络。

功效来源：《中华本草》

苍耳属 *Xanthium* L.

北美苍耳 苍耳子

Xanthium chinense Mill.

凭证标本：罗城县普查队 451225130607021LY（IBK、GXMG、CMMI）

功效：干燥成熟带总苞的果实，散风寒、通鼻窍、祛风除湿。

功效来源：《中国药典》（2020年版）

黄鹤菜属 *Youngia* Cass.

抱茎黄鹤菜

Youngia denticulata (Houtt.) DC.

凭证标本：罗城县普查队 451225121205025LY（IBK、GXMG、CMMI）

功效：全草，清热解毒、消痈散结。

功效来源：《药用植物辞典》

黄鹤菜

Youngia japonica (L.) DC.

凭证标本：罗城县普查队 451225130429014LY（IBK、GXMG、CMMI）

功效：全草或根，清热解毒、利尿消肿、止痛。

功效来源：《全国中草药汇编》

百日菊属 *Zinnia* L.

百日菊 百日草

Zinnia elegans Jacq.

功效：全草，清热利尿。

功效来源：《全国中草药汇编》

注：民间常见栽培物种。

239. 龙胆科 Gentianaceae

穿心草属 *Canscora* Lam.

穿心草

Canscora lucidissima (H. Lév. et Vaniot) Hand.-Mazz.

凭证标本：罗城县普查队 451225130311007LY（IBK、GXMG、CMMI）

功效：全草，清热解毒、理气活血。

功效来源：《中华本草》

蔓龙胆属 *Crawfurdia* Wall.

福建蔓龙胆

Crawfurdia pricei (C. Marquand) Harry Sm.

功效：全草，清热解毒。

功效来源：《药用植物辞典》

注：《广西植物名录》有记载。

藻百年属 *Exacum* L.

藻百年

Exacum tetragonum Roxb.

凭证标本：陈文84431（IBK）

功效：全草，用于口腔炎、骨折、跌打损伤。

功效来源：《药用植物辞典》

龙胆属 *Gentiana* L.

华南龙胆 龙胆地丁

Gentiana loureirii (G. Don) Griseb.

凭证标本：罗城调查队（沙文兰）4-1-1211（GXMI）

功效：带根全草，清热利湿、解毒消痈。

功效来源：《中华本草》

灰绿龙胆

Gentiana yokusai Burkill

凭证标本：罗城调查队 4-1-06（GXMI）

功效：根，清热解毒、利湿消肿。全草，清热解毒、活血消肿。

功效来源：《药用植物辞典》

匙叶草属 *Latouchea* Franch.

匙叶草

Latouchea fokiensis Franch.

凭证标本：罗城调查队 4-1-0114（GXMI）

功效：全草，活血化瘀、清热止咳。

功效来源：《中华本草》

240. 报春花科 Primulaceae

珍珠菜属 *Lysimachia* L.

广西过路黄

Lysimachia alfredii Hance

凭证标本：罗城县普查队 451225130425035LY（IBK、GXMG、CMMI）

功效：全草，清热利湿、排石通淋。

功效来源：《中华本草》

四川金钱草 过路黄

Lysimachia christinae Hance

凭证标本：罗城调查队 4-1-1682（GXMI）

功效：全草，用于湿热黄疸、胆囊结石、尿路结石、疮疖、痔疮。

功效来源：《广西药用植物名录》

临时救 风寒草

Lysimachia congestiflora Hemsl.

凭证标本：罗城县普查队 451225130421032LY（IBK、GXMG、CMMI）

功效：全草，祛风散寒、止咳化痰、消积解毒。

功效来源：《中华本草》

延叶珍珠菜 疬子草

Lysimachia decurrens G. Forst.

凭证标本：罗城县普查队 451225130421054LY（IBK、GXMG、CMMI）

功效：全草，清热解毒、活血散结。

功效来源：《中华本草》

独山香草

Lysimachia dushanensis F. H. Chen et C. M. Hu

凭证标本：罗城县普查队 451225121231012LY（IBK、GXMG、CMMI）

功效：全草，用于跌打损伤。

功效来源：《广西药用植物名录》

灵香草

Lysimachia foenum-graecum Hance

功效：干燥地上部分，祛风寒、辟避秽。

功效来源：《广西壮族自治区壮药质量标准　第二卷》（2011年版）

注：《广西植物名录》有记载。

星宿菜 大田基黄

Lysimachia fortunei Maxim.

凭证标本：罗城县普查队 451225130519012LY（IBK、GXMG、CMMI）

功效：全草或根，清热利湿、凉血活血、解毒消肿。

功效来源：《中华本草》

狭叶落地梅 追风伞

Lysimachia paridiformis Franch. var. *stenophylla* Franch.

凭证标本：罗城县普查队 451225131108020LY（IBK、GXMG、CMMI）

功效：全草或根，祛风通络、活血止痛。

功效来源：《中华本草》

阔叶假排草

Lysimachia petelotii Merr.

功效：全草，用于乳痈。

功效来源：《药用植物辞典》

注：《广西植物名录》有记载。

假婆婆纳属 *Stimpsonia* C. Wright ex A. Gray

假婆婆纳

Stimpsonia chamaedryoides Wright ex A. Gray

凭证标本：罗城县普查队 451225130501043LY（IBK、GXMG、CMMI）

功效：全草，清热解毒、活血、消肿止痛。

功效来源：《药用植物辞典》

241. 白花丹科 Plumbaginaceae

白花丹属 *Plumbago* L.

白花丹

Plumbago zeylanica L.

凭证标本：罗城县普查队 451225121205037LY（IBK、

GXMG、CMMI）

功效：全草，祛风、散瘀、解毒、杀虫。

功效来源：《广西壮族自治区壮药质量标准 第一卷》（2008年版）

242. 车前科 Plantaginaceae

车前属 Plantago L.

车前 车前草

Plantago asiatica L.

凭证标本：罗城县普查队 451225130309004LY （IBK、GXMG、CMMI）

功效：全草，清热利尿通淋、祛痰、凉血、解毒。种子，清热利尿、渗湿通淋、明目、祛痰。

功效来源：《中国药典》（2020年版）

大车前 车前子

Plantago major L.

凭证标本：罗城县普查队 451225130307013LY （IBK、GXMG、CMMI）

功效：成熟种子，清热利尿、渗湿止泻、明目、祛痰。

功效来源：《中华本草》

243. 桔梗科 Campanulaceae

沙参属 Adenophora Fisch.

轮叶沙参 南沙参

Adenophora tetraphylla (Thunb.) Fisch.

凭证标本：罗城县普查队 451225130422014LY （IBK、GXMG、CMMI）

功效：根，养阴清肺、益胃生津、化痰、益气。

功效来源：《中国药典》（2020年版）

牧根草属 Asyneuma Griseb. et Schenck

球果牧根草

Asyneuma chinense D. Y. Hong

凭证标本：罗城县普查队 451225130420013LY （IBK、GXMG、CMMI）

功效：根，养阴清肺、清虚火、止咳。

功效来源：《药用植物辞典》

金钱豹属 Campanumoea Blume

金钱豹 土党参

Campanumoea javanica Blume

功效：根，补中益气、润肺生津。

功效来源：《中华本草》

注：本种在罗城县域内普遍分布。

土党参属 Cyclocodon Griff.

长叶轮钟草 红果参

Cyclocodon lancifolius (Roxb.) Kurz

凭证标本：罗城县普查队 451225131108005LY （IBK、

GXMG、CMMI）

功效：根，益气、祛瘀、止痛。

功效来源：《中华本草》

蓝花参属 Wahlenbergia Schrad. ex Roth

蓝花参

Wahlenbergia marginata (Thunb.) A. DC.

凭证标本：罗城县普查队 451225130501030LY （IBK、GXMG、CMMI）

功效：根或全草，益气补虚、祛痰、截疟。

功效来源：《全国中草药汇编》

244. 半边莲科 Lobeliaceae

半边莲属 Lobelia L.

铜锤玉带草

Lobelia angulata Forst.

凭证标本：罗城县普查队 451225130422006LY （IBK、GXMG、CMMI）

功效：全草，祛风利湿、活血散瘀。

功效来源：《广西壮族自治区壮药质量标准 第三卷》（2018年版）

半边莲

Lobelia chinensis Lour.

凭证标本：罗城县普查队 451225130501028LY （IBK、GXMG、CMMI）

功效：全草，利尿消肿、清热解毒。

功效来源：《中国药典》（2020年版）

山梗菜

Lobelia sessilifolia Lamb.

凭证标本：罗城县普查队 451225131108035LY （IBK、GXMG、CMMI）

功效：带花全草，宣肺化痰、清热解毒、利尿消肿。

功效来源：《全国中草药汇编》

卵叶半边莲 肉半边莲

Lobelia zeylanica L.

凭证标本：罗城县普查队 451225130610031LY （IBK、GXMG、CMMI）

功效：根状茎和全草，清热解毒、消肿止痛。

功效来源：《全国中草药汇编》

铜锤玉带属 Pratia Gaudich.

广西铜锤草

Pratia wollastonii S. Moore

凭证标本：罗城县普查队 451225130501044LY （IBK、GXMG、CMMI）

功效：全草，用于毒蛇咬伤、疮疡肿毒。

功效来源：《广西药用植物名录》

249. 紫草科 Boraginaceae

斑种草属 *Bothriospermum* Bunge

柔弱斑种草 鬼点灯
Bothriospermum zeylanicum (J. Jacq.) Druce
凭证标本：罗城调查队 4-1-662（GXMI）
功效：全草，止咳、止血。
功效来源：《中华本草》

基及树属 *Carmona* Cav.

福建茶
Carmona microphylla (Lam.) G. Don
功效：全株，用于咯血、便血。叶，用于疔疮。
功效来源：《药用植物辞典》
注：《广西中药资源名录》有记载。

琉璃草属 *Cynoglossum* L.

小花琉璃草 牙痈草
Cynoglossum lanceolatum Forssk.
凭证标本：罗城县普查队 451225130608023LY（IBK、GXMG、CMMI）
功效：全草，清热解毒、利水消肿。
功效来源：《中华本草》

厚壳树属 *Ehretia* P. Browne

厚壳树
Ehretia acuminata (DC.) R. Br.
凭证标本：罗城县普查队 451225130427032LY（IBK、GXMG、CMMI）
功效：叶，清热解暑、去腐生肌。
功效来源：《全国中草药汇编》

西南粗糠树
Ehretia corylifolia C. H. Wright
凭证标本：53983（KUN）
功效：树皮，燥湿、导滞、下气、除满。
功效来源：《药用植物辞典》

粗糠树
Ehretia dicksonii Hance
凭证标本：罗城调查队4-1（GXMI）
功效：枝叶、果实，清热解毒、健胃和中、消食除满。树皮，散瘀消肿。
功效来源：《药用植物辞典》

上思厚壳树
Ehretia tsangii I. M. Johnst.
凭证标本：罗城县普查队 451225130424019LY（IBK、GXMG、CMMI）
功效：叶，用于毒蛇咬伤、食物中毒。
功效来源：《药用植物辞典》

紫草属 *Lithospermum* L.

紫草
Lithospermum erythrorhizon Sieb. et Zucc.
凭证标本：罗城调查队 4-1-1636（GXMI）
功效：根，凉血、活血、透疹、解毒。
功效来源：《中华本草》

盾果草属 *Thyrocarpus* Hance

盾果草
Thyrocarpus sampsonii Hance
凭证标本：罗城县普查队 451225130428053LY（IBK、GXMG、CMMI）
功效：全草，清热解毒、消肿。
功效来源：《全国中草药汇编》

紫丹属 *Tournefortia* L.

紫丹
Tournefortia montana Lour.
凭证标本：陈少卿 12040（KUN）
功效：全株，用于风湿骨痛。
功效来源：《药用植物辞典》

附地菜属 *Trigonotis* Steven

附地菜
Trigonotis peduncularis (Trevis.) Benth. ex Baker et S. Moore
凭证标本：罗城县普查队 451225130429039LY（IBK、GXMG、CMMI）
功效：全草，温中健胃、消肿止痛、止血。
功效来源：《全国中草药汇编》

250. 茄科 Solanaceae

番茉莉属 *Brunfelsia* L.

鸳鸯茉莉
Brunfelsia acuminata Benth.
功效：叶，清热消肿。
功效来源：《药用植物辞典》
注：民间常见栽培物种。

辣椒属 *Capsicum* L.

辣椒 辣椒叶
Capsicum annuum L. var. *annuum*
凭证标本：罗城县普查队 451225130607024LY（IBK、GXMG、CMMI）
功效：叶，消肿涤络、杀虫止痒。
功效来源：《中华本草》

朝天椒
Capsicum annuum L. var. *conoides* (Mill.) Irish
功效：果实，外用治冻疮、脚气、狂犬咬伤。

功效来源：《药用植物辞典》

注：民间常见栽培物种。

夜香树属 *Cestrum* L.

夜香树

Cestrum nocturnum L.

凭证标本：罗城县普查队 451225121205034LY （IBK、GXMG、CMMI）

功效：叶，清热消肿。花，行气止痛、散寒。

功效来源：《药用植物辞典》

曼陀罗属 *Datura* L.

洋金花

Datura metel L.

凭证标本：罗城县普查队 451225130523001LY （IBK、GXMG、CMMI）

功效：干燥花，止咳平喘、镇痛、解痉。

功效来源：《中国药典》（2020年版）

曼陀罗

Datura stramonium L.

功效：叶，麻醉、镇痛平喘、止咳。

功效来源：《广西壮族自治区壮药质量标准 第二卷》（2011年版）

注：《广西中药资源名录》有记载。

红丝线属 *Lycianthes* (Dunal) Hassl.

红丝线 毛药

Lycianthes biflora (Lour.) Bitter

凭证标本：罗城县普查队 451225121204029LY （IBK、GXMG、CMMI）

功效：全株，清热解毒、祛痰止咳。

功效来源：《中华本草》

枸杞属 *Lycium* L.

枸杞 地骨皮

Lycium chinense Mill.

功效：干燥根皮，凉血除蒸、清肺降火。

功效来源：《中国药典》（2020年版）

注：民间常见栽培物种。

番茄属 *Lycopersicon* Mill.

番茄 西红柿

Lycopersicon esculentum Mill.

凭证标本：罗城县普查队 451225130429036LY （IBK、GXMG、CMMI）

功效：果实，生津止渴、健胃消食。

功效来源：《中华本草》

烟草属 *Nicotiana* L.

烟草

Nicotiana tabacum L.

凭证标本：罗城县普查队 451225130606043LY （IBK、GXMG、CMMI）

功效：全草，解毒消肿、杀虫。

功效来源：《全国中草药汇编》

碧冬茄属 *Petunia* Juss.

碧冬茄

Petunia hybrida (Hook.) Vilm.

功效：种子，舒气、杀虫。

功效来源：《药用植物辞典》

注：民间常见栽培物种。

酸浆属 *Physalis* L.

挂金灯 锦灯笼

Physalis alkekengi L. var. *francheti* (Mast.) Makino

凭证标本：罗城县普查队 451225130718014LY （IBK、GXMG、CMMI）

功效：宿萼或带果实的宿萼，清热解毒、利咽、化痰、利尿。

功效来源：《中国药典》（2020年版）

苦蘵

Physalis angulata L.

凭证标本：罗城县普查队 451225130718031LY （IBK、GXMG、CMMI）

功效：全草，清热利尿、解毒消肿。

功效来源：《中华本草》

小酸浆 灯笼泡

Physalis minima L.

凭证标本：罗城县普查队 451225130718023LY （IBK、GXMG、CMMI）

功效：全草，清热利湿、祛痰止咳、软坚散结。

功效来源：《全国中草药汇编》

茄属 *Solanum* L.

喀西茄 野颠茄

Solanum aculeatissimum Jacquem.

功效：全株，镇咳平喘、散瘀止痛。

功效来源：《中华本草》

注：《广西植物名录》有记载。

少花龙葵 古钮菜

Solanum americanum Mill.

功效：全草，清热解毒、利湿消肿。

功效来源：《中华本草》

注：本种在罗城县域内普遍分布。

假烟叶树 野烟叶

Solanum erianthum D. Don

凭证标本：罗城县普查队 451225121205029LY（IBK、GXMG、CMMI）

功效：全株，清热解毒、祛风止痛。

功效来源：《广西壮族自治区壮药质量标准　第三卷》（2018年版）

白英

Solanum lyratum Thunb.

凭证标本：张肇骞 11000（KUN）

功效：全草，清热利湿、解毒消肿。

功效来源：《广西壮族自治区壮药质量标准　第二卷》（2011年版）

乳茄 五指茄

Solanum mammosum L.

功效：果实，散瘀消肿。

功效来源：《全国中草药汇编》

注：《广西中药资源名录》有记载。

茄 茄叶

Solanum melongena L.

功效：叶，散血消肿。

功效来源：《中华本草》

注：《广西中药资源名录》有记载。

龙葵

Solanum nigrum L.

凭证标本：罗城县普查队 451225130307003LY（IBK、GXMG、CMMI）

功效：地上部分，清热解毒、活血消肿、消炎利尿。

功效来源：《广西壮族自治区壮药质量标准　第三卷》（2018年版）

珊瑚樱 玉珊瑚根

Solanum pseudocapsicum L.

功效：根，活血止痛。

功效来源：《中华本草》

注：民间常见栽培物种。

旋花茄 旋柄茄

Solanum spirale Roxb.

凭证标本：罗城县普查队 451225130102015LY（IBK、GXMG、CMMI）

功效：全株，清热解毒、利湿。

功效来源：《全国中草药汇编》

水茄 丁茄根

Solanum torvum Sw.

凭证标本：罗城县普查队 451225130606013LY（IBK、GXMG、CMMI）

功效：根及老茎，活血散瘀、消肿止痛。

功效来源：《广西壮族自治区壮药质量标准　第二卷》（2011年版）

阳芋

Solanum tuberosum L.

功效：块茎，补气、健脾、消炎。

功效来源：《药用植物辞典》

注：民间常见栽培物种。

刺天茄 丁茄根

Solanum violaceum Ortega

功效：根及老茎，活血散瘀、消肿止痛。

功效来源：《广西壮族自治区壮药质量标准　第二卷》（2011年版）

注：《广西中药资源名录》有记载。

251. 旋花科 Convolvulaceae

菟丝子属 *Cuscuta* L.

南方菟丝子 菟丝子

Cuscuta australis R. Br.

凭证标本：罗城县普查队 451225130606030LY（IBK、GXMG、CMMI）

功效：种子，补益肝肾、固精缩尿、安胎、明目、止泻。

功效来源：《中国药典》（2020年版）

金灯藤 菟丝

Cuscuta japonica Choisy

功效：全草，清热解毒、凉血止血、健脾利湿。

功效来源：《中华本草》

注：《广西中药资源名录》有记载。

马蹄金属 *Dichondra* J. R. Forst. et G. Forst.

马蹄金 小金钱草

Dichondra micrantha Urb.

功效：全草，清热解毒、利湿通淋、散瘀消肿。

功效来源：《广西壮族自治区壮药质量标准　第一卷》（2008年版）

注：《广西中药资源名录》有记载。

飞蛾藤属 *Dinetus* Buch.-Ham. ex Sweet

飞蛾藤

Dinetus racemosus (Roxb.) Buch.-Ham. ex Sweet

凭证标本：罗城调查队000077（GXMI）

功效：全草，发表、消食积。

功效来源：《全国中草药汇编》

番薯属 *Ipomoea* L.

月光花 月光花种子

Ipomoea alba L.

功效：种子，活血散瘀、消肿止痛。

功效来源：《中华本草》

注：《广西中药资源名录》有记载。

蕹菜
Ipomoea aquatica Forssk.
凭证标本：罗城县普查队 451225130607007LY （IBK、GXMG、CMMI）
功效：全草及根，清热解毒、利尿、止血。
功效来源：《全国中草药汇编》

番薯 甘薯
Ipomoea batatas (L.) Lam.
功效：根，补中、生津、止血、排脓。
功效来源：《全国中草药汇编》
注：民间常见栽培物种。

牵牛 牵牛子
Ipomoea nil (L.) Roth
凭证标本：罗城县普查队 451225121206008LY （IBK、GXMG、CMMI）
功效：成熟种子，利水通便、祛痰逐饮、消积杀虫。
功效来源：《中华本草》

圆叶牵牛 牵牛子
Ipomoea purpurea (L.) Roth
功效：成熟种子，利水通便、祛痰逐饮、消积杀虫。
功效来源：《中华本草》
注：《广西中药资源名录》有记载。

茑萝
Ipomoea quamoclit L.
功效：根，用于头痛和作泻剂。
功效来源：《药用植物辞典》
注：民间常见栽培物种。

252. 玄参科 Scrophulariaceae
毛麝香属 *Adenosma* R. Br.
毛麝香 黑头茶
Adenosma glutinosum (L.) Druce
功效：全草，祛风止痛、散瘀消肿、解毒止痒。
功效来源：《广西中药材标准 第二册》（1996年）
注：《广西中药资源名录》有记载。

金鱼草属 *Antirrhinum* L.
金鱼草
Antirrhinum majus L.
功效：全草，清热解毒、活血消肿。
功效来源：《中华本草》
注：本种在罗城县域内零星分布。

黑草属 *Buchnera* L.
黑草 鬼羽箭

Buchnera cruciata Buch.-Ham. ex D. Don
功效：全草，清热解毒、凉血止血。
功效来源：《中华本草》
注：《广西中药资源名录》有记载。

石龙尾属 *Limnophila* R. Br.
抱茎石龙尾
Limnophila connata (Buch.-Ham. ex D. Don) Hand.-Mazz.
凭证标本：罗城县普查队 451225131108039LY （IBK、GXMG、CMMI）
功效：全草，清热解毒、利湿消肿。
功效来源：《药用植物辞典》

母草属 *Lindernia* All.
长蒴母草 鸭嘴癀
Lindernia anagallis (Burm. f.) Pennell
功效：全草，清热利湿、解毒消肿。
功效来源：《全国中草药汇编》
注：《广西植物名录》有记载。

泥花母草 水虾子草
Lindernia antipoda (L.) Alston
凭证标本：罗城县普查队 451225130501046LY （IBK、GXMG、CMMI）
功效：全草，清热、解毒、消肿。
功效来源：《全国中草药汇编》

母草
Lindernia crustacea (L.) F. Muell.
凭证标本：罗城县普查队 451225130611022LY （IBK、GXMG、CMMI）
功效：全草，清热利湿、活血止痛。
功效来源：《中华本草》

旱田草
Lindernia ruellioides (Colsm.) Pennell
凭证标本：罗城县普查队 451225130608009LY （IBK、GXMG、CMMI）
功效：全草，理气活血、消肿止痛。
功效来源：《广西壮族自治区壮药质量标准 第三卷》（2018年版）

通泉草属 *Mazus* Lour.
纤细通泉草
Mazus gracilis Hemsl. ex Forbes et Hemsl.
凭证标本：罗城县普查队 451225130426041LY （IBK、GXMG、CMMI）
功效：全草，清热解毒、抗癌、健胃、利尿。
功效来源：《药用植物辞典》

通泉草

Mazus pumilus (Burm. f.) Steenis

凭证标本：罗城调查队 4-1-741 （GXMI）

功效：全草，清热解毒、消炎消肿、利尿、止痛、健胃消积。

功效来源：《药用植物辞典》

泡桐属 *Paulownia* Sieb. et Zucc.

白花泡桐 泡桐叶

Paulownia fortunei (Seem.) Hemsl.

凭证标本：罗城县普查队 451225140404022LY （IBK、GXMG、CMMI）

功效：叶，清热解毒、止血消肿。

功效来源：《中华本草》

台湾泡桐

Paulownia kawakamii T. Ito

凭证标本：罗城调查队 4-1-032 （GXMI）

功效：树皮，解毒消肿、止血。

功效来源：《中华本草》

马先蒿属 *Pedicularis* L.

亨氏马先蒿 凤尾参

Pedicularis henryi Maxim.

凭证标本：罗城调查队 4-1-091 （GXMI）

功效：根，补气血、强筋骨、健脾胃。

功效来源：《中华本草》

爆仗竹属 *Russelia* Jacq.

爆仗竹

Russelia equisetiformis Schlecht. et Cham.

功效：地上部分，续筋接骨、活血化瘀。

功效来源：《中华本草》

注：民间常见栽培物种。

阴行草属 *Siphonostegia* Benth.

阴行草 金钟茵陈

Siphonostegia chinensis Benth.

凭证标本：罗城县普查队 451225130721009LY （IBK、GXMG、CMMI）

功效：全草，清热利湿、凉血止血、祛瘀止痛。

功效来源：《中华本草》

独脚金属 *Striga* Lour.

独脚金

Striga asiatica (L.) Kuntze

凭证标本：罗城县普查队 451225130721002LY （IBK、GXMG、CMMI）

功效：全草，清肝、健脾、消积、杀虫。

功效来源：《广西中药材标准 第一册》

蝴蝶草属 *Torenia* L.

光叶蝴蝶草 水韩信草

Torenia asiatica L.

功效：全株，清热利湿、解毒、散瘀。

功效来源：《中华本草》

注：《广西植物名录》有记载。

单色蝴蝶草 蓝猪耳

Torenia concolor Lindl.

凭证标本：罗城县普查队 451225130608034LY （IBK、GXMG、CMMI）

功效：全草，清热解毒、利湿、止咳、和胃止呕、化瘀。

功效来源：《全国中草药汇编》

婆婆纳属 *Veronica* L.

阿拉伯婆婆纳 灯笼婆婆纳

Veronica persica Poir.

凭证标本：罗城县普查队 451225130519003LY （IBK、GXMG、CMMI）

功效：全草，解热毒。

功效来源：《全国中草药汇编》

水苦荬

Veronica undulata Wall. ex Jack

凭证标本：罗城县普查队 451225130426024LY （IBK、GXMG、CMMI）

功效：带虫瘿果的全草，活血止血、解毒消肿。

功效来源：《全国中草药汇编》

腹水草属 *Veronicastrum* Heist. ex Fabr.

长穗腹水草

Veronicastrum longispicatum (Merr.) T. Yamaz.

功效：全草，清热、行水、消肿、解毒。

功效来源：《药用植物辞典》

注：《广西植物名录》有记载。

253. 列当科 Orobanchaceae

假野菰属 *Christisonia* Gardner

假野菰

Christisonia hookeri C. B. Clarke

凭证标本：辛树帜 22376 （IBK）

功效：全草，清热解毒、泻火疗疳。

功效来源：《药用植物辞典》

254. 狸藻科 Lentibulariaceae

狸藻属 *Utricularia* L.

挖耳草

Utricularia bifida L.

凭证标本：罗城县普查队 451225131107038LY （IBK、

GXMG、CMMI）

功效：叶，用于小儿发疹。全草，用于中耳炎。

功效来源：《药用植物辞典》

256. 苦苣苔科 Gesneriaceae

芒毛苣苔属 Aeschynanthus Jack

芒毛苣苔 石榕

Aeschynanthus acuminatus Wall. ex A. DC.

凭证标本：罗城县普查队 451225130426007LY （IBK、GXMG、CMMI）

功效：全草，宁心、养肝、止咳、止痛。

功效来源：《中华本草》

广西芒毛苣苔

Aeschynanthus austroyunnanensis W. T. Wang var. *guangxiensis* (Chun ex W. T. Wang) W. T. Wang

凭证标本：罗城县普查队 451225130729018LY （IBK、GXMG、CMMI）

功效：全株，用于咳嗽、坐骨神经痛；外用治关节炎。

功效来源：《广西药用植物名录》

横蒴苣苔属 Beccarinda Kuntze

横蒴苣苔

Beccarinda tonkinensis (Pellegr.) B. L. Burtt

凭证标本：罗城调查队 4-1-0117 （GXMI）

功效：全草，用于水肿咳嗽。

功效来源：《广西药用植物名录》

报春苣苔属 Primulia Hance

蚂蟥七 石蜈蚣

Primulina fimbrisepala (Hand.-Mazz.) Yin Z. Wang

凭证标本：罗城县普查队 451225130310006LY （IBK、GXMG、CMMI）

功效：根状茎或全草，清热利湿、行滞消积、止血活血、解毒消肿。

功效来源：《中华本草》

羽裂唇柱苣苔

Primulina pinnatifida (Hand.-Mazz.) Yin Z. Wang

功效：全草，用于痢疾、跌打损伤。

功效来源：《广西药用植物名录》

注：《广西植物名录》有记载。

半蒴苣苔属 Hemiboea C. B. Clarke

半蒴苣苔 降龙草

Hemiboea subcapitata C. B. Clarke

凭证标本：罗城县普查队 451225131109011LY （IBK、GXMG、CMMI）

功效：全草，清暑利湿解毒。

功效来源：《中华本草》

紫花苣苔属 Loxostigma C. B. Clarke

滇黔紫花苣苔

Loxostigma cavaleriei (H. Lév. et Vaniot) B. L. Burtt

凭证标本：罗城县普查队 451225130728004LY （IBK、GXMG、CMMI）

功效：全株，止咳、祛痰、平喘、镇静。

功效来源：《药用植物辞典》

紫花苣苔

Loxostigma griffithii (Wight) C. B. Clarke

凭证标本：罗城县普查队 451225121204037LY （IBK、GXMG、CMMI）

功效：全草，清热解毒、消肿止痛、健脾燥湿。

功效来源：《全国中草药汇编》

吊石苣苔属 Lysionotus D. Don

吊石苣苔 石吊兰

Lysionotus pauciflorus Maxim.

凭证标本：罗城县普查队 451225130723003LY （IBK、GXMG、CMMI）

功效：全草，化痰止咳、软坚散结。

功效来源：《中国药典》（2020年版）

马铃苣苔属 Oreocharis Benth.

长瓣马铃苣苔

Oreocharis auricula (S. Moore) C. B. Clarke

功效：全草，凉血止血、清热解毒。

功效来源：《中华本草》

注：《广西植物名录》有记载。

蛛毛苣苔属 Paraboea (C. B. Clarke) Ridl.

白花蛛毛苣苔

Paraboea glutinosa (Hand.-Mazz.) K. Y. Pan

凭证标本：罗城县普查队 451225130607035LY （IBK、GXMG、CMMI）

功效：全草，用于吐血、浮肿、痢疾、子宫下垂、跌打损伤、骨折。

功效来源：《药用植物辞典》

蛛毛苣苔

Paraboea sinensis (Oliv.) B. L. Burtt

功效：全草，疏风清热、止咳平喘、利湿、凉血生新、接骨止痛。

功效来源：《药用植物辞典》

注：《广西植物名录》有记载。

锥序蛛毛苣苔

Paraboea swinhoii (Hance) B. L. Burtt

凭证标本：罗城县普查队 451225121205010LY （IBK、GXMG、CMMI）

功效：全株，用于小儿疳积、子宫脱垂、骨折。

功效来源：《广西药用植物名录》

石山苣苔属 *Petrocodon* Hance

石山苣苔

Petrocodon dealbatus Hance

功效：全草，用于肺热咳嗽、吐血、肿痛、出血。

功效来源：《药用植物辞典》

注：本种在罗城县域内零星分布。

线柱苣苔属 *Rhynchotechum* Blume

线柱苣苔

Rhynchotechum ellipticum (Wall. ex D. Dietr.) A. DC.

凭证标本：罗城县普查队 451225130608017LY （IBK、GXMG、CMMI）

功效：全草，清肝、解毒。

功效来源：《药用植物辞典》

257. 紫葳科 Bignoniaceae

梓属 *Catalpa* Scop.

梓

Catalpa ovata G. Don

功效：根，用于湿热黄疸、咳嗽痰多；外用治小儿热痱。有小毒。

功效来源：《广西中药资源名录》

注：民间常见栽培物种。

木蝴蝶属 *Oroxylum* Vent.

木蝴蝶

Oroxylum indicum (L.) Benth. ex Kurz

凭证标本：广西调查队 438 （KUN）

功效：干燥成熟种子，清肺利咽、疏肝和胃。

功效来源：《中国药典》（2020年版）

菜豆树属 *Radermachera* Zoll. et Moritzi

菜豆树

Radermachera sinica (Hance) Hemsl.

凭证标本：罗城县普查队 451225121205022LY （IBK、GXMG、CMMI）

功效：根、叶或果实，清暑解毒、散瘀消肿。

功效来源：《中华本草》

硬骨凌霄属 *Tecomaria* Spach

硬骨凌霄

Tecomaria capensis (Thunb.) Spach

功效：茎叶，散瘀消肿。花，通经利尿。

功效来源：《全国中草药汇编》

注：民间常见栽培物种。

258. 胡麻科 Pedaliaceae

胡麻属 *Sesamum* L.

芝麻 黑芝麻

Sesamum indicum L.

凭证标本：罗城县普查队 451225130726012LY （IBK、GXMG、CMMI）

功效：种子，补益肝肾、养血益精、润肠通便。

功效来源：《中国药典》（2020年版）

259. 爵床科 Acanthaceae

穿心莲属 *Andrographis* Wall. ex Nees

穿心莲

Andrographis paniculata (Burm. f.) Nees

凭证标本：罗城县普查队 451225121230008LY （IBK、GXMG、CMMI）

功效：地上部分，清热解毒、凉血、消肿。

功效来源：《中国药典》（2020年版）

白接骨属 *Asystasiella* Lindau

白接骨

Asystasiella neesiana (Wall.) Lindau

功效：全草，化瘀止血、续筋接骨、利尿消肿、清热解毒。

功效来源：《中华本草》

注：《广西中药资源名录》有记载。

狗肝菜属 *Dicliptera* Juss.

狗肝菜

Dicliptera chinensis (L.) Juss.

凭证标本：罗城县普查队 451225130606001LY （IBK、GXMG、CMMI）

功效：全草，清热、凉血、生津、解毒。

功效来源：《广西壮族自治区壮药质量标准 第一卷》（2008年版）

喜花草属 *Eranthemum* L.

喜花草

Eranthemum pulchellum Andrews

功效：叶，清热解毒、散瘀消肿。

功效来源：《药用植物辞典》

注：《广西中药资源名录》有记载。

水蓑衣属 *Hygrophila* R. Br.

水蓑衣

Hygrophila salicifolia (Vahl) Nees

功效：种子，清热解毒、消肿止痛。全草，清热解毒、散瘀消肿。

功效来源：《中华本草》

注：本种在罗城县域内零星分布。

爵床属 *Justicia* L.

鸭嘴花

Justicia adhatoda L.

功效：全株，祛风活血、散瘀止痛、接骨。

功效来源：《全国中草药汇编》

注：民间常见栽培物种。

小驳骨

Justicia gendarussa L. f.

功效：地上部分，祛瘀止痛、续筋接骨。

功效来源：《广西壮族自治区壮药质量标准 第一卷》（2008年版）

注：《广西中药资源名录》有记载。

广西爵床 广西赛爵床

Justicia kwangsiensis (H. S. Lo) H. S. Lo

凭证标本：陆小鸿等 0107（GXMI）

功效：全株，用于流行性感冒、子宫脱垂。

功效来源：《广西中药资源名录》

爵床

Justicia procumbens L.

功效：全草，清热解毒、利湿消积、活血止痛。

功效来源：《中华本草》

注：《广西中药资源名录》有记载。

黑叶小驳骨

Justicia ventricosa Wall. ex Sims.

凭证标本：罗城县普查队 451225130607011LY（IBK、GXMG、CMMI）

功效：全株，用于骨折、跌打损伤、风湿痹痛。

功效来源：《药用植物辞典》

观音草属 *Peristrophe* Nees

九头狮子草

Peristrophe japonica (Thunb.) Bremek.

功效：全草，发汗解表、清热解毒、镇痉。

功效来源：《全国中草药汇编》

注：《广西中药资源名录》有记载。

紫云菜属 *Strobilanthes* Blume

板蓝 青黛

Strobilanthes cusia (Nees) Kuntze

凭证标本：罗城县普查队 451225131109021LY（IBK、GXMG、CMMI）

功效：叶或茎叶经加工制得的干燥粉末、团块或颗粒，清热解毒、凉血消斑、泻火定惊。

功效来源：《中国药典》（2020年版）

山牵牛属 *Thunbergia* Retz.

山牵牛 老鸦嘴

Thunbergia grandiflora Roxb.

功效：全株，舒筋活络、散瘀消肿。

功效来源：《广西壮族自治区壮药质量标准 第一卷》（2008年版）

注：《广西中药资源名录》有记载。

263. 马鞭草科 Verbenaceae

紫珠属 *Callicarpa* L.

紫珠 珍珠风子

Callicarpa bodinieri H. Lév. var. *bodinieri*

凭证标本：罗城调查队 4-1-1842（GXMI）

功效：果实，解表散寒。

功效来源：《中华本草》

南川紫珠

Callicarpa bodinieri H. Lév. var. *rosthornii* (Diels) Rehder

凭证标本：罗城调查队 4-1-164（GXMI）

功效：叶，消肿、止血。

功效来源：《药用植物辞典》

白棠子树 紫珠

Callicarpa dichotoma (Lour.) K. Koch

凭证标本：罗城县普查队 451225130608033LY（IBK、GXMG、CMMI）

功效：叶，收敛止血、清热解毒。

功效来源：《中华本草》

尖萼紫珠

Callicarpa loboapiculata F. P. Metcalf

凭证标本：罗城县普查队 451225121204021LY（IBK、GXMG、CMMI）

功效：叶，外用治体癣。

功效来源：《广西中药资源名录》

白毛长叶紫珠

Callicarpa longifolia Lam. var. *floccosa* Schauer

凭证标本：罗城县普查队 451225130724001LY（IBK、GXMG、CMMI）

功效：叶，外用治中耳炎。

功效来源：《广西中药资源名录》

长柄紫珠

Callicarpa longipes Dunn

凭证标本：罗城县普查队 451225121204001LY（IBK、GXMG、CMMI）

功效：叶，祛风除湿、止血。

功效来源：《药用植物辞典》

大叶紫珠

Callicarpa macrophylla Vahl

凭证标本：罗城县普查队 451225130607013LY（IBK、

GXMG、CMMI）

功效：叶或带叶嫩枝，散瘀止血、消肿止痛。

功效来源：《广西壮族自治区壮药质量标准　第三卷》（2018年版）

红紫珠

Callicarpa rubella Lindl. f. *rubella*

凭证标本：罗城县普查队 451225130425028LY（IBK、GXMG、CMMI）

功效：叶及嫩枝，解毒消肿、凉血止血。

功效来源：《中华本草》

狭叶红紫珠

Callicarpa rubella Lindl. f. *angustata* C. Pei

凭证标本：罗城县普查队 451225130608019LY（IBK、GXMG、CMMI）

功效：全株，止血散瘀、消炎、截疟。

功效来源：《药用植物辞典》

大青属 *Clerodendrum* L.

臭牡丹

Clerodendrum bungei Steud.

凭证标本：罗城县普查队 451225130426029LY（IBK、GXMG、CMMI）

功效：茎、叶，解毒消肿、祛风除湿、降血压。

功效来源：《中华本草》

灰毛大青 大叶白花灯笼

Clerodendrum canescens Wall. ex Walp.

凭证标本：罗城调查队 4-1-429（GXMI）

功效：全株，清热解毒、凉血止血。

功效来源：《中华本草》

重瓣臭茉莉

Clerodendrum chinense (Osbeck) Mabb.

凭证标本：罗城县普查队 451225130606014LY（IBK、GXMG、CMMI）

功效：根、叶，祛风利湿、化痰止咳、活血消肿。

功效来源：《药用植物辞典》

大青 路边青

Clerodendrum cyrtophyllum Turcz.

凭证标本：罗城县普查队 451225130729016LY（IBK、GXMG、CMMI）

功效：全株，清热解毒、凉血、利湿。

功效来源：《广西壮族自治区壮药质量标准　第二卷》（2011年版）

白花灯笼

Clerodendrum fortunatum L.

功效：根或全株，清热解毒、止咳定痛。

功效来源：《全国中草药汇编》

注：《广西中药资源名录》有记载。

赪桐

Clerodendrum japonicum (Thunb.) Sweet

凭证标本：罗城县普查队 451225130606025LY（IBK、GXMG、CMMI）

功效：地上部分，清肺热、散瘀肿、凉血止血、利小便。

功效来源：《广西壮族自治区壮药质量标准　第二卷》（2011年版）

三台花 三对节

Clerodendrum serratum (L.) Moon var. *amplexifolium* Moldenke

凭证标本：罗城调查队 4-1-1805（GXMI）

功效：全株或根、叶，清热解毒、截疟、接骨、祛风除湿。

功效来源：《全国中草药汇编》

龙吐珠

Clerodendrum thomsoniae Balf. f.

功效：全株、叶，解毒。

功效来源：《药用植物辞典》

注：本种在罗城县域内普遍分布。

滇常山

Clerodendrum yunnanense Hu ex Hand.-Mazz.

凭证标本：钟树权 20745（KUN）

功效：根、茎、叶，清热利湿、祛风止痛、消肿、降血压、截疟、行气。花，用于妇人红崩。

功效来源：《药用植物辞典》

假连翘属 *Duranta* L.

假连翘

Duranta erecta L.

功效：叶、果，散热透邪、行血祛瘀、止痛杀虫、消肿解毒。

功效来源：《全国中草药汇编》

注：《广西中药资源名录》有记载。

石梓属 *Gmelina* L.

石梓

Gmelina chinensis Benth.

功效：根，活血去瘀、去湿止痛。

功效来源：《全国中草药汇编》

注：《广西植物名录》有记载。

马缨丹属 *Lantana* L.

马缨丹 五色梅

Lantana camara L.

凭证标本：罗城县普查队 451225130429022LY （IBK、GXMG、CMMI）

功效：根、花及叶，清热泻火、解毒散结。

功效来源：《中华本草》

过江藤属 *Phyla* Lour.

过江藤 蓬莱草

Phyla nodiflora (L.) E. L. Greene

凭证标本：罗城县普查队 451225130518036LY （IBK、GXMG、CMMI）

功效：全草，清热解毒。

功效来源：《中华本草》

豆腐柴属 *Premna* L.

臭黄荆

Premna ligustroides Hemsl.

凭证标本：罗城县普查队 451225130429004LY （IBK、GXMG、CMMI）

功效：根，清热利湿、解毒。叶，解毒消肿。

功效来源：《全国中草药汇编》

豆腐柴

Premna microphylla Turcz.

凭证标本：罗城县普查队 451225130428029LY （IBK、GXMG、CMMI）

功效：根、茎及叶，清热解毒。

功效来源：《中华本草》

狐臭柴 长柄臭黄荆

Premna puberula Pamp.

凭证标本：罗城县普查队 451225130421044LY （IBK、GXMG、CMMI）

功效：根、叶，清湿热、调经解毒。

功效来源：《全国中草药汇编》

柚木属 *Tectona* L. f.

柚木 紫柚木

Tectona grandis L. f.

功效：茎及叶，和中止呕、祛风止痒。

功效来源：《中华本草》

注：民间常见栽培物种。

马鞭草属 *Verbena* L.

马鞭草

Verbena officinalis L.

凭证标本：罗城县普查队 451225130421046LY （IBK、GXMG、CMMI）

功效：地上部分，活血散瘀、解毒、利水、退黄、截疟。

功效来源：《中国药典》（2020年版）

牡荆属 *Vitex* L.

黄荆 五指柑

Vitex negundo L. var. *negundo*

凭证标本：罗城县普查队 451225130729004LY （IBK、GXMG、CMMI）

功效：全株，祛风解表、止咳化痰、理气止痛。

功效来源：《广西壮族自治区壮药质量标准 第一卷》（2008年版）

牡荆 五指柑

Vitex negundo L. var. *cannabifolia* (Sieb. et Zucc.) Hand.-Mazz.

功效：全株，祛风解表、止咳化痰、理气止痛。

功效来源：《广西壮族自治区壮药质量标准 第一卷》（2008年版）

注：《广西中药资源名录》有记载。

山牡荆

Vitex quinata (Lour.) F. N. Williams

凭证标本：黄道春 59 （IBK）

功效：干燥根和茎，止咳定喘、镇静退热。

功效来源：《广西壮族自治区壮药质量标准 第三卷》（2018年版）

264. 唇形科 Labiatae

藿香属 *Agastache* Clayton ex Gronov.

藿香

Agastache rugosa (Fisch. et C. A. Mey.) Kuntze

凭证标本：罗城调查队（沙文兰）4-1-1237 （GXMI）

功效：地上部分，祛暑解表、化湿和中、理气开胃。

功效来源：《药用植物辞典》

筋骨草属 *Ajuga* L.

金疮小草 白毛夏枯草

Ajuga decumbens Thunb.

凭证标本：罗城县普查队 451225130718030LY （IBK、CMMI）

功效：全草，清热解毒、凉血消肿。

功效来源：《中国药典》（2020年版）

大籽筋骨草 拔毒草

Ajuga macrosperma Wall. ex Benth.

凭证标本：罗城县普查队 451225130309010LY （IBK、GXMG、CMMI）

功效：全草，清热凉血、散瘀止痛。

功效来源：《中华本草》

紫背金盘 紫背金盘草

Ajuga nipponensis Makino

凭证标本：罗城县普查队 451225130518042LY （IBK、GXMG、CMMI）

功效：全草或根，清热解毒、凉血散瘀、消肿止痛。

功效来源：《中华本草》

广防风属 *Anisomeles* R. Br.

广防风

Anisomeles indica (L.) Kuntze

凭证标本：罗城调查队 4-1-248（GXMI）

功效：全草，祛风解表、理气止痛。

功效来源：《药用植物辞典》

肾茶属 *Clerodendranthus* Kudo

肾茶 猫须草

Clerodendranthus spicatus (Thunb.) C. Y. Wu ex H. W. Li

功效：茎、叶，清热祛湿、排石利尿。

功效来源：《全国中草药汇编》

注：《广西中药资源名录》有记载。

风轮菜属 *Clinopodium* L.

风轮菜 断血流

Clinopodium chinense (Benth.) Kuntze

凭证标本：罗城县普查队 451225130422016LY（IBK、GXMG、CMMI）

功效：全草，收敛止血。

功效来源：《中国药典》（2020年版）

细风轮菜

Clinopodium gracile (Benth.) Matsum.

凭证标本：罗城县普查队 451225130607003LY（IBK、GXMG、CMMI）

功效：全草，清热解毒、消肿止痛、凉血止痢、祛风止痒、止血。

功效来源：《药用植物辞典》

灯笼草 断血流

Clinopodium polycephalum (Vaniot) C. Y. Wu et S. J. Hsuan

凭证标本：罗城县普查队 451225130429006LY（IBK、GXMG、CMMI）

功效：地上部分，收敛止血。

功效来源：《中国药典》（2020年版）

鞘蕊花属 *Coleus* Lour.

肉叶鞘蕊花 小洋紫苏

Coleus carnosifolius (Hemsl.) Dunn

凭证标本：罗城县普查队 451225130722001LY（IBK、GXMG、CMMI）

功效：全草，清热解毒、消疳杀虫。

功效来源：《中华本草》

香薷属 *Elsholtzia* Willd.

紫花香薷

Elsholtzia argyi H. Lév.

凭证标本：罗城县普查队 451225121206001LY（IBK、GXMG、CMMI）

功效：全草，祛风、散寒解表、发汗、解暑、利尿、止咳。

功效来源：《药用植物辞典》

水香薷

Elsholtzia kachinensis Prain

凭证标本：罗城县普查队 451225131107004LY（IBK、GXMG、CMMI）

功效：全草，消食健胃。

功效来源：《药用植物辞典》

白背香薷 野拔子

Elsholtzia rugulosa Hemsl.

凭证标本：罗城县普查队 451225130608041LY（IBK、GXMG、CMMI）

功效：全草，解表退热、化湿和中。

功效来源：《中华本草》

活血丹属 *Glechoma* L.

活血丹 连钱草

Glechoma longituba (Nakai) Kuprian

凭证标本：罗城县普查队 451225130309028LY（IBK、GXMG、CMMI）

功效：地上部分，利湿通淋、清热解毒、散瘀消肿。

功效来源：《广西壮族自治区壮药质量标准 第一卷》（2008年版）

香茶菜属 *Isodon* (Schrad. ex Benth.) Spach

香茶菜

Isodon amethystoides (Benth.) H. Hara

凭证标本：罗城县普查队 451225131107035LY（IBK、GXMG、CMMI）

功效：地上部分，清热利湿、活血散瘀、解毒消肿。

功效来源：《中华本草》

益母草属 *Leonurus* L.

益母草

Leonurus japonicus Houtt.

凭证标本：罗城县普查队 451225130426002LY（IBK、GXMG、CMMI）

功效：地上部分，活血调经、利尿消肿、清热解毒。

功效来源：《中国药典》（2020年版）

龙头草属 *Meehania* Britton

梗花华西龙头草

Meehania fargesii (H. Lév.) C. Y. Wu var. *pedunculata*

(Hemsl.) C. Y. Wu

功效：根、叶，外用治牙痛、痈疮肿毒。

功效来源：《广西中药资源名录》

注：《广西植物名录》有记载。

薄荷属 *Mentha* L.

薄荷

Mentha canadensis L.

功效：地上部分，疏散风热、清利头目、利咽、透疹、疏肝行气。

功效来源：《中国药典》（2020年版）

注：《广西中药资源名录》有记载。

石荠苎属 *Mosla* (Benth.) Buch.-Ham. ex Maxim.

小花荠苎 细叶七星剑

Mosla cavaleriei H. Lév.

凭证标本：5306（KUN）

功效：全草，发汗解表、健脾利湿、止痒、解蛇毒。

功效来源：《全国中草药汇编》

石香薷 香薷

Mosla chinensis Maxim.

凭证标本：罗城县普查队 451225130718001LY（IBK、GXMG、CMMI）

功效：地上部分，发汗解表、和中利湿。

功效来源：《中国药典》（2020年版）

石荠苎 小鱼仙草

Mosla scabra (Thunb.) C. Y. Wu et H. W. Li

凭证标本：陈永才 14935（KUN）

功效：全草，疏风解表、清暑除湿、解毒止痒。

功效来源：《广西中药材标准 第一册》

罗勒属 *Ocimum* L.

罗勒 九层塔

Ocimum basilicum L. var. *basilicum*

功效：全草，疏风解表、化湿和中、行气活血、解毒消肿。

功效来源：《广西中药材标准 第一册》

注：民间常见栽培物种。

疏柔毛罗勒

Ocimum basilicum L. var. *pilosum* (Willd.) Benth.

功效：全草，发汗解表、祛风利湿、散瘀止痛。

功效来源：《药用植物辞典》

注：民间常见栽培物种。

丁香罗勒

Ocimum gratissimum L.

凭证标本：12948（KUN）

功效：全草，发汗解表、祛风利湿、散瘀止痛。挥发

油，局部镇痛、防腐。

功效来源：《药用植物辞典》

牛至属 *Origanum* L.

牛至

Origanum vulgare L.

凭证标本：方鼎等 54819（GXMI）

功效：全草，发汗解表、消暑化湿。

功效来源：《全国中草药汇编》

假糙苏属 *Paraphlomis* Prain

假糙苏

Paraphlomis javanica (Blume) Prain var. *javanica*

凭证标本：罗城县普查队 451225121204015LY（IBK、GXMG、CMMI）

功效：全草，清肝、解表、滋阴润燥、润肺止咳、补血调经。茎、叶，清肝火、发表。

功效来源：《药用植物辞典》

狭叶假糙苏

Paraphlomis javanica (Blume) Prain var. *angustifolia* (C. Y. Wu) C. Y. Wu et H. W. Li

凭证标本：黄长春 16831（GXMI）

功效：全草，润肺止咳、补血调经。

功效来源：《药用植物辞典》

紫苏属 *Perilla* L.

紫苏

Perilla frutescens (L.) Britton var. *frutescens*

凭证标本：罗城县普查队 451225130519025LY（IBK、GXMG、CMMI）

功效：果实，降气化痰、止咳平喘、润肠通便。茎，理气宽中、止痛、安胎。

功效来源：《中国药典》（2020年版）

回回苏

Perilla frutescens (L.) Britton var. *crispa* (Benth.) Deane ex Bailey

功效：果实（苏子），下气消痰、平喘润肺、宽肠。叶，解表散寒、理气和胃。梗，理气、舒郁、止痛安胎。

功效来源：《药用植物辞典》

注：民间常见栽培物种。

野生紫苏

Perilla frutescens (L.) Britton var. *purpurascens* (Hayata) H. W. Li

凭证标本：罗城县普查队 451225130426018LY（IBK、GXMG、CMMI）

功效：根及近根老茎，除风散寒、祛痰降气。茎，理气宽中。

功效来源：《药用植物辞典》

刺蕊草属 Pogostemon Desf.

水珍珠菜 蛇尾草

Pogostemon auricularius (L.) Hassk.

凭证标本：梁明佳 29150（KUN）

功效：全草，清热解毒、消肿止痛。

功效来源：《广西壮族自治区壮药质量标准 第三卷》（2018年版）

广藿香

Pogostemon cablin (Blanco) Benth.

凭证标本：李洁英 20426（KUN）

功效：地上部分，芳香化浊、开胃止呕、发表解暑。

功效来源：《中国药典》（2020年版）

膜叶刺蕊草

Pogostemon esquirolii (H. Lév.) C. Y. Wu et Y. C. Huang

凭证标本：罗城调查队 4–1–035（GXMI）

功效：地上部分，用于子宫脱垂。

功效来源：《广西中药资源名录》

夏枯草属 Prunella L.

夏枯草

Prunella vulgaris L.

凭证标本：罗城县普查队 451225130420001LY（IBK、GXMG、CMMI）

功效：果穗，清肝泻火、明目、散结消肿。

功效来源：《中国药典》（2020年版）

鼠尾草属 Salvia L.

南丹参

Salvia bowleyana Dunn

功效：根，活血化瘀、调经止痛。

功效来源：《中华本草》

注：《广西植物名录》有记载。

朱唇

Salvia coccinea Buc'hoz ex Etl.

功效：全草，凉血止血、清热利湿。

功效来源：《中华本草》

注：民间常见栽培物种。

荔枝草

Salvia plebeia R. Br.

功效：全草，清热解毒、利水消肿。

功效来源：《中华本草》

注：《广西中药资源名录》有记载。

四棱草属 Schnabelia Hand.-Mazz.

四棱草 四楞筋骨草

Schnabelia oligophylla Hand.-Mazz.

凭证标本：罗城县普查队 451225130606032LY（IBK、GXMG、CMMI）

功效：全草，祛风除湿、活血通络。

功效来源：《中华本草》

黄芩属 Scutellaria L.

半枝莲

Scutellaria barbata D. Don

凭证标本：罗城县普查队 451225130425038LY（IBK、GXMG、CMMI）

功效：全草，清热解毒、散瘀利尿。

功效来源：《中国药典》（2020年版）

韩信草

Scutellaria indica L. var. *indica*

凭证标本：罗城县普查队 451225130422015LY（IBK、GXMG、CMMI）

功效：全草，祛风活血、解毒止痛。

功效来源：《中药大辞典》

小叶韩信草 韩信草小叶变种

Scutellaria indica L. var. *parvifolia* Makino

功效：全草，外用治跌打肿痛、蛇咬伤。

功效来源：《广西中药资源名录》

注：本种在罗城县域内普遍分布。

缩茎韩信草

Scutellaria indica L. var. *subacaulis* (Y. Z. Sun) C. Y. Wu & C. Chen

功效：全草，清热解毒、消肿止痛。

功效来源：《药用植物辞典》

注：本种在罗城县域内零星分布。

水苏属 Stachys L.

地蚕

Stachys geobombycis C. Y. Wu

凭证标本：夏康标等 4–70（GXMI）

功效：根状茎、全草，益肾润肺、补血消疳。

功效来源：《中华本草》

细柄针筒菜 针筒菜细柄变种

Stachys oblongifolia Wall. var. *leptopoda* (Hayata) C. Y. Wu

凭证标本：罗城调查队 4–1–739（GXMI）

功效：全草，用于小儿疳积、肺结核咳嗽。

功效来源：《广西中药资源名录》

甘露子

Stachys sieboldii Miq.

功效：全草或块茎，祛风热、利湿、活血散瘀。

功效来源：《全国中草药汇编》

注：本种在罗城县域内零星分布。

香科科属 *Teucrium* L.

铁轴草

Teucrium quadrifarium Buch.-Ham. ex D. Don

凭证标本：罗城调查队 4-1-1755（GXMI）

功效：全草、根或叶，利湿消肿、祛风解暑、凉血解毒。

功效来源：《中华本草》

血见愁 山藿香

Teucrium viscidum Blume var. *viscidum*

凭证标本：29244（KUN）

功效：全草，消肿解毒、凉血止血。

功效来源：《中华本草》

大唇血见愁

Teucrium viscidum Blume var. *macrostephanum* C. Y. Wu et S. Chow

凭证标本：罗城调查队 4-1-65（GXMI）

功效：全草，凉血散瘀、消肿解毒。

功效来源：《药用植物辞典》

266. 水鳖科 Hydrocharitaceae

黑藻属 *Hydrilla* Rich.

黑藻

Hydrilla verticillata (L. f.) Royle

功效：全草，清热解毒、利尿祛湿。

功效来源：《药用植物辞典》

注：《广西中药资源名录》有记载。

水车前属 *Ottelia* Pers.

海菜花

Ottelia acuminata (Gagnep.) Dandy

凭证标本：罗城县普查队 451225130607037LY（IBK、GXMG、CMMI）

功效：根及叶，清热解毒、软坚散结。全草，清热、止咳、益气、固脱。

功效来源：《药用植物辞典》

267. 泽泻科 Alismataceae

泽泻属 *Alisma* L.

东方泽泻 泽泻

Alisma orientale (Samuel) Juz.

功效：块茎，利水渗湿、泄热通淋。

功效来源：《中华本草》

注：本种在罗城县域内零星分布。

慈姑属 *Sagittaria* L.

冠果草

Sagittaria guayanensis Kunth subsp. *lappula* (D. Don) Bogin

功效：全草，清热利湿、解毒。

功效来源：《中华本草》

注：《广西植物名录》有记载。

矮慈姑 鸭舌头

Sagittaria pygmaea Miq.

凭证标本：罗城调查队 4-1-1240（GXMI）

功效：全草，清肺利咽、利湿解毒。

功效来源：《中华本草》

野慈姑

Sagittaria trifolia L. var. *trifolia*

功效：球茎，用于哮喘、狂犬咬伤。

功效来源：《广西中药资源名录》

注：《广西中药资源名录》有记载。

慈姑

Sagittaria trifolia L. var. *sinensis* Sims

功效：球茎，活血凉血、止咳通淋、散结解毒。

功效来源：《中华本草》

注：《广西中药资源名录》有记载。

280. 鸭跖草科 Commelinaceae

穿鞘花属 *Amischotolype* Hassk.

穿鞘花

Amischotolype hispida (A. Rich.) D. Y. Hong

凭证标本：罗城县普查队 451225121205007LY（IBK、GXMG、CMMI）

功效：全株，清热利尿、解毒。

功效来源：《中华本草》

鸭跖草属 *Commelina* L.

饭包草

Commelina benghalensis L.

凭证标本：罗城县普查队 451225130519006LY（IBK、GXMG、CMMI）

功效：全草，清热解毒、利湿消肿。

功效来源：《全国中草药汇编》

鸭跖草

Commelina communis L.

凭证标本：罗城县普查队 451225130611015LY（IBK、GXMG、CMMI）

功效：干燥地上部分，清热泻火、解毒、利水消肿。

功效来源：《中国药典》（2020年版）

节节草 竹节草

Commelina diffusa Burm.

凭证标本：罗城县普查队 451225130519005LY（IBK、GXMG、CMMI）

功效：全草，清热解毒、利尿消肿、止血。

功效来源：《中华本草》

聚花草属 *Floscopa* Lour.
聚花草
Floscopa scandens Lour.
凭证标本：罗城县普查队 451225130608036LY（IBK、GXMG、CMMI）
功效：全草，清热解毒、利水。
功效来源：《中华本草》

水竹叶属 *Murdannia* Royle
大苞水竹叶 痰火草
Murdannia bracteata (C. B. Clarke) J. K. Morton ex D. Y. Hong
凭证标本：罗城县普查队 451225130421006LY（IBK、GXMG、CMMI）
功效：全草，化痰散结、利尿通淋。
功效来源：《广西壮族自治区壮药质量标准 第三卷》（2018年版）

牛轭草
Murdannia loriformis (Hassk.) R. S. Rao et Kammathy
凭证标本：罗城县普查队 451225130518043LY（IBK、GXMG、CMMI）
功效：全草，清热止咳、解毒、利尿。
功效来源：《中华本草》

细竹蒿草
Murdannia simplex (Vahl) Brenan
功效：全草，清热、凉血、解毒。
功效来源：《中华本草》
注：本种在罗城县域内普遍分布。

杜若属 *Pollia* Thunb.
杜若 竹叶莲
Pollia japonica Thunb.
凭证标本：罗城县普查队 451225130518040LY（IBK、GXMG、CMMI）
功效：根状茎或全草，清热利尿、解毒消肿。
功效来源：《中华本草》

小杜若
Pollia miranda (H. Lév.) H. Hara
凭证标本：罗城调查队（沙文兰）4-1-1264（GXMI）
功效：全草，解毒、消肿、散寒、祛湿、补肾、壮阳、益精明目、温中。
功效来源：《药用植物辞典》

紫万年青属 *Tradescantia* L.
紫背万年青 蚌花
Tradescantia spathacea Sw.
功效：花及叶，清热化痰、凉血止痢。
功效来源：《全国中草药汇编》
注：民间常见栽培物种。

吊竹梅
Tradescantia zebrina Bosse
凭证标本：罗城县普查队 451225130311061LY（IBK、GXMG、CMMI）
功效：全草，清热解毒、凉血、利尿、止咳。
功效来源：《药用植物辞典》

285. 谷精草科 Eriocaulaceae
谷精草属 *Eriocaulon* L.
谷精草
Eriocaulon buergerianum Koern.
凭证标本：罗城县普查队 451225130428017LY（IBK、GXMG、CMMI）
功效：花序，疏散风热、明目退翳。
功效来源：《中国药典》（2020年版）

287. 芭蕉科 Musaceae
芭蕉属 *Musa* L.
大蕉
Musa × paradisiaca L.
功效：果实，止渴、润肺、解酒、清脾滑肠。
功效来源：《药用植物辞典》
注：民间常见栽培种。

野蕉 山芭蕉子
Musa balbisiana Colla
功效：种子，破瘀血、通便。
功效来源：《中华本草》
注：《广西中药资源名录》有记载。

芭蕉
Musa basjoo Siebold
功效：叶，清热利尿。种子，生食可止渴、润肺。果仁，通血脉、填精髓。茎液汁，止渴、解毒。
功效来源：《药用植物辞典》
注：民间常见栽培种。

290. 姜科 Zingiberaceae
山姜属 *Alpinia* Roxb.
华山姜
Alpinia oblongifolia Hayata
凭证标本：罗城县普查队 451225130608016LY（IBK、GXMG、CMMI）
功效：根状茎，温中暖胃、散寒止痛、消食、除风湿、解疮毒。种子，祛寒暖胃、燥湿、止呃。

功效来源：《药用植物辞典》

箭秆风

Alpinia sichuanensis Z. Y. Zhu

凭证标本：罗城调查队 4-1-350（GXMI）

功效：根状茎，除湿消肿、行气止痛。

功效来源：《中药大辞典》

豆蔻属 *Amomum* Roxb.

疣果豆蔻 大砂仁

Amomum muricarpum Elmer

凭证标本：罗城县普查队 451225130310063LY（IBK、GXMG、CMMI）

功效：果实，温中化湿、健胃消食、止呕安胎。

功效来源：《中华本草》

草果

Amomum tsaoko Crevost et Lem.

凭证标本：罗城县普查队 451225130728017LY（IBK、GXMG、CMMI）

功效：干燥成熟果实，燥湿温中、截疟、除痰。

功效来源：《中国药典》（2020年版）

闭鞘姜属 *Costus* L.

闭鞘姜 樟柳头

Costus speciosus (Koen.) Sm.

凭证标本：罗城县普查队 451225130719002LY（IBK、GXMG、CMMI）

功效：根状茎，利水消肿、解毒止痒。

功效来源：《中华本草》

姜黄属 *Curcuma* L.

姜黄 郁金

Curcuma longa L.

功效：根状茎，活血止痛、行气解郁、清心凉血、利胆退黄。

功效来源：《中国药典》（2020年版）

注：民间常见栽培物种。

莪术 郁金

Curcuma phaeocaulis Valeton

功效：块根，活血止痛、行气解郁、清心凉血、利胆退黄。

功效来源：《中国药典》（2020年版）

注：本种在罗城县域内零星分布。

土田七属 *Stahlianthus* Kuntze

土田七

Stahlianthus involucratus (King ex Baker) R. M. Smith

凭证标本：罗城县普查队 451225130607010LY（IBK、GXMG、CMMI）

功效：块根和根状茎，散瘀、止痛、止血。

功效来源：《中华本草》

姜属 *Zingiber* Mill.

匙苞姜

Zingiber cochleariforme D. Fang

凭证标本：方鼎等 54814（GXMI）

功效：根状茎，用于风寒感冒、小儿惊风；外用治风湿骨痛。

功效来源：《药用植物辞典》

姜 生姜

Zingiber officinale Roscoe

功效：根状茎，解表散寒、温中止呕、化痰止咳、解鱼蟹毒。

功效来源：《中国药典》（2020年版）

注：民间常见栽培物种。

291. 美人蕉科 Cannaceae

美人蕉属 *Canna* L.

美人蕉

Canna indica L.

功效：根状茎、花，清热利湿、安神降压。

功效来源：《全国中草药汇编》

注：民间常见栽培物种。

蕉芋

Canna indica 'Edulis' Ker-Gawl.

功效：根状茎，清热利湿、解毒。

功效来源：《中华本草》

注：民间常见栽培物种。

292. 竹芋科 Marantaceae

竹芋属 *Maranta* L.

竹芋

Maranta arundinacea L.

功效：块茎，清肺、利尿。

功效来源：《全国中草药汇编》

注：民间常见栽培物种。

花叶竹芋

Maranta bicolor Ker-Gawl.

功效：根、块茎，清热消肿。

功效来源：《全国中草药汇编》

注：民间常见栽培物种。

柊叶属 *Phrynium* Willd.

柊叶 粽粑叶

Phrynium rheedei Suresh et Nicolson

凭证标本：罗城县普查队 451225130310028LY（IBK、GXMG、CMMI）

功效：全草，清热解毒、凉血止血、利尿。

功效来源：《全国中草药汇编》

293. 百合科 Liliaceae

粉条儿菜属 *Aletris* L.

粉条儿菜

Aletris spicata (Thunb.) Franch.

凭证标本：罗城县普查队 451225130518001LY （IBK、GXMG、CMMI）

功效：根、全草，润肺止咳、养心安神、消积驱蛔。

功效来源：《全国中草药汇编》

葱属 *Allium* L.

洋葱

Allium cepa L.

功效：鳞茎，散寒、理气、解毒、杀虫。

功效来源：《药用植物辞典》

注：民间常见栽培物种。

藠头 薤白

Allium chinense G. Don

凭证标本：罗城县普查队 451225130429001LY （IBK、GXMG、CMMI）

功效：鳞茎，通阳散结、行气导滞。

功效来源：《中国药典》（2020年版）

葱 葱白

Allium fistulosum L.

功效：鳞茎或全草，发汗解表、通阳、利尿。

功效来源：《全国中草药汇编》

注：民间常见栽培物种。

薤白

Allium macrostemon Bunge

功效：鳞茎，通阳散结、行气导滞。

功效来源：《中国药典》（2020年版）

注：民间常见栽培物种。

蒜 大蒜

Allium satiuum L.

功效：鳞茎，温中行滞、解毒、杀虫。

功效来源：《桂本草》第一卷上

注：民间常见栽培物种。

韭 韭菜

Allium tuberosum Rottler ex Spreng.

凭证标本：罗城县普查队 451225130723008LY （IBK、GXMG、CMMI）

功效：根，补肾、温中行气、散瘀、解毒。

功效来源：《广西壮族自治区壮药质量标准 第二卷》（2011年版）

芦荟属 *Aloe* L.

芦荟

Aloe vera (L.) Burm. f.

功效：叶或叶的干浸膏，肝经实热头晕、头痛、耳鸣、烦躁、便秘、小儿惊痫、疳积。花，咳血、吐血、尿血。

功效来源：《全国中草药汇编》

注：民间常见栽培物种。

天门冬属 *Asparagus* L.

天门冬 天冬

Asparagus cochinchinensis (Lour.) Merr.

凭证标本：罗城县普查队 451225130428020LY （IBK、GXMG、CMMI）

功效：块根，清肺生津、养阴润燥。

功效来源：《中国药典》（2020年版）

石刁柏

Asparagus officinalis L.

凭证标本：罗城县普查队 451225130517004LY （IBK、GXMG、CMMI）

功效：嫩茎，清热利湿、活血散结。

功效来源：《中华本草》

蜘蛛抱蛋属 *Aspidistra* Ker-Gawl.

长瓣蜘蛛抱蛋

Aspidistra longipetala S. Z. Huang

凭证标本：罗城县普查队 451225130307043LY （IBK、GXMG、CMMI）

功效：根状茎，用于咳嗽。

功效来源：《药用植物辞典》

小花蜘蛛抱蛋

Aspidistra minutiflora Stapf

凭证标本：罗城县普查队 451225130607028LY （IBK、GXMG、CMMI）

功效：根茎状，活血通淋、泄热通络。

功效来源：《药用植物辞典》

开口箭属 *Campylandra* Baker

弯蕊开口箭 扁竹兰

Campylandra wattii C. B. Clarke

凭证标本：罗城县普查队 451225130310005LY （IBK、GXMG、CMMI）

功效：根状茎，清热解毒、散瘀止血、消肿止痛。

功效来源：《中华本草》

白丝草属 *Chionographis* Maxim.

白丝草 中国白丝草

Chionographis chinensis K. Krause

凭证标本：罗城调查队 4–1–0116（GXMI）

功效：全草，用于喉痛、咳嗽、小便黄短。根，用于风湿腰胀痛、膀胱部位痛。

功效来源：《广西中药资源名录》

吊兰属 *Chlorophytum* Ker-Gawl.
吊兰
Chlorophytum comosum (Thunb.) Baker

功效：全草，养阴清热、润肺止咳。

功效来源：《全国中草药汇编》

注：民间常见栽培物种。

朱蕉属 *Cordyline* Comm. ex R. Br.
朱蕉
Cordyline fruticosa (L.) A. Chev.

功效：花，清热化痰、凉血止血。叶或根，凉血止血、散瘀定痛。

功效来源：《中华本草》

注：民间常见栽培物种。

山菅属 *Dianella* Lam.
山菅 山猫儿
Dianella ensifolia (L.) DC.

凭证标本：罗城县普查队 451225130307028LY （IBK、GXMG、CMMI）

功效：根状茎或全草，拔毒消肿、散瘀止痛。

功效来源：《中华本草》

竹根七属 *Disporopsis* Hance
散斑竹根七
Disporopsis aspersa (Hua) Engl. ex K. Krause

功效：根状茎，补中益气、养阴润肺、生津止咳、化瘀止痛、凉血、解毒。

功效来源：《药用植物辞典》

注：本种在罗城县域内零星分布。

竹根七
Disporopsis fuscopicta Hance

功效：根状茎，养阴清肺、活血祛瘀。

功效来源：《中华本草》

注：《广西植物名录》有记载。

万寿竹属 *Disporum* Salisb. ex D. Don
万寿竹 竹叶参
Disporum cantoniense (Lour.) Merr.

凭证标本：罗城调查队 4-1-392 （GXMI）

功效：根状茎，祛风除湿、舒筋活血、清热、祛痰止咳。

功效来源：《中华本草》

宝铎草 竹林霄
Disporum sessile D. Don

凭证标本：罗城调查队 4-1-0119 （GXMI）

功效：根及根状茎，清热解毒、润肺止咳、健脾消食、舒筋活络。

功效来源：《中华本草》

萱草属 *Hemerocallis* L.
萱草 萱草根
Hemerocallis fulva (L.) L.

凭证标本：罗城县普查队 451225130729014LY （IBK、GXMG、CMMI）

功效：根，清热利尿、凉血止血。

功效来源：《中华本草》

玉簪属 *Hosta* Tratt.
紫萼 紫玉簪
Hosta ventricosa (Salisb.) Stearn

功效：全草或根，散瘀止痛、解毒。

功效来源：《中华本草》

注：本种在罗城县域内零星分布。

百合属 *Lilium* L.
野百合 百合
Lilium brownii F. E. Br. ex Miellez var. *brownii*

凭证标本：罗城县普查队 451225130518030LY （IBK、GXMG、CMMI）

功效：肉质鳞茎，清心安神、养阴润肺。

功效来源：《中国药典》（2020年版）

百合
Lilium brownii F. E. Br. ex Miellez var. *viridulum* Baker

功效：鳞叶，养阴润肺、清心安神。

功效来源：《中国药典》（2020年版）

注：本种在罗城县域内零星分布。

山麦冬属 *Liriope* Lour.
矮小山麦冬
Liriope minor (Maxim.) Makino

凭证标本：罗城县普查队 451225121231020LY （IBK、GXMG、CMMI）

功效：块根，养阴生津、润肺、清心。

功效来源：《药用植物辞典》

山麦冬 土麦冬
Liriope spicata (Thunb.) Lour.

功效：块根，养阴生津。

功效来源：《中华本草》

注：本种在罗城县域内普遍分布。

沿阶草属 *Ophiopogon* Ker-Gawl.
长茎沿阶草
Ophiopogon chingii F. T. Wang et T. Tang

凭证标本：罗城调查队 4-1-27（GXMI）

功效：块根，清热润肺、养阴生津。

功效来源：《药用植物辞典》

间型沿阶草

Ophiopogon intermedius D. Don

功效：块根，清热润肺、养阴生津、止咳。

功效来源：《药用植物辞典》

注：《广西植物名录》有记载。

麦冬

Ophiopogon japonicus (L. f.) Ker-Gawl.

凭证标本：罗城调查队 4-1-709（GXMI）

功效：块根，养阴生津、润肺清心。

功效来源：《中国药典》（2020年版）

疏花沿阶草

Ophiopogon sparsiflorus F. T. Wang et L. K. Dai

凭证标本：罗城调查队 4-1-0122（GXMI）

功效：全草，清热。

功效来源：《药用植物辞典》

球子草属 *Peliosanthes* Andrews

大盖球子草

Peliosanthes macrostegia Hance

凭证标本：罗城县普查队 451225131109012LY（IBK、GXMG、CMMI）

功效：根及根状茎，祛痰止咳、舒肝止痛。全草，止血开胃、健脾补气。

功效来源：《药用植物辞典》

黄精属 *Polygonatum* Mill.

多花黄精 黄精

Polygonatum cyrtonema Hua

凭证标本：罗城县普查队 451225130724007LY（IBK、GXMG、CMMI）

功效：根状茎，补气养阴、健脾润肺、益肾。

功效来源：《中国药典》（2020年版）

玉竹

Polygonatum odoratum (Mill.) Druce

凭证标本：罗城县普查队 451225130425037LY（IBK、GXMG、CMMI）

功效：根茎，养阴润燥、生津止渴。

功效来源：《中国药典》（2020年版）

点花黄精 树刁

Polygonatum punctatum Royle ex Kunth

功效：根状茎或全草，解毒消肿、止血。

功效来源：《全国中草药汇编》

注：本种在罗城县域内零星分布。

295. 延龄草科 Trilliaceae

重楼属 *Paris* L.

具柄重楼 七叶一枝花

Paris fargesii Franch. var. *petiolata* (Baker ex C. H. Wright) F. T. Wang et Tang

功效：根状茎，清热解毒、消肿止痛。

功效来源：《全国中草药汇编》

注：本种在罗城县域内零星分布。

华重楼 重楼

Paris polyphylla Sm. var. *chinensis* (Franch.) H. Hara

凭证标本：罗城调查队 4-1-373（GXMI）

功效：根状茎，清热解毒、消肿止痛、凉肝定惊。

功效来源：《中国药典》（2020年版）

296. 雨久花科 Pontederiaceae

凤眼蓝属 *Eichhornia* Kunth

凤眼蓝 凤眼兰

Eichhornia crassipes (Mart.) Solms

凭证标本：罗城县普查队 451225130718032LY（IBK、GXMG、CMMI）

功效：全草，清热解暑、利尿消肿。

功效来源：《全国中草药汇编》

雨久花属 *Monochoria* C. Presl

鸭舌草

Monochoria vaginalis (Burm. f.) C. Presl ex Kunth

凭证标本：罗城县普查队 451225130611006LY（IBK、GXMG、CMMI）

功效：全草，清热解毒。

功效来源：《全国中草药汇编》

297. 菝葜科 Smilacaceae

肖菝葜属 *Heterosmilax* Kunth

华肖菝葜

Heterosmilax chinensis F. T. Wang

凭证标本：罗城调查队 4-1-642（GXMI）

功效：根状茎，用于瘰疬、小便不利。

功效来源：《广西中药资源名录》

短柱肖菝葜 土太片

Heterosmilax septemnervia F. T. Wang et T. Tang

凭证标本：罗城县普查队 451225130429037LY（IBK、GXMG、CMMI）

功效：根状茎，清热利湿。

功效来源：《广西壮族自治区壮药质量标准 第二卷》（2011年版）

菝葜属 *Smilax* L.

弯梗菝葜

Smilax aberrans Gagnep.

凭证标本：罗城调查队 4-1-364（GXMI）

功效：根状茎，清热渗湿。

功效来源：《药用植物辞典》

尖叶菝葜

Smilax arisanensis Hayata

凭证标本：罗城县普查队 451225130308008LY（IBK、GXMG、CMMI）

功效：根状茎，清热利湿、活血。

功效来源：《药用植物辞典》

西南菝葜

Smilax biumbellata T. Koyama

凭证标本：罗城县普查队 451225130423029LY（IBK、GXMG、CMMI）

功效：根状茎，祛风活血、解毒、止痛。

功效来源：《药用植物辞典》

圆锥菝葜

Smilax bracteata C. Presl

凭证标本：罗城县普查队 451225130421019LY（IBK、GXMG、CMMI）

功效：根状茎，祛风除湿、消肿止痛。

功效来源：《药用植物辞典》

菝葜

Smilax china L.

凭证标本：罗城县普查队 451225130430025LY（IBK、GXMG、CMMI）

功效：根状茎，利湿去浊、祛风除痹、解毒散瘀。

功效来源：《中国药典》（2020年版）

柔毛菝葜

Smilax chingii F. T. Wang et T. Tang

凭证标本：陈少卿 14974（IBK）

功效：根状茎，清热解毒、消肿散结。

功效来源：《药用植物辞典》

银叶菝葜

Smilax cocculoides Warb.

凭证标本：罗城专业队 4-1-134（GXMI）

功效：根状茎，祛风湿、活血消肿。

功效来源：《药用植物辞典》

土茯苓

Smilax glabra Roxb.

凭证标本：罗城县普查队 451225130501042LY（IBK、GXMG、CMMI）

功效：根状茎，除湿、解毒、通利关节。

功效来源：《中国药典》（2020年版）

黑果菝葜 金刚藤头

Smilax glaucochina Warb.

凭证标本：罗城县普查队 451225130607047LY（IBK、GXMG、CMMI）

功效：根状茎或嫩叶，祛风、清热、利湿、解毒。

功效来源：《中华本草》

马甲菝葜

Smilax lanceifolia Roxb. var. *lanceifolia*

凭证标本：陈少卿 14954（IBK）

功效：根状茎，用于腰膝疼痛、水肿、腹胀。

功效来源：《广西中药资源名录》

折枝菝葜

Smilax lanceifolia Roxb. var. *elongata* (Warb.) F. T. Wang et T. Tang

功效：根状茎，解毒、除湿。

功效来源：《药用植物辞典》

注：《广西中药资源名录》有记载。

凹脉菝葜

Smilax lanceifolia Roxb. var. *impressinervia* (F. T. Wang et Ts. Tang) T. Koyama

功效：根状茎，消肿止痛、祛风。

功效来源：《药用植物辞典》

注：《广西中药资源名录》有记载。

抱茎菝葜 九牛力

Smilax ocreata A. DC.

凭证标本：罗城县普查队 451225121206007LY（IBK、GXMG、CMMI）

功效：根状茎，健脾胃、强筋骨。

功效来源：《中华本草》

牛尾菜

Smilax riparia A. DC.

凭证标本：罗城县普查队 451225130606015LY（IBK、GXMG、CMMI）

功效：根、根状茎或全草，补气活血、舒筋通络、祛痰止咳。

功效来源：《广西壮族自治区壮药质量标准 第一卷》（2008年版）

302. 天南星科 Araceae

菖蒲属 *Acorus* L.

菖蒲 藏菖蒲

Acorus calamus L.

凭证标本：罗城县普查队 451225130607020LY（IBK、GXMG、CMMI）

功效：根状茎，温胃、消炎止痛。

功效来源：《中国药典》（2020年版）

金钱蒲

Acorus gramineus Soland.

凭证标本：罗城县普查队 451225130309039LY（IBK、GXMG、CMMI）

功效：根状茎，化湿开胃、开窍豁痰、醒神益智。

功效来源：《药用植物辞典》

石菖蒲

Acorus tatarinowii Schott

凭证标本：罗城县普查队 451225130310058LY（IBK、GXMG、CMMI）

功效：根状茎，醒神益智、化湿开胃、开窍豁痰。

功效来源：《中国药典》（2020年版）

广东万年青属 *Aglaonema* Schott

广东万年青

Aglaonema modestum Schott.

功效：根状茎及叶，清热凉血、拔毒消肿、止痛。

功效来源：《中华本草》

注：《广西中药资源名录》有记载。

海芋属 *Alocasia* (Schott) G. Don

尖尾芋 卜芥

Alocasia cucullata (Lour.) Schott

功效：根状茎，清热解毒、散结止痛。

功效来源：《中华本草》

注：本种在罗城县域内零星分布。

磨芋属 *Amorphophallus* Blume

磨芋 蒟蒻

Amorphophallus konjac K. Koch

功效：块茎，化痰散积、行瘀消肿。

功效来源：《中药大辞典》

注：本种在罗城县域内普遍分布。

天南星属 *Arisaema* Mart.

一把伞南星 天南星

Arisaema erubescens (Wall.) Schott

功效：块茎，散结消肿。

功效来源：《中国药典》（2020年版）

注：本种在县域内零星分布。

天南星

Arisaema heterophyllum Blume

凭证标本：罗城县普查队 451225130421015LY（IBK、GXMG、CMMI）

功效：块茎，散结消肿。

功效来源：《中国药典》（2020年版）

芋属 *Colocasia* Schott

芋 芋头

Colocasia esculenta (L.) Schott

功效：花序，理气止痛、散瘀止血。根茎，健脾补虚、解毒散结。

功效来源：《中华本草》

注：民间常见栽培物种。

隐棒花属 *Cryptocoryne* Fisch. ex Wydler

隐棒花

Cryptocoryne crispatula Engl.

功效：全草，舒筋活络、祛风除湿、活血止痛。

功效来源：《药用植物辞典》

注：《广西植物名录》有记载。

半夏属 *Pinellia* Ten.

虎掌 天南星

Pinellia pedatisecta Schott

功效：块茎，祛风止痉、化痰散结。

功效来源：《中华本草》

注：民间常见栽培物种。

半夏

Pinellia ternata (Thunb.) Breitenb.

凭证标本：罗城县普查队 451225130306013LY（IBK、GXMG、CMMI）

功效：块茎，燥湿化痰、降逆止呕、消痞散结。

功效来源：《中国药典》（2020年版）

石柑属 *Pothos* L.

石柑子

Pothos chinensis (Raf.) Merr.

凭证标本：罗城县普查队 451225130308016LY（IBK、GXMG、CMMI）

功效：全草，舒筋活络、散瘀消肿、导滞去积。

功效来源：《广西壮族自治区壮药质量标准 第三卷》（2018年版）

地柑

Pothos pilulifer Buchet ex Gagnep.

凭证标本：0127（KUN）

功效：全草，清心泻火、凉血止血。

功效来源：《全国中草药汇编》

崖角藤属 *Rhaphidophora* Hassk.

爬树龙 大过山龙

Rhaphidophora decursiva (Roxb.) Schott

功效：根或茎，活血舒筋、解表镇咳、解毒消肿。

功效来源：《中华本草》

注：本种在罗城县域内普遍分布。

犁头尖属 *Typhonium* Schott

犁头尖

Typhonium blumei Nicolson et Sivadasan

凭证标本：罗城县普查队 451225130425003LY（IBK、GXMG、CMMI）

功效：块茎或全草，解毒消肿、散瘀止血。

功效来源：《中华本草》

鞭檐犁头尖 水半夏

Typhonium flagelliforme (Lodd.) Blume

凭证标本：罗城县普查队 451225130731001LY（IBK、GXMG、CMMI）

功效：块茎，燥湿化痰、止咳。

功效来源：《广西壮族自治区壮药质量标准 第二卷》（2011年版）

303. 浮萍科 Lemnaceae

浮萍属 *Lemna* L.

浮萍

Lemna minor L.

功效：全草，发汗解表、透疹止痒、利水消肿、清热解毒。

功效来源：《中华本草》

注：《广西中药资源名录》有记载。

紫萍属 *Spirodela* Schleid.

紫萍 浮萍

Spirodela polyrrhiza (L.) Schleiden

功效：全草，宣散风热、透疹、利尿。

功效来源：《中国药典》（2020年版）

注：《广西中药资源名录》有记载。

306. 石蒜科 Amaryllidaceae

文殊兰属 *Crinum* L.

文殊兰

Crinum asiaticum L. var. *sinicum* (Roxb. ex Herb.) Baker

功效：叶和鳞茎，行血散瘀、消肿止痛。

功效来源：《全国中草药汇编》

注：民间常见栽培物种。

朱顶红属 *Hippeastrum* Herb.

朱顶红

Hippeastrum rutilum (Ker-Gawl.) Herb.

功效：鳞茎，活血散瘀、解毒消肿。

功效来源：《药用植物辞典》

注：民间常见栽培物种。

水鬼蕉属 *Hymenocallis* Salisb.

水鬼蕉

Hymenocallis littoralis (Jacq.) Salisb.

功效：叶，舒筋活血、消肿止痛。

功效来源：《中华本草》

注：民间常见栽培物种。

石蒜属 *Lycoris* Herb.

忽地笑 铁色箭

Lycoris aurea (L'Hér.) Herb.

凭证标本：陈照宙 53406（KUN）

功效：鳞茎，润肺止咳、解毒消肿。

功效来源：《中华本草》

石蒜

Lycoris radiata (L'Hér.) Herb.

功效：鳞茎，祛痰催吐、解毒散结。

功效来源：《中华本草》

注：本种在罗城县域内零星分布。

葱莲属 *Zephyranthes* Herb.

葱莲 玉帘

Zephyranthes candida (Lindl.) Herb.

功效：全草，平肝熄风。

功效来源：《全国中草药汇编》

注：民间常见栽培物种。

307. 鸢尾科 Iridaceae

射干属 *Belamcanda* Adans.

射干

Belamcanda chinensis (L.) DC.

功效：根状茎，清热解毒、消痰利咽。

功效来源：《中国药典》（2020年版）

注：本种在罗城县域内普遍分布。

雄黄兰属 *Crocosmia* Planch.

雄黄兰

Crocosmia crocosmiflora (Nichols.) N. E. Br.

功效：球茎，消肿止痛。

功效来源：《中华本草》

注：本种在罗城县域内零星分布。

红葱属 *Eleutherine* Herb.

红葱 小红蒜根

Eleutherine plicata Herb.

功效：鳞茎，养血补虚、活血止血。

功效来源：《中华本草》

注：本种在罗城县域内零星分布。

唐菖蒲属 *Gladiolus* L.

唐菖蒲 搜山黄

Gladiolus gandavensis Van Houtte

功效：球茎，清热解毒、散瘀消肿。

功效来源：《中华本草》

注：本种在罗城县域内零星分布。

310. 百部科 Stemonaceae
百部属 *Stemona* Lour.
大百部 百部
Stemona tuberosa Lour.
凭证标本：罗城县普查队 451225130423020LY（IBK、GXMG、CMMI）
功效：块根，润肺下气、止咳、杀虫灭虱。
功效来源：《中国药典》（2020年版）

311. 薯蓣科 Dioscoreaceae
薯蓣属 *Dioscorea* L.
参薯 毛薯
Dioscorea alata L.
凭证标本：罗城县普查队 451225130517001LY（IBK、GXMG、CMMI）
功效：块茎，健脾止泻、益肺滋肾、解毒敛疮。
功效来源：《中华本草》

黄独 黄药子
Dioscorea bulbifera L.
功效：块茎，化痰、止咳止血。
功效来源：《广西壮族自治区壮药质量标准 第三卷》（2018年版）
注：《广西中药资源名录》有记载。

山葛薯
Dioscorea chingii Prain et Burkill
凭证标本：罗城县普查队 451225130311016LY（IBK、GXMG、CMMI）
功效：根状茎，消肿、止痛。
功效来源：《药用植物辞典》

薯莨
Dioscorea cirrhosa Lour.
凭证标本：罗城县普查队 451225130101027LY（IBK、GXMG、CMMI）
功效：块茎，活血补血、收敛固涩。
功效来源：《中华本草》

七叶薯蓣 七叶薯
Dioscorea esquirolii Prain et Burkill
凭证标本：罗城县普查队 451225130312023LY（IBK、GXMG、CMMI）
功效：块根，凉血止血、消肿止痛。
功效来源：《全国中草药汇编》

光叶薯蓣 红山药
Dioscorea glabra Roxb.
凭证标本：陈少卿 14982（IBSC）

功效：根，通经活络、止血、止痢。
功效来源：《全国中草药汇编》

日本薯蓣 山药
Dioscorea japonica Thunb.
凭证标本：罗城县普查队 451225130518016LY（IBK、GXMG、CMMI）
功效：根状茎，生津益肺、补肾涩精、补脾养胃。
功效来源：《中国药典》（2020年版）

黑珠芽薯蓣
Dioscorea melanophyma Prain et Burkill
凭证标本：罗城县普查队 451225130802001LY（IBK、GXMG、CMMI）
功效：块茎，健脾益肺、清热解毒。
功效来源：《中华本草》

薯蓣
Dioscorea polystachya Turcz.
功效：块茎，补脾养胃、生津益肺、止咳平喘、补肾涩精、止泻。珠芽，补虚损、强腰脚、益肾、食之不饥。
功效来源：《药用植物辞典》
注：《广西中药资源名录》有记载。

马肠薯蓣
Dioscorea simulans Prain et Burkill
凭证标本：罗城调查队 4-1-1858（GXMI）
功效：块茎，解毒、散血、消肿。
功效来源：《中华本草》

313. 龙舌兰科 Agavaceae
龙舌兰属 *Agave* L.
龙舌兰
Agave americana L. var. *americana*
功效：叶，解毒拔脓、杀虫、止血。
功效来源：《中华本草》
注：民间常见栽培物种。

金边龙舌兰
Agave americana L. var. *variegata* Nichols.
功效：鲜叶，润肺止咳、平喘、透疹、祛瘀生新。
功效来源：《全国中草药汇编》
注：民间常见栽培物种。

剑麻
Agave sisalana Perrine ex Engelm.
凭证标本：罗城县普查队 451225130519014LY（IBK、GXMG、CMMI）
功效：叶，凉血止血、消肿解毒。
功效来源：《中华本草》

虎尾兰属 *Sansevieria* Thunb.

虎尾兰

Sansevieria trifasciata Prain var. *trifasciata*

功效：叶，清热解毒、去腐生肌。

功效来源：《全国中草药汇编》

注：民间常见栽培物种。

金边虎尾兰 虎尾兰

Sansevieria trifasciata Prain var. *laurentii* (De Wildem.) N. E. Brown

功效：叶，清热解毒、活血消肿。

功效来源：《中华本草》

注：民间常见栽培物种。

314. 棕榈科 Arecaceae

鱼尾葵属 *Caryota* L.

鱼尾葵

Caryota ochlandra Hance

功效：叶鞘纤维、根，收敛止血、强筋骨。

功效来源：《全国中草药汇编》

注：《广西中药资源名录》有记载。

散尾葵属 *Chrysalidocarpus* H. Wendl.

散尾葵

Chrysalidocarpus lutescens H. Wendl.

功效：叶鞘纤维，收敛止血。

功效来源：《中华本草》

注：民间常见栽培物种。

油棕属 *Elaeis* Jacq.

油棕 油棕根

Elaeis guineensis Jacq.

功效：根，祛瘀消肿。

功效来源：《中华本草》

注：民间常见栽培物种。

蒲葵属 *Livistona* R. Br.

蒲葵 蒲葵子

Livistona chinensis (Jacq.) R. Br.

功效：成熟果实，抗癌。

功效来源：《广西中药材标准 第二册》（1996年）

注：民间常见栽培物种。

刺葵属 *Phoenix* L.

刺葵

Phoenix loureiroi Kunth

凭证标本：广西调查队 351（KUN）

功效：日本药用植物。收载于赤松金芳著《和汉药》。

功效来源：《药用植物辞典》

棕榈属 *Trachycarpus* H. Wendl.

棕榈

Trachycarpus fortunei (Hook.) H. Wendl.

功效：叶柄，收敛止血。

功效来源：《中国药典》（2020年版）

注：《广西中药资源名录》有记载。

315. 露兜树科 Pandanaceae

露兜树属 *Pandanus* Parkinson

露兜草

Pandanus austrosinensis T. L. Wu

凭证标本：罗城县普查队 451225130310036LY（IBK、GXMG、CMMI）

功效：根，清热除湿。

功效来源：《药用植物辞典》

318. 仙茅科 Hypoxidaceae

仙茅属 *Curculigo* Gaertn.

大叶仙茅 大地棕根

Curculigo capitulata (Lour.) O. Kuntze

凭证标本：罗城县普查队 451225130421050LY（IBK、CMMI）

功效：根状茎，补肾壮阳、祛风除湿、活血调经。

功效来源：《中华本草》

仙茅

Curculigo orchioides Gaertn.

凭证标本：罗城调查队 4-1-023（GXMI）

功效：根状茎，补肾壮阳、强筋骨、祛除寒湿。

功效来源：《广西壮族自治区壮药质量标准 第二卷》（2011年版）

小金梅草属 *Hypoxis* L.

小金梅草 野鸡草

Hypoxis aurea Lour.

凭证标本：罗城县普查队 451225130611016LY（IBK、GXMG、CMMI）

功效：全株，温肾壮阳、理气止痛。

功效来源：《中华本草》

321. 蒟蒻薯科 Taccaceae

裂果薯属 *Schizocapsa* Hance

裂果薯 水田七

Schizocapsa plantaginea Hance

凭证标本：罗城县普查队 451225130422025LY（IBK、GXMG、CMMI）

功效：根茎，清热解毒、止咳祛痰、理气止痛、散瘀止血。

功效来源：《广西壮族自治区壮药质量标准 第二卷》（2011年版）

蒟蒻薯属 *Tacca* J. R. Forst. & G. Forst.

箭根薯 蒟蒻薯
Tacca chantrieri André
凭证标本：陈少卿 12052（IBK）
功效：根状茎，清热解毒、理气止痛。
功效来源：《中华本草》

323. 水玉簪科 Burmanniaceae

水玉簪属 *Burmannia* L.

水玉簪
Burmannia disticha L.
凭证标本：陈少卿 14961（IBK）
功效：全草、根，清热利湿、止咳。
功效来源：《中华本草》

326. 兰科 Orchidaceae

脆兰属 *Acampe* Lindl.

多花脆兰
Acampe rigida (Buch.-Ham. ex J. E. Sm.) P. F. Hunt
凭证标本：罗城县普查队 451225130311071LY（IBK、GXMG、CMMI）
功效：全株，用于身骨痛、经期腰腹痛。叶，用于咳嗽、喉痛，生嚼咽汁用于骨鲠喉。
功效来源：《广西中药资源名录》

开唇兰属 *Anoectochilus* Blume

花叶开唇兰 金线莲
Anoectochilus roxburghii (Wall.) Lindl.
凭证标本：罗城县普查队 451225130805002LY（IBK、GXMG、CMMI）
功效：干燥全草，清热解毒、祛风除湿、凉血平肝、固肾。
功效来源：《广西壮族自治区壮药质量标准 第三卷》（2018年版）

竹叶兰属 *Arundina* Blume

竹叶兰 长杆兰
Arundina graminifolia (D. Don) Hochr.
凭证标本：罗城县普查队 451225130309016LY（IBK、GXMG、CMMI）
功效：全草、根状茎，清热解毒、祛风利湿。
功效来源：《中华本草》

白及属 *Bletilla* Rchb. f.

小白及
Bletilla formosana (Hayata) Schltr.
凭证标本：000117（GXMI）
功效：块茎，补肺、止血、生肌、收敛。
功效来源：《药用植物辞典》

黄花白及
Bletilla ochracea Schltr.
凭证标本：罗城调查队 4-1-110（GXMI）
功效：块茎，收敛止血、消肿生肌。
功效来源：《药用植物辞典》

白及
Bletilla striata (Thunb. ex A. Murray) Rchb. f.
功效：块茎，收敛止血、消肿生肌。
功效来源：《中国药典》（2020年版）
注：本种在罗城县域内零星分布。

苞叶兰属 *Brachycorythis* Lindl.

短距苞叶兰
Brachycorythis galeandra (Rchb. f.) Summerh.
凭证标本：罗城调查队 4-1-422（GXMI）
功效：块茎，用于头晕耳鸣、肾虚腰痛、阳痿、早泄。
功效来源：《广西中药资源名录》

石豆兰属 *Bulbophyllum* Thouars

梳帽卷瓣兰 一匹草
Bulbophyllum andersonii (Hook. f.) J. J. Sm.
凭证标本：罗城县普查队 451225130429012LY（IBK、GXMG、CMMI）
功效：全草，润肺止咳、益肾补虚、消食、祛风活血。
功效来源：《中华本草》

广东石豆兰 广石豆兰
Bulbophyllum kwangtungense Schltr.
凭证标本：罗城县普查队 451225130421001LY（IBK、GXMG、CMMI）
功效：假鳞茎和全草，清热、滋阴、消肿。
功效来源：《中华本草》

密花石豆兰 果上叶
Bulbophyllum odoratissimum (J. E. Smith) Lindl.
凭证标本：罗城县普查队 451225130421007LY（IBK、GXMG、CMMI）
功效：全草，润肺化痰、通络止痛。
功效来源：《中华本草》

虾脊兰属 *Calanthe* R. Br.

长距虾脊兰
Calanthe sylvatica (Thouars) Lindl.
凭证标本：罗城县普查队 451225130309031LY（IBK、GXMG、CMMI）
功效：全草，解毒止痛、活血化瘀、拔毒生肌。
功效来源：《药用植物辞典》

三棱虾脊兰 肉连环

Calanthe tricarinata Lindl.

凭证标本：罗城调查队 4-1-083（GXMI）

功效：根，舒筋活络、祛风止痛。

功效来源：《全国中草药汇编》

黄兰属 *Cephalantheropsis* Guillaumin

黄兰

Cephalantheropsis gracilis (Lindl.) S. Y. Hu

凭证标本：罗城县普查队 451225130309018LY（IBK、GXMG、CMMI）

功效：根，祛风止痛。

功效来源：《药用植物辞典》

叉柱兰属 *Cheirostylis* Blume

云南叉柱兰

Cheirostylis yunnanensis Rolfe

功效：根状茎，用于肺虚咳嗽、瘰疬；鲜汁滴治中耳炎。

功效来源：《广西中药资源名录》

注：《广西植物名录》有记载。

隔距兰属 *Cleisostoma* Blume

红花隔距兰 龙角草

Cleisostoma williamsonii (Rchb. f.) Garay

凭证标本：000091（GXMI）

功效：全草，清热解毒、舒筋活络。

功效来源：《中华本草》

兰属 *Cymbidium* Sw.

建兰 牛角三七

Cymbidium ensifolium (L.) Sw.

凭证标本：罗城调查队 4-1-135（GXMI）

功效：假鳞茎、全草，清热化痰、补肾健脑。

功效来源：《中华本草》

多花兰 牛角三七

Cymbidium floribundum Lindl.

凭证标本：罗城调查队 4-1-127（GXMI）

功效：全草，清热化痰、补肾健脑。

功效来源：《中华本草》

寒兰

Cymbidium kanran Makino

功效：全草，清心润肺、止咳平喘。根，清热、驱蛔。

功效来源：《药用植物辞典》

注：《广西植物名录》有记载。

兔耳兰

Cymbidium lancifolium Hook.

凭证标本：罗城县普查队 451225130311003LY（IBK、GXMG、CMMI）

功效：全草，补肝肺、祛风除湿、强筋骨、清热解毒、消肿、润肺、宁神、固气、利水。

功效来源：《药用植物辞典》

石斛属 *Dendrobium* Sw.

疏花石斛

Dendrobium henryi Schltr.

凭证标本：罗城县黄金乙组 4-1-354（GXMI）

功效：茎，滋阴肾、益胃、生津除烦。

功效来源：《药用植物辞典》

美花石斛 石斛

Dendrobium loddigesii Rolfe

凭证标本：罗城县普查队 451225130427039LY（IBK、GXMG、CMMI）

功效：茎，生津益胃、滋阴清热、润肺益肾、明目强腰。

功效来源：《中华本草》

蛇舌兰属 *Diploprora* Hook. f.

蛇舌兰

Diploprora championii (Lindl.) Hook. f.

凭证标本：罗城县普查队 451225130610032LY（IBK、GXMG、CMMI）

功效：全草，用于跌打损伤、骨折。

功效来源：《药用植物辞典》

毛兰属 *Eria* Lindl.

半柱毛兰 蜢臂兰

Eria corneri Rchb. f.

凭证标本：罗城县普查队 451225130312004LY（IBK、GXMG、CMMI）

功效：全草，滋阴清热、生津止渴。

功效来源：《中华本草》

山珊瑚属 *Galeola* Lour.

毛萼山珊瑚

Galeola lindleyana (Hook. f. et Thomson) Rchb. f.

功效：全草，祛风除湿、润肺止咳、利水通淋。

功效来源：《药用植物辞典》

注：《广西植物名录》有记载。

天麻属 *Gastrodia* R. Br.

天麻

Gastrodia elata Blume

功效：块茎，平肝、熄风、止痉。

功效来源：《全国中草药汇编》

注：《广西植物名录》有记载。

斑叶兰属 *Goodyera* R. Br.

高斑叶兰 石风丹

Goodyera procera (Ker Gawl.) Hook.

凭证标本：罗城调查队 4-1-041（GXMI）

功效：全草，祛风除湿、行气活血、止咳平喘。

功效来源：《中华本草》

玉凤花属 *Habenaria* Willd.

毛葶玉凤花 肾经草

Habenaria ciliolaris Kraenzl.

功效：块茎，壮腰补肾、清热利水、解毒。

功效来源：《中华本草》

注：《广西植物名录》有记载。

线瓣玉凤花

Habenaria fordii Rolfe

凭证标本：罗城县普查队 451225130722012LY（IBK、GXMG、CMMI）

功效：块根，消食化积。

功效来源：《药用植物辞典》

坡参

Habenaria linguella Lindl.

凭证标本：罗城调查队 4-1-1487（GXMI）

功效：块茎，润肺益肾、强壮筋骨。

功效来源：《中华本草》

橙黄玉凤花

Habenaria rhodocheila Hance

功效：块茎，清热解毒、活血止痛。

功效来源：《中华本草》

注：本种在罗城县域内普遍分布。

角盘兰属 *Herminium* L.

叉唇角盘兰 腰子草

Herminium lanceum (Thunb. ex Sw.) Vuijk

功效：块根、全草，益肾壮阳、养血补虚、理气除湿。

功效来源：《中华本草》

注：《广西植物名录》有记载。

羊耳蒜属 *Liparis* Rich.

镰翅羊耳蒜 九莲灯

Liparis bootanensis Griff.

凭证标本：罗城县普查队 451225130310060LY（IBK、GXMG、CMMI）

功效：全草，解毒、利湿、润肺止咳。

功效来源：《中华本草》

丛生羊耳蒜

Liparis cespitosa (Thouars) Lindl.

凭证标本：罗城县普查队 451225130311026LY（IBK、GXMG、CMMI）

功效：全草，清热解毒、凉血止血。

功效来源：《药用植物辞典》

大花羊耳蒜 虎石头

Liparis distans C. B. Clarke

凭证标本：罗城县普查队 451225130426005LY（IBK、GXMG、CMMI）

功效：全草，清热止咳。

功效来源：《中华本草》

福建羊耳蒜

Liparis dunnii Rolfe

凭证标本：罗城调查队 4-1-1545（GXMI）

功效：全草，清热解毒、补肺、凉血止血。

功效来源：《药用植物辞典》

见血青 见血清

Liparis nervosa (Thunb. ex A. Murray) Lindl.

凭证标本：罗城县普查队 451225130501005LY（IBK、GXMG、CMMI）

功效：全草，凉血止血、清热解毒。

功效来源：《中华本草》

扇唇羊耳蒜

Liparis stricklandiana Rchb. f.

凭证标本：罗城县普查队 451225121204010LY（IBK、GXMG、CMMI）

功效：全草，清热止咳、祛腐生新。

功效来源：《药用植物辞典》

长茎羊耳蒜

Liparis viridiflora (Blume) Lindl.

凭证标本：罗城县普查队 451225131109010LY（IBK、GXMG、CMMI）

功效：带假鳞茎全草，清热解毒、活血调经。

功效来源：《药用植物辞典》

芋兰属 *Nervilia* Comm. ex Gaudich.

毛唇芋兰 青天葵

Nervilia fordii (Hance) Schltr.

凭证标本：罗城县普查队 451225130606010LY（IBK、GXMG、CMMI）

功效：块茎和全草，润肺止咳、清热解毒、散瘀止痛。

功效来源：《广西壮族自治区壮药质量标准 第二卷》（2011年版）

白蝶兰属 *Pecteilis* Raf.

龙头兰 白蝶花

Pecteilis susannae (L.) Raf.

凭证标本：000092（GXMI）

功效：根，补肾壮阳、健脾。

功效来源：《全国中草药汇编》

阔蕊兰属 *Peristylus* Blume

狭穗阔蕊兰

Peristylus densus (Lindl.) Santapau et Kapadia

功效：块茎，补虚、健胃、益脾。

功效来源：《药用植物辞典》

注：《广西植物名录》有记载。

阔蕊兰 山砂姜

Peristylus goodyeroides (D. Don) Lindl.

凭证标本：罗城县普查队 451225130517005LY（IBK、GXMG、CMMI）

功效：块根，清热解毒。

功效来源：《中华本草》

鹤顶兰属 *Phaius* Lour.

鹤顶兰

Phaius tankervilliae (Banks ex L'Hér.) Blume

凭证标本：罗城县普查队 451225130422027LY（IBK、GXMG、CMMI）

功效：假鳞茎，祛痰止咳、活血止血。

功效来源：《药用植物辞典》

石仙桃属 *Pholidota* Lindl. ex Hook.

石仙桃

Pholidota chinensis Lindl.

凭证标本：罗城县普查队 451225130101026LY（IBK、GXMG、CMMI）

功效：全草，养阴润肺、清热解毒、利湿、消瘀。

功效来源：《中华本草》

独蒜兰属 *Pleione* D. Don

毛唇独蒜兰

Pleione hookeriana (Lindl.) B. S. Williams

功效：假鳞茎，清热解毒、消肿散结、润肺化痰、止咳、止血、生肌。全草，清热消肿，用于扁桃体炎。

功效来源：《药用植物辞典》

注：《广西植物名录》有记载。

绶草属 *Spiranthes* Rich.

绶草 盘龙参

Spiranthes sinensis (Pers.) Ames

凭证标本：罗城县普查队 451225130424010LY（IBK、GXMG、CMMI）

功效：全草，滋阴益气、清热解毒、润肺止咳。

功效来源：《广西壮族自治区壮药质量标准 第一卷》（2008年版）

万代兰属 *Vanda* Jones ex R. Br.

琴唇万代兰

Vanda concolor Blume

凭证标本：罗城县普查队 451225130308014LY（IBK、GXMG、CMMI）

功效：全草，祛湿解毒。

功效来源：《中华本草》

香荚兰属 *Vanilla* Mill.

越南香荚兰

Vanilla annamica Gagnep.

凭证标本：罗城县普查队 451225130308003LY（IBK、GXMG、CMMI）

功效：全草，用于肺热咳嗽。

功效来源：《广西中药资源名录》

327. 灯心草科 Juncaceae

灯心草属 *Juncus* L.

星花灯心草 螃蟹脚

Juncus diastrophanthus Buchenau

凭证标本：罗城县普查队 451225130426022LY（IBK、GXMG、CMMI）

功效：全草，清热、消食、利尿。

功效来源：《全国中草药汇编》

灯心草

Juncus effusus L.

凭证标本：罗城县普查队 451225130422017LY（IBK、GXMG、CMMI）

功效：茎髓，清心火、利小便。

功效来源：《中国药典》（2020年版）

野灯心草 石龙刍

Juncus setchuensis Buchen.

凭证标本：罗城县普查队 451225130518004LY（IBK、GXMG、CMMI）

功效：全草，利水通淋、泄热、安神、凉血止血。

功效来源：《中华本草》

331. 莎草科 Cyperaceae

球柱草属 *Bulbostylis* Kunth

球柱草 牛毛草

Bulbostylis barbata (Rottb.) C. B. Clarke

凭证标本：罗城县普查队 451225130518035LY（IBK、GXMG、CMMI）

功效：全草，凉血止血。

功效来源：《中华本草》

薹草属 *Carex* L.

浆果薹草 山稗子

Carex baccans Nees

凭证标本：罗城县普查队 451225130310008LY（IBK、GXMG、CMMI）

功效：种子，透疹止咳、补中利水。

功效来源：《中华本草》

穹隆薹草

Carex gibba Wahlenb.

凭证标本：广西调查队 425（KUN）

功效：全草，清肺平喘。

功效来源：《药用植物辞典》

舌叶薹草

Carex ligulata Nees

凭证标本：罗城调查队 4-1-171（GXMI）

功效：全草，解表透疹、理气健脾。

功效来源：《药用植物辞典》

莎草属 *Cyperus* L.

风车草

Cyperus alternifolius L. subsp. *flabelliformis* (Rottb.) Kük.

凭证标本：罗城县普查队 451225130517003LY（IBK、GXMG、CMMI）

功效：茎叶，行气活血、退黄解毒。

功效来源：《药用植物辞典》

扁穗莎草

Cyperus compressus L.

凭证标本：罗城县普查队 451225130610006LY（IBK、GXMG、CMMI）

功效：全草，养气解郁、调经行气、活血散瘀、外用治跌打损伤。

功效来源：《药用植物辞典》

异型莎草 王母钗

Cyperus difformis L.

功效：带根全草，利尿通淋、行气活血。

功效来源：《中华本草》

注：《广西植物名录》有记载。

碎米莎草 野席草

Cyperus iria L.

功效：全草，祛风除湿、调经利尿。

功效来源：《全国中草药汇编》

注：《广西中药资源名录》有记载。

香附子 香附

Cyperus rotundus L.

凭证标本：罗城县普查队 451225130606020LY（IBK、GXMG、CMMI）

功效：根状茎，疏肝解郁、理气宽中、调经止痛。

功效来源：《中国药典》（2020年版）

荸荠属 *Eleocharis* R. Br.

荸荠

Eleocharis dulcis (Burm. f.) Trin. ex Hensch.

凭证标本：罗城县普查队 451225130607022LY（IBK、GXMG、CMMI）

功效：球茎，清热生津、化痰消积。

功效来源：《中华本草》

牛毛毡

Eleocharis yokoscensis (Franch. et Sav.) T. Tang et F. T. Wang

凭证标本：罗城县普查队 451225130611003LY（IBK、GXMG、CMMI）

功效：全草，疏风止咳、活血消肿。

功效来源：《广西药用植物名录》

飘拂草属 *Fimbristylis* Vahl

水虱草

Fimbristylis miliacea (L.) Vahl

凭证标本：罗城县普查队 451225130727004LY（IBK、GXMG、CMMI）

功效：全草，清热利尿、活血解毒。

功效来源：《中华本草》

水蜈蚣属 *Kyllinga* Rottb.

短叶水蜈蚣 水蜈蚣

Kyllinga brevifolia Rottb. var. *brevifolia*

功效：全草，祛风利湿、止咳化痰。

功效来源：《广西壮族自治区壮药质量标准 第一卷》（2008年版）

注：本种在罗城县域内普遍分布。

无刺鳞水蜈蚣

Kyllinga brevifolia Rottb. var. *leiolepis* (Franch. et Sav.) Hara

凭证标本：罗城县普查队 451225130422002LY（IBK、GXMG、CMMI）

功效：全草，清热解毒、活血祛瘀、祛痰止咳、祛风利湿、截疟。

功效来源：《药用植物辞典》

单穗水蜈蚣 一箭球

Kyllinga nemoralis (J. R. et G. Forst.) Dandy ex Hatch. et Dalziel

凭证标本：罗城县普查队 451225130519004LY（IBK、GXMG、CMMI）

功效：全草，宣肺止咳、清热解毒、散瘀消肿、杀虫截疟。

功效来源：《中华本草》

砖子苗属 *Mariscus* Vahl

砖子苗

Mariscus sumatrensis (Retz.) J. Raynal

凭证标本：罗城县普查队 451225130430010LY（IBK、GXMG、CMMI）

功效：根状茎，调经止痛、行气解表。全草，祛风止痒、解郁调经。

功效来源：《药用植物辞典》

刺子莞属 *Rhynchospora* Vahl

刺子莞

Rhynchospora rubra (Lour.) Makino

凭证标本：罗城县普查队 451225130721008LY（IBK、GXMG、CMMI）

功效：全草，清热利湿。

功效来源：《全国中草药汇编》

水葱属 *Schoenoplectus* (Rchb.) Palla

三棱水葱

Schoenoplectus triqueter (L.) Palla

凭证标本：罗城县普查队 451225130518031LY（IBK、GXMG、CMMI）

功效：全草，开胃，用于食积气滞、呃逆饱胀。

功效来源：《药用植物辞典》

猪毛草

Schoenoplectus wallichii (Nees) T. Koyama

功效：全草，清热利尿。

功效来源：《药用植物辞典》

注：本种在罗城县域内普遍分布。

珍珠茅属 *Scleria* P. J. Bergius

黑鳞珍珠茅

Scleria hookeriana Boeck.

凭证标本：罗城调查队 4-1-185（GXMI）

功效：根，祛风除湿、疏通经络。

功效来源：《药用植物辞典》

332. 禾本科 Poaceae

看麦娘属 *Alopecurus* L.

看麦娘

Alopecurus aequalis Sobol.

凭证标本：罗城县普查队 451225130307022LY（IBK、GXMG、CMMI）

功效：根，利湿消肿、解毒。

功效来源：《全国中草药汇编》

水蔗草属 *Apluda* L.

水蔗草

Apluda mutica L.

凭证标本：罗城调查队 4-1-1709（GXMI）

功效：根、茎叶，祛腐解毒、壮阳。

功效来源：《中华本草》

荩草属 *Arthraxon* P. Beauv.

荩草

Arthraxon hispidus (Thunb.) Makino

功效：全草，清热、降逆、止咳平喘、解毒、祛风除湿。

功效来源：《全国中草药汇编》

注：本种在罗城县域内普遍分布。

芦竹属 *Arundo* L.

芦竹

Arundo donax L.

凭证标本：罗城县普查队 451225130611004LY（IBK、GXMG、CMMI）

功效：根状茎，清热泻火。

功效来源：《全国中草药汇编》

箣竹属 *Bambusa* Schreb.

粉单竹 竹心

Bambusa chungii McClure

功效：卷而未放的叶芽，清心除烦、解暑止渴。竹沥，清热、除痰。

功效来源：《广西中药材标准 第一册》

注：民间常见栽培物种。

车筒竹 刺竹茹

Bambusa sinospinosa McClure

凭证标本：罗城县防治院 54820a（GXMI）

功效：茎秆除去外皮后刮下的中间层，清热和胃降逆。

功效来源：《中华本草》

金须茅属 *Chrysopogon* Trin.

竹节草 鸡谷草

Chrysopogon aciculatus (Retz.) Trin.

凭证标本：罗城县普查队 451225130611024LY（IBK、GXMG、CMMI）

功效：全草，清热利湿。

功效来源：《全国中草药汇编》

薏苡属 *Coix* L.

薏苡

Coix lacryma-jobi L.

凭证标本：罗城县普查队 451225130310025LY（IBK、GXMG、CMMI）

功效：根，健脾和中、清热祛湿、利尿、杀虫。种仁，健脾补肺、清热、渗湿、止泻、排脓、杀虫。

功效来源：《药用植物辞典》

狗牙根属 *Cynodon* Rich.

狗牙根

Cynodon dactylon (L.) Pers.

功效：全草，祛风活络、凉血止血、解毒。

功效来源：《中华本草》

注：《广西中药资源名录》有记载。

马唐属 *Digitaria* Haller

马唐

Digitaria sanguinalis (L.) Scopoli

功效：全草，明目润肺。

功效来源：《中华本草》

注：本种在罗城县域内普遍分布。

稗属 *Echinochloa* P. Beauv.

稗 稗根苗

Echinochloa crus-galli (L.) P. Beauv.

凭证标本：罗城县普查队 451225130718016LY（IBK、GXMG、CMMI）

功效：根、苗叶，凉血止血。

功效来源：《中华本草》

䅟属 *Eleusine* Gaertn.

䅟 䅟子

Eleusine coracana (L.) Gaertn.

凭证标本：陈文 84392（IBK）

功效：种仁，补中益气。

功效来源：《中华本草》

牛筋草

Eleusine indica (L.) Gaertn.

凭证标本：陈文 84334（IBK）

功效：全草，清热解毒、祛风利湿、散瘀止血。

功效来源：《全国中草药汇编》

画眉草属 *Eragrostis* Wolf

画眉草

Eragrostis pilosa (L.) P. Beauv.

功效：全草，利尿通淋、清热活血。

功效来源：《中华本草》

注：《广西中药资源名录》有记载。

拟金茅属 *Eulaliopsis* Honda

拟金茅 蓑草

Eulaliopsis binata (Retz.) C. E. Hubb.

功效：全草，清热消炎、平肝明目、止血。

功效来源：《全国中草药汇编》

注：本种在罗城县域内普遍分布。

大麦属 *Hordeum* L.

大麦 麦芽

Hordeum vulgare L.

功效：成熟果实经发芽干燥，行气消食、健脾开胃、回乳消胀。

功效来源：《中国药典》（2020年版）

注：民间常见栽培物种。

白茅属 *Imperata* Cirillo

白茅

Imperata cylindrica (L.) Raeuschel

功效：根、茎，清热、抗炎、祛瘀、利尿、凉血、止血。

功效来源：《药用植物辞典》

注：本种在罗城县域内普遍分布。

淡竹叶属 *Lophatherum* Brongn.

淡竹叶

Lophatherum gracile Brongn.

功效：茎叶，清热泻火、除烦止渴、利尿通淋。

功效来源：《中国药典》（2020年版）

注：本种在罗城县域内普遍分布。

芒属 *Miscanthus* Andersson

五节芒 苦芦骨

Miscanthus floridulus (Labill.) Warburg ex K. Schumann

功效：虫瘿，发表、理气、调经。

功效来源：《全国中草药汇编》

注：本种在罗城县域内普遍分布。

芒

Miscanthus sinensis Andersson

凭证标本：罗城县普查队 451225130310057LY（IBK、GXMG、CMMI）

功效：花序，活血通经。根状茎，利尿、止渴。气笋子，调气、补肾、生津。

功效来源：《全国中草药汇编》

类芦属 *Neyraudia* Hook. f.

类芦 篱笆竹

Neyraudia reynaudiana (Kunth) Keng ex Hitchc.

凭证标本：罗城县普查队 451225130101018LY（IBK、GXMG、CMMI）

功效：嫩苗，清热利湿、解毒消肿。

功效来源：《全国中草药汇编》

稻属 *Oryza* L.

稻 稻芽

Oryza sativa L.

功效：果实经发芽干燥，消食和中、健脾开胃。

功效来源：《中国药典》（2020年版）

注：民间常见栽培物种。

黍属 *Panicum* L.

心叶稷

Panicum notatum Retz.

功效：全草，清热、生津。

功效来源：《药用植物辞典》

注：《广西植物名录》有记载。

雀稗属 *Paspalum* L.

雀稗

Paspalum thunbergii Kunth ex Steud.

凭证标本：罗城县普查队 451225130427020LY （IBK、GXMG、CMMI）

功效：全草，用于目赤肿痛、风热咳喘、肝炎、跌打损伤。

功效来源：《药用植物辞典》

芦苇属 *Phragmites* Adans.

芦苇

Phragmites australis (Cav.) Trin. ex Steud.

功效：根状茎，清热、生津、止呕。

功效来源：《广西药用植物名录》

注：《广西中药资源名录》有记载。

金发草属 *Pogonatherum* P. Beauv.

金丝草

Pogonatherum crinitum (Thunb.) Kunth

凭证标本：陈少卿 14967 （IBK）

功效：全草，清热凉血、利尿通淋。

功效来源：《广西药用植物名录》

金发草

Pogonatherum paniceum (Lam.) Hackel

功效：全草，清热、利湿、消积。

功效来源：《中华本草》

注：《广西植物名录》有记载。

筒轴茅属 *Rottboellia* L. f.

筒轴茅 筒轴草

Rottboellia cochinchinensis (Lour.) Clayton

功效：全草，用于小便不利。

功效来源：《广西中药资源名录》

注：本种在罗城县域内普遍分布。

甘蔗属 *Saccharum* L.

甘蔗

Saccharum officinarum L.

功效：茎秆、蔗浆，润燥生津、解热和中。

功效来源：《药用植物辞典》

注：民间常见栽培物种。

狗尾草属 *Setaria* P. Beauv.

皱叶狗尾草

Setaria plicata (Lam.) T. Cooke

功效：全草，解毒杀虫、驱风。

功效来源：《全国中草药汇编》

注：本种在罗城县域内普遍分布。

狗尾草

Setaria viridis (L.) P. Beauv.

凭证标本：罗城县普查队 451225130718006LY （IBK、GXMG、CMMI）

功效：全草，祛风明目、清热利尿。

功效来源：《全国中草药汇编》

鼠尾粟属 *Sporobolus* R. Br.

鼠尾粟

Sporobolus fertilis (Steud.) Clayton

功效：全草、根，清热、凉血、解毒、利尿。

功效来源：《中华本草》

注：本种在罗城县域内普遍分布。

粽叶芦属 *Thysanolaena* Nees

粽叶芦 棕叶芦

Thysanolaena latifolia (Roxb. ex Hornem.) Honda

功效：根或笋，清热截疟、止咳平喘。

功效来源：《中华本草》

注：《广西植物名录》有记载。

小麦属 *Triticum* L.

小麦

Triticum aestivum L.

功效：种子，养心、益肾、清热、止渴。

功效来源：《广西药用植物名录》

注：民间常见栽培物种。

玉蜀黍属 *Zea* L.

玉蜀黍

Zea mays L.

功效：花柱、花头，利尿消肿、平肝利胆。

功效来源：《全国中草药汇编》

注：民间常见栽培物种。

菰属 *Zizania* L.

菰 菰米

Zizania latifolia (Griseb.) Stapf

凭证标本：罗城县普查队 451225130607025LY （IBK、GXMG、CMMI）

功效：果实，除烦止渴、和胃理肠。

功效来源：《中华本草》

罗城县药用动物名录

环节动物门 Annelida
寡毛纲 Oligochaeta
后孔寡毛目 Opisthopora
背暗异唇蚓
Allolobophora caliginosa trapezoides
功效来源：《广西中药资源名录》

蛭纲 Hrudinea
无吻蛭目 Arhynchobdellida
光润金线蛭
Whitmania laevis
功效来源：《广西中药资源名录》

宽体金线蛭
Whitmania pigra
功效来源：《广西中药资源名录》

日本医蛭
Hirudo nipponica
功效来源：《广西中药资源名录》

软体动物门 Mollusca
腹足纲 Gastropoda
中腹足目 Mesogastropoda
方形环棱螺
Bellamya quadrata
功效来源：《广西中药资源名录》

梨形环棱螺
Bellamya purificata
功效来源：《广西中药资源名录》

中国圆田螺
Cipangopaludina chinensis
功效来源：《广西中药资源名录》

长螺旋圆田螺
Cipangopaludina longispira
功效来源：《广西中药资源名录》

胀肚圆田螺
Cipangopaludina ventricosa
功效来源：《广西中药资源名录》

柄眼目 Stylommatophora
江西巴蜗牛
Bradybaena kiangsiensis
功效来源：《广西中药资源名录》

灰巴蜗牛
Bradybaena ravida rawida
功效来源：《广西中药资源名录》

同型巴蜗牛
Bradybaena similaris
功效来源：《广西中药资源名录》

皱疤坚螺
Camaena cicatricosa
功效来源：《广西中药资源名录》

褐云玛瑙螺
Achatina fulica
功效来源：《广西中药资源名录》

野蛞蝓
Agriolimax agrestis
功效来源：《广西中药资源名录》

黄蛞蝓
Limax flavus
功效来源：《广西中药资源名录》

双线嗜粘液蛞蝓
Philomycus bilineatus
功效来源：《广西中药资源名录》

双壳纲 Bivalvia
真瓣鳃目 Eulamellibranchia
圆蚌
Anodonta pacifica
功效来源：《广西中药资源名录》

背角无齿蚌
Anodonta woodiana
功效来源：《广西中药资源名录》

褶纹冠蚌
Cristaria plicata
功效来源：《广西中药资源名录》

河蚬
Corbicula fluminea
功效来源：《广西中药资源名录》

节肢动物门 Arthropoda
甲壳纲 Crustacea
十足目 Decapoda
平甲虫
Armadillidium vulgare
功效来源：《广西中药资源名录》

日本沼虾
Macrobrachium nipponense
功效来源：《广西中药资源名录》

罗氏沼虾
Macrobrachium rosenbergii
功效来源：《广西中药资源名录》

秀丽白虾
Palaemon modestus
功效来源：《广西中药资源名录》

中华绒螯蟹
Eriocheir sinensis
功效来源：《广西中药资源名录》

蛛形纲 Arachnida
蜘蛛目 Araneae
巴氏垃土蛛
Latouchia pavlovi
功效来源：《广西中药资源名录》

华南壁钱
Uroctea compactilis
功效来源：《广西中药资源名录》

大腹园蛛
Araneus ventricosus
功效来源：《广西中药资源名录》

花背跳蛛
Menemerus confusus
功效来源：《广西中药资源名录》

迷路漏斗网蛛
Agelena labyrinthica
功效来源：《广西中药资源名录》

倍足纲 Diplopoda
蟠形目 Oniscomorpha
尖跗陇马陆
Kronopolites svenhedini
功效来源：《广西中药资源名录》

燕山蛩
Spirobolus bungii
功效来源：《广西中药资源名录》

唇足纲 Chilopoda
蜈蚣目 Scolopendromorpha
少棘蜈蚣
Scolopendra mutilans
功效来源：《广西中药资源名录》

内颚纲 Entognatha
衣鱼目 Zygentoma
毛衣鱼
Ctenolepisma villosa
功效来源：《广西中药资源名录》

衣鱼
Lepisma saccharina
功效来源：《广西中药资源名录》

昆虫纲 Insecta
蜻蜓目 Odonata
大蜻蜓
Anax parthenope
功效来源：《广西中药资源名录》

红蜻
Crocothemis servilia
功效来源：《广西中药资源名录》

蜚蠊目 Blattodea
东方蜚蠊
Blatta orientalis
功效来源：《广西中药资源名录》

澳洲大蠊
Periplaneta australasiae
功效来源：《广西中药资源名录》

等翅目 Isoptera
台湾乳白蚁
Coptotermes formosanus
功效来源：《广西中药资源名录》

螳螂目 Mantodea
拒斧螳螂
Hierodula saussurei
功效来源：《广西中药资源名录》

薄翅螳螂
Mantis religiosa
功效来源：《广西中药资源名录》

大刀螂
Paratenodera sinensis
功效来源：《广西中药资源名录》

直翅目 Orthoptera

中华蚱蜢
Acrida cinerea
功效来源：《广西中药资源名录》

亚洲飞蝗
Locusta migratoria
功效来源：《广西中药资源名录》

二齿稻蝗
Oxya bidentata
功效来源：《广西中药资源名录》

中华稻蝗
Oxya chinensis
功效来源：《广西中药资源名录》

小稻蝗
Oxya intricata
功效来源：《广西中药资源名录》

长翅稻蝗
Oxya velox
功效来源：《广西中药资源名录》

优雅蝈螽
Gampsocleis gratiosa
功效来源：《广西中药资源名录》

纺织娘
Mecopoda elongata
功效来源：《广西中药资源名录》

花生大蟋蟀
Tarbinskiellu portentosus
功效来源：《广西中药资源名录》

油葫芦
Gryllus mitratus
功效来源：《广西中药资源名录》

棺头蟋
Loxoblemmus doenitzi

功效来源：《广西中药资源名录》

蟋蟀
Scapsipedus aspersus
功效来源：《广西中药资源名录》

非洲蝼蛄
Gryllotalpa africana
功效来源：《广西中药资源名录》

台湾蝼蛄
Gryllotalpa formosana
功效来源：《广西中药资源名录》

半翅目 Hemipotera

黑蚱蝉
Cryptotympana atrata
功效来源：《广西中药资源名录》

黄蚱蝉
Cryptotympana mandarina
功效来源：《广西中药资源名录》

蚱蝉
Cryptotympana pastulata
功效来源：《广西中药资源名录》

褐翅红娘子
Huechys philamata
功效来源：《广西中药资源名录》

黑翅红娘子
Huechys sanguine
功效来源：《广西中药资源名录》

九香虫
Coridius chinensis
功效来源：《广西中药资源名录》

水黾
Rhagadotarsus kraepelini
功效来源：《广西中药资源名录》

脉翅目 Neuoptera

黄足蚁蛉
Hagenomyia micans
功效来源：《广西中药资源名录》

蚁狮
Myrmeleon formicarius
功效来源：《广西中药资源名录》

鳞翅目 Lepedoptera

黄刺蛾
Cnidocampa flavescens
功效来源：《广西中药资源名录》

高粱条螟
Proceras venosatus
功效来源：《广西中药资源名录》

玉米螟
Pyrausta nubilalis
功效来源：《广西中药资源名录》

家蚕
Bombyx mori
功效来源：《广西中药资源名录》

柞蚕
Antheraea pernyi
功效来源：《广西中药资源名录》

蓖麻蚕
Philosamia cynthia ricini
功效来源：《广西中药资源名录》

灯蛾
Acrtia caja phaeosoma phaeosoma
功效来源：《广西中药资源名录》

菜粉蝶
Pieris rapae
功效来源：《广西中药资源名录》

金凤蝶
Papilio machaon
功效来源：《广西中药资源名录》

凤蝶
Papilio xuthus
功效来源：《广西中药资源名录》

双翅目 Diptera

江苏虻
Tabanus kiangsuensis
功效来源：《广西中药资源名录》

华虻
Tabanus mandarinus
功效来源：《广西中药资源名录》

黧虻
Tabanus trigeminus
功效来源：《广西中药资源名录》

长尾管蚜蝇
Eristalis tenax
功效来源：《广西中药资源名录》

大头金蝇
Chrysomyia megacephala
功效来源：《广西中药资源名录》

鞘翅目 Coleoptera

日本大龙虱
Cybister japonicus
功效来源：《广西中药资源名录》

东方潜龙虱
Cybister tripunctatus orientalis
功效来源：《广西中药资源名录》

豉虫
Gyrinus curtus
功效来源：《广西中药资源名录》

虎斑步甲
Pheropsophus jessoensis
功效来源：《广西中药资源名录》

萤火
Luciola vitticollis
功效来源：《广西中药资源名录》

沟叩甲
Pleonomus canaliculatus
功效来源：《广西中药资源名录》

中华豆芫菁
Epicauta chinensis
功效来源：《广西中药资源名录》

豆芫菁
Epicauta gorhami
功效来源：《广西中药资源名录》

毛角豆芫菁
Epicauta hirticornis
功效来源：《广西中药资源名录》

毛胫豆芫菁
Epicauta tibialis

功效来源：《广西中药资源名录》

绿芫菁
Lytta caraganae
功效来源：《广西中药资源名录》

眼斑芫菁
Mylabris cichorii
功效来源：《广西中药资源名录》

大斑芫菁
Mylabris phalerata
功效来源：《广西中药资源名录》

竹蠹虫
Lyctus brunneus
功效来源：《广西中药资源名录》

桑天牛
Apriona germari
功效来源：《广西中药资源名录》

云斑天牛
Batocera horsfieldi
功效来源：《广西中药资源名录》

桔褐天牛
Nadezhdiella cantori
功效来源：《广西中药资源名录》

星天牛
Anoplophora chinensis
功效来源：《广西中药资源名录》

蜣螂虫
Catharsius molossus
功效来源：《广西中药资源名录》

突背蔗犀金龟
Alissonotum impressicolle
功效来源：《广西中药资源名录》

双叉犀金龟
Allomyrina dichotoma
功效来源：《广西中药资源名录》

长足弯颈象
Cyrtotrachelus longimanus
功效来源：《广西中药资源名录》

日本吉丁
Chalcophora japonica

功效来源：《广西中药资源名录》

膜翅目 Hymenoptera

中华马蜂
Polistes chinensis
功效来源：《广西中药资源名录》

亚非马蜂
Polistes hebraeus
功效来源：《广西中药资源名录》

胡蜂
Polistes jadwigae
功效来源：《广西中药资源名录》

大胡蜂
Vespa magnifica nobiris
功效来源：《广西中药资源名录》

斑胡蜂
Vespa mandarinia
功效来源：《广西中药资源名录》

蜾蠃
Allorhynchium chinense
功效来源：《广西中药资源名录》

中华蜜蜂
Apis cerana cerana
功效来源：《广西中药资源名录》

意大利蜂
Apis mellifera
功效来源：《广西中药资源名录》

黄胸木蜂
Xylocopa appendiculata
功效来源：《广西中药资源名录》

竹蜂
Xylocopa dissimilis
功效来源：《广西中药资源名录》

灰胸木蜂
Xylocopa phalothorax
功效来源：《广西中药资源名录》

中华木蜂
Xylocopa sinensis
功效来源：《广西中药资源名录》

黑蚂蚁

Formica fusca

功效来源：《广西中药资源名录》

脊索动物门 Chordata
硬骨鱼纲 Osteichthyes
鲤形目 Cypriniformes
泥鳅

Misgurnus anguillicaudatus

功效来源：《广西中药资源名录》

鳙鱼

Aristichthys nobilis

功效来源：《广西中药资源名录》

鲫鱼

Carassius auratus

功效来源：《广西中药资源名录》

金鱼

Carassius auratus

功效来源：《广西中药资源名录》

鲮鱼

Cirrhinus molitorella

功效来源：《广西中药资源名录》

草鱼

Ctenopharyngodon idellus

功效来源：《广西中药资源名录》

鲤鱼

Cyprinus carpio

功效来源：《广西中药资源名录》

鲦

Hemiculter leucisculus

功效来源：《广西中药资源名录》

鲢鱼

Hypophthalmichthys molitrix

功效来源：《广西中药资源名录》

青鱼

Mylopharyngodon piceus

功效来源：《广西中药资源名录》

鲇形目 Siluriformes
鲇

Silurus asotus

功效来源：《广西中药资源名录》

海鲇

Arius thalassinus

功效来源：《广西中药资源名录》

小胡子鲇

Clarias abbreviatus

功效来源：《广西中药资源名录》

胡子鲇

Clarias fuscus

功效来源：《广西中药资源名录》

合鳃鱼目 Synbgranchiformes
黄鳝

Monopterus albus

功效来源：《广西中药资源名录》

鲈形目 Perciformes
鳜鱼

Siniperca chuatsi

功效来源：《广西中药资源名录》

圆尾斗鱼

Macropodus ocellatus

功效来源：《广西中药资源名录》

叉尾斗鱼

Macropodus opercularis

功效来源：《广西中药资源名录》

月鳢

Channa asiatica

功效来源：《广西中药资源名录》

斑鳢

Channa maculata

功效来源：《广西中药资源名录》

两栖纲 Amphibia
无尾目 Anura
黑眶蟾蜍

Bufo melanostictus

功效来源：《广西中药资源名录》

沼水蛙

Rana guentheri

功效来源：《广西中药资源名录》

泽陆蛙
Fejervarya multistriata
功效来源：《广西中药资源名录》

虎纹蛙
Hoplobatrachus chinensis
功效来源：《广西中药资源名录》

斑腿泛树蛙
Polypedates megacephalus
功效来源：《广西中药资源名录》

花姬蛙
Microhyla pulchra
功效来源：《广西中药资源名录》

爬行纲 Reptilia
龟鳖目 Testudoformes
中华鳖
Pelodisus sinensis
功效来源：《广西中药资源名录》

山瑞鳖
Palea steindachneri
功效来源：《广西中药资源名录》

平胸龟
Platysternon megacephalum
功效来源：《广西中药资源名录》

乌龟
Mauremys reevesii
功效来源：《广西中药资源名录》

眼斑龟
Sacalia bealei
功效来源：《广西中药资源名录》

黄喉拟水龟
Mauremys mutica
功效来源：《广西中药资源名录》

三线闭壳龟
Cuora trifasciata
功效来源：《广西中药资源名录》

中华花龟
Mauremys sinensis
功效来源：《广西中药资源名录》

有鳞目 Squamata
中国壁虎
Gekko chinensis
功效来源：《广西中药资源名录》

大壁虎
Gekko gecko
功效来源：《广西中药资源名录》

蹼趾壁虎
Gekko subpalmatus
功效来源：《广西中药资源名录》

中国石龙子
Eumeces chinensis
功效来源：《广西中药资源名录》

白唇竹叶青
Trimeresurus albolabris
功效来源：《广西中药资源名录》

福建竹叶青
Trimeresurus stejnegeri
功效来源：《广西中药资源名录》

三索锦蛇
Elaphe radiata
功效来源：《广西中药资源名录》

黑眉锦蛇
Elaphe taeniura
功效来源：《广西中药资源名录》

中国水蛇
Enhydris chinensis
功效来源：《广西中药资源名录》

铅色水蛇
Enhydris plumbea
功效来源：《广西中药资源名录》

锈链腹链蛇
Amphiesma craspedogaster
功效来源：《广西中药资源名录》

乌华游蛇
Sinonatrix percarinata
功效来源：《广西中药资源名录》

渔游蛇
Xenochrophis piscator
功效来源：《广西中药资源名录》

草腹链蛇
Amphiesma stolata
功效来源：《广西中药资源名录》

灰鼠蛇
Ptyas korros
功效来源：《广西中药资源名录》

滑鼠蛇
Ptyas mucosus
功效来源：《广西中药资源名录》

乌梢蛇
Zaocys dhumnades
功效来源：《广西中药资源名录》

银环蛇
Bungarus multicinctus
功效来源：《广西中药资源名录》

舟山眼镜蛇
Naja naja
功效来源：《广西中药资源名录》

鸟纲 Aves
鹈形目 Pelecaniformes
普通鸬鹚
Phalacrocorax carbo
功效来源：《广西中药资源名录》

雁形目 Anseriformes
绿头鸭
Anas platyrhynchos
功效来源：《广西中药资源名录》

家鸭
Anas platyrhynchos domestica
功效来源：《广西中药资源名录》

家鹅
Anser cygnoides domestica
功效来源：《广西中药资源名录》

番鸭
Cairina moschata
功效来源：《广西中药资源名录》

隼形目 Falconiformes
草原鹞
Circus macrourus
功效来源：《广西中药资源名录》

鸢普通亚种
Milvus korschun lineatus
功效来源：《广西中药资源名录》

鸡形目 Galliformes
灰胸竹鸡指名亚种
Bambusicola thoracica thoracica
功效来源：《广西中药资源名录》

鹌鹑
Coturnix japonica
功效来源：《广西中药资源名录》

中华鹧鸪
Francolinus pintadeanus
功效来源：《广西中药资源名录》

家鸡
Gallus gallus domesticus
功效来源：《广西中药资源名录》

乌骨鸡
Gallus gallus domesticus
功效来源：《广西中药资源名录》

白鹇指名亚种
Lophura nycthemera nycthemera
功效来源：《广西中药资源名录》

鹤形目 Gruiformes
蓝胸秧鸡（灰胸秧鸡）
Gallirallus striatus
功效来源：《广西中药资源名录》

鸽形目 Columbiformes
家鸽
Columba livia domestica
功效来源：《广西中药资源名录》

佛法僧目 Coraciiformes
普通翠鸟
Alcedo atthis
功效来源：《广西中药资源名录》

雀形目 Passeriformes
家燕普通亚种
Hirundo rustica gutturalis
功效来源：《广西中药资源名录》

八哥指名亚种
Acridotheres cristatellus cristatellus

功效来源：《广西中药资源名录》

喜鹊普通亚种
Pica pica sericea
功效来源：《广西中药资源名录》

麻雀
Passer montanus
功效来源：《广西中药资源名录》

山麻雀指名亚种
Passer rutilans rutilans
功效来源：《广西中药资源名录》

黄胸鹀指名亚种
Emberiza aureola aureola
功效来源：《广西中药资源名录》

灰头鹀西北亚种
Emberiza spodocephala sordida
功效来源：《广西中药资源名录》

哺乳纲 Mammalia
灵长目 Primates
猕猴
Macaca mulatta
功效来源：《广西中药资源名录》

啮齿目 Rodentia
赤腹松鼠
Callosciurus erythraeus
功效来源：《广西中药资源名录》

中华竹鼠
Rhizomys sinensis
功效来源：《广西中药资源名录》

褐家鼠
Rattus norvegicus
功效来源：《广西中药资源名录》

沼泽田鼠
Microtus fortis
功效来源：《广西中药资源名录》

豪猪华南亚种
Hystrix hodgsoni subcristata
功效来源：《广西中药资源名录》

兔形目 Lagomorpha
灰尾兔

Lepus oiostolus
功效来源：《广西中药资源名录》

华南兔
Lepus sinensis
功效来源：《广西中药资源名录》

家兔
Oryctolagus cuniculus domestic us
功效来源：《广西中药资源名录》

食肉目 Carnivora
豹猫
Prionailurus bengalensis
功效来源：《广西中药资源名录》

家猫
Felis catus
功效来源：《广西中药资源名录》

犬
Canis lupus familiaris
功效来源：《广西中药资源名录》

狼
Canis lupus
功效来源：《广西中药资源名录》

黑熊
Ursus thibetanus
功效来源：《广西中药资源名录》

狗獾
Meles leucurus
功效来源：《广西中药资源名录》

鼬獾
Melogale moschata
功效来源：《广西中药资源名录》

黄鼬
Mustela sibrica
功效来源：《广西中药资源名录》

偶蹄目 Artiodactyla
野猪
Sus scrofa
功效来源：《广西中药资源名录》

家猪
Sus scrofa domesticus

功效来源：《广西中药资源名录》

水鹿
Rusa unicolor
功效来源：《广西中药资源名录》

獐
Hydropotes inermis
功效来源：《广西中药资源名录》

黄牛
Bos taurus
功效来源：《广西中药资源名录》

水牛
Bubalus bubalis

功效来源：《广西中药资源名录》

山羊
Capra hircus
功效来源：《广西中药资源名录》

奇蹄目 Perissodactyla

驴
Equus asinus
功效来源：《广西中药资源名录》

马
Equus caballus
功效来源：《广西中药资源名录》

罗城县药用矿物名录

代赭石

含三氧化二铁（Fe_2O_3）的氧化物类矿物赤铁矿的矿石。挖出后去净泥土杂质。

功效：用于内耳眩晕症、呕吐、便血。

功效来源：《广西中药资源名录》

伏龙肝

久经草或木柴熏烧的灶心土。在修拆柴火灶或柴火窑时，将烧结成的土块取下，用刀削去焦黑部分及杂质即得。

功效：温中、止呕、止血。

功效来源：《广西中药资源名录》

黄土

含三氧化二铝（Al_2O_3）和二氧化硅（SiO_2）的黄土层地带地下黄土。

功效：用于野薯中毒。

功效来源：《广西中药资源名录》

钟乳石

碳酸盐类矿物方解石族方解石，主要成分为碳酸钙（$CaCO_3$）。采挖后，除去杂石，洗净，砸成小块，干燥。

功效：温肺、助阳、平喘、制酸、通乳。

功效来源：《中国药典》（2020年版）

钟乳鹅管石

含碳酸钙（$CaCO_3$）的碳酸盐类矿物钟乳石顶端细长而中空如管状部分。

功效：功用与钟乳石相同，常作为钟乳石入药。

功效来源：《广西中药资源名录》

石灰

含碳酸钙（$CaCO_3$）的石灰岩，经加热煅烧生成白色块状生石灰，水解后而成的白色粉末状熟石灰。

功效：用于烧烫伤、外伤出血。有毒，忌内服。

功效来源：《广西中药资源名录》

云母石

为单斜晶系白云母的矿石，主要成分为水硅铝酸钾，采挖后，除去杂质。

功效：下气、补中、敛疮、止血。

功效来源：《中国药典》（1977年版）

阳起石

为单斜晶系透闪石或透闪石石棉的矿石，主要成分为水硅酸钙镁。采挖后，除去泥沙及杂石。

功效：温肾壮阳。

功效来源：《中国药典》（1977年版）

绿青

含碳酸铜（$CuCO_3$）的碳酸盐类矿物孔雀石的矿石。

功效：用于腋下狐臭。

功效来源：《广西中药资源名录》

铜绿

含碱式碳酸铜（$Cu_2(OH)_2CO_3$），为铜器表面经二氧化碳或醋酸作用后生成的绿色锈衣。

功效：用于面神经麻痹。

功效来源：《广西中药资源名录》

寒水石

含碳酸钙（$CaCO_3$）的碳酸盐类矿物方解石的矿石。

功效：用于发热、烧烫伤。

功效来源：《广西中药资源名录》

参考文献

［1］戴斌，李钊东，丘翠嫦，等.“虎牛钻风”类传统瑶药的调查研究［J］.中国民族民间医药杂志，1998（2）：28-34，46.

［2］戴斌.中国现代瑶药［M］.南宁：广西科学技术出版社，2009.

［3］邓明鲁.中国动物药资源［M］.北京：中国中医药出版社，2007.

［4］广西植物研究所.广西植物志（第1~6卷）［M］.南宁：广西科学技术出版社，1991-2017.

［5］广西医药研究所药用植物园.药用植物名录［M］.南宁：广西医药研究所，1975.

［6］广西中药资源普查办公室.广西中药资源名录［M］.南宁：广西民族出版社，1993.

［7］广西壮族自治区革命委员会卫生局.广西本草选编（上，下）［M］.南宁：广西人民出版社，1974.

［8］广西壮族自治区食品药品管理局.广西壮族自治区壮药质量标准（第1~3卷）［M］.南宁：广西科学技术出版社，2008-2018.

［9］广西壮族自治区食品药品管理局.广西壮族自治区瑶药材质量标准（第一卷）［M］.南宁：广西科学技术出版社，2014.

［10］黄璐琦，彭华胜，肖培根.中药资源发展的趋势探讨［J］.中国中药杂志，2011（1）：1-4.

［11］贾敏如，李星炜.中国民族药志要［M］.北京：中国医药科技出版社，2005.

［12］李时珍.本草纲目［M］.昆明：云南人民出版社，2011.

［13］李振宇.广西九万大山植物资源考察报告［M］.北京：中国林业出版社，1993.

［14］梁栋，全永健.仫佬医药［M］.南宁：广西民族出版社，2013.

［15］林春蕊，刘演，许为斌，等.广西靖西传统药市药用植物资源的多样性［J］.时珍国医国药，2010，21（12）：3286-3288.

［16］林春蕊，陆昭岑，刘静，等.广西恭城瑶族端午药市的药用植物调查研究［J］.中国现代中药，2016（6）：730-736.

［17］林春蕊，余丽莹，许为斌，等.广西恭城瑶族端午药市药用植物资源［M］.南宁：广西科学技术出版社，2016.

［18］陆益新，梁畴芬.广西植物地理的基本情况和基本特征［J］.广西植物，1983（3）：153-165.

［19］罗城仫佬族自治县志编纂委员会.罗城仫佬族自治县志［M］.南宁：广西人民出版社，1993.

［20］缪剑华.广西药用植物资源的保护与开发利用［J］.广西科学院学报，2007（2）：113-116.

［21］南京中医药大学.中药大辞典［M］.上海：上海科学技术出版社，2006.

［22］宁世江，苏勇，谭学峰.生物多样性关键地区——广西九万山自然保护区科学考察集［M］.北京：科学出版社，2010.

［23］潘琦. 仫佬族通史［M］. 北京：民族出版社，2011.

［24］彭勇，肖培根. 中国药用植物资源开发利用研究的回顾与展望［J］. 植物资源与环境，1993（1）：49-55.

［25］覃海宁，刘演. 广西植物名录［M］. 北京：科学出版社，2010.

［26］全国中草药汇编编写组. 全国中草药汇编（上册）［M］. 北京：人民卫生出版社，1975.

［27］全国中草药汇编编写组. 全国中草药汇编（下册）［M］. 北京：人民卫生出版社，1978.

［28］孙启时. 药用植物学（第2版）［M］. 北京：中国医药科技出版社，2009.

［29］宋丽艳，谷建梅，刘秀波. 中药资源开发利用现状及可持续发展对策［J］. 中华中医药学刊，2009，27（1）：86-87.

［30］汪松，解焱. 中国物种红色名录（第一卷）［M］. 北京：高等教育出版社，2004.

［31］吴兆洪，秦仁昌. 中国蕨类植物科属志［M］. 北京：科学出版社，1991.

［32］吴征镒，孙航，周浙昆，等. 中国种子植物区系地理［M］. 北京：科学出版社，2011.

［33］中国药材公司. 中国中药资源［M］. 北京：科学出版社，1995.

［34］中国药材公司. 中国中药资源志要［M］. 北京：科学出版社，1994.

［35］IUCN. IUCN Red List Categories and Criteria：Version 3.1［R］. Second edition. Gland，Switzerland and Cambridge，UK，2012，iv+32pp.